医疗护理员规范化培训教程

主　编　李劲　庹焱

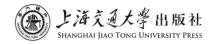

上海交通大学出版社
SHANGHAI JIAO TONG UNIVERSITY PRESS

内容提要

本书内容翔实,全面覆盖《医疗护理员培训大纲(试行)》职业技能考核的知识和技能要求,并纳入常态化疫情防控、职业道德、法律安全、服务对象隐私保护等内容,体现与时俱进、德技同修的培训目标。

本书主要适用于拟从事医疗护理员及正从事医疗护理员岗位者,也可供医疗护理员管理者、教育者学习参考。

图书在版编目(CIP)数据

医疗护理员规范化培训教程 / 李劲,庹焱主编. —
上海: 上海交通大学出版社,2023.5
ISBN 978-7-313-28267-5

Ⅰ.①医… Ⅱ.①李…②庹… Ⅲ.①护理学—技术
培训—教材 Ⅳ.①R47

中国国家版本馆CIP数据核字(2023)第048178号

医疗护理员规范化培训教程

YILIAO HULIYUAN GUIFANHUA PEIXUN JIAOCHENG

主　　编：李　劲　庹　焱
出版发行：上海交通大学出版社　　　　　　地　　址：上海市番禺路951号
邮政编码：200030　　　　　　　　　　　电　　话：021-64071208
印　　制：上海万卷印刷股份有限公司　　　经　　销：全国新华书店
开　　本：889mm×1194mm　1/16　　　　印　　张：27
字　　数：750千字
版　　次：2023年5月第1版　　　　　　　印　　次：2023年5月第1次印刷
书　　号：ISBN 978-7-313-28267-5
定　　价：98.00元

《医疗护理员规范化培训教程》编委名单

主　　编　李　劲　庹　焱

副 主 编　席惠君

主　　审　蔡秉良　张玲娟　程　云

编　　委（名字排列不分先后）

李　劲　上海交通大学医学院附属仁济医院副院长、医学博士、主任医师

庹　焱　上海市护理学会副理事长兼秘书长、博士、副研究员、副主任护师

席惠君　海军军医大学第一附属医院医疗保障中心主任、硕士、副主任护师

侯黎莉　上海市交通大学医学院附属第九人民医院护理部主任、博士、主任护师

顾　莺　上海复旦大学医学院附属儿科医院护理部主任、博士、主任护师

奚慧琴　上海交通大学医学院附属仁济医院护理部主任、主任护师

黄　莺　上海复旦大学医学院附属华山医院虹桥院区护理部执行主任、副主任护师

秦　雯　上海复旦大学医学院附属华东医院老年综合病区护士长、副主任护师

栾　伟　上海中医药大学附属曙光医院护理部主任、硕士、主任护师

程华丰　原仁济医院党委副书记、副主任药师

刘仁举　融恒（上海）职业技能培训有限公司校长

刘亚杰　融恒（上海）职业技能培训有限公司董事会副主席

编 写 者　包　蓉　徐晓玉　杨丽英　张　茜　肖　瑛　卞薇薇　顾　芬　季萍萍

蒋莉莉　庄雷岚　沈利娟　徐于睿　倪文琼　宋厚敏　阮玲欢　范　怡

周　懿　沈婉蓉　万　艳　白姣姣　凌　彧　侯蓓蓓　王　峥　王一如

明　月　徐蓓莉　黄　妍　施　煜　金煜峰　陆春梅　张　丹　何嘉燕

季福婷　袁　皓　徐　柳　钱葛平

序

习近平总书记在党的十九大报告中强调，要实施健康中国战略，为人民群众提供全方位、全周期健康服务；要积极应对人口老龄化，加快推进老龄事业和产业发展。为全面实施健康中国战略和贯彻落实《关于促进健康服务业发展的若干意见》《关于促进护理服务业改革与发展的指导意见》，不断增加护理服务业人力资源供给，扩大社会就业岗位，以满足人民群众对多样化、差异化的健康服务需求，国家卫生健康委员会、国家中医药管理局、人力资源和社会保障部等五部委于2019年7月发布《关于加强医疗护理员培训和规范管理工作的通知》，进一步加强医疗护理员培训和规范管理工作。文件要求各地可以依托辖区内具备一定条件的高等医学院校、职业院校（含技工院校）、行业学会、医疗机构、职业培训机构等，按照《医疗护理员培训大纲（试行）》积极开展培训，提高从业人员从事辅助护理服务的职业技能。

本教程主要适用于拟从事医疗护理员及正从事医疗护理员岗位者，也可供医疗护理员管理者、教育者学习参考。教程内容翔实，全面覆盖《医疗护理员培训大纲（试行）》职业技能考核的知识和技能要求，并纳入常态化疫情防控、职业道德、法律安全、服务对象隐私保护等内容，体现与时俱进、德技同修的培训目标。我们衷心希望《医疗护理员规范化培训教程》能为培训机构和广大学员提供有针对性和实践指导价值的培训指导用书，使学员通过学习具备一名合格医疗护理员应具备的能力。

加强医疗护理员培训和管理是加快发展护理服务业、增加护理服务供给的关键环节，有利于精准对接人民群众多样化、多层次的健康需求，对全面建成社会主义现代化强国具有重要意义。我们希望与全国各地同行携手做好这项工作。

因编写时间仓促且水平有限，本教程若有不足之处，欢迎广大读者来函指正，万分感谢！

上海市护理学会理事长

吴蓓雯

2022.8.28

目　录

第九章 老年人日常生活照护

第十章 老年人常见疾病的照护

第十一章 老年人特殊症状的照护

第十二章 安宁疗护

第四篇　以孕产妇为主要服务对象的医疗护理员

第十三章　孕产妇的生理变化特点

第十四章　孕产妇日常照护

第十五章　产科常见疾病及并发症的临床特点和照护

第十六章　沟通交流

第五篇　以新生儿患者为主要服务对象的医疗护理员

第十七章　新生儿的特点及生长发育

第十八章　新生儿日常照护

第十九章　新生儿常见疾病的早期发现及照护

第二十章　新生儿安全

第二十一章　新生儿家庭支持

第一篇

总　论

第一章　职业认知

医疗护理员是医疗辅助服务人员之一，主要从事辅助护理等工作，其不属于医疗机构卫生专业技术人员。护理员的职业认知是针对护理员的行业特点制定的从业人员应遵守的具体职业要求。本章通过三节内容分别对护理员的职业素养、职业职责、职业礼仪、沟通技巧等进行系统的介绍，这些内容均与护理员的日常工作息息相关，能够在一定程度上提升护理员对患者的照护能力，对护理员工作具有较实用的参考意义。

第一节　职业素养

【学习目标】

（1）了解职业道德、护理员职业道德的基本概念及特征。

（2）熟悉护理员的职业素质、职业素养和职业规范。

（3）掌握护理员的工作范围和内容。

一、基本概念

1. 护理员

护理员是指受过短期的护理培训、具有一定文化水平、在注册护士指导下协助护士对患者进行生活照护的人员。

2. 职业道德

职业道德是指从事一定职业的人们，在特定工作中以其内心信念和特殊社会手段来维系行为规范的总和，是人们在从事职业过程中形成的一种内在的、非强制性的约束机制。

护理员职业道德是在一般社会道德的基础上，根据护理员职业性质、任务，以及护理员岗位对患者所承担的社会义务与责任，对其提出的职业道德标准和行为规范，是护理员用于指导自己言行，调整与患者、集体之间关系的标准，也是判断自己和他人在工作过程中的是非、善恶、荣辱的标准。

3. 素质和素养

素质是在人的先天生理基础上，受后天的教育训练和社会环境的影响，通过自身的认识和社会实践逐步养成的比较稳定的身心发展的基本品质；素养是指一个人的修养，通过长期的学习和实践在某一学科上所达到的水平，包括世界观、人生观、价值观、审美观、使命观、幸福观等诸多内容。

医疗护理员的素质和素养是指医疗护理员应具备的品质和涵养，以及在执业过程中体现的综合素质和品质，是护理员职业的内在规范和要求，包括思想品德素质、文化素质、技能素质、心理素质、身体素质等。

二、职业道德的特征

1. 行业性

行业之间存在差异，每个行业都有其特殊的道德要求。

2. 有限性

职业道德一般只适用于从业人员的岗位活动。同时，不同的职业有着相同的职业道德，而在特定的行业和具体的岗位中,也存在特有的职业道德规范。

3. 多样性

职业领域的多样性决定了职业道德表现的多样性。

4. 约束性

职业道德除了通过社会舆论和从业人员的内心信念来对其职业行为进行调节外,它与职业责任和职业纪律也密切相连。一旦从业人员违背了这些纪律和法规,除了受到职业道德的谴责外,还要受到纪律和法律的处罚。

三、职业规范

职业规范又称职业标准,是指根据职业要求和劳动岗位的特点,对上岗人员应具备的条件和素质提出的综合要求。它是劳动管理工作的基础职业活动和进行内部工资分配的重要依据,对于加强科学管理,建立培训、考核、使用和待遇相结合的机制具有重要作用。

医疗护理员的职业规范是指医院对护理员在护理照护岗位上应具备的教育程度、工作经验、知识、技能、体能和个性等综合要求,是对其劳动行为、素质要求等所做的统一规定和所从事工作的岗位标准。

四、工作范围和内容

1. 生活照护

患者的生活照护是护理员主要的工作范围与内容,主要包括饮食照护、清洁照护、睡眠照护、排痰照护、排泄照护、移动照护等多个方面,护理员应掌握合理照护患者生活起居的要点及注意事项,排除可能存在的危险因素,从而提高患者的生活质量。

2. 预防感染

预防感染是护理员在照护工作中既保护自己,也保护患者的重要内容。清洁、消毒和隔离是预防与控制感染的关键措施之一,主要包括手卫生、穿脱隔离衣、垃圾分类与管理、职业安全与防护、环境与物品的清洁和消毒等多个方面。护理员应具备良好的无菌意识,能正确应对照护过程中的危险因素,掌握垃圾分类的方法及物品消毒的流程,维护个人及患者的安全。

3. 心理护理

疾病本身是一种应激源,会造成患者情绪变化或行为改变,积极的疾病认知,有助于患者保持良好的身心状态,而消极的疾病认知,可能会降低患者抵御疾病的能力。医疗护理员每天与患者频繁接触,应注意体察患者的心理特点,善于使用美好的语言,讲究与患者沟通的语言技巧,如安慰性语言、鼓励性语言、劝说性语言、积极的暗示性语言等达到有效的沟通,耐心倾听患者内心困扰,帮助患者解决焦虑、抑郁等心理问题,鼓励患者表达自己的想法,加强对患者的心理支持。

4. 康复锻炼

医疗护理员协助患者进行康复锻炼是帮助其提升肢体日常活动能力的有效途径,主要包括协助患者功能位的摆放、进行肢体被动运动与主动运动等。运动具有改善患者血液循环、促进神经肌肉功能、提升心肺功能、改善关节活动度等优势,护理员应熟悉常见康复锻炼的方法及注意事项,帮助患者做好锻炼前的准备,随时观察患者锻炼期间及锻炼后有无不适反应,提高患者坚持锻炼的有效性。

5. 协助安宁疗护

安宁疗护是帮助患者走好人生最后一个阶段的重要手段,医疗护理员要以临终患者和家属为中心,做好生理、心理、社会、灵性等多方面的照护,应根据患者不同阶段的心理特征进行沟通和心理抚慰,从控制症状、减轻痛苦、加强,沟通,以及做好家属支持等多个角度实施安宁疗护,为患者提供全方位和全程的服务,提高生命质量,真正体现人道主义精神。

6. 安全隐患的认知与防范

医疗护理员能有效识别患者安全隐患，是其保障患者安全、提升照护能力的重要体现。常见的患者安全隐患包括防范跌倒、防范烫伤、防范误吸、防范噎食、防范压力性损伤等，护理人员应具有帮助患者防范高危因素的良好认知，从而排除外界环境的干扰，加强对患者的病情观察，真正做到为患者的安全保驾护航。

7. 照护用具的使用与观察

患者照护用具是医疗护理员在照护患者过程中重要的工具，如何选择合适的护理用具、观察患者使用效果，以及保障患者使用安全是护理员工作中的重要内容。常见照护用具包括限制性保护用具、冰袋、热水袋、助行器、轮椅、平车、体位垫等，医疗护理员应熟悉各照护用具的操作流程及使用注意事项，更好地完成照护工作。

五、职业礼仪

（一）基本概念

1. 职业礼仪

职业礼仪是一种教养，通过人的行为活动来体现，是人们在社会交往活动中形成的行为规范和准则。

2. 护理员礼仪

护理员礼仪是一种职业的行为，具有丰富的文化内涵，它要求护理员将自己的本性和涵养纳入规矩，融入内心，并加以约束，用道德的力量来支配自身行为。

（二）护理员礼仪原则

1. 尊重原则

人在交往中要互相尊重、互相谦让、友好相待，与人和睦相处，无论年龄大小、职务高低都应一视同仁、平等相待。

2. 遵守原则

在与人交往中，每一个人都必须自觉、自愿遵守礼仪。用礼仪规范自己在交往中的言行举止。

3. 自律原则

就是严于律己，要自我约束、自我控制、自我对照、自我反省、自我检点。

4. 宽容原则

能够容忍、体谅、理解他人，不对他人求全责备、斤斤计较、过分苛求。

5. 平等原则

尊重对方、以礼相待，对任何人都必须一视同仁，给予同等程度的礼遇。

6. 从俗原则

与不同国情、地域、民族、文化的人进行交往，应当入乡随俗，切勿目中无人、自以为是。

7. 真诚原则

在礼仪实践中，要诚心诚意、言行一致、表里如一。忌装模作样、心口不一、弄虚作假。

8. 适度原则

要把握分寸，符合规范。做到既到位又得体，恰到好处。切忌过度，引起对方反感。

（三）护理员礼仪

1. 着装整洁，美观大方

（1）护理员在工作时要统一着装、戴工作牌、穿工作鞋。衣帽、鞋袜整洁，穿着舒适、得体，便于操作。

（2）梳短发时头发在颈部以上为宜，长发者应将头发盘起。

（3）戴口罩要求根据护工脸型大小和工作场景选择合适的口罩。口罩戴在面部应端正，长带系于耳后，松紧适度，遮住口鼻，注意鼻孔不可外露。一次性口罩不宜反复使用，不宜将口罩挂于胸前或装入不洁的口袋中。

（4）经常修剪指甲，不留长指甲和染彩色指甲，手部皮肤和指甲要清洁、无污垢。

（5）工作时可以淡妆，但不可浓妆艳抹；不得戴饰品。

2. 举止端庄，行为得体

（1）站姿。

① 头正，双目平视，嘴唇微闭，下颌微收，表情平和面带微笑，双腿直立稍微分开，躯干挺直、挺胸收腹；双肩放松，自然下垂（见图1-1-1-1）。

② 站立疲劳时可适当更换体位，但不要借力倚靠。

③ 站立时不应探脖、塌腰、耸肩、双腿弯曲或随意抖动。

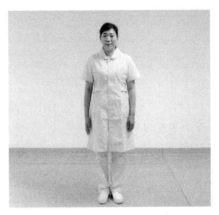

图1-1-1-1　正确站姿

（2）走姿。

① 表情自然，双肩平稳，双手前后自然摆动（见图1-1-1-2）。

② 遇到紧急情况需要快步行走时要注意安全。走路时要避免不良的姿势，如扭腰摆臀、左顾右盼、上下抖动等。

③ 为患者端水、取物时要注意屈肘将物品端在胸前，以利于安全、节力及保持良好的体态（见图1-1-1-3）。

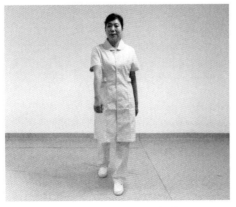

图1-1-1-2　正确走姿

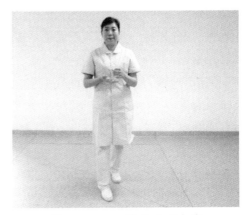

图1-1-1-3　持物正确走姿

（3）坐姿。

① 上身挺直，两腿轻微靠拢，两臂自然弯曲放在腿上或椅子扶手上（见图1-1-1-4）。

② 坐时要轻稳,走到座位前,转身看着座位轻稳坐下。

③ 若穿裙装,坐前应用手将裙下摆稍收拢。

④ 坐下后不可松懈,不要有懒散、倦怠的情绪;不要前倾后仰,两腿不可交叉。

(4)蹲姿。

① 一脚在前、一脚在后,两腿靠紧下蹲。

② 前脚全脚掌着地,小腿基本垂直于地面。

③ 后脚脚跟抬起,前脚掌着地。

④ 臀部要向下,注意服装下缘不要触地(见图1-1-1-5)。

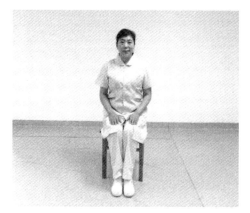 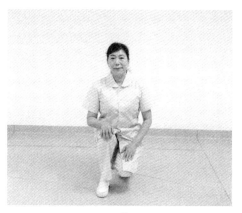

图1-1-1-4　正确坐姿　　　　　　　　图1-1-1-5　持物正确蹲姿

【知识要点】

1. 安全提示

(1)照护过程中操作规范,保护患者安全。

(2)慎言守密,保护患者隐私。

(3)关心尊重患者,不与患者争吵,防止发生纠纷。

2. 注意事项

(1)对待患者一视同仁,平等相待。

(2)工作认真严谨,有慎独精神。

(3)遵纪守法,不谋私利。

(4)语言文明,运用良好的沟通技巧。

(5)严格遵守职业规范和职业守则。

【本节小结】

明确职业内涵及工作内容是医疗护理员开始从事本行业的前提, 本节通过对医疗护理员的职业道德、职业素质和素养、职业规范、工作范围和内容规范进行较系统的介绍,使护理员能够约束自己的职业行为与作风,提高职业技能,提高患者满意度。

【考点提示】

(1)医疗护理员的职业素质和素养包括技能素质。　　　　　　　　　　　　(　　　)

(2)医疗护理员做好消毒隔离只是为了保护患者安全。　　　　　　　　　　(　　　)

(3)医疗护理员进行安宁疗护时也应体恤临终患者家属的情绪。　　　　　　(　　　)

（4）医疗护理员应加强对患者的病情观察，发现患者可能存在的安全隐患。　　　（　）

（5）医疗护理员的职业守则为守法守规、爱岗敬业、尊重和爱护患者、慎独、保密、科学。（　）

（6）护理员礼仪原则为尊重原则、遵守原则、自律原则、宽容原则、平等原则、从俗原则、真诚原则、适度原则。　　　（　）

（7）护理员在工作时要统一着装、戴工作牌、穿工作鞋、头发不做要求。　　　（　）

答案：（1）√　（2）×　（3）√　（4）√　（5）√　（6）√　（7）×

（包蓉　徐晓玉　侯黎莉）

第二节　职业职责

【学习目标】

（1）了解护理员的岗位职责。

（2）熟悉和掌握各类护理员的岗位职责。

一、基本概念

1. 岗位职责

岗位职责是指一个岗位需要完成的工作内容以及应当承担的责任范围。岗位是以完成某项任务而确立的，由工作类别、职务、职称和等级内容组成。职责是职务与责任的统一，由授权范围和相应的责任两部分组成。

2. 护理员的岗位职责

护理员的岗位职责是对护理员所从事的护理照护工作的职责和工作任务进行的规定，其目的是明确工作内容和范围，使工作井然有序，有利于提高护理员工作效率和质量，使患者得到周到、满意的服务。

3. 职业守则

职业守则是针对职业的行业特点制定的从业人员应遵守的具体职业要求。

二、一般患者护理员岗位职责

1. 一般患者护理员岗位职责

（1）在护士长领导和护士指导下，承担非技术性护理工作，对患者进行生活护理。

（2）护理员自身保持仪表端正、服装整洁、佩戴胸卡、头发不过肩、指甲短，不穿高跟鞋、响底鞋、拖鞋等。

（3）严格遵守劳动纪律，不离岗、不串岗、不做私事、不睡在病床上、不烧生食物，不准向患者索要钱财，严禁私拿公物及患者钱物。

（4）如患者或其家属提出需求，可代患者置办所需日用品。

（5）以患者为中心，熟悉负责患者的病种、病情、饮食习惯、性格和思想情况，做好患者的生活护理，为患者提供舒适环境，让患者感到整洁、舒适、方便、安全。

（6）对患者有同情心，做到"三心"（热心、细心、耐心），"三轻"（说话轻、走路轻、动作轻），"四勤"（手勤、脚勤、勤观察、勤沟通）。

（7）晨晚间护理做好三短（头发短、胡须短、指趾甲短）、六洁（皮肤、头发、口腔、手足、会阴、肛门清洁）。

(8)协助责任护士(床位护士)安置患者正确体位,定时翻身,巡视输液情况,发现异常及时与护士联系处理。

(9)加强安全护理,必须保证使用各种导管、床栏、约束器具患者的在位安全。预防各种原因引起的损伤,如跌倒、烫伤、撞伤、坠床、压疮、窒息、意外拔管等。正确使用便器以免损伤皮肤。发现异常及时报告、协助处理,减少不良事件发生。

(10)协助医护观察病情。例如,发现患者发热;患者在输注液体时滴速减慢,局部皮肤发生肿胀,需要更换液体或液体输注完毕。出现以上情况时应及时通知医护人员。

(11)护送患者检查,注意保暖、防止受伤。若有输液及其他管道,做好相应观察和保护。

2.职业守则

(1)服务患者要周到,陪护守则须记牢,二十四小时制,未经批准不离岗。

(2)病室整洁很重要,床柜用物整理好,认真陪护细观察,病情变化早报告。

(3)换衣擦身不可忘,头发指甲经常剪,睡眠饮食要关心,两便护理照顾好。

(4)经常翻身须做到,预防压疮最重要,工作职责要分明,护患关系处理好。

(5)违反制度要处罚,自觉遵守效果好,忠于职守履职责,遵纪守法严律己。

(6)谦虚谨慎态度好,遵守规程保质量,刻苦学习钻业务,尊重患者保隐私。

三、老年患者护理员岗位职责

1.老年患者护理员岗位职责

(1)遵守国家法律法规及医疗机构各项规章制度。

(2)着装整洁,挂牌上岗,礼貌用语,文明服务。

(3)给予老人生活照护,如进食、如厕、面部清洁、头部清洁、身体清洁、剪指甲等。

(4)在护士指导下,协助完成老年患者的部分护理工作,如翻身、拍背、会阴清洁、更换床单位等。

(5)协助护士做好病房单位等管理和终末消毒工作,保证病房环境安全、安静、整洁、舒适。

(6)协助护士做好各种检查、治疗的准备工作和标本的采集。

(7)无特殊情况不离开病房,应接老年患者的呼唤。

(8)协助护士对病房内物资及护理仪器进行保管维护。

(9)经常与老人交流沟通,了解老人生活习惯,满足老人正常需求。

(10)注意识别老人常见症状,如发热、咳嗽、呕吐等。

(11)完成护士长交办的其他临时性工作。

(12)有意外及突发事件,及时向医务人员汇报。

2.职业守则

(1)尊老敬老,以人为本。

(2)孝老爱亲,弘扬美德。

(3)遵章守法,自律奉献。

(4)服务第一,爱岗敬业。

四、孕产妇护理员岗位职责

1.孕产妇护理员岗位职责

(1)心理支持:给予保胎孕妇心理安慰,给予待产孕妇树立分娩的信心。

(2)保持清洁:保持床单位清洁、干燥。保持孕产妇身体清洁,包括头面部清洁、口腔清洁,头发整齐无汗臭、皮肤完整无破损;对长期卧床的孕产妇做好预防压力性损伤的措施;保持衣裤清洁无污迹。

(3)协助孕产妇饮食、服药:用餐前做好清洁准备工作,用餐时协助自理能力欠缺的孕产妇进食,用餐后撤去餐具,清洁餐具。按时帮助孕产妇服下药物。

(4)照顾孕产妇起居:协助自理能力有缺陷的孕产妇洗漱擦身、下床如厕、清洁会阴、早期下床活动等。

(5)保障孕产妇安全:防止坠床、跌倒,重危患者安好床档,保护具使用适当;孕产妇补液时在旁守护,有异常及时报告护士。

(6)剖宫产术后护理:需协助产妇安置正确体位、协助翻身、早期下床活动;保持皮肤清洁干燥,防止压力性损伤;保持引流导管畅通无扭曲、不受压;帮助有导尿管的产妇及时排放尿液,防止反流引起感染;发现异常及时报告护士处理。

(7)指导和协助新生儿喂养:为促进母乳喂养成功,给予基本的乳房护理,协助产妇正确的乳房按摩手法,以及正确使用吸奶器的方法。

(8)产褥期常见疾病的观察:观察内容包括阴道出血情况、排气情况等,有异常及时通知护士。

(9)正确帮助产妇科学"坐月子":摒弃"捂月子"、不能刷牙、不能洗澡、不能下床、大量进补等不科学、对身体健康不利的地方传统习惯。

(10)保持良好的沟通:了解产妇、家属需求,给予产妇心理疏导,协助度过母婴磨合期,预防产后抑郁,注意产妇隐私保护。

(11)出院前物品准备:指导家属准备适合当季的新生儿衣物、包被及产妇衣物。

(12)征求意见,提高护理工作质量:护理工作结束后,征求被服务方意见,不断总结经验和弥补不足,提高服务质量。

2. 分娩室护理员岗位职责

(1)孕妇入产房待产时协助整理待产所需用品。

(2)照顾产妇在产程中的饮食,鼓励和协助产妇在产程中少量多次进食高热量、易消化、清淡食物。对产程有特殊情况的,遵循医嘱进食或禁食,必要时补液处理。

(3)协助产程中活动及排尿、排便,鼓励产妇2~4h排空膀胱;在产妇采取自由体位时防止跌倒坠床,保障安全。

(4)给予心理支持,安慰鼓励产妇,缓解产妇紧张情绪。

(5)保持会阴清洁,及时更换被羊水浸湿的床垫、卫生巾;擦净阴道血性分泌物,预防感染。

(6)保持床单位清洁、平整,协助更换污染的被服,增加产妇舒适度。

(7)协助产后的产妇进食进水,擦拭颜面、身体,更换干净衣裤,增加产妇舒适度。

(8)帮助产妇完成第一次母乳喂养,促进母子情感,并注意观察新生儿肤色。

(9)协助整理产妇用品,与助产士一同护送产妇及新生儿回产休室。

3. 职业守则

(1)以人为本,尊重产妇,关爱新生儿。

(2)爱岗敬业,诚实守信,真诚服务。

(3)遵纪守法,尊重隐私,精益求精。

五、新生儿护理员岗位职责

(1)在护士长的指导下开展工作,仪容、仪表、礼仪符合要求,接受护士长对其工作的具体安排、指导、检查、监督等。

(2)按照新生儿护理级别的要求全面负责新生儿的日常照护,包含居室环境、新生儿包裹、睡眠、抱姿;眼、鼻、耳、口腔、指甲、脐部、臀部照护;尿布和纸尿裤的使用;新生儿沐浴、新生儿抚触;新生儿用品清洁、消毒等。

（3）熟悉新生儿的生理特点，掌握新生儿黄疸、尿布炎、脐炎、湿疹、便秘、腹泻等常见疾病的相关知识和照护要点。

（4）宣传母乳喂养，指导母乳喂养的技巧，掌握母乳喂养常见问题的处理，提高母乳喂养率。

（5）负责新生儿的喂养，按时足量；禁止鼻饲奶的喂养；母乳必须在母乳加温器里加温，禁止添加母乳添加剂。

（6）做好新生儿的皮肤护理，特别是口、脐、臀及皱褶处皮肤的护理；发现问题及时向护士汇报，以便及时处理。

（7）严格执行手卫生，更换尿布时需要做到一个患儿更换一副手套；同时更换经皮动脉血氧饱和度测定仪探头的位置，并更换患儿体位；协助护士做好尿、便标本的采集工作。

（8）巡视患儿，保持患儿床单位和衣物的整洁；保持病房环境的整洁；保持护理车内的物品整洁、齐全，呈备用状态。

（9）协助护士管理配奶间，保持配奶间冰箱和桌面的整洁，及时弃去冰箱内的过期奶；保证奶温合适，奶量及奶的种类正确，温奶器具清洁干净，奶源不被污染。

（10）掌握新生儿呛奶的处理，掌握预防意外窒息的护理措施并落实到位。

（11）掌握新生儿跌落和烫伤的预防及应急处理。

（12）有识别新生儿异常体征和症状的能力，及时、正确呼救，具备新生儿急救知识。

【本节小结】

本节着重介绍了一般患者、老年患者、孕产妇以及新生儿护理员的岗位职责，规定了护理员工作范畴。希望通过本节内容的学习，护理员能够明确自己的岗位设置、职责分工，使护理照护工作有章可循，更加规范化，标准化。

【考点提示】

（1）护理员协助护士做好各种检查、治疗的准备工作和标本的采集。 （ ）

（2）协助责任护士（床位护士）安置患者正确体位，定时翻身，巡视输液观察，发现异常及时与护士联系处理。 （ ）

（3）患者在输注液体时，液体滴速减慢，局部皮肤发生肿胀，需要更换液体或液体输注完毕时，护理员及时更换和拔针。 （ ）

（4）产科病房护理员对孕产妇护理中，护理员可以更换补液。 （ ）

答案：（1）√ （2）√ （3）× （4）×

（包蓉 徐晓玉 阮玲欢 钱蔼平）

第三节 沟通技巧

【学习目标】

（1）了解沟通的基本概念。

（2）掌握语言沟通、非语言沟通的技巧并灵活应用。

一、基本概念

沟通是指人与人之间的交流,他通过两个或更多人之间进行关于事实、思想、意见和感情等方面的交流,以取得相互之间的了解,形成良好的人际关系。在沟通的过程中,人员必须借助于各种媒介,用语言、表情、动作、姿态和行为把自己所知道的信息、看法和态度传递给他人。

二、语言沟通技巧

1. 使用得体的称呼,巧用第一人称

称呼语是双方沟通的起点,称呼得体也会给患者留下好的印象,巧用第一人称,拉近彼此距离。

(1)根据患者的身份、职业、年龄等称呼,如某某老师、某某教授、某某工程师等,也可征求对方的意见来称呼。

(2)不可用床号等取代称谓,会让患者感觉不被尊重。要避免直呼其名,初次见面直呼姓名更不礼貌;要避免庸俗化称呼,如称呼"老板""小姐"等;更不要使用歧视性绰号,如"高个子""胖子"等。

(3)学会用第一人称说话,如我们、咱们、咱家,这样能拉近人与人之间的关系,比如我们想让产妇起床行走时,如果说"你都手术三天了,该下地走一走了"换成"咱们都做完手术三天了。试着走走?"不言而喻,后者说法效果会更好。

2. 选择合适的语调和声调

在和患者沟通时要保持对患者的尊重和稳定的情绪,采用不同的语调和声调可以传达不同的信息和情绪,如热情还是冷漠、关心还是冷落,护理员要随时调整自己的情绪状态,保持语调平和,音量适当,切勿大喊大叫,以免被人误解引起不良情绪。

3. 耐心倾听

让聆听成为一种习惯,认真聆听了才能发现对方需要,认真聆听让对方有被尊重的感觉,获得信任。倾听技巧:

(1)表现出有兴趣聆听:坐下来倾听患者说话,注意距离、态度,面向患者。

(2)保持目光交流:集中精力,经常性目光接触。

(3)适时反馈:点头、回应。

(4)不要随便打断对方的谈话或改变话题。

(5)仔细体会对方讲话的"弦外之音"。

(6)不要过早做结论。

4. 适时使用幽默的语言

幽默使人发笑,笑有助于减轻患者的紧张和疼痛,达到生理和心理上的放松,吸引患者对谈话的注意力,从而调整由于患病所产生的应激反应。

5. 运用美好的语言

美好的语言不仅使人愉悦,感到亲切温暖,而且还有治疗疾病的作用。医疗护理员每天与患者频繁接触,如果发挥语言的积极作用,必将有益于患者的身心健康,增强护理效果。

(1)安慰性语言。安慰性语言是对患者在病痛之中的安慰,对不同的患者,要寻找不同的安慰语言。如对牵挂丈夫、孩子的女患者,可安慰她:"要安心养病,他们会照料好自己的。有不少孩子,当大人不在的时候更懂事。"对事业心很强的中年人或青年人,可对他们说:"留得青山在,不怕没柴烧。"

(2)鼓励性语言。医疗护理员对患者的鼓励实际上是对患者的心理支持,能帮助患者树立战胜疾病的信心,针对不同的患者说不同鼓励性的话。比如,对新入院的患者说:"这个医院经常收治你这种病,比您重得多了,我护理的好多个都好了,您这病一定能很快治好!"对病程中期的患者则说:"治病总得有个过程,贵在坚持!"

（3）积极的暗示性语言。积极的暗示性语言可以有效刺激患者的心理活动。例如，看到患者精神气色比较好，可以暗示说："看你气色越来越好，说明治疗得很有效果啊。"这样的话语可以给患者增加继续治疗的信心。让患者吃药时可以说："大家都说这种药效果很好，您吃了也肯定会见效。"

三、非语言沟通技巧

1. 建立良好的第一印象

护理员保持仪表端庄、服饰整洁、面带微笑、语言文明，能让被照顾者在第一时间获取信任和好感。

2. 真诚的面部表情

护理员在和患者交流时，应尽量使自己的面部表情真诚、自然可亲、面带微笑，真诚的微笑对人极富感染力，可消除患者的陌生感，得到患者的信任和好感。

3. 目光接触

眼睛是心灵的窗户，它可以表达和传递情感。可以了解双方的内心活动，交谈时目光专一、柔和，平视对方的眼睛、额头或下颌，切忌目光漂浮不定，否则会让患者产生不信任、不感兴趣、不尊重对方的感觉。

4. 形象的手势

用手势等肢体语言来配合口头语言，能提高表现力和感染力，也是照护中常用的技巧。

5. 恰当的关爱触摸

适当的触摸可以起到治疗作用。适当的触摸能表达关心、理解和支持，能使情绪不稳定的老人平静下来，也是护理员与视力、听力有障碍的老人进行有效沟通的重要方法。但在应用这种沟通方式时，要注意被照护者的性别、社会文化背景及触摸的形式，避免引起误解。

【本节小结】

良好的沟通是工作顺利开展的前提，本节介绍了语言沟通和非语言沟通的技巧、使用方法，护理员通过学习后应该掌握语言沟通、非语言沟通的使用技巧及非语言沟通的主要形式，达到有效的沟通。

【考点提示】

（1）为了拉近和患者的关系，交流时距离越近越好。 （ ）

（2）聆听时患者说话太啰唆，离题太远时，要及时打断对方。 （ ）

（3）适当的触摸可以起到治疗作用，表达关心、理解和支持，但在使用时要注意被照护者的性别、文化背景，避免引起误解。 （ ）

答案：（1）× （2）× （3）√

（包蓉 杨丽英）

第二章　职业防护

　　护理员职业防护是医院护理员工作的一部分,本章分为清洁消毒、基本防护、医院垃圾处理三节内容,重点介绍清洁消毒的概念、洗手的时机与方法,戴脱手套、戴摘口罩、穿脱隔离衣和防护服的方法,针刺伤的处理流程,以及垃圾的分类和处理要点。这些内容均与护理员的日常工作息息相关,能够在一定程度上提升护理员的职业防护技能,既可以保护患者免受感染威胁,又可以保护护理员的自身安全,更好地为患者提供服务。

第一节　清洁消毒

【学习目标】

（1）了解清洁、消毒、灭菌和标准预防的概念。

（2）熟悉医院感染的三个环节。

（3）了解消毒灭菌的方法与注意事项。

（4）掌握不同传播途径疾病的隔离与预防措施。

一、基本概念

1. 清洁

清洁是指去除物体表面尘埃和一切污垢及减少微生物数量的过程。

2. 消毒

消毒是用物理、化学或生物的方法消除或杀灭传播媒介上除芽孢以外的所有病原微生物的过程。

3. 灭菌

无菌是杀灭或者消除传播媒介上一切微生物的处理过程。

4. 隔离

隔离是采用各种方法、技术,防止病原体从患者及携带者传播给他人的措施。

5. 医院感染

医院感染是指住院患者在医院内获得的感染,包括在住院期间发生的感染和在医院内获得、出院后发生的感染,但不包括入院前已开始或者入院时已处于潜伏期的感染。医院工作人员在医院内获得的感染也属医院感染。

二、医院感染的条件

感染在医院内传播的三个环节,即感染源、传播途径和易感人群。

1. 感染源

感染源就是病原体自然生存、繁殖并排出的宿主或场所,是感染的来源。在医院中,已感染的患者及病原携带者是最重要的感染源。

2. 传播途径

传播途径是病原体从感染源传播至易感者的途径。主要包括以下几种:

（1）空气传播:即带有病原微生物的微粒子通过空气流动导致的疾病传播。

（2）飞沫传播：即带有病原微生物的飞沫核在空气中短距离（1m内）移动到易感人群的口、鼻黏膜或眼结膜等导致的传播。

（3）接触传播：即病原体通过手、媒介物直接或间接接触导致的传播。

3. 易感人群

易感人群就是对某种疾病或传染病缺乏免疫力的人群，如严重免疫系统疾病患者、用大量免疫抑制剂的患者、婴幼儿等。

三、消毒灭菌方法

表1-2-1-1 列出了消毒灭菌的一般方法及注意事项。

表1-2-1-1 消毒灭菌的一般方法及注意事项

消毒灭菌方法	适用范围	注意事项
压力蒸汽灭菌	适用于耐热、耐湿诊疗器械、器具和物品灭菌	不适用于油剂、粉剂的灭菌
紫外线消毒	适用于室内空气和物体表面的消毒	紫外线光线不能直接照射到人
微波消毒	可用于餐饮具的消毒	（1）物品应浸入水中或用湿布包裹 （2）金属物品不得放入微波炉内消毒
煮沸消毒	适用于金属、玻璃制品、餐饮具、织物或其他耐热、耐湿物品的消毒	（1）应将待消毒物品完全浸没水中，水沸腾后维持时间不小于15min （2）应从水沸腾时开始计算，中途加入物品应重新计时
环氧乙烷气体灭菌	适用于不耐热、不耐湿的诊疗器械、器具和物品的灭菌	不适用于食品、液体、油脂类、粉剂类灭菌

表1-2-1-2 列出了消毒剂适用范围及注意事项。

表1-2-1-2 消毒剂适用范围及注意事项

消毒灭菌方法	适用范围	注意事项
酒精	75%酒精用于皮肤消毒 95%酒精用于燃烧灭菌	（1）过敏者禁用，皮肤有溃疡时也不能使用 （2）有刺激性，不宜用于黏膜及创面消毒 （3）具有挥发性及易燃性，需加盖保存于阴凉通风处，远离火源
含碘类消毒剂	碘附可用于手、皮肤、黏膜及伤口的消毒；碘酊适用于注射及手术部	（1）碘过敏者慎用 （2）碘酊不能用于碘酊过敏者，过敏体质者慎用
含氯消毒剂	可进行浸泡、擦拭、喷洒，或直接使用干粉。常用浸泡浓度为500mg/L，浸泡时间大于10min	（1）使用液体应现配现用，使用时限不大于24h （2）对织物有腐蚀和漂白作用，不应用于有色织物的消毒 （3）待消毒物品要全部浸泡到液体中
过氧化氢	适用于外科伤口、皮肤黏膜冲洗消毒，室内空气的消毒	（1）应避光、避热，室温下储存 （2）对金属有腐蚀性，对织物有漂白作用 （3）喷雾时应采取防护措施；谨防溅入眼内或皮肤黏膜上，一旦溅上应及时用清水冲洗

四、不同传播途径疾病的隔离与预防，采取相应预防措施

表1-2-1-3 列出了传染病的传播途径及预防措施。

表1-2-1-3 传染病的传播途径及预防措施

传播途径	感染源	隔离与预防措施
接触传播	如肠道传染、多重耐药菌感染、皮肤感染等	（1）限制患者的活动范围 （2）接触患者的血液、体液、分泌物、排泄物等物质时应戴手套；离开隔离病室前，应摘除接触污染物品后的手套，洗手和（或）手消毒，手上有伤口时应戴双层手套 （3）进入隔离病室，从事可能污染工作服的操作时，应穿隔离衣；离开隔离病室前，脱下隔离衣，按要求悬挂
空气传播	如肺结核、水痘等	（1）患者病情允许时应戴外科口罩，并限制其活动范围 （2）进入患者房间时应戴帽子、医用防护口罩 （3）接触患者的血液、体液、分泌物、排泄物等物质时应戴手套
飞沫传播	如百日咳、白喉、流行性感冒、病毒性腮腺炎、流行性脑脊髓膜炎	（1）患者病情允许时应戴外科口罩，并限制其活动范围 （2）患者之间、患者与探视者之间相隔距离1m以上，探视者应戴外科口罩 （3）与患者近距离1m以内接触时，应戴帽子、医用防护口罩；接触患者的血液、体液、分泌物、排泄物等物质时应戴手套

【知识要点】

（1）医院感染的三个环节分别是感染源、传播途径和易感人群。

（2）消毒灭菌的方法一般包括压力蒸汽灭菌、环氧乙烷气体灭菌、紫外线消毒、微波消毒、煮沸消毒。

（3）消毒剂包括酒精、含碘类消毒剂、含氯消毒剂、过氧化氢。

（4）传染病的传播途径有接触传播、空气传播、飞沫传播。

【本节小结】

本节重点介绍医院感染的三个环节、消毒灭菌的方法和注意事项，以及不同传播途径的隔离与预防措施，通过本节学习，护理员能够了解医院感染的传播环节，预防交叉感染，保证患者安全。

【考点提示】

（1）消毒：用物理、化学或生物的方法消除或杀灭传播媒介上除芽孢以外的所有病原微生物的过程。 （　）

（2）感染在医院内传播的三个环节，即感染源、传播途径和易感人群。 （　）

（3）金属物品可以放入微波炉内消毒。 （　）

（4）接触患者的血液、体液、分泌物、排泄物等物质时应戴手套。 （　）

答案：（1）√　（2）√　（3）×　（4）√

第二节　基本防护

【学习目标】

（1）了解基本防护相关知识。

（2）掌握针刺伤的处理方法。

（3）掌握洗手、戴脱手套的方法。

（4）掌握戴、摘口罩的方法。

（5）掌握穿脱隔离衣的方法。

（6）掌握穿脱防护服的方法。

一、基本概念

1. 普遍预防

普遍预防是控制血源性病原体传播的策略之一，其理念就是将所有来源于人体血液或体液的物质都视作已感染了乙型肝炎病毒、丙型肝炎病毒、艾滋病病毒或其他血源性病原体而加以防护。

2. 标准预防

标准预防是根据普遍预防原则，医疗机构所采取的一整套预防控制血源性病原体职业接触的程序和措施，包括手卫生、根据预期可能的暴露选用手套、隔离衣、口罩、护目镜或防护面罩，以及安全注射；也包括穿戴合适的防护用品处理患者环境中污染的物品与医疗器械。

3. 血源性病原体

血源性病原体是存在于血液和其他体液中能引起人体疾病的病原微生物，如乙型肝炎病毒、丙型肝炎病毒和艾滋病病毒等。

4. 职业接触

职业接触是指劳动者在从事职业活动中,通过眼、口、鼻及其他黏膜,破损皮肤,或针刺、咬伤、擦伤和割伤等途径穿透皮肤或黏膜屏障,接触含血源性病原体的血液或其他潜在传染性物质的状态。

5. 被污染的锐器

被污染的锐器是指被污染的、能刺破皮肤的物品,包括注射针、穿刺针和缝合针等针具、各类医用或检测用锐器、载玻片、破损玻璃试管、安瓿等。

6. 个人防护用品

个人防护用品指用于保护医务人员避免接触感染性因子的各种屏障用品,包括口罩、手套、护目镜、防护面罩、防水围裙、隔离衣、防护服等。

7. 手卫生

手卫生是洗手、卫生手消毒和外科手消毒的总称。

8. 卫生手消毒

卫生手消毒是指用速干手消毒剂揉搓双手,以减少手部暂居菌的过程。

9. 锐器伤

锐器伤是指一种医疗利器如注射器针头、缝针、各种穿刺针、手术刀、剪刀、碎玻璃、安瓿等造成的意外伤害,造成皮肤深部的足以使受伤者出血的皮肤损伤。

二、锐器伤的预防措施及处理流程

1. 锐器伤的预防措施

(1)禁止用手直接去拿污染的破损玻璃制品,应使用刷子、垃圾铲和夹子等器械处理。

(2)被污染的锐器应尽快废弃至密闭、防刺破和防泄漏的容器中。禁止将手伸入存放被污染锐器的容器中。

(3)禁止弯曲被污染的针具,禁止双手回套针帽,禁止用手分离使用过的针具和针管,禁止重复使用一次性医疗用品。

2. 发生血源性病原体意外接触后的处理

(1)立即用肥皂液和流动水清洗被污染的皮肤,用生理盐水冲洗被污染的黏膜。

(2)如有伤口,由近心端向远心端轻轻挤压,避免挤压伤口局部,尽可能挤出损伤处的血液。

(3)再用肥皂水和流动水进行冲洗。

(4)受伤部位的伤口冲洗后,用消毒液,(如75%乙醇溶液或者0.5%聚维酮碘溶液)进行消毒。

(5)包扎伤口。

(6)评估被传染的风险,评估接触者的免疫情况,采取接触后的预防措施,并上报医院相关部门。

三、个人防护用品选择

1. 个人防护要求

个人防护用品通常指在正常工作条件下,能够有效阻止血液或者其他潜在传染性物质渗透或者污染工作服、便服、内衣、皮肤、眼睛、口腔或其他黏膜的用品,包括一次性医用外科(防护)口罩、护目镜/防护面屏、一次性检查手套、防护服/防水围裙、帽子、一次性防水鞋套等防护用品。

(1)当手可能接触血液、其他潜在污染物、黏膜或破损的皮肤,进行血管穿刺、处理或接触污染物或被污染的表面时,应戴一次性检查手套;当一次性检查手套被污染、撕裂、刺破或失去防护功能时,应尽快更换。

(2)当可能发生血液或其他潜在污染物喷溅、洒落,污染眼、鼻和口时,应同时戴一次性外科口罩和护目镜或面罩。

（3）可能发生职业接触时，应穿着工作服、围裙、隔离衣、手术衣或其他适宜的防护服，穿戴何种防护服应根据接触程度而定。

（4）可能发生大量的血液或潜在污染物污染时，还应穿戴手术帽、一次性鞋套和（或）工作鞋。

2. 防护用品的使用

（1）一次性医用外科（防护）口罩。

① 预检分诊、发热门诊及医院诊疗区域使用医用外科口罩；在隔离留观区域、重症监护等病区使用医用防护口罩。接触患者血液、体液、可能产生气溶胶的操作时应佩戴医用外科口罩。

② 一般4h更换1次，污染或潮湿时及时更换。

（2）一次性检查手套。

① 当手可能接触患者血液、体液、分泌物、排泄物、呕吐物及污染物品时，应戴一次性检查手套。

② 接触患者破损的皮肤、黏膜时应戴无菌手套。

③ 当一次性手套被污染、撕裂、刺破或失去防护功能时应尽快更换。

（3）护目镜、防护面罩。

① 在进行可能会发生患者血液、体液、分泌物等喷溅的操作时，近距离接触经飞沫传播的传染病患者时应戴护目镜、防护面罩。

② 戴前应检查有无破损，戴装置有无松懈；每次使用后应进行清洁与消毒。

（4）隔离衣。

① 接触经接触传播的感染性疾病患者（如传染病患者、多重耐药菌感染患者等）时使用。

② 为实行保护性隔离的患者（如大面积烧伤患者、骨髓移植患者等）实施护理时使用。

③ 可能受到患者血液、体液、分泌物、排泄物喷溅时使用。

（5）防护服。

① 隔离留观病区（房）、隔离病区（房）和隔离重症监护病区（房）使用。

② 防护服不得重复使用。

（6）一次性防水鞋套。

① 套应具有良好的防水性能，并一次性应用。

② 从潜在污染区进入污染区时或从缓冲间进入负压病室时应穿鞋套。

③ 应在规定区域内穿鞋套，离开该区域时应及时脱掉。

④ 发现破损应及时更换。

（7）防水围裙。

① 分为重复使用的围裙和一次性使用的围裙。

② 可能受到患者的血液、体液、分泌物及其他污染物质喷溅、进行复用医疗器械的清洗时应穿防水围裙。

③ 对于可重复使用的围裙，使用后应及时清洗与消毒，遇有破损或渗透时应及时更换。

④ 一次性使用围裙应一次性使用，受到明显污染时应及时更换。

（8）帽子。

① 分为布制帽子和一次性帽子。

② 进入污染区和洁净环境前，进行无菌操作等时应戴帽子（布制帽子和一次性帽子均可）。

③ 被患者血液、体液污染时应立即更换。

④ 布制帽子应保持清洁，每次或每天更换与清洁。

⑤ 一次性帽子应一次性使用。

四、个人防护的操作规程

【学习内容】

洗手。

【知识要点】

1. 概述

洗手是用肥皂（皂液）和流动水洗手，去除手部污垢、碎屑和部分致病菌的过程。

2. 目的

洗手是保护护理人员自身不受病原微生物的污染，保护患者，避免交叉感染。

3. 安全提示

7个手卫生指征："三前，四后"。

（1）接触患者前。

（2）清洁或无菌操作前。

（3）处理药物或配餐前。

（4）接触患者后。

（5）接触患者环境后。

（6）接触血液、体液、分泌物后。

（7）脱除个人防护用品（如手套）后。

【技能要求】

1. 操作准备

（1）环境准备：室内环境清洁、宽敞、明亮。

（2）护理员准备：着装整齐、仪表端庄、戴口罩。

（3）用物准备：洗手液或香皂，擦手纸巾，有水池的水龙头或流动水。

2. 操作流程

评估

结合洗手指征"三前四后"及需要时进行洗手。

↓

洗手

（1）在流动水下，将双手充分淋湿（见图1-2-2-1）。

（2）取适量皂液，均匀涂抹至整个手掌、手背、手指和指缝。

（3）认真揉搓双手至少15s。

① 掌心相对，手指并拢，相互揉搓（见图1-2-2-2）。

② 手心对手背沿指缝相互揉搓，交换进行（见图1-2-2-3）。

③ 掌心相对，双手交叉指缝相互揉搓（见图1-2-2-4）。

④ 弯曲手指使关节在另一手掌心旋转揉搓，交换进行（见图1-2-2-5）。

⑤ 右手握住左手大拇指旋转揉搓，交换进行（见图1-2-2-6）。

⑥ 将5个手指尖并拢放在另一手掌心旋转揉搓，交换进行（见图1-2-2-7）。

（4）在流动水下彻底冲净双手，用擦手纸巾擦干，取适量护手液护肤。

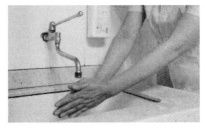

图1-2-2-1　双手淋湿

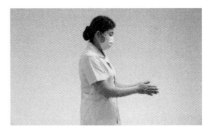

图1-2-2-2　掌心相对

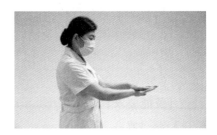

图1-2-2-3　手心对手背

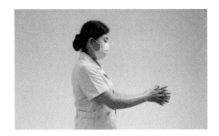

图1-2-2-4　双手交叉

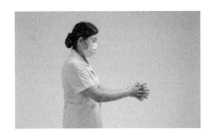

图1-2-2-5　弯曲手指

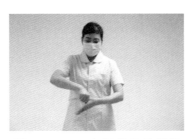

图1-2-2-6　大拇指旋转揉搓

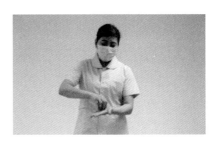

图1-2-2-7　五指尖并拢，掌心揉搓

3. 评分标准

项目	项目总分	质量要求	标准分
素质要求	5	服装整洁、仪表端庄	5
评估	5	结合洗手指征"三前四后"及需要时进行	5
操作前准备	5	备齐用物	5
操作过程	70	在流动水下,将双手充分淋湿	5
		取适量洗手液,均匀涂抹至整个手掌、手背、手指和指缝	5
		掌心相对,手指并拢,相互揉搓	5
		手心对手背沿指缝相互揉搓,交换进行	10
		掌心相对,双手交叉指缝相互揉搓	5
		弯曲手指使关节在另一手掌心旋转揉搓,交换进行	10
		右手握住左手大拇指旋转揉搓,交换进行	10
		将五个手指尖并拢放在另一手掌心旋转揉搓,交换进行	10
		认真揉搓双手至少15s,在流动水下彻底冲净双手	5
		用擦手纸擦干双手	5
评价	10	操作熟练程度	10
理论	5	洗手的注意事项	5

4. 注意事项

（1）洗手时应彻底清洗指背、指尖、指缝等部位。

（2）手被感染性物质污染或处理传染病患者污染物之后,应当先用流动水洗手,然后用速干手消毒剂揉搓消毒双手。

（3）当手部有肉眼可见的污染时,应用肥皂（皂液）和流动水洗手。手部没有肉眼可见污染时,宜使用速干手消毒剂消毒双手代替洗手。

（4）卫生手消毒的方法：① 取适量的速干手消毒剂于掌心；② 严格按照洗手方法的揉搓步骤进行揉搓；③ 揉搓时保证手消毒剂完全覆盖手部皮肤,直至手部干燥。

（5）穿着短袖工作服时,要清洗手腕部。

（6）擦手毛巾每天清洁,干燥备用。

（7）禁止戴戒指。

【学习内容】

穿脱手套。

【知识要点】

1. 概述

手套用于医用检查和诊断治疗过程中防止患者和医务人员之间交叉感染,预防病原微生物通过医务人员的手传播疾病和污染环境。

2. 目的

保护患者,防止护理员双手遭受污染和损害。

【技能要求】

1. 操作准备

（1）环境准备：室内环境清洁、宽敞、明亮。

（2）护理员准备：着装整齐、戴口罩、帽子。

（3）用物准备：尺码合适的清洁手套、洗手设备。

2. 操作流程

评估

照顾患者或处理排泄物、分泌物、血液等时需要戴手套。

↓

戴手套

（1）洗手并干燥。

（2）捏住第一只手套的翻边处拎起手套（见图1-2-2-8）。

（3）看好左右手，将手伸进手套，把每个手指都伸进 手套中，戴上第一只手套（见图1-2-2-9）。

（4）用戴手套的手指插进另一只手套的翻边处（见图 1-2-2-10）。

（5）将另一只手伸进手套，戴上手套（见图1-2-2-11）。

（6）翻转手套翻边处，分别包住工作服袖口（见图1-2-2-12）。

↓

进入病房进行必要的操作

↓

脱手套

（1）用戴着手套的一只手的拇指和食指捏住另一只手套翻边处的外面，将手套摘下，顺势将内面翻折出来（见图1-2-2-13）。

（2）将脱下手套的大拇指伸到另一只手套内侧，顺势翻转手套脱下，套住已摘下的手套（见图1-2-2-14）。

（3）捏住手套的内侧将手套丢至医疗垃圾桶内（见图1-2-2-15）。

↓

洗手、整理用物。

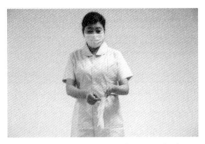

图1-2-2-8 捏住第一只手套的翻边

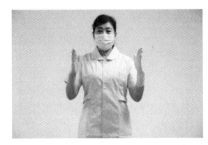

图1-2-2-9 戴上第一只手套

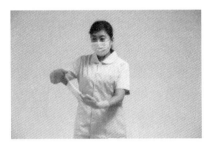

图1-2-2-10 戴手套的手指插进另一只手套

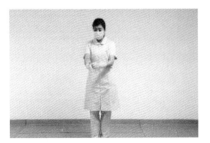

图1-2-2-11 另一只手伸进手套，戴上手套

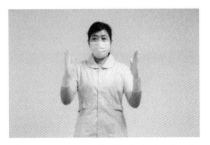

图1-2-2-12 翻转手套翻边，包住袖口

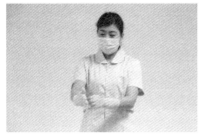
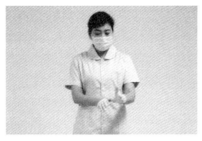
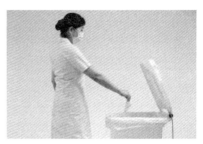

图1-2-2-13 内面翻折　　　　图1-2-2-14 脱手套　　　　图1-2-2-15 丢弃手套

3. 评分标准

项目	项目总分	质量要求	标准分
素质要求	5	服装整洁、仪表端庄	5
评估	5	处理患者排泄物、分泌物、血液等	5
操作前准备	10	备齐用物	5
		环境准备	5
操作过程	戴手套 40	洗手并干燥	5
		捏住第一只手套的翻边处拎起手套	5
		看好左右手，将手伸进手套，把每个手指都伸进套中，戴上第一只手套	10
		用戴手套的手指插进另一只手套的翻边处	5
		将另一只手伸进手套，戴上手套	5
		翻转手套翻边处，分别包住工作服袖口	10
	脱手套 20	用戴着手套的一只手的拇指和食指捏住另一只手套翻边处的外面，将手套摘下，顺势将内面翻折出来	5
		将脱下手套的大拇指伸到另一只手套内侧，顺势翻转手套脱下，套住已摘下的手套	5
		捏住手套的内侧将手套丢至医疗垃圾桶内	5
		洗手	5
评价	10	穿脱手套的顺序准确，动作熟练	5
		清洁面、污染面的概念要清楚	5
理论	10	脱戴手套的注意事项	10

4. 注意事项

（1）接触患者的血液、体液、分泌物、呕吐物及污染物品时应戴手套。

（2）发现手套有破损时应立即更换。

（3）脱手套时注意不要污染双手。

（4）脱去手套后要洗手。

【学习内容】

戴、摘口罩。

【知识要点】

1. 概述

戴口罩对进入肺部的空气有一定的过滤作用，可以阻挡病毒、细菌、灰尘等物质进入人体，避免对人体造成损伤，同时自己呼出的飞沫也能被口罩遮挡。

2. 目的

保护患者和工作人员，防止飞沫污染无菌物品。

【技能要求】

1. 操作准备

(1)环境准备:室内环境清洁、宽敞、明亮。

(2)护理员准备:着装整齐。

(3)用物准备:N95口罩。

2. 操作流程

戴口罩

(1)洗手。

(2)分辨口罩里外面(以一次性口罩为例),有颜色的一面向外,白色的那面朝自己,有金属片的一边向上。

(3)将口罩罩住鼻、口及下巴,口罩下方带系于颈后,上方带系于头顶中部(见图1-2-2-16)。

(4)调整系带的松紧度(见图1-2-2-17)。

(5)将双手指尖放在鼻夹上,从中间位置开始,用手指向内按压,并逐步向两侧移动,根据鼻梁形状塑造鼻夹(见图1-2-2-18)。

脱口罩

(1)解开口罩下方系带(见图1-2-2-19)。

(2)解开口罩上方系带(见图1-2-2-20)。

(3)用手捏住口罩的系带并丢弃。

(4)洗手。

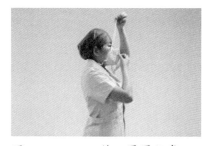

图1-2-2-16 将口罩罩住鼻、口及下巴,口罩下方带系于颈后

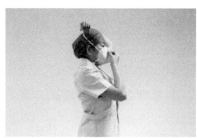

图1-2-2-17 调整系带的松紧度

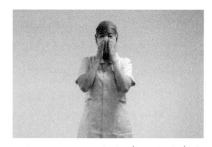

图1-2-2-18 根据鼻形塑造鼻夹

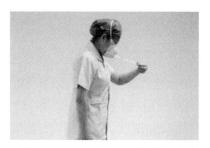

图1-2-2-19 解开口罩下方系带

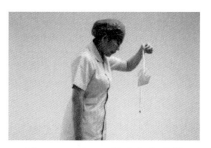

图1-2-2-20 解开上方系带

3. 注意事项

(1)照顾感染患者或免疫力低下的患者时要戴口罩。

(2)口罩要遮住口鼻,不要用一只手捏鼻夹。

(3)一次性口罩要每天更换,一般使用时间不超过4h。

(4)口罩破损、潮湿、有异味,或受到患者血液、体液污染后应立即更换。

(5)口罩不戴时将紧贴口鼻的一面向里折好,放入清洁的信封或塑料袋里,切忌随便塞进口袋或在脖子上挂着。

(6)摘口罩时不要接触口罩外侧面。

4. 评分标准

项目	项目总分	质量要求	标准分
素质要求	5	服装整洁、仪表端庄	5
操作前准备	10	备齐用物	5
		环境准备	5
操作过程	戴口罩 40	洗手	5
		分辨口罩里外面(以一次性口罩为例),有颜色的一面向外,白色的那面朝自己,有金属片的一边向上	10
		将口罩罩住鼻、口及下巴,口罩下方带系于颈后,上方带系于头顶中部	10
		调整系带的松紧度	5
		将双手指尖放在鼻夹上,从中间位置开始,用手指向内按压,并逐步向两侧移动,根据鼻梁形状塑造鼻夹	10
	脱口罩 25	解开口罩下方系带	5
		解开口罩上方系带	5
		用手捏住口罩的系带并丢弃	5
		洗手	10
评价	10	戴脱顺序准确,动作熟练	5
		清洁面、污染面的概念要清楚	5
理论	10	脱戴口罩的注意事项	10

【学习内容】

穿脱隔离衣。

【知识要点】

1. 概述

隔离衣是用来保护护理人员避免受到血液、体液和其他感染性物质污染,或者用于保护患者避免感染,分为一次性隔离衣和布制隔离衣。通常根据患者的病情、目前隔离种类和隔离措施确定是否穿隔离衣。

2. 目的

保护患者和自己避免受到污染。

【技能要求】

1. 操作准备

(1)环境准备:室内环境清洁、宽敞、明亮。

(2)护理员准备:着装整齐,戴口罩、帽子。

（3）用物准备：大小合适的隔离衣、洗手设备、污物垃圾桶。

2.操作过程

评估

根据患者所患疾病的传播途径，决定隔离种类、隔离措施。

↓

穿隔离衣

（1）手持衣领从衣钩上取下隔离衣，清洁面向自己，将衣领的两端向外，向领中央折齐，右手食、中和无名指分别插入领的各折叠处，拇指、小指在外持住衣领对齐户缝，露出袖笼（见图1-2-2-21）。

（2）左手伸入袖内，右手持衣领向上拉，使左手露出来（见图1-2-2-22）。

（3）换左手持衣领，右手伸入袖内，举手将袖抖上。注意勿触及面部（图1-2-2-23）。

（4）两手持衣领，由领子中央顺着边缘向后将领扣扣好；如隔离衣的衣袖过长，可将肩部纽扣扣上，再扣好袖扣（此时手已被污染）（见图1-2-2-24）。

（5）将隔离衣一后面将边缘对齐，向一侧折叠，以一手按住，另一手将腰带拉至背后压住折边（约在腰下5cm处）腋中线拉住，然后渐向前拉，直到看到边缘，同法捏住另一侧边缘（注意手勿触及衣的内面），双手在叠处，将腰带打结（见图1-2-2-25）。

↓

进行必要的操作

↓

脱隔离衣

（1）解开尾扣，解开腰带，在前面打一活结（一次性隔离衣可不打结）（见图1-2-2-26）。

（2）解开两袖口及肩扣子，在肘部将部分袖子塞入工作服下，使两手露出来，便于洗手（见图1-2-2-27）。

（3）用手消毒剂进行手消毒。

（4）解开领扣，右手伸入左侧衣袖里拉下衣袖过手，用遮盖的左手握住右手隔离衣袖外面将袖拉下，两手轮换握住袖子，渐渐自袖管中退出，再用右手撑住工作衣肩缝撤出左手，随即用左手握住领子的外面再脱出右手（见图1-2-2-28）。

（5）重复使用的隔离衣，两手握住领子，将隔离衣两边对齐（如挂在半污染区的隔离衣，清洁面向外），挂在衣钩上。

（6）脱一次性隔离衣方法同前，脱下后将隔离衣的清洁面向外翻，卷好投入污衣袋中（见图1-2-2-29）。

↓

洗手，整理用物。

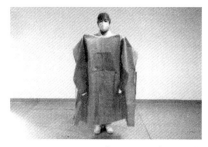

图1-2-2-21 清洁面向自己,将衣领的两端向外

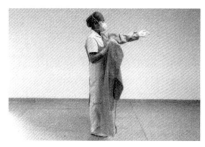

图1-2-2-22 左手伸入袖内,右手持衣领向上拉

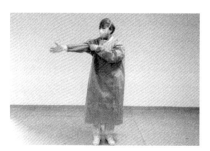

图1-2-2-23 换左手持衣领,右手伸入袖内

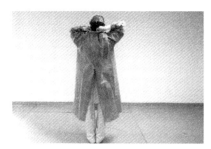

图1-2-2-24 两手持衣领,由领子中央顺着边缘向后将领扣扣好

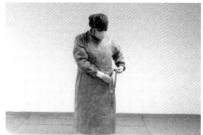

图1-2-2-25 将腰带打结

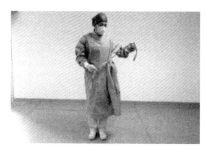

图1-2-2-26 解开腰带

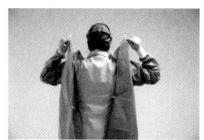

图1-2-2-27 解开间扣

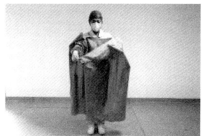

图1-2-2-28 右手伸入左侧衣袖里拉下衣袖过手

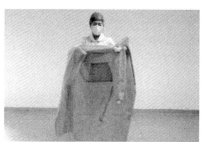

图1-2-2-29 隔离衣清洁面外翻

3. 评分标准

项目	项目总分	质量要求	标准分
素质要求	5	服装整洁、仪表端庄	5
评估	5	根据患者所患疾病的传播途径,给予不同的隔离方法及措施	5
操作前准备	10	备齐用物	5
		环境准备	5
操作过程	60	隔离衣大小合适	5
		无破洞、无潮湿	5
		穿隔离衣顺序准确	10
		污染后的手不能碰清洁面	5
		隔离衣穿好后能充分盖住工作服	5
		脱隔离衣顺序准确	10
		系或解领带时勿使衣袖触及面部或工作帽	10
		清洁面没被污染	5
		脱下后将隔离衣的清洁面向外翻,卷好投入污衣袋中	5
评价	10	穿脱隔离衣的顺序准确,动作优美	5
		清洁面、污染面概念清楚	5
理论	10	穿脱隔离衣的注意事项	10

4. 注意事项

（1）隔离衣里面及领部应防止污染。

（2）隔离衣应每天消毒清洗一次，如已潮湿或受污染应立即更换。

（3）挂隔离衣时不使衣袖露出或衣边污染面盖过清洁面。

（4）穿隔离衣时避免接触清洁物，不允许进入清洁区及办公室，只限于规定区域内活动。

（5）系领带时勿使衣袖触及面部或工作帽。

（6）不同病种，穿着不同隔离衣。

【学习内容】

穿脱防护服。

【知识要点】

1. 概述

防护服是医务人员及进入特定医药卫生区域的人群所使用的防护性服装。医用防护服的作用是隔离病菌、有害超细粉尘、酸碱性溶液、电磁辐射等，以保证人员安全和保持环境清洁。

2. 目的

保护护理人员防止被病毒细菌的侵入感染。

【技能要求】

1. 操作准备

（1）环境准备：室内环境清洁、宽敞、明亮。

（2）护理员准备：着装整齐、戴口罩、帽子、穿好工作服、裤、鞋。

（3）用物准备：医用防护服、医用防护口罩，外科口罩，一次性帽子，靴套，乳胶手套、护目镜、洗手设备、污物垃圾桶、凳子。

2. 操作流程

评估
根据患者隔离种类，评估所需防护级别及防护用物。

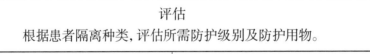

执行手卫生
流动水或快速手消液按七步洗手法洗手。

穿防护服
（1）连体防护服，应遵循先穿下衣，再穿上衣（见图1-2-2-30）。 （2）带好帽子，拉上拉链，贴上防护服外层胶贴（见图1-2-2-31）。 （3）洗手。 （4）戴护目镜，调整位置（上压帽子、下压口罩）及系带，松紧适宜（见图1-2-2-32）。 （5）戴手套，将手套套在防护衣的袖口外面（见图1-2-2-33）。 （6）必要时穿靴套，戴双层手套（根据隔离要求）（见图1-2-2-34）。

进入病区操作

脱防护服
(1)洗手,用流动水或快速手消液进行手卫生。
(2)摘护目镜,放在消毒液内(见图1-2-2-35)。
(3)洗手。
(4)脱防护服、外层手套、靴套,先将拉链拉到底。向上提拉帽子,使帽子脱离头部,脱袖子,从上向下
  边脱边卷,卷至脚腕处连同外层手套、靴套一并脱下(见图1-2-2-36、图1-2-2-37)。
(5)洗手。
(6)脱内层手套。
(7)洗手。
(8)脱帽子、脱口罩。
(9)洗手。

洗手-戴外科口罩。

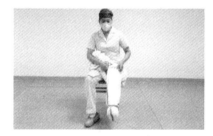

图1-2-2-30 遵循先穿下衣,再穿上衣

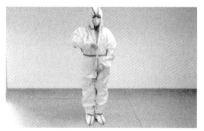

图1-2-2-31 戴好帽子,拉拉链

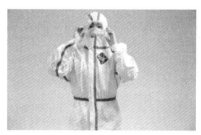

图1-2-2-32 调整护目镜

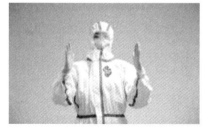

图1-2-2-33 将手套套在防护衣的袖口外面

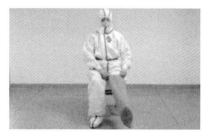

图1-2-2-34 必要时穿靴套

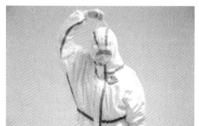

图1-2-2-35 摘护目镜

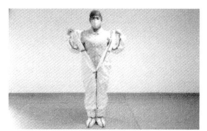

图1-2-2-36 拉链拉到底

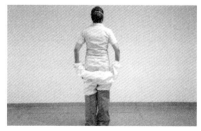

图1-2-2-37 从上向下边脱边卷

3. 评分标准

项目	项目总分		质量要求	标准分
素质要求	5		服装整洁、仪表端庄	5
评估	5		根据患者病情的传染性，给予不同的隔离方法	5
操作前准备	10		备齐用物	5
			环境准备	5
操作过程	穿防护衣	35	无污染、无潮湿、破损	5
			戴护目镜	10
			穿连体防护服的顺序准确	10
			拉链是否拉紧	5
			戴手套，手套套在防护衣的袖口外面	5
	脱防护衣	25	摘护目镜，放在消毒液内浸泡	5
			脱防护服、外层手套、靴套，先将拉链拉到底。向上提拉帽子，使帽子脱离头部，脱袖子，从上向下边脱边卷，卷至脚腕处连同外层手、套靴套一并脱下	10
			脱防护服时污染面向里直至全部脱下	10
评价	10		穿脱防护服的顺序准确，动作优美	5
			清洁面、污染面概念清楚	5
理论	10		穿脱防护服的注意事项	10

4. 注意事项

(1)防护服只限在规定区域内穿脱。

(2)穿前应检查防护服有无破损，防护衣应遮盖所有的工作服和帽子和可能外露的皮肤。

(3)发现有潮湿或破损时应及时更换，脱防护衣时应注意避免污染。

(4)脱下的防护用品都是污染面朝里。

【本节小结】

护理员在工作中会接触到各种感染性因子，有受到职业伤害的危险。职业防护相关知识和技能是护理员照护患者的必备知识和技能，通过本节内容的学习，护理员能够熟悉标准预防的概念、掌握戴脱手套和戴摘口罩的方法，掌握锐器伤的预防及接触后的处理流程，在照护患者的过程中能采取各种预防控制措施，免受职业伤害。

【考点提示】

(1)发现手套有破损时应立即更换。　　　　　　　　　　　　　　　　（　　）

(2)当手部有肉眼可见的污染时，应用肥皂（皂液）和流动水洗手。　　（　　）

(3)被针头刺伤手指后应立即用消毒液消毒。　　　　　　　　　　　　（　　）

(4)穿隔离衣时避免接触清洁物，不允许进入清洁区及办公室，只限于规定区域内活动。

　　　　　　　　　　　　　　　　　　　　　　　　　　　　　　　　（　　）

(5)脱下的防护用品都是污染面朝外。　　　　　　　　　　　　　　　（　　）

答案：(1)√　(2)√　(3)×　(4)√　(5)×

第三节 医院垃圾的识别

一、基本概念

1. 医疗废物

医疗废物是指医疗卫生机构在医疗、预防、保健,以及其他相关活动中产生的具有直接或者间接感染性、毒性和其他危害性的废物,分为感染性废物、病理性废物、损伤性废物、药物性废物、化学性废物。

2. 感染性废物

常见的感染性废物如使用后的棉签、棉球、纱布,使用后的一次性输液器、注射器、针管、塑料盘,各种引流管等。

3. 病理性废物

病理性废物为诊疗过程中产生的人体废弃物和医学实验动物尸体等。

4. 损伤性废物

损伤性废物能够刺伤或者割伤人体的废弃的医用锐器,如玻璃安瓿、玻璃碎片、针头、刀片等。

5. 药物性废物

药物性废物是指过期、淘汰、变质或者被污染的废弃药品。

6. 化学性废物

化学性废物是具毒性腐蚀、腐蚀性、易燃易爆性的废弃的化学物品。

二、医疗废物分类目录

表1-2-3-1 为医疗废物分类目录。

表1-2-3-1 医疗废物分类目录

类别	特征	常见成分或者废物名称
感染性废物	携带病原微生物,具有引发感染性疾病传播危险的医疗废物	(1)被患者血液、体液、排泄物等污染的除锐器以外的废物 (2)使用后废弃的一次性使用医疗器械,如注射器、输液器、透析器等 (3)病原微生物实验室废弃的病原体培养基、标本、菌种和毒种保存液及其容器;其他实验室及科室废弃的血液、血清、分泌物等标本和容器 (4)隔离传染病患者或者疑似传染病患者产生的废弃物
病理性废物	诊疗过程中产生的人体废弃物和医学实验动物尸体等	(1)手术及其他医学服务过程中产生的废弃的人体组织、器官 (2)病理切片后废弃的人体组织、病理蜡块 (3)废弃的医学实验动物的组织和尸体 (4)16周胎龄以下或重量不足500g的胚胎组织等。 (5)确诊、疑似传染病或携带传染病病原体的产妇的胎盘
损伤性废物	能够刺伤或者割伤人体的废弃的医用锐器	(1)废弃的金属类锐器,如针头、缝合针、针灸针、探针、穿刺针、解剖刀、手术刀、手术锯、备皮刀、钢钉和导丝等 (2)废弃的玻璃类锐器,如盖玻片、载玻片、玻璃安瓿等 (3)废弃的其他材质类锐器
药物性废物	过期、淘汰、变质或者被污染的废弃药品	(1)废弃的一般性药物 (2)废弃的细胞毒性药物和遗传毒性药物 (3)废弃的疫苗及血液制品
化学性废物	具有毒性、腐蚀性易燃易爆性的废弃化学物品	(1)列入《国家危险废物名录》中的废弃危险化学品,如甲醛、二甲苯等 (2)非特定行业来源的危险废物,如含汞血压计、含汞体温计,废弃的牙科汞合金材料及其残余物等

三、医疗废物处理流程

(1)对医疗废物进行分类,分别放在专用包装物或容器内。

(2)盛装的医疗废物达到包装物或容器的3/4时,使用有效的封口方式使封口紧实、严密。在外表面贴上标识,内容包括医疗废物产生单位、产生日期、类别。

（3）医疗废物管理专职人员每天从医疗废物产生地点将分类包装的医疗废物按照规定的路线运送至院内临时储存地。运送过程中应防止医疗废物的流失、泄漏，并防止医疗废物直接接触身体，每天运送工作结束后，应当对运送工具及时进行清洁和消毒。

（4）医疗废物管理专职人员每天对产生地点的医疗废物进行称重、登记。登记内容包括来源、种类、重量、交接时间、最终去向、经办人。

（5）临时储存地的医疗废物由专职人员交由卫生行政部门指定的专门人员处置，储存时间不得超过2天。医疗废物转交出去以后，专职人员应当对临时储存地点、设施及时进行清洁和消毒处理，并做好记录。

四、医院常用的垃圾处理容器

（1）黑色垃圾袋，湿垃圾桶，干垃圾桶图（见图1-2-3-1，图1-2-3-2）。

（2）黄色垃圾袋，黄色医疗垃圾桶（见图1-2-3-3）。

（3）利器盒：利器盒为黄色，整体为硬质材料制成，密封，以保证利器盒在正常使用的情况下，盒内盛装的锐利器具不撒漏。利器盒一旦被封口，则无法在不破坏的情况下被再次打开（见图1-2-3-4）。

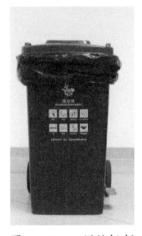 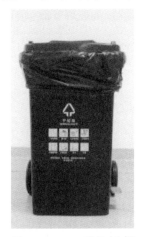 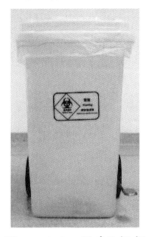 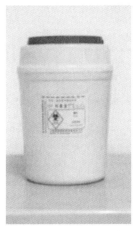

图1-2-3-1　湿垃圾桶　　图1-2-3-2　干垃圾桶　　图1-2-3-3　医疗垃圾桶　　图1-2-3-4　利器盒

五、生活垃圾分类

（1）生活垃圾分为干垃圾和湿垃圾，干、湿垃圾要分开放置。

（2）干垃圾是不会腐烂的垃圾，如纸质用品、塑料制品的饮料水瓶、各种一次性医疗器械的包装袋、纸盒、未与患者接触的物品，如输液器的外包装袋属于干垃圾。

（3）湿垃圾是会腐烂的垃圾，如剩菜剩饭、瓜果核等食品类的废物。

【知识要点】

（1）不同种类的垃圾不得混放。

（2）放入包装物或者容器内的医疗废物不得取出。

（3）使用后的锐器应稳妥安全地置入利器盒中，不能与其他废弃物混放。禁止用手直接接触使用后的锐器。

（4）处理完垃圾后要洗手。

（5）盛装的医疗废物达到包装物或者容器的3/4时，应当使用有效的封口方式，使包装物或者容器的封口紧实、严密。

（6）收集医疗废物包装袋破损时，应重新加套一个医疗垃圾袋。

（7）医疗废物要集中处理，不得转让、买卖医疗废物。

【本节小结】

医疗服务过程中会产生各种垃圾,正确处理垃圾是防止疾病传播、保护环境、保障人体健康的重要措施。通过本节内容的学习,护理员能够熟悉垃圾的种类和常用垃圾处理容器,能对垃圾进行正确的分类处理,避免出现因垃圾处理不当而导致的环境污染和疾病传播等问题。

【考点提示】

(1)护理员接触患者的血液、体液、分泌物、呕吐物及污染物品时应戴手套。　　　　　　(　　)

(2)口罩不戴时随便将口罩塞进口袋或在脖子上挂着。　　　　　　　　　　　　　　　(　　)

(3)如有伤口,由远心端向近心端轻轻挤压,避免挤压伤口局部,尽可能挤出损伤处的血液。(　　)

(4)传染病患者或疑似传染病患者产生的所有废物应放入双层医疗垃圾袋中密封。　　　(　　)

答案:(1)√　(2)×　(3)×　(4)√

第三章　权利和义务

权利是指在法律认可和伦理上可以得到辩护的权利和利益，义务是为了维护一定权利而要求主体必须或者应当承担的职责，权利与义务是相对的。本章分为护理员的权利与义务，患者的权利与义务、劳动者的权利与义务三个部分。通过学习，护理员熟知自己的权利与义务，了解患者及劳动者的权利和义务，对建立和谐的护患关系、提高服务质量、促进患者健康有着重要意义。

第一节　护理员的权利和义务

【学习目标】
(1)熟悉护理员的权利。
(2)熟悉护理员的义务。

一、护理员的权利

1. 拥有人格尊严和人身安全不受侵犯的权利

护理员的工作是护理的一部分，对患者的康复有着重要的贡献。其工作可用苦、脏、累、繁忙无序来形容，常常不被理解，不受尊重，也难取得患者和家属的信任，不利于护理工作顺利展开。因此，护理员的首要权利就是拥有人格尊严和人身安全不受侵犯的权利，这样才能保证其对患者生活照护的顺利进行。

2. 在注册护士的指导下，有对患者生活护理、照护的权利

护理员大多是未取得护理专业系统培训的人员，却从事的是护理工作，甚至关系到患者的生命安全。因此，护理员必须在护士的指导下才能完全拥有对患者护理、照护的权利。未经培训或护士许可，不具有独立照护患者的权利。

3. 有要求合理待遇，维护个人正当利益的权利

护理员的职业得到了患者和家属的信任、支持，同样应得到人们的尊重，享受《中华人民共和国劳动法》规定的福利待遇。当其利益被伤害、侵犯时，如强制超时服务，福利有违《中华人民共和国劳动法》规定，辛劳工作被歧视，工资无故被克扣等，护理员有维护个人正当利益、要求合理待遇的权利。

4. 有协助护士完成护理工作的权利

护理员的工作大多是在护士的指导下独立完成的，护士的工作也有很多是需要护理员帮助才能顺利进行的，如卧床患者翻身、淋浴、皮肤清洁、躁动患者的治疗检查，传递文件，请领物品等，护理员有协助护士完成技术操作等护理工作的权利。

5. 有监督、维护病区管理的权利

护理员是医疗的辅助护理人员，也是医院工作人员的一部分，因此对病区的人员、设施、公共物品、公共安全和秩序、卫生保洁、消毒隔离措施的落实等都有一定的监督管理权，才能与医务人员共同营造良好的就医环境。

二、护理员的义务

1. 有尊重患者生命权，维护患者健康的义务

生命至上、神圣不可侵犯是患者的权利，也是护理员应尽的义务。对患者的生活照护，直接体现了护

理员的价值和责任,患者被照护好了才能更好地、积极地参与到自己疾病的诊治中,达到疾病康复、促进健康的美好目标。

2. 有配合医生诊治和护理措施落实的义务

护理员是医疗的辅助护理人员,因此配合医生诊治和护理措施的落实是其重要义务。实际上,护理员就是帮助患者实现医疗和护理的一个小桥梁,患者基本生活都解决不了,何来治疗和护理?

3. 有遵守医院规章制度的义务

医院的各种规章制度是为了保障患者医疗过程的顺利和安全而设立的,不仅医护人员有义务遵守,患者、家属、护理员同样有义务遵守,才能保障所有人员的安全,保障工作有序。

4. 有尊重医务人员的人格和劳动的义务

许多医疗工作是要通过护理员的工作来实现的,如喂食、喂药、皮肤护理、体位更换、功能训练、病症观察等,工作时间长的护理员很有医护经验,甚至超过新进医护人员,再加上长期照护患者,与患者产生了深厚的感情,易将自己当成患者家属,产生偏见或不良情绪,不尊重医务人员的人格和劳动,不遵守医疗行为,甚至出现议论、谩骂医护人员的现象,这对患者康复是很危险的。

5. 有帮助患者康复的义务

护理员不仅要照护患者的生活,同时有帮助患者康复训练的义务,这是一项辛苦的工作,常常需要毅力和坚持,认真和耐心,如四肢被动运动,站、行、说训练,生活技能培训等。

6. 有保护医院公共设施和维护病区管理的义务

护理员作为医务人员群体的一部分,应该有保护医院公共设施和维护病区管理的义务。只有全员参与,尽到个人义务,才能共同创造安全规范、安静有序、服务设施完好的医疗环境,保障每个群体的权益。

【本节小结】

护理员是医务人员群体的一部分,享受护士的部分权利与义务。通过本节的学习,护理员能够在维护个人正当利益的同时也能履行相应的义务。

【考点提示】

(1)护理员的首要权利就是拥有人格尊严和人身安全不受侵犯的权利。　　　　　　　　　　(　　)

(2)护理员是辅助护理人员,因此可以不配合医生诊治和护理措施的落实。　　　　　　　　(　　)

(3)护理员有尊重患者生命权,维护健康的义务。　　　　　　　　　　　　　　　　　　(　　)

答案:(1)√　(2)×　(3)√

第二节　劳动者权利和义务

【学习目标】

(1)熟悉劳动者的权利。

(2)熟悉劳动者的义务。

一、劳动者的基本劳动权利

(1)劳动者有平等就业和选择职业的权利。这是公民劳动权的首要条件和基本要求。在我国,劳动者不分民族、种族、性别、宗教信仰,都平等地享有就业的权利。劳动者选择就业的权利是平等就业权利的体现。

(2)劳动者有获得劳动报酬的权利。劳动报酬包括工资和其他合法劳动收入。

(3)劳动者有休息、休假的权利。休息权和劳动权是密切联系的。休假是劳动者享有休息权的一种表现形式。

(4)劳动者有在劳动中获得劳动安全和劳动卫生保护的权利。劳动者在安全、卫生的条件下进行劳动是生存权利的基本要求。劳动安全、卫生权是一项重要的人权。

(5)劳动者有接受职业技能培训的权利。劳动者不但要掌握熟练的生产技能,而且要懂业务理论知识。只有赋予劳动者这项权利,才能保障劳动者获得应有的知识和技能,更好地完成各项劳动任务。

(6)劳动者享有社会保险和福利的权利。这是指劳动者在遇到年老、患病、工伤、失业、生育等劳动风险时有获得物质帮助和补偿的权利。享受社会保险和福利权,是享受劳动报酬权的延伸和补充。

(7)劳动者有提请劳动争议处理的权利。这是劳动者维护自己合法劳动权益的有效途径和保障措施。

(8)劳动者还享有法律、法规规定的其他劳动权利。包括组织和参加工会的权利,参与民主管理的权利,提合理化建议的权利,进行科学研究、技术革新和发明创造的权利等。

二、劳动者应当履行的义务

(1)完成劳动任务。劳动者首要的义务是对工作尽心尽责,忠于职守,出色地完成任务。

(2)提高职业技能。劳动者要有强烈的事业心和主人翁责任感,要刻苦学习专业知识,钻研 职业技术,提高职业技能,掌握过硬的本领。因此,劳动者接受用人单位组织的职业技能培训既是劳动者的权利也是劳动者的义务。

(3)遵守劳动纪律,执行劳动安全卫生规程。劳动者在劳动中必须服从管理人员的指挥,遵守各项规章制度、劳动纪律和安全生产的法规制度、规程标准。

(4)职工既是劳动者,又是公民,在社会上,在家庭里,都要遵纪守法。若违法乱纪 ,将会丧失劳动权利。

【本节小结】

本节着重介绍劳动者的权利与义务的主要内容,希望护理员通过本节学习,了解劳动者权利之后,学会运用相关权利保护自己,同时也不要忘记应尽的义务。

【考点提示】

(1)劳动者有在劳动中获得劳动安全和劳动卫生保护的权利。   ( )

(2)劳动者在遇到年老、患病、工伤、失业、生育等劳动风险时,有获得物质帮助和补偿的权利。

( )

(3)劳动者在劳动中遵守各项规章制度、劳动纪律和安全生产的法规制度、规程标准,可以不服从管理人员的指挥。   ( )

答案:(1)√ (2)√ (3)×

第三节 患者的权利与义务

【学习目标】

（1）熟悉患者的权利。

（2）熟悉患者的义务。

一、患者的权利

1. 生命健康权

《中华人民共和国民法通则》第九十八条规定"公民享有生命健康权"。生命权——保障人体生命的延续，以生命安全为核心，他人不得危害的权利，不得以任何手段伤害他人身体至死亡。

健康权——是以身体的外部完整性和内部功能协调为主要内容的权利。

健康——指人体各系统发育良好、功能正常、精力充沛，具有良好的劳动效能和社会适应能力。包括机体各器官系统生理功能的健康，精神上的健康，身体外部的完整，内部器官和劳动能力的完整。

2. 平等的医疗权

医疗权是生命健康权的延伸。任何患者都有获得为治疗其疾病所必需的医疗服务权利。不分男女、宗教、种族、阶级、党派，在医疗资源上享受人人公正、平等的医疗权利。

3. 知情同意权和知情选择权

这是患者自主权的具体表现。但是这个权利必须建立在患者对自己的健康和疾病充分认知的基础上，故需要医护人员告知病情，包括疾病诊断、治疗、处置及预后等确切内容；护理方案和实施结果；各种诊治手段的有关情况如不良反应、并发症、预后、对健康的影响、可能产生的意外等信息。

同时，患者有权要求医护人员用通俗易懂的语言解释、沟通，不可使用难懂的医学术语搪塞。患者有权自主选择医疗单位、医疗服务方式和医务人员；有权自主决定接受或拒绝任何一项医疗服务（生命垂危、神志不清、不能表达意见等特殊情况下可由家属决定）；有权接受或拒绝任何指定的药物、检查、处置、治疗（特殊传染病除外）；有权知道相应的后果；有权自主决定其遗体或器官如何使用。

4. 隐私保护权

隐私指不愿意告人或不便于告人的事情。隐私权就是个人私生活事项不受非法干扰或侵犯的权利。患者有权要求医护人员保护其根据需要提供的有关个人生活、行为、生理、心理、家庭、工作等方面的隐私；有权要求医护人员保护其在诊断中已了解的有关自己疾病性质、诊断、治疗、预后等信息；对接受检查、治疗的环境有权要求具有合理的声、像等方面的隐蔽性；异性医务人员对其进行特殊部位检查治疗时，有权要求护士在场；在进行病案讨论、会诊时，有权要求拒绝不涉及其医疗的人参加；有权要求其病案只能由直接涉及其治疗和监督病案的人员阅读。

这充分体现了医护人员对患者权利、人格、尊严的尊重，是取得患者信任的重要条件，起到防止发生意外和不良后果的作用。

5. 被尊重的权利

主要是对患者的生命、权利和人格的尊重，不受金钱、地位、个性、品质、信仰、价值观的影响，医疗面前人人平等，特别是一些特殊的患者群体，如精神、心理、性病、传染病病患群体，在医疗服务中要同等治疗护理，同等的同情爱护，关心体贴，尊重并满足患者的正当要求。

6. 免除社会责任权利

有的患者受疾病影响，从而降低或完全丧失了承担社会责任和义务的能力。应视病情的轻重，经医疗机构证明后，可暂时或永久地免除其一定的社会责任，同时有权利得到各种福利保障，如精神病患者免兵役权利。

7. 诉讼和赔偿权

当医疗机构及其工作人员的行为不当，对患者造成身体损害的后果时，患者有获得赔偿的权利；若致患者死亡，家属可请求损害赔偿。

8. 监督维护自己的医疗权利实现的权利

患者不仅享有平等的医疗权，同时享有维护这种权利实现的权利。当医疗权利受到侵犯、生命受到威胁、被拒绝治疗时，患者有权直接或间接提出疑问，要求医疗机构或人员改正错误，以达到问题的解决。对治疗和检查的实施、经济费用的质疑等都属此项。

二、患者的义务

1. 配合诊治和护理的义务

患者有义务尽可能地配合医护人员，提供真实可靠的病史、病症、生活习惯、工作、家庭、治疗、护理、用药后的情况等，不隐瞒信息，以确保获得更好的医疗服务。在疾病诊断明确后，患者有义务对自己的治疗做出负责任的决定，对于传染病有义务了解传播途径的预防措施并积极配合，采取有效行为防止疾病扩散。患者有义务积极关心自己的疾病及对他人的影响，并积极配合医疗护理措施的实施。

2. 尊重医务人员的人格和劳动的义务

战胜疾病是医务人员和患者的共同目标，医护人员掌握了诊治和护理疾病的专业知识，为了患者的康复，他们不畏困难和辛劳，不怕疾病的传染，献身于医疗卫生事业，故应得到患者和家属应有的信任和尊重。这对顺利开展诊疗工作很有意义。

3. 遵守医院规章制度的义务

医院的各种规章制度是为了维护诊疗秩序，保障医疗护理实施，保障患者和家属的健康和安全，维护患者利益而设立的措施和机制，如住院须知、探视制度、卫生消毒、隔离制度等。在就医过程中，患者有自觉遵守各项规章制度的义务，特别在预防院内感染方面尤为重要。

4. 维护健康、养成良好生活习惯的义务

现代人的疾病多与人们的不良生活习惯、生活方式相关，如吸烟、贪食、偏食、不锻炼、熬夜等。为维护健康，患者有义务努力改变不健康、不安全、危险的行为和习惯，有义务遵从医嘱、护嘱。

5. 支持医学科学发展的义务

医学的发展和进步，需要医护人员的不断临床实验和研究，新药、新的治疗或手术方法、新机械使用等都需要患者的支持。同时，医务工作者的培养和成长，技术的提高，临床实习都需要患者的理解和配合。这就是患者应尽的义务。

6. 有支付医疗费用及其他服务费用的义务

救死扶伤是医务人员的天职，但不等于免费医疗，患者应对自己的诊治、护理、服务支付应该的费用，以保障医疗服务顺利进行。

7. 有自觉维护医院秩序、爱护公共设施和财物的义务

安静、清洁、有序的医疗活动场所，环境设施和财物是为大众服务的，患者有权享受，也有责任和义务去共同保持、维护，不得对设施和财物肆意破坏或用以发泄个人的情绪，也不得私自占用。

8. 有不影响他人治疗、不将疾病传染给他人和接受强制性治疗的义务

对于有严重危险倾向的精神病患者、吸毒者、特殊传染病患者、急危重症患者等有接受强制性治疗的义务。在医疗服务的诊治过程中，患者有不影响他人治疗、不将疾病传播给他人的义务。

【本节小结】

本节着重介绍患者的权利与义务,通过本节学习期望护理员在医疗服务中得到同等的同情爱护,同等的关心体贴,尊重并满足患者的正当要求。

【考点提示】

(1)精神病患者有免兵役权利。 ( )

(2)传染病病患群体,在医疗服务中是同等治疗护理,同等的同情爱护,关心体贴,尊重并满足患者的正当要求。 ( )

(3)救死扶伤是医务人员的天职,特殊情况下可以免费医疗。 ( )

答案:(1)√ (2)√ (3)×

第四章　法律法规

医疗护理活动中,护理人员涉及的法律问题比较多。本章分为《中华人民共和国老年人权益保障法》《中华人民共和国妇女权益保障法》《中华人民共和国母婴保健法》、卫生相关法律法规、医疗机构管理相关法规。通过本章的学习,希望护理员能够加强法制观念,增强自我保护意识,在学法、懂法的同时也要学会尊重患者的权利,了解自己的义务,全面提升自身的综合素质。

第一节　《中华人民共和国老年人权益保障法》

【学习目标】

(1)了解老年人的合法权益。

(2)熟悉侵犯老年人合法权益应承担的责任。

(3)老年人合法权益受到侵害的救济。

一、《中华人民共和国老年人权益保障法》介绍

《中华人民共和国老年人权益保障法》于1996年8月29日第八届全国人民代表大会常务委员会第21次会议通过,2012年12月28日第十一届全国人民代表大会常务委员会第30次会议第二次修订,2018年12月29日第十三届全国人民代表大会常务委员会第七次会议第三次修正。

二、《老年人权益保障法》重点内容

1.《老年人权益保障法》对老年人的范围规定

第2条规定:本法所称老年人是指60周岁以上的公民。

2. 老年人的合法权益的内容

《老年人权益保障法》第3条规定,老年人有:

(1)有从国家和社会获得物质帮助的权利。

(2)有享受社会服务和社会优待的权利。

(3)有参与社会发展和共享发展成果的权利。

3. 扶养义务

《老年人权益保障法》第23条规定:老年人与配偶有相互扶养的义务。由兄、姐扶养的弟、妹成年后,有负担能力的,对年老无赡养人的兄、姐有扶养的义务。

4. 哪些老年人由人民政府给予救济

《老年人权益保障法》第31条规定,国家对经济困难的老年人给予基本生活、医疗、居住或者其他救助。老年人无劳动能力、无生活来源、无赡养人和扶养人,或者其赡养人和扶养人确无赡养能力或者扶养能力的,由地方各级人民政府依照有关规定给予供养或者救助。对流浪乞讨、遭受遗弃等生活无着的老年人,由地方各级人民政府依照有关规定给予救助。

5. 老年人医疗保险方面的规定

《老年人权益保障法》第29条规定,国家通过基本医疗保险制度,保障老年人的基本医疗需要。享受最低生活保障的老年人和符合条件的低收入家庭中的老年人参加新型农村合作医疗和城镇居民基本医

保险所需个人缴费部分,由政府给予补贴。有关部门制定医疗保险办法,应当对老年人给予照顾。

6. 侵犯老年人合法权益应承担的责任

(1)干涉老年人婚姻自由,对老年人负有赡养义务、扶养义务而拒绝赡养、扶养,虐待老年人或者对老年人实施家庭暴力的,有关单位给予批评教育;构成违反治安管理行为的,依法给予治安管理处罚;构成犯罪的,依法追究刑事责任。

(2)家庭成员盗窃、诈骗、抢夺、侵占、勒索、故意损毁老年人财物,构成违反治安管理行为的,依法给予治安管理处罚;构成犯罪的,依法追究刑事责任。

(3)侮辱、诽谤老年人,构成违反治安管理行为的,依法给予治安管理处罚;构成犯罪的,依法追究刑事责任。

(4)养老机构及其工作人员侵害老年人人身和财产权益,或者未按照约定提供服务的,依法承担民事责任;有关主管部门依法给予行政处罚;构成犯罪的,依法追究刑事责任。

(5)对养老机构负有管理和监督职责的部门及其工作人员滥用职权、玩忽职守、徇私舞弊的,对直接负责的主管人员和其他直接责任人员依法给予处分;构成犯罪的,依法追究刑事责任。

(6)不按规定履行优待老年人义务的,由有关主管部门责令改正。

(7)涉及老年人的工程不符合国家规定的标准或者无障碍设施所有人、管理人未尽到维护和管理职责的,由有关主管部门责令改正;造成损害的,依法承担民事责任;对有关单位、个人依法给予行政处罚;构成犯罪的,依法追究刑事责任。

7. 老年人合法权益受到侵害的救济

《老年人权益保障法》第73条规定,老年人合法权益受到侵害的,被侵害人或者其代理人有权要求有关部门处理,或者依法向人民法院提起诉讼。人民法院和有关部门,对侵犯老年人合法权益的申诉、控告和检举,应当依法及时受理,不得推诿、拖延。第75条规定,老年人与家庭成员因赡养、扶养或者住房、财产等发生纠纷,可以申请人民调解委员会或者其他有关组织进行调解,也可以直接向人民法院提起诉讼。人民调解委员会或者其他有关组织调解欠款纠纷时,应当通过说服、疏导等方式化解矛盾和纠纷;对有过错的家庭成员,应当给予批评教育。人民法院对老年人追索赡养费或者扶养费的申请,可以依法裁定先予执行。第56条规定,老年人因其合法权益受侵害提起诉讼交纳诉讼费确有困难的,可以缓交、减交或者免交;需要获得律师帮助,但无力支付律师费用的,可以获得法律援助。鼓励律师事务所、公证处、基层法律服务所和其他法律服务机构为经济困难的老年人提供免费或者优惠服务。

【本节小结】

莫道桑榆晚,为霞尚满天。尊老、敬老、爱老是中华民族的美德。本节通过对老年人的合法权益与侵犯老年人合法权益应承担的责任进行重点介绍,期望护理员能够在工作中切实保障老年人的合法权益,弘扬传统美德。

【考点提示】

(1)老年人有从国家和社会获得物质帮助的权利、享受社会服务和社会优待的权利。　　　　( )

(2)家庭成员盗窃、诈骗、故意损毁老年人财物,可以免受治安处罚。　　　　　　　　　( )

(3)老年人与家庭成员因赡养、扶养或者住房、财产等发生纠纷,可以申请人民调解委员会或者其他有关组织进行调解。　　　　　　　　　　　　　　　　　　　　　　　　　　　　( )

答案:(1)√ (2)× (3)√

第二节 《中华人民共和国妇女权益保障法》

【学习目标】

(1)了解《中华人民共和国妇女权益保障法》的基本原则。

(2)熟悉妇女维权的三种途径。

一、《中华人民共和国妇女权益保障法》介绍

《中华人民共和国妇女权益保障法》(以下简称《妇女权益保障法》)由1992年4月3日第七届全国人民代表大会第五次会议通过,自1992年10月1日起施行;根据2005年8月28日第十届全国人民代表大会常务委员会第十七次会议《关于修改〈中华人民共和国妇女权益保障法〉的决定》,进行了第一次修正;根据2018年10月26日第十三届全国人民代表大会常务委员会第六次会议《关于修改〈中华人民共和国野生动物保护法〉等十五部法律的决定》,进行了第二次修正。

二、《中华人民共和国妇女权益保障法》重点内容

1. 《妇女权益保障法》的基本原则

《妇女权益保障法》第2条规定:"妇女在政治的、经济的、文化的、社会的和家庭的生活等各方面享有同男子平等的权利"。

(1)"实行男女平等是国家的基本国策"。

(2)"国家采取必要措施,逐步完善保障妇女权益的各项制度,消除对妇女一切形式的歧视"。

(3)"国家保护妇女依法享有的特殊权益"。

(4)"禁止歧视、虐待、遗弃、残害妇女"。

2. 企业不得因"四期"解雇女职工

《妇女权益保障法》第27条规定:"任何单位不得因结婚、怀孕、产假、哺乳等情形,降低女职工的工资,辞退女职工,单方解除劳动(聘用)合同或者服务协议。但是,女职工要求终止劳动(聘用)合同或者服务协议的除外""各单位在执行国家退休制度时,不得以性别为由歧视妇女"。

3. 农村女性权益得到关照

修改后的《妇女权益保障法》第33条规定:"任何组织和个人不得以妇女未婚、结婚、离婚、丧偶等为由,侵害妇女在农村集体经济组织中的各项权益""因结婚男方到女方住所落户的,男方和子女享有与所在地农村集体经济组织成员平等的权益"。

4. 首次将"性骚扰"写入法律

《妇女权益保障法》第40条规定:"禁止对妇女实施性骚扰。受害妇女有权向单位和有关机关投诉"。

5. 明令禁止"家庭暴力"

《妇女权益保障法》第46条规定:"禁止对妇女实施家庭暴力""国家采取措施,预防和制止家庭暴力""公安、民政、司法行政等部门以及城乡基层群众性自治组织、社会团体,应当在各自的职责范围内预防和制止家庭暴力,依法为受害妇女提供救助"。

6. 夫妻平等享有共同财产

《妇女权益保障法》第47条规定:"妇女对依照法律规定的夫妻共同财产享有与其配偶平等的占有、使用、收益和处分的权利,不受双方收入状况的影响""夫妻书面约定婚姻关系存续期间所得的财产归各自所有,女方因抚育子女、照料老人、协助男方工作等承担较多义务的,有权在离婚时要求男方予

以补偿"。

7. 三种途径助妇女维权

《妇女权益保障法》第52条规定："妇女的合法权益受到侵害的,有权要求有关部门依法处理,或者依法向仲裁机构申请仲裁,或者向人民法院起诉""对有经济困难需要法律援助或者司法救助的妇女,当地法律援助机构或者人民法院应当给予帮助,依法为其提供法律援助或者司法救助"。

【本节小结】

妇女在政治的、经济的、文化的、社会的和家庭的生活等各方面享有同男子平等的权利。本节重点介绍妇女的合法权益及维权途径,期望护理员能够熟练掌握,运用法律知识维护合法权益。

【考点提示】

（1）妇女权益保障法中明确规定禁止歧视、虐待、遗弃、残害妇女。　　　　　　　　（　）

（2）妇女在工作中受性骚扰有权向单位和有关机关投诉。　　　　　　　　　　　　　（　）

（3）妇女因抚育子女、照料老人、协助男方工作等承担较多义务的,有权在离婚时要求男方予以补偿。　　　　　　　　　　　　　　　　　　　　　　　　　　　　　　　　　　　（　）

答案:（1）√　（2）√　（3）√

第三节　《中华人民共和国母婴保健法》

【学习目标】

（1）了解婚前服务保健的内容。

（2）熟悉婚前检查的项目。

（3）掌握孕期服务保健的内容。

一、《中华人民共和国母婴保健法》介绍

1994年10月27日第八届全国人民代表大会常务委员会第十次会议通过《中华人民共和国母婴保健法》（以下简称《母婴保健法》）,根据2009年8月27日第十一届全国人民代表大会常务委员会第十次会议《关于修改部分法律的决定》,进行了第一次修正,根据2017年11月4日第十二届全国人民代表大会常务委员会第三十次会议《关于修改〈中华人民共和国会计法〉等十一部法律的决定》,进行了第二次修正。

二、《中华人民共和国母婴保健法》重点内容

1. 婚前保健服务

《母婴保健法》第7条,医疗保健机构应当为公民提供婚前保健服务。内容包括:

（1）婚前卫生指导:关于性卫生知识、生育知识和遗传病知识的教育。

（2）婚前卫生咨询:对有关婚配、生育保健等问题提供医学意见。

（3）婚前医学检查:对准备结婚的男女双方可能患影响结婚和生育的疾病进行医学检查。

2. 婚前医学检查

《母婴保健法》第8条规定,婚前医学检查包括对下列疾病的检查:

（1）严重遗传性疾病。

（2）指定传染病。

（3）有关精神病。经婚前医学检查，医疗保健机构应当出具婚前医学检查证明。

3. 孕产期保健

《母婴保健法》第14条规定，医疗保健机构应当为育龄妇女和孕产妇提供孕产期保健服务。孕产期保健服务包括下列内容：

（1）母婴保健指导：对孕育健康后代以及严重遗传性疾病和碘缺乏病等地方病的发病原因、治疗和预防方法提供医学意见。

（2）孕妇、产妇保健：为孕妇、产妇提供卫生、营养、心理等方面的咨询和指导，以及产前定期检查等医疗保健服务。

（3）胎儿保健：为胎儿生长发育进行监护，提供咨询和医学指导。

（4）新生儿保健：为新生儿生长发育、哺乳和护理提供医疗保健服务。

4. 行政管理

《母婴保健法》第28条规定，各级人民政府应当采取措施，加强母婴保健工作，提高医疗保健服务水平，积极防治由环境因素所致严重危害母亲和婴儿健康的地方性高发性疾病，促进母婴保健事业的发展。第三十四条规定，从事母婴保健工作的人员应当严格遵守职业道德，为当事人保守秘密。

【本节小结】

为了保障母亲和婴儿健康，提高出生人口素质，本节摘取《中华人民共和国母婴保健法》重点内容进行介绍，期望护理员严格遵守职业道德，尊重产妇，关爱新生儿，爱岗敬业，诚实守信，真诚服务。

【考点提示】

（1）国家制定《中华人民共和国母婴保健法》的目的是为了保障母亲和婴儿健康，提高出生人口素质。　　　　　　　　　　　　　　　　　　　　　　　　　　　　　　　　（　　）

（2）医疗保健机构应当为育龄妇女和孕产妇提供孕产期保健服务。　　　　　（　　）

（3）母婴护理员在病房保护孕产妇的隐私，在电梯间可以讨论。　　　　　　（　　）

答案：（1）√　　（2）√　　（3）×

第四节　卫生相关的法律法规

【学习目标】

（1）了解《中华人民共和国传染病防治法》《医院感染管理办法》《医疗废物管理条例》重点内容。

（2）熟悉传染病疫情控制措施，医院感染暴发的上报，医疗废物的管理要求。

（3）掌握传染病分类，甲类传染病病种。

一、《中华人民共和国传染病防治法》

（一）《中华人民共和国传染病防治法》介绍

《中华人民共和国传染病防治法》是为预防、控制和消除传染病的发生与流行，保障人体健康和公共卫生而制定。该法于1989年2月21日经第七届全国人民代表大会常务委员会第六次会议通过，2004年8月28日第十届全国人民代表大会常务委员会第十一次会议第一次修订，2013年6月29日第十二届全国人民代表大会常务委员会第三次会议第二次修订。现行法律为2013年6月29日中华人民共和国主席令第5号公布并同日起实施。

(二)《中华人民共和国传染病防治法》重点内容

1. 国家对传染病防治实行的方针

国家对传染病防治实行预防为主的方针,防治结合、分类管理、依靠科学、依靠群众。

2. 传染病分类

传染病分为甲类、乙类和丙类。

(1)甲类传染病:鼠疫、霍乱。

(2)乙类传染病:传染性非典型肺炎、艾滋病、病毒性肝炎、脊髓灰质炎、人感染高致病性禽流感、麻疹、流行性出血热、狂犬病、流行性乙型脑炎、登革热、炭疽、细菌性和阿米巴性痢疾、肺结核、伤寒和副伤寒、流行性脑脊髓膜炎、百日咳、白喉、新生儿破伤风、猩红热、布鲁氏菌病、淋病、梅毒、钩端螺旋体病、血吸虫病、疟疾。

(3)丙类传染病:流行性感冒、流行性腮腺炎、风疹、急性出血性结膜炎、麻风病、流行性和地方性斑疹伤寒、黑热病、包虫病(棘球蚴病)、丝虫病除霍乱、细菌性和阿米巴性痢疾。伤寒和副伤寒以外的感染性腹泻病。

(4)对乙类传染病中传染性非典型肺炎、炭疽中肺炭疽和人感染致病性禽流感,采取甲类传染的预防、控制措施。

3. 相关概念

(1)传染病者、疑似传染病患者:根据国务院卫生行政部门发布的《中华人民共和国传染病防治法规定管理的传染病诊断标准》,符合传染病患者和疑似传染病患者诊断标准的人。

(2)病原携带者:指感染病原体无临床症状但能排出病原体的人。

4. 传染病疫情控制措施

(1)医疗机构发现甲类传染病时应当采取的措施:① 对患者、病原携带者予以隔离治疗,隔离期限根据医学检查结果确定;② 对疑似患者,确诊前在指定场所单独隔离治疗;③ 对医疗机构内的患者、病原体疑似携带者的密切接触者,在指定场所进行医学观察和采取其他必要的预防措施;④ 拒绝隔离治疗者隔离期未满擅自脱离隔离治疗的,可以由公安机关协助医疗机构采取强制隔离治疗措施。

(2)医疗机构发现乙类或者丙类传染病患者,应当根据病情采取必要的治疗和控制传播措施。

医疗机构对本单位内被传染病病原体污染的场所、物品以及医疗废物,必须依照法律、法规的规定实施消毒和无害化处置。

二、《医院感染管理办法》

(一)《医院感染管理办法》介绍

为加强医院感染管理,有效预防和控制医院感染,提高医疗质量,保证医疗安全,根据《传染病防治法》《医疗机构管理条例》和《突发公共卫生事件应急条例》等法律、行政法规的规定制定,由中华人民共和国卫生部(现国家卫健委)于2006年9月1日发布实施,共计7章、39条。

(二)《医院感染管理办法》重点内容

1. 相关概念

(1)医院感染:指住院患者在医院内获得的感染,包括在住院期间发生的感染和在医院内获得、出院后发生的感染,但不包括入院前已开始或者入院时已处于潜伏期的感染。医院工作人员在医院内获得的感染也属医院感染。

(2)医源性感染:指在医学服务中因病原体传播引起的感染。

(3)医院感染暴发:是指在医疗机构或其科室的患者中,短时间内发生3例以上同种同源感染病例的现象。

2. 医院感染暴发的上报

（1）医疗机构经调查证实发生以下情形时，应当于12h内向所在地的县级地方人民政府卫生行政部门报告，并同时向所在地疾病预防控制机构报告。所在地的县级地方人民政府卫生行政部门确认后，应当于24h内逐级上报至省级人民政府卫生行政部门。省级人民政府卫生行政部门审核后，应当在24h内上报至国家卫健委：① 5例以上医院感染暴发；② 由于医院感染暴发直接导致患者死亡；③ 由于医院感染暴发导致3人以上人身损害后果。

（2）医疗机构发生以下情形时，应按照《国家突发公共卫生件相关信息报告管理工作规范（行）》的要求进行报告：① 10例以上的医院感染暴发事件；② 发生特殊病原体或者新发病原体的医院感染；③ 可能造成重大公共影响或者严重后果的医院感染。

三、《医疗废物管理条例》

（一）《医疗废物管理条例》介绍

《医疗废物管理条例》是为加强医疗废物的安全管理，防止疾病传播，保护环境，保障人体健康，据《中华人民共和国传染病防治法》和《中华人民共和国固体废物污染环境防治法》制定，经2003年国务院第十次常务会议通过，由国务院于2003年6月16日发布并实施。现行条例为2011年1月8日修订。

（二）《医疗废物管理条例》重点内容解读

1. 相关概念

医疗废物是指医疗卫生机构在医疗、预防、保健，以及其他相关活动中产生的具有直接或者间接感染性、毒性和其他危害性的废物。

2. 《医疗废物管理条例》适用范围

适用于医疗废物的收集、运送、储存、处置，以及监督管理等活动。

3. 医疗废物管理要求

（1）对医疗废物进行登记。新华社受权播发的《医疗废物管理条例》规定，医疗卫生机构和医疗废物集中处置单位，应当对医疗废物进行登记。登记内容应当包括医疗废物的来源、种类、重量或者数量、交接时间、处置方法、最终去向，以及经办人签名等项目，登记资料至少保存3年。

医疗卫生机构和医疗废物集中处置单位，应当依照《中华人民共和国固体废物污染环境防治法》的规定，执行危险废物转移联单管理制度。

（2）医疗废物不得随意处置。医疗卫生机构和医疗废物集中处置单位，应当建立、健全医疗废物管理责任制，其法定代表人为第一责任人：应当制定与医疗废物安全处置有关的规章制度和在发生意外事故时的应急方案，设置监控部门或者专（兼）职人员；应当对本单位从事医疗废物收集、运送、储存、处置等工作的人员和管理人员进行相关法律和专业技术、安全防护，以及紧急处理等知识的培训；应当采取有效的职业防护措施，为从事医疗废物收集、运送、储存、处置等工作的人员和管理人员配备必要的防护用品，定期进行健康检查。应及时对有关人员进行免疫接种，防止其受到健康损害。

【本节小结】

预防医院感染管理工作是医院管理的重要内容之一。本节从传染病的相关概念、防控措施，传染病暴发的上报流程，医疗废物的处理等方面进行介绍，期望护理员能够熟练掌握相关知识，认真执行。

【考点提示】

（1）甲类传染病包括鼠疫、霍乱。 　　　　　　　　　　　　　　　　　　　　　　（　　）

（2）新型冠状病毒性肺炎属于乙类传染病，但采取甲类传染病防治方案。 （ ）

（3）病原携带者指感染病原体无临床症状但能排出病原体的人。 （ ）

（4）3例以上医院感染暴发，24h内上报至卫生部门。 （ ）

（5）医疗废物集中处置单位，应当对医疗废物进行登记，医疗登记资料保存3年。 （ ）

答案：（1）√ （2）√ （3）√ （4）× （5）√

第五节　医疗机构管理相关法律法规

【学习目标】

（1）熟悉医疗机构管理条例的服务宗旨。

（2）掌握各地相关医疗管理办法，如《上海市医疗管理办法》的重点内容。

一、《医疗机构管理条例》

1.《医疗机构管理条例》介绍

《医疗机构管理条例》为加强对医疗机构的管理，促进医疗卫生事业的发展，保障公民健康而制定，国务院于1994年2月26日发布，1994年9月1日起施行。2016年2月6日国务院令第666号修改施行。

2.《医疗机构管理条例》重点内容

（1）医疗机构服务宗旨：医疗机构以救死扶伤、防病治病、为公民的健康服务为宗旨。

（2）医疗机构工作人员管理。医疗机构不得使用非卫生技术人员从事医疗卫生技术工作；应当加强对医务人员的医德教育；工作人员上岗工作，必须佩戴载有本人姓名及职务或者职称的标牌。

（3）知情同意。医疗机构施行手术、特殊检查或者特殊治疗时必须征得患者同意，还应当征得其家属或者关系人同意并签字；无法取得患者意见时，应当取得家属或者关系人同意并签字；无法取得患者意见又无家属或者关系人在场，或者遇到其他特殊情况时，经治医师应当提出医疗处置方案，在取得医疗机构负责人或者被授权负责人员的批准后实施。

二、《上海市医疗机构管理办法》

1.《上海市医疗机构管理办法》介绍

上海市人民政府为了加强医疗机构的管理，合理配置医疗资源，促进医疗卫生事业发展，保障公民健康，根据《医疗机构管理条例》的规定，结合上海市实际情况制定本办法。1997年3月2日上海市人民政府令第39号发布，1997年7月1日起实施。当前条例为2002年4月1日上海市人民政府令第119号修正。

2.《上海市医疗机构管理办法》重点内容

（1）医疗机构，是指从事医疗执业活动的医院、疗养院、妇幼保健院（所）、疾病防治院（所）、门诊部、诊所、护理院（站）、卫生所（站、室）、医务室、保健所、医疗急救中心（站）、临床检验中心等。医院，包括综合性医院、中医医院、中西医结合医院、专科医院、康复医院、地段医院、乡（镇）卫生院等。

（2）保护性医疗措施。医疗机构应当尊重患者对自己所患疾病的知情权利，因实施保护性医疗措施不宜直接告知患者的，应当将有关情况告知患者家属，无患者家属或者无法通知患者家属的，应当告知患者所属单位。

（3）医疗纠纷报告制度。医疗机构发生医疗事故或者重大医疗纠纷，应当立即向上级主管部门及市卫生行政部门报告，并妥善保存有关病历卡和资料，不得涂改、伪造、隐藏、销毁有关病历卡和资料；因注射、服药、输液、输血以及使用器械引起不良后果的，应当暂时封存有关实物，以备查验。

（4）医疗秩序的保障。任何单位或者个人不得以任何理由或者方式扰乱医疗机构的正常秩序，侵犯医务人员的人身安全或者损毁财物；不得在医疗机构内进行各种形式的迷信祭祀活动；不得干涉、阻碍医疗机构对尸体的常规处置。

（5）妨碍公务的处理。对拒绝、阻碍卫生执法人员依法执行公务，未使用暴力、威胁方法的，由公安部门按照《中华人民共和国治安管理处罚条例》处理，对构成犯罪的，依法追究其刑事责任。

（6）妨碍医疗秩序的处理。单位或是个人扰乱医疗机构正常秩序的，由公安机关按照《中华人民共和国治安管理处罚条例》通知处罚，情节严重构成犯罪的，由司法机关依法追究其刑事责任。

【本节小结】

医疗机构以救死扶伤、防病治病、为公民的健康服务为宗旨。本节简明扼要地介绍患者的知情同意权、《上海市医疗机构管理办法》。期望护理员通过学习，能够熟悉相关法律法规，提升自身服务理念，保障患者安全。

【考点提示】

（1）医疗护理员属于医疗机构卫生专业技术人员，主要从事辅助护理工作。　　　　（　　）

（2）因注射、服药、输液引起不良后果的，应当暂时封存有关实物以备验。　　　　（　　）

（3）任何单位或者个人不得以任何理由或者方式扰乱医疗机构的正常秩秩序。　　　　（　　）

答案：（1）√　（2）√　（3）√

（包蓉　徐晓玉）

参考文献

［1］李劲，翁素贞．养老护理员规范化培训教程[M]．上海：上海交通大学出版社，2020.

［2］王爱平，孙永新．医疗护理员培训教程[M]．北京：人民卫生出版社，2020.

［3］刘艳，黄俊波．实用护工手册[M]．成都：四川大学出版社，2018.

［4］毛惠娜，王莉慧．护理员基础知识与技能[M]．北京：化学工业出版社，2014.

［5］寿佩琴，赵凤霞。母婴护理员（基础知识）[M]．杭州：浙江大学出版社，2017.

［6］王珊，许虹．母婴护理员职业标准的构建[D]．杭州：杭州师范大学，2016.

［7］龙璇、黄琳．人际关系与沟通技巧[M]．2版 北京：人民邮电出版社，2021.

［8］王艳梅．老年护理学[M]．3版 北京：人民卫生出版社，2019.

［9］张利岩，应岚．医院护理员培训指导手册[M]．北京：人民卫生出版社．2018.

［10］陈秀丽，刘诗卉，陈伟，等．医患沟通艺术：更有效的医患沟通技巧[J]．中国医院，2019，23（7）：40-41.

［11］霍春暖．养老护理员高级技能[M]．北京：华龄出版社，2018.

［12］孙红，尚少梅．老年长期照护规范与指导[M]．北京：人民卫生出版社，2018.

［13］陈辰．高级母婴护理师培训教材/全国现代家政服务岗位培训专用教材[M]．第2版．北京：中国工人出版社，2015.

［14］杨辉，何兴月，曹慧丽．关于我国护理员培训和规范管理工作的思考[J]．护理研究，2020，34（18）：3365-3366.

［15］俞铮铮，金幸美，寿佩勤．宁波市母婴护理员职业培训体系的构建[J]．宁波职业技术学院院报，21（3）：80-83.

［16］赵恒，邹丽，郑雅宁．母婴同室护理员精细化结合公司化管理的效果研究[J]．江苏卫生事业管理，2019，30（2），193-196

［17］李梦颖，李星辉，黄志诚，等．上海市长期护理保险服务提供现状及监管对策分析[J]．中国初级卫生保健，2022，36（1）：34-36．DOI：10.3969/j．issn．1001568X．2022.01.0011

第二篇

以一般患者为主要服务对象的医疗护理员

第五章　患者的生理及心理特点

　　了解患者的生理及心理特点，有助于护理员在日常工作中给予患者更专业的身体照护和心理关爱，体现出护理员"以人为本，生命至上"的理念。本章共三节内容。第一节是通过护理员对呼吸、循环、消化、神经、血液及泌尿系统疾病评估要点的掌握，在一定程度上提升护理员对机体各系统生理特点的认知；第二节主要是围绕患者患病期间的心理需要、心理问题及相应的应对策略进行阐述，在一定程度上提升护理员对患者心理特点的认识；第三节是通过介绍护理人文关怀，帮助护理员更好地理解患者，与患者产生共情，从而提升患者对医疗护理员工作的满意水平，促进形成和谐详静、互相信任的护患关系。

第一节　患者生理特点

【学习目标】

　　(1)掌握呼吸、循环、消化、神经、血液及泌尿系统疾病的定义。

　　(2)掌握呼吸、循环、消化、神经、血液及泌尿系统疾病的评估要点。

　　(3)掌握传染病的定义及评估要点。

一、呼吸系统

1.疾病定义

　　呼吸系统疾病是一种常见病、多发病，主要病变在气管、支气管、肺部及胸腔，病变轻者多会引起咳嗽、胸痛、呼吸受影响，重者会出现呼吸困难、缺氧，甚至呼吸衰竭而死亡。常见的呼吸系统疾病有慢性支气管炎、哮喘、肺炎、慢性阻塞性肺气肿、肺心病、肺结核等。

2.评估要点

　　(1)呼吸频率、节律。正常人的呼吸有节律且平稳。成人正常的呼吸频率为16~20次/分。当患者出现呼吸频率加快或减慢、节律异常、呼吸困难等情况，提示病情存在变化。

　　(2)呼吸气味。当闻及患者呼吸存在异味，如恶臭味、肝臭味、氨味、烂苹果味、刺激性大蒜味等，往往与患者的病情息息相关。

　　(3)咳嗽的音色。嘶哑性咳嗽多由于炎症引起；金属音调咳嗽常见于肺癌。

　　(4)痰液的性质。不同呼吸道疾病的痰液性质有所不同。黄色、草绿色、铁锈色痰多由于不同种类细菌感染引起。粉红色稀薄泡沫痰提示肺水肿，此为危急表现，护理员应及时告知医护人员。

二、循环系统

1.疾病定义

　　循环系统疾病又称为心血管疾病，是一系列涉及心脏、血管(动脉、静脉、微血管)的疾病。常见疾病有高血压、心绞痛、急性心肌梗死、冠心病、风湿性心脏病、病毒性心肌炎、心律失常、心力衰竭等。

2.评估要点

　　(1)心率和心律的变化。正常人心率平稳而有节律，正常范围在60~100次/分。心律失常、心肌梗死等心脏病患者常会出现心率和心律的改变。

　　(2)呼吸频率和节律的改变。心肺的协同工作使人体吸入氧气，供全身使用，故循环系统疾病患者活动时也会出现呼吸频率、节律的改变,更严重的会发生呼吸困难。比较有特征性的是左心衰竭患者常在夜间出现阵发性呼吸困难,表现为熟睡后突然憋醒,可伴呼吸急促增加阵咳,咳出的痰液呈泡沫样。当护理员在夜间发现患者出现该症状时应及时通知护士。

(3)水肿。循环系统疾病引起的水肿发生在身体低垂部位,如卧床患者常出现在背部、骶尾部、会阴、足踝、胫前等部位。

(4)皮肤颜色。循环系统疾病患者会出现发绀,即舌、唇、耳郭、面颊、肢端呈青紫色,此为缺氧的表现。

(5)眩晕、晕厥、疼痛等不适主诉。心绞痛、心肌梗死的患者会出现心前区疼痛感。改变患者体位或协助其行走时,要注意观察患者是否出现站立不稳、恶心、呕吐、面色苍白、出汗等症状。

(6)皮肤温、湿度的改变。循环障碍,如休克患者会出现皮肤温度、湿度的改变。

三、消化系统

1. 疾病定义

消化系统疾病是发生在口腔、唾液腺、食管、胃、肠、肝、胆、胰、脾等脏器的疾病。常见的是胃炎、消化道溃疡、肠癌、肝癌、肝硬化、胆囊炎、胰腺炎等。

2. 评估要点

(1)呕吐的性状与气味。消化系统疾病患者常见有恶心、呕吐。呕吐的性质与气味常与疾病有关。例如,胃梗阻患者呕吐物会含有隔夜食物的腐臭味,上消化道出血呕吐物多为咖啡色。

(2)粪便的颜色与性状。正常人的粪便为黄褐色圆柱状软便。腹泻时大便性状较稀薄,大便的水分比较多,呈糊状。有些疾病会引起大便呈黏液脓血便、陶土色便。上消化道出血患者大便颜色呈柏油样。

(3)腹部外形。正常人腹部柔软。当患者存在腹胀、腹水时可使腹壁膨隆;胃肠梗阻时腹壁会出现胃肠蠕动波形;急性胃穿孔时患者全腹肌肉紧张。

(4)腹痛。腹痛可能代表患者存在穿孔、梗阻、炎症等情况。

(5)皮肤颜色。肝、胆道疾病患者会出现皮肤黄染。

(6)出血倾向。肝脏疾病会影响体内凝血因子形成,故当患者身体出现出血点,刷牙时经常发生牙龈出血,应及时告知医护人员,这可能代表病情加重。

四、神经系统

1. 疾病定义

神经系统疾病是发生于中枢神经系统、周围神经系统的以感觉、运动、意识障碍为主要表现的疾病。常见疾病如脑血管疾病、癫痫、脑膜炎、脑肿瘤等。

2. 评估要点

(1)意识改变。神经系统疾病随着病情的进展,患者的意识状态会随之改变。护理时发现患者意识不清,或进行性意识下降,需及时通知医护人员。

(2)肢体运动与感觉。因出血、肿瘤等原因造成脑部受压,患者会出现肢体感觉与运动障碍,如手足麻木感、突发肢体瘫痪等。

(3)头痛、呕吐。患者头痛伴喷射性呕吐应警惕颅内高压,须及时通知医护人员。

五、血液系统

1. 疾病定义

血液循环系统由血液、血管和心脏组成。血液由四种成分组成:血浆、红细胞、白细胞和血小板。血液中的任何一处出现问题,都会引发血液系统疾病。常见疾病有贫血、白血病、特发性血小板性紫癜等。

2. 评估要点

（1）皮肤颜色。贫血患者的皮肤、甲床、口唇黏膜呈苍白色。

（2）鼻腔、牙龈、皮肤黏膜的出血。血液疾病患者常会出现血小板的减少，皮肤或黏膜下经常会有出血点、瘀斑；刷牙出经常发生牙龈出血症状。

（3）精神异常。缺铁性贫血患者会出现兴奋、烦躁的表现，少数患者会有异食癖，喜欢吃泥土、生米、石子等。

六、泌尿系统

1. 疾病定义

泌尿系统各器官（肾脏、输尿管、膀胱、尿道）都可发生疾病，其主要表现在泌尿系统本身，如排尿改变、尿液性质的改变、排尿疼痛等，常见疾病有尿路感染、肾小球肾炎、尿石症、肾功能衰竭等。

2. 评估要点

（1）尿液的颜色。正常尿液为淡黄色或者透明色，由于患者身体体质、饮水量等差异，尿液颜色可能会有所不同。但当尿液呈红色、酱油色、白色时，可能存在出血、细菌感染等。

（2）尿量。成人每天正常尿量是1 000~2 000mL/24h。当24h尿量少于400mL或24h尿量多于2500mL，夜尿量超过白天尿量或夜尿量持续超过750mL，均说明存在异常。

（3）排尿异常。排尿异常最常见于尿路感染，患者排尿时表现为尿频、尿急、尿痛。

（4）尿液的气味。尿液放置过久会有氨臭味，但新鲜尿液如有氨味、烂苹果味提示患者有病情变化。

（5）腰痛。肾脏疾病、泌尿道结石等患者会主诉肾区有明显疼痛感。

（6）水肿。泌尿系统引起的水肿不同于循环系统疾病，常出现在面部、眼睑等组织疏松部位。

（7）皮肤瘙痒。肾功能衰竭晚期患者会出现皮肤瘙痒。

（8）皮肤黏膜出血点。肾功能衰竭晚期患者也会出现凝血功能异常问题，患者身上会有不同程度的出血点。

七、传染病

1. 疾病定义

传染病是由各种病原体引起的能在人与人、动物与动物或人与动物之间相互传播的一类疾病，可以通过空气传播、水源传播、食物传播、接触传播、土壤传播、垂直传播等。病原体中大部分是微生物，小部分为寄生虫。

2. 评估要点

传染途径：评估传染病的传播途径。

一般传播途径分为以下几类：① 空气传播；② 飞沫传播；③ 接触传播；④ 生物媒介传播，如苍蝇、蟑螂、鼠蚤等。

护理员要确定传播途径，做好相应隔离预防措施。

【本节小结】

了解机体各系统的生理特点，并能在日常工作中对各系统疾病的症状进行准确的评估是护理员专业能力的体现。本节重点介绍了呼吸、循环、消化、神经、血液、泌尿系统疾病的定义和评估要点，以及传染病的定义及评估要点，期望通过本节内容的学习，护理员能够在照护患者的过程中提高对疾病的观察能力；在照护传染病患者时能够根据传播途径做好自我防护，减少院内感染的发生。

【考点提示】

（1）正常人呼吸有节律且平稳，成人正常呼吸频率为16～25次／分。 （　）

（2）循环系统疾病引起的水肿常发生在面部。 （　）

（3）成人每天正常尿量是1000～2000mL／24h。 （　）

（4）消化系统、血液系统、泌尿系统疾病患者都有可能会出现牙龈出血的症状。 （　）

（5）照顾循环系统疾病的患者时，护理员在改变患者体位时需注意观察患者是否存在恶心、呕吐、面色苍白、出汗等眩晕症状。 （　）

答案：（1）×　（2）×　（3）√　（4）√　（5）√

第二节　患者的心理特点

【学习目标】

（1）掌握患者在角色转换时可能出现的情绪。

（2）掌握患者的心理需要。

（3）掌握常见患者心理问题的应对策略。

一、患者角色转换和适应

患者是否可以适应患者角色与其原来的社会角色及个性特征有关。例如患者原本个性比较温顺，愿意接受别人的帮助，这样的患者比较容易接受患者角色；反之，患者原本比较强势，社会角色与患者角色差别很大，那可能就比较难以适应。所以，部分个体从社会角色转换为患者角色时可能出现角色适应不良的问题。角色适应不良会使患者出现负面情绪，包括恐惧、焦虑、易怒、自责、抑郁等行为表现。另外，有些患者在疾病的康复阶段，患者需将自身角色转换为原本的社会角色时也会出现障碍，表现为怀疑自身能力，对工作生活失望，行为上表现为退缩和依赖。

二、患者的心理需要

疾病会改变患者的心理与行为，一般而言，患者的心理需要包含以下几方面。

1. 需要安全感

在疾病的过程中患者会特别重视自身的安全，会特别关注与自身疾病有关的问题，因此，护理员在日常工作中需要耐心地向患者解释每项工作的目的和需要患者配合的地方，以增加患者的安全感。

2. 需要接纳和关心

患者在医院这样一个陌生环境中，特别需要了解周围的任何事物，同样也希望别人能够了解自己，接纳自己，因此，护理员在接待新患者的时候可以主动与其沟通交流，以增加彼此的亲近感。

3. 需要尊重

尊重是人与人之间交往最基本的前提。特别是对于生活不能自理的患者，在疾病过程中容易出现自卑、焦虑、羞愧、无助的情绪，护理员照顾患者时更需注意保护患者的隐私，给其足够的尊重，切不可私下随意议论患者。

三、常见患者心理问题的应对策略

焦虑、恐惧、抑郁、愤怒、依赖、孤独、否认、猜忌等表现都是患者普遍的心理反应，在日常工作中，为了缓解患者的这些心理问题，护理员可以有以下应对策略。

1. 焦虑、恐惧的应对策略

焦虑、恐惧一般是由于患者过分担心自身疾病及其产生的后果而引起的一种心态。护理员可以在每项工作前做好解释，在日常工作中经常与患者沟通，多鼓励患者，也可介绍邻床的一些成功病例，以增加患者的信心。

2. 抑郁的应对策略

抑郁可能更多地发生在一些丧失自理能力、肢体功能障碍的患者身上，严重的抑郁会导致患者有自杀倾向。对于这些患者，护理员在工作中应尽可能给予开导，鼓励患者说出自己的心理感受，在护士的同意下，尽可能增加患者的自理活动，如进食、穿衣、刷牙等日常活动。同时，对于有自杀倾向的抑郁患者，要保证环境的安全，尖锐的、可伤及自身的物品都不应出现在患者的活动范围内，不可让患者独处，防止患者自杀。

3. 愤怒的应对策略

患者常会为一些小事发火，这种愤怒可能来自患者认为自己的疾病是命运对自己的不公，或是慢性疾病治疗时间长、效果不佳，也有可能是在经济压力下，对社会的不满。此时患者的内心其实是非常痛苦的，需要护理员有更多的关心和体贴，对待这些患者希望护理员能宽容些，不要嫌弃患者，多一些耐心，多一份体谅。

4. 孤独和依赖的应对策略

患病后患者会因进入新环境而害怕受冷落，从而产生孤独感，期望得到来自各方的关心，部分患者会变得依赖性很强，行为上变得很幼稚，生活自理能力明显低下，能自己完成的事也不愿意自己去做。医学界认为这种过分的依赖对患者的康复是不利的，因此，护理员对待这些患者不能过分迁就，可以经常与患者聊天，拉近彼此的距离，消除其陌生与孤独感，对于依赖性强的患者，可以鼓励的语言调动患者对生活的积极性，使其重拾自信。

5. 否认、猜忌的应对策略

病情比较严重的患者在接受初期常会出现否认疾病的心理状态，在逐步接受后又会变得特别敏感、猜忌，对诊疗持怀疑态度，看到别人谈话总认为在议论自己。针对这些患者，护理员的工作态度必须严谨认真，以消除患者的疑虑，同时在工作中耐心解释，获得患者的信任。

【本节小结】

了解患者患病期间的心理特点，是护理员在照护患者过程中与患者产生共情的基础。本节重点介绍了患者的角色转换和适应、患者的心理需要，以及常见患者心理问题的应对策略，期望通过本节内容的学习，护理员能够在照护患者的过程中对患者的负面情绪给予理解与帮助。

【考点提示】

（1）对于有自杀倾向的患者，护理员应保证周围环境的安全，不得将剪刀等尖锐物品放在患者的可及范围内。 （　　）

（2）照顾下肢瘫痪的患者时护理员应面面俱到，即使穿衣这种可以自行完成的事也应该代劳，以表现出对患者的重视。 （　　）

（3）焦虑、恐惧、抑郁、愤怒、依赖、孤独、否认、猜忌等表现都是住院患者普遍的心理反应。 （　　）

（4）角色适应不良会使患者出现负面情绪，包括恐惧、焦虑、易怒、自责、抑郁等行为表现。 （　　）

（5）安全感、被尊重、被关心都是患者住院期间希望得到的心理照护。 （　　）

答案：（1）√ （2）× （3）√ （4）√ （5）√ 　　　　　　　　　（黄妍　黄莺）

第三节　护理人文关怀

医疗护理员护理人文关怀的内容包括如下方面:

1. 营造舒适的环境

医疗护理员应自觉、自愿地努力为患者营造舒适的生活环境,如保持房间内合适的温度及湿度,注意物品摆放的整洁,避免嘈杂的声音、光亮等影响患者休养,还可以通过摆放患者喜爱的字画、照片,播放舒缓的音乐等方式帮助患者感到身心愉悦。

2. 细致的生活照顾

生理需求是人最基本的需要,是体现人文关怀的基础。医疗护理员应重视在患者生活照护中的细节,如为患者提供适宜温度的饮食,清洗患者身体时注意保护隐私,在患者行走时紧随身后适时帮扶等,这些都会让患者感到关爱。

3. 科学的健康指导

医疗护理员应根据患者具体情况,给予其有关健康生活理念或技能的指导,如督促慢性病患者按时服药,鼓励偏瘫患者进行体能训练,帮助卧床患者改变体位等。医疗护理员对于患者的健康指导应具备科学性,杜绝任何没有科学依据或迷信的服务行为。

4. 良好的专业素养

医疗护理员除了必要的职业技能之外,还应具备良好的专业素养,如端庄的仪表、美好的语言、得体的行为、有足够的宽容心和耐心去照顾患者的起居生活等,要有"人情味"。其中,"微笑"是最能体现人文关怀和人格尊重的,医疗护理员应时常保持微笑,并给予患者亲切的问候,使用患者最乐于接受的称呼拉近关系,消除陌生感,如对年纪大的女性,可以称为"女士""阿姨""奶奶",或者根据职业,可以称呼"张老师""李教授""王导演"等。

5. 心理沟通

患者在治疗期间常会出现情绪低落、消极、对外界一切事物漠视,甚至厌世的情绪,医疗护理员应当给予患者情感支持,加强心理沟通,尽力做好心理疏导,打消或淡化患者的疑虑和苦恼,增强患者战胜疾病的信心和决心。同时,医疗护理员还应与患者家属保持密切的联系,让家属知悉患者情况,从而共同做好患者的心理抚慰。

6. 个性化服务

医疗护理员应根据患者的年龄、性别、文化背景、家庭及社会环境等个人情况,尊重其需求及意愿,向其提供个性化服务。如对于爱好阅读的患者,可以把患者喜欢的书籍放在床头桌上,以便患者随手可取;对于牙口不好的老年患者,在配餐时除了满足其营养需求外,也应注意食物的软烂程度等。

【本节小结】

护理人文关怀是增强护理员与患者感情的重要桥梁,本节着重介绍了护理员人文关怀的内容,期望通过本节内容的学习,提升护理员的专业素养和人际关系处理能力。

【考点提示】

(1)当患者情绪低落甚至哭泣时,医疗护理员应当耐心倾听患者心声,不随意打断。　　　　　(　　)

(2)医疗护理员应先了解患者的性格特征、心情处境,再给患者摆事实、讲道理。　　　　　(　　)

(3)面带微笑属于非语言性沟通。　　　　　(　　)

（4）当医疗护理人员观察到肿瘤患者某一时段内情绪异常低落时，应注意替患者保密，以免引起患者家属担忧。　　　　　　　　　　　　　　　　　　　　　　　　　　　　　　　（　　）

（5）医疗护理员与患者沟通，安慰情绪不稳定的患者时，距离要保持1m。　　　　　　　（　　）

答案：（1）√　　（2）×　　（3）√　　（4）×　　（5）×

第六章　生活照护

生活照护是护理员日常工作的重心。从最基础的饮食、排泄照护到与疾病康复息息相关的排痰、移动照护，均是护理员胜任岗位前需要完全掌握的技能。本章共分为6节内容，分别是饮食照护、清洁照护、睡眠照护、排痰照护、排泄照护及移动照护。各节通过引入学习目标及知识要点，突出各项照护必备知识和关键技能融合，结合注意事项，观察要点与特殊情况的处理，重点介绍与饮食、清洁、睡眠、排痰、排泄及移动照护相关的知识与技能。这些内容均能够在一定程度上提升护理员对患者生活照护的能力，同时又能够让护理员安全地为患者提供生活照护服务。

第一节　饮食照护

【学习内容】

餐前准备、协助进食（水）。

【学习目标】

(1)了解患者进食前的准备工作。

(2)熟悉患者常用进食体位。

(3)掌握协助患者进食、进水的方法。

【知识要点】

1. 概述

经口摄入不同种类的食物，保证营养均衡，才可以维持机体各器官功能、促进生长发育、组织修复、提高机体免疫力、预防疾病。当患者因疾病、手术、年老体弱等原因导致生活自理能力下降时，可能会出现不能自行拿取食物、进食过程中打翻食物甚至不能将食物放入口中等问题，此时需要护理员协助护士完成患者的进食照护。

2. 目的

协助患者顺利完成经口进食的过程，摄入满足人体所需的营养物质，提高机体免疫力、预防疾病。

(1)食物搭配合理，给患者提供充足的能量。

(2)在食物的选择、食物卫生、口味上能考虑老年人的个体化需求。

(3)注意食物温度，勿发生食物烫伤患者口腔黏膜。

(4)喂食时应少量慢食，鼓励患者细嚼慢咽。

(5)观察患者有无呛咳，勿发生误吸。

(6)特殊饮食或治疗性饮食是患者疾病检查及治疗的重要措施，须遵医嘱给予。

(7)保证手卫生和食物卫生，防止发生消化道感染甚至食物中毒。

【技能要求】

餐前准备及协助患者进食（水）

1. 目的

协助患者顺利完成经口进食的过程。

2. 操作准备

（1）环境准备：环境安全、无人员打扰。

（2）工作人员准备：服装整洁、洗手。

（3）用物准备：垫巾、餐具（碗、汤匙、水杯）、食物、漱口杯、弯盘、餐巾或纸巾、记录纸、笔。

（4）患者准备：协助洗手；进食前30min内不做剧烈活动；佩戴义齿；如有餐前或餐中药物，需备好药物；询问患者及同室患者是否需要如厕，以免不良气味的影响。

3. 操作流程

如图2-6-1-1，图2-6-1-2所示。

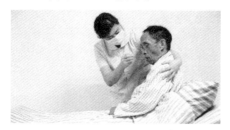

图2-6-1-1　协助进食

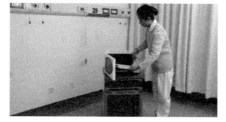

图2-6-1-2　加热食物

沟通评估
（1）向患者解释进食的食物类型。 （2）评估患者的身体状况、近期进食状况。

↓

使用床头柜辅助放置餐盘和食物

↓

老年人进食	老年人进水
（1）自主进食。 A. 老年人取坐位。 B. 鼓励能自己进餐的老年人自行进食。 C. 工作人员将毛巾垫于老年人颌下及胸前。 D. 协助老年人自主进食。 （2）协助进食。 A. 老年人取半卧位。 B. 将毛巾垫于老年人颌下及胸前。 C. 工作人员用手腕内侧轻触碗壁，估计食物温度，以不烫手为宜。 D. 工作人员用汤匙喂食，每一口以汤匙的 1/3 为宜，喂食时，尽量将食物送到舌根部，等老年人完全咽下后再喂第二口。不得催促老年人。 E. 对有偏瘫的老年人，食物温度应适当偏温，汤匙由老年人健侧伸入。	（1）自主进水。鼓励能自行饮水的老年人用水杯饮水。叮嘱老年人喝水时身体坐直或前倾，小口饮用，以免呛咳。 （2）协助进水。 A. 医疗护理员用手腕内侧轻触杯壁，估计水温，以不烫手为宜。 B. 医疗护理员用汤匙喂食，每一口以汤匙的1/2~2/3为宜，等老年人完全咽下后再喂第二口，不得催促老年人。

↓　　　　　　　　　　　　　　　　　　　　　　↓

（1）进食过程中如发现患者出现吞咽障碍立即停止进食（水）。

（2）进食结束后，协助患者漱口、清洁口腔；有活动性义齿者协助将义齿取下、清洁清洗碗筷、汤匙，晾干备用。

（3）清理用物和床单位，桌椅摆放整齐，洗手。

（4）病情允许的情况下，嘱患者保持坐位或半卧位30min，能下床活动者，扶助床旁稍做饭后散步，帮助消化吸收。

（5）需要记录出入量的患者，准确记录进食时间、食物内容和含水量。

4. 评分标准

质量标准项目	项目总分	质量要求	标准分
工作准备	10	病室环境清洁、温、湿度适宜	2
		护理员服装整洁、洗净双手	2
		患者准备齐全，取舒适体位	3
		用物准备齐全	3
沟通技巧	10	告知患者进食的食物类型	6
		语言柔和恰当，态度和蔼可亲	4
进食准备	5	做好进食前准备	5
协助进食	20	物品摆放位置正确	4
		进食方法正确	4
		一口量适宜	4
		进食/喂食速度适宜	4
		食物温度适宜	4
协助进水	15	进水/喂水方法正确	5
		进水/喂水速度适宜	5
		进水/喂水量适宜	5
观察记录	15	发现吞咽障碍正确	5
		观察进食进水情况	5
		记录正确	5
整理用物	15	协助患者做好清洁工作	5
		协助患者取舒适体位	4
		清洗进食相关物品	4
		操作后洗手	3
熟练程度	10	动作轻巧、稳重、准确、安全	10

5. 注意事项、异常情况及处理

（1）对佩戴义齿的患者，应避免进食过硬、过黏的食物。

（2）咀嚼和吞咽过程中不要说话和大笑。未完全吞咽食物时，不要喂食下一口，以免引起呛咳和噎食。

（3）用餐时注意观察患者的情绪、精神状态等。

（4）进食（水）结束后，30min内避免剧烈翻身、拍背等。

【学习内容】

进食（水）后的观察。

【学习目标】

（1）掌握患者进食（水）的观察要点。

（2）正确识别患者进食（水）的风险。

（3）掌握患者不当进食（水）的应对方法。

【知识要点】

1. 概述

常见的患者进食（水）的风险有腹泻、便秘、噎食、呛咳等。

2. 目的

及时发现患者进食（水）后有无不适，如患者出现腹泻、便秘、噎食、呛咳等不适情况，需采取正确的应对措施，将损伤降至最低。

3. 安全提示

（1）协助患者进食（水）时速度不宜过快。

（2）进食前协助患者取正确体位。

（3）食物营养素应均衡、温度适宜、无变质。

（4）工作人员应掌握必要的急救方法，如海姆立克急救法等。

【技能要求】

进食（水）后的观察

1. 目的

观察患者进食（水）后有无异常，如有异常应及时处理。

2. 操作准备

用物准备齐全（汤勺、纱布、手套）。

3. 操作流程

如图2-6-1-3、图2-6-1-4所示。

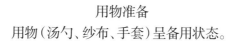

用物准备
用物（汤勺、纱布、手套）呈备用状态。

观察判断
（1）工作人员快速判断老年人可能出现的问题，同时呼叫他人帮助。
（2）噎食可能出现的特征：呼吸困难、无法说话，用手按住颈部或胸前，并用另一手指口腔，脸色青紫或意识不清。

取出异物
工作人员迅速用手指或汤勺抠出患者口腔内残留的食物，如有义齿则取下义齿，并解开患者衣领。

实施救助

（1）鼓励可以咳嗽的患者自行咳嗽，以便咳出异物（咳嗽是身体的一项自卫本能，有助于将气管内的异物排除）。

（2）采取海姆立克急救法。

① 站立或坐位：施救者站在老年人的正后方，双手抱老人腰部，稍分开老人双腿，将一腿放于老人两腿间以起到稳定老人的作用，胸部紧贴老人背部，稍前倾，促使老年人上半身随施救者稍稍前倾。随后一手定位，使用其无名指定位肚脐，无名指、中指和食指并拢，平行于腰围线，紧贴腹部位置。另一手紧握拳头（大拇指包于拳内），紧贴定位手的食指上方放置并保持，相当于肚脐上方2cm，定位手的手掌压在拳头上，双手同时快速有力地向后上方施力6~10次，必要时重复该动作

② 仰卧位：施救者骑跨在老年人髋部，按上述方法推压冲击脐上方两指部位，如一次冲击无效，可重复一次

（3）必要时及时协助患者就医，工作人员陪伴并安慰患者，消除患者的恐惧心理。

（4）工作人员准确记录患者噎食发生时间，报告急救人员已采取的急救措施、患者的反应等，协助专业医务人员急救。

整理用物

（1）处理使用过的汤勺、纱布、手套等。

（2）妥善处理老年人义齿（浸泡在盛有冷开水的药碗中）。

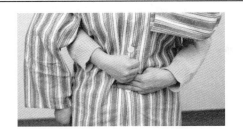 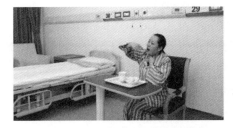

图2-6-1-3　海姆立克急救法　　　　图2-6-1-4　患者误吸自行咳嗽

4. 质量标准

项目	项目总分	质量要求	标准分
工作准备	10	用物准备齐全	10
观察判断	10	掌握患者噎食的临床表现	5
		判断正确	5
取出异物	15	方法正确	10
		动作干练，无遗漏	5
选择体位	15	体位摆放正确	10
		舒适度良好	5
实施救助	30	鼓励患者自行咳嗽	10
		海姆立克手法正确	15
		及时、正确送医	5
整理用物	10	正确处置用物	5
		正确处理患者义齿	5
熟练程度	10	动作轻巧、稳重、准确、安全	10

5. 注意事项、异常情况及处理

（1）重视患者的心理变化，给予患者心理支持。

（2）准确记录患者噎食发生的时间，予以正确的救助并记录，报告上级管理人员，给予进一步的救治。

（3）工作人员能够熟练掌握并应用急救操作。

【学习内容】

中药服用的相关知识。

【学习目标】

（1）掌握中药的类型。

（2）掌握中药饮片的煎煮方法。

（3）熟悉中药的特殊服法。

【知识要点】

1. 概述

常见的中药类型有颗粒剂、糖浆剂、煎膏剂、散剂、丸剂、汤剂等。

2. 目的

采用正确的方法协助患者服用中药，最大限度地发挥中药疗效。

3. 安全提示

（1）中药应存放在阴凉、干燥、避光的环境中。

（2）服用糖浆剂后尽量避免大量饮水。

（3）中药一般用白开水送服，但为了提高疗效，还可采用以下服法：治疗气血虚弱、机体虚寒、气滞血瘀、风湿痹痛、中风（脑血管意外）、四肢活动不便等证的中成药，以酒送服疗效更好；治疗风寒表证、肺寒、脾胃虚寒、呃逆等证，可用姜汤送服；治疗肾虚的中药，用淡盐水送服；补气、健脾、养胃、利胆、止渴、利便的中成药，可用米汤送服；贝壳等矿物质类的药物难以消化，选用稀粥送服，以减少对胃肠的刺激。

【技能要求】

中药饮片的煎煮方法

1. 目的

使中药材里的有效成分溶解在水中，便于饮用和治疗疾病。

2. 操作准备

陶罐/砂锅、冷水、温水、量杯、勺子。

3. 操作流程

工作准备
（1）环境准备：环境清洁、无人员打扫。 （2）工作人员准备：服装整洁，洗手。

↓

浸泡中药
（1）将药物用35~40℃的温水浸泡20~30min。 （2）浸泡的水量宜高出药材表面1~2cm。

↓

煎煮中药

（1）选择合适的容器，禁用铁质砂锅，煎药器皿的容量需稍大一些。

（2）加入适宜的水量，第一煎的水量以漫过药面2~4cm，或药物容积的2~3倍为宜；第二、三煎的水量可略少，每次煎得量以100~200mL为宜。

（3）先用武火（大火），沸腾后改用文火（小火）。对于解表药，宜始终用武火，以取其芳香之气。

（4）一般药首次煎煮20~25min，次煎15~20min；滋补药首次煎煮30~35min，次煎20~25min；解表药首次煎煮15~20min；次煎10~15min。

（5）汤剂煎取药液后，应对药渣进行适当压榨，再收取部分存留药液。

↓

整理用物

（1）清洗容器及汤勺。

（2）处理药物残渣。

---

4. 质量标准

项目	项目总分	质量要求	标准分
工作准备	10	环境清洁、无人员打扫	2
		工作人员准备：服装整洁、洗手	3
		用物准备齐全	5
浸泡中药	20	浸泡方法正确	10
		浸泡温度适宜	10
煎煮中药	40	容器选择正确	5
		煎煮水量适宜	10
		煎煮用火正确	10
		煎煮时间正确	10
		压榨残留药液	5
整理用物	20	清洗容器及汤勺	10
		处理药物残渣	10
熟练程度	10	动作轻巧、稳重、准确、安全	10

5. 注意事项、异常情况及处理

（1）煎药用具忌用铁器、铜器、铝制品，因为有些药物中含有鞣酸、有机酸等成分，与铁、铜一起加热后，会产生沉淀，甚至会引起化学变化，产生不良反应。

（2）贝壳与矿物类药物，如龟甲、鳖甲、生牡蛎、生龙骨等，因质地坚硬，药力难于煎出，应打碎先煎，煮沸后20min左右再下其他药物。

（3）气味芳香的药物，宜在其他药物即将煎好时下，通常煎煮5min左右即可，以防有效成分的散失，如薄荷、砂仁、豆蔻等。

（4）某些煎煮后可致药液混浊，或对咽喉有刺激作用，或易于粘锅的药物，宜用纱布袋将药包好，再放入锅内与其他药物同煎。

（5）某些贵重药物，为了保存其有效成分，避免同时被其他药物吸收，可另炖或另煎，如人参，应切成薄片，放入加盖碗内，隔水炖1~2h。

【本节小结】

　　饮食照护是护理员照护患者的必备技能之一。本节着重介绍了餐前准备、协助患者进食（水）的步骤、进食（水）后的观察以及中药服用的方法，期望通过本节的学习，护理员能够掌握协助患者进食（水）的方法及中药服用的方法，及时识别患者进食（水）后的风险并予以正确的处理，能够正确地协助患者进食。

【考点提示】

　　（1）喂食过程中患者出现吞咽障碍应立即停止喂食。　　　　　　　　　　（　　）

　　（2）喂食结束后无须洗手。　　　　　　　　　　　　　　　　　　　　　（　　）

　　（3）为尽快补充营养素，无须等待患者完全吞咽食物即可继续喂食。　　　（　　）

　　（4）进食（水）结束后，30min内避免剧烈翻身、拍背等。　　　　　　　（　　）

　　（5）食物搭配应合理，能够为患者提供充足的能量。　　　　　　　　　　（　　）

　　（6）如发生噎食时，应避免患者咳嗽。　　　　　　　　　　　　　　　　（　　）

　　（7）海姆立克急救法只能坐位或站立位操作。　　　　　　　　　　　　　（　　）

　　（8）协助患者进食时速度应快。　　　　　　　　　　　　　　　　　　　（　　）

　　（9）发生噎食后，需注意观察患者的心理变化，给予患者心理支持。　　　（　　）

　　（10）进食前应协助患者取正确体位。　　　　　　　　　　　　　　　　（　　）

　　（11）中药煎煮时可以选择铁制器皿。　　　　　　　　　　　　　　　　（　　）

　　（12）中药只能用白开水送服。　　　　　　　　　　　　　　　　　　　（　　）

　　（13）气味芳香的药物，宜在其他药物煎煮前下。　　　　　　　　　　　（　　）

　　（14）易于粘锅的药物应使用纱布袋包裹。　　　　　　　　　　　　　　（　　）

　　（15）中药煎煮前不需要浸泡。　　　　　　　　　　　　　　　　　　　（　　）

　　答案：（1）√　　（2）×　　（3）×　　（4）√　　（5）√　　（6）×　　（7）×　　（8）×　　（9）√　　（10）√

　　　　　（11）×　　（12）×　　（13）×　　（14）√　　（15）×

（庄雷岗　　侯黎莉）

第二节　清洁照护

【学习内容】

头面部清洁。

【学习目标】

（1）了解患者头面部清洁的主要内容。

（2）熟悉头面部清洁的注意事项。

（3）熟练掌握洗头、洗脸、梳头、剃须的操作要点。

（4）熟练掌握为卧床患者做好头面部清洁。

【知识要点】

1. 概述

头面部清洁是指为患者做好头发和面部的清洁。

2. 目的

协助患者洗头、洗脸、刮胡子,去除头皮、面部污垢,促进头部血液循环,预防皮肤感染,增加患者舒适感,维持患者形象。

3. 安全提示

(1)长期卧床患者要在护士指导下给予床上头面部清洁。

(2)饭后半小时内不宜立即进行头面部清洁。

(3)洗头前要检查水温,维持在43~45℃,操作者可先在自己手腕内侧面试温,感觉水是否烫,后再用少量水淋湿患者头皮,并随时询问水温是否合适,洗完后及时吹干头发。

(4)洗头时应避免水流进入患者眼中和耳中。

(5)刮胡子时避免刮伤皮肤。

【技能要求】

一、洗头

1. 目的

清除头皮、头发上的油脂、灰尘、螨虫等污垢,预防毛囊炎,加快头皮血液循环。

2. 操作准备

(1)环境准备:室内环境清洁,关好门窗,温、湿度适宜。

(2)护理员准备:着装整齐,洗手,戴口罩。

(3)用物准备:洗发液、洗头器/盆、盛有温水的量杯或水壶(水温40~45℃)、毛巾2条、防水垫1个、别针、梳子、眼罩或纱布、棉球2个、污水桶、垃圾袋及吹风机。

3. 操作流程

工作准备
洗手、戴口罩,备齐用物。关好门窗,调节室温24~25℃。

↓

沟通
征得护士同意和指导后,告知患者洗头的目的、意义,获得理解与配合。

↓

体位摆放和物品放置
根据情况放平床头,让患者取仰卧位,移枕于肩下,患者枕下铺防水垫。洗头器、盆放于护理垫上。询问并帮助患者取舒适体位。污水桶放于地上,屏风遮挡。

↓

洗发前
(1)松开患者衣领向内反折,将毛巾围在颈部,别针固定,注意松紧度,询问患者是否舒适。 (2)用眼罩或纱布遮盖双眼,将棉球塞入患者耳道口,梳通头发。

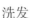

洗发
(1)试水温后,沾湿患者头发,询问患者感觉,确定水温合适后,充分湿润头发。 (2)倒适量洗发液于掌心,涂遍头发;用指腹部揉搓头皮和头发(由发际至头顶部),注意力度适中。 (3)使用梳子,除去落发,置于垃圾袋中。 (4)用温水冲净泡沫直至洗净。 (5)洗发过程中,随时听取患者主诉。

洗发后
(1)解下颈部毛巾,包住头发,除去耳内棉球及眼罩或纱布,擦干患者面部。 (2)协助患者取舒适卧位,枕头自肩下移至头部。用毛巾揉搓头发,毛巾擦干或电吹风吹干头发,将头发梳理整齐。

整理用物
撤去用物,整理床单位,清理用物,物归原处 。

4.评分标准

项目	项目总分	质量要求	标准分
工作准备	8	室内环境清洁,温、湿度适宜,屏风遮挡	2
		护理员着装整齐,洗净双手,采用"七步"洗手法	2
		用物准备齐全	4
沟通	5	征得护士同意和知情	2
		取得患者理解配合,态度和蔼可亲	3
摆放体位	10	患者体位舒适、稳定、安全	5
		物品摆放位置合理、安全	5
洗发前准备	6	衣领向内反折,毛巾围在颈部别针固定,松紧度适宜	3
		眼罩或纱布遮盖双眼,棉球塞入耳道口	3
洗发	35	淋湿头发方法正确	5
		揉搓洗发液的方法正确	10
		冲洗头发方法正确	10
		观察并询问患者有无不适,注意保暖	10
擦干头发	18	擦干老年人面部水渍	5
		擦干头发方法正确	5
		用毛巾擦干头发或用吹风机吹干	5
		头发梳理整齐	3
整理用物	8	用物处理正确,环境整洁	3
		患者体位舒适	3
		操作后洗手	2
熟练程度	10	动作轻巧、稳重、准确、安全	10

5.注意事项、异常情况及处理

(1)用物放置稳定,避免打湿床铺,保证患者安全舒适。

(2)揉搓力量适中,避免用指甲抓,以防抓伤头皮。

(3)洗发过程注意随时观察患者情况,注意室温和水温变化,同时注意保暖。

（4）及时擦干头发，防止患者受凉。

（5）过于虚弱、头部外伤、颅内出血的患者不宜洗发。

二、洗脸

1. 目的

去除面部皮肤产生的皮脂、汗液、多余角质和灰尘等污垢，从而使皮肤感觉清爽，处于正常的生理状态。

2. 操作准备

（1）环境准备：室内环境清洁，温、湿度适宜。

（2）护理员准备：着装整齐，洗手，戴口罩。

（3）用物准备：洗脸盆、软毛巾、干棉签、润肤霜。

3. 操作流程

工作准备
洗手、戴口罩，备齐用物并携至患者床旁。向患者解释操作目的，取得患者的理解和配合。

↓

沟通
评估患者身体状况，并了解患者需求。

↓

摆放体位
（1）协助患者取坐位或半坐卧位，不能坐起者取半坐卧位，注意保证患者安全。 （2）洗脸盆内盛40～43℃的温水，盆置于床头桌上，注意摆放稳定、安全。

↓

擦拭面部
（1）将软毛巾沾湿并拧至半干。 （2）协助患者自己擦拭面部，失能者由照护者帮助擦拭。 （3）擦拭顺序（分左右两侧，轻轻擦拭）：额头（由中间向外）→眼睛（由内眼角向外）→鼻子（由上向下）→脸颊（由内向外）→耳后，轻柔耳垂→下颌→颈后，一边擦拭一边询问患者是否有不适感。 （4）棉签蘸温水擦拭鼻孔及耳郭沟回处，注意动作轻柔。 （5）擦干面部后，可酌情涂抹润肤霜。

↓

整理用物
协助患者取舒适体位，清理用物，放回原处。

4. 评分标准

项目	项目总分	质量要求	标准分
工作准备	10	室内环境清洁,温、湿度适宜	2
		护理员着装整齐,洗净双手,采用"七步"洗手法	2
		患者体位舒适、稳定、安全	2
		用物准备齐全	4
沟通	10	向患者解释,取得理解配合	6
		语言柔和恰当,态度和蔼可亲	4
摆放体位	20	洗脸水温度适宜	8
		洗脸盆放置合理	6
		取坐位,不能坐起者取半坐卧位	6
擦拭面部	40	将软毛巾沾湿并拧至半干	5
		擦拭面部顺序正确	15
		棉签蘸温水擦拭鼻孔及耳郭沟回处	15
		擦干面部后,酌情涂抹润肤霜	5
整理用物	10	用物处理正确,环境整洁	4
		患者体位舒适	3
		操作后洗手	3
熟练程度	10	动作轻巧、稳重、准确、安全	10

5. 注意事项、异常情况及处理

（1）洗脸水温度适宜,防止老年人皮肤受凉或烫伤。

（2）擦拭力度适宜,避免刮伤或擦伤面部皮肤。

（3）面部有破损应尽量避开或少沾水。

（4）洗脸毛巾应保持清洁、干燥,定期更换,避免滋生细菌。

三、梳头

1. 目的

整理头发,使患者干净整洁,改善头部血液循环。

2. 操作准备

（1）环境准备：室内环境清洁,温、湿度适宜。

（2）护理员准备：着装整齐,洗手,戴口罩。

（3）用物准备：梳子、护理垫。

3. 操作流程

工作准备
洗手、戴口罩,备齐用物携至患者床旁,向患者解释操作目的,取得患者理解和配合。

↓

沟通
评估患者身体和疾病情况,了解患者需求。

↓

摆放体位
协助患者取舒适坐位,需卧床者则协助患者背对护理员,将护理垫铺在枕头上,以患者舒适为宜。

协助梳头

（1）将头发分为左右两股，左手指缠绕左侧头发，从发梢开始逐步梳至发根部，注意询问患者力度是否适中。同法梳理对侧头发。

（2）为卧床患者操作时，护理员手握小股头发，由发根轻轻梳至发梢。梳完一侧，帮助患者将头部转向另一侧，用同样的方法梳理另一侧至整齐。

整理用物

将脱落的头发置于护理垫内包裹，撤下护理垫，整理床铺，清理用品。

---

4. 评分标准

项目	项目总分	质量要求	标准分
工作准备	10	室内环境清洁，温、湿度适宜	2
		护理员着装整齐，洗净双手，采用"七步"洗手法	2
		患者体位舒适、稳定、安全	2
		用物准备齐全	4
沟通	10	向患者解释，取得患者配合	6
		语言柔和恰当，态度和蔼可亲	4
摆放体位	15	患者体位舒适、稳定、安全	5
		物品摆放位置合理，安全	10
协助梳头	45	梳理方法正确	5
		梳理完一侧，头部摆放方法正确	10
		梳理另一侧方法正确	10
		梳理头发时动作轻柔，无强拉硬拽	10
		梳理长发方法正确	10
整理用物	10	用物处理正确，环境整洁	4
		患者体位舒适	3
		操作后洗手	3
熟练程度	10	动作轻巧、稳重、准确、安全	10

5. 注意事项、异常情况及处理

（1）不适宜用塑料梳子，易产生静电，应首选木质或牛角材质的梳子。

（2）梳理头发时要动作轻柔，切忌强拉硬拽，防止头皮疼痛和头发脱落。

（3）如果是长发，要从发梢梳理至发根，分段梳理。

四、剃须

1. 目的

保持嘴部周围清洁，提升面部美观度和舒适度。

2. 操作准备

（1）环境准备：室内环境清洁，温、湿度适宜。

（2）护理员准备：着装整齐，洗手，戴口罩。

（3）用物准备：毛巾、剃须刀、润肤霜。

3. 操作流程

```
┌─────────────────────────────────────────────────────────────┐
│                         工作准备                              │
│  洗手、戴口罩,备齐用物并携至患者床旁。关好门窗,调节室温至24~25℃。 │
└─────────────────────────────────────────────────────────────┘
                              ↓
┌─────────────────────────────────────────────────────────────┐
│                          沟通                                │
│     向患者解释操作目的,了解患者需求,取得患者的理解和配合。        │
└─────────────────────────────────────────────────────────────┘
                              ↓
┌─────────────────────────────────────────────────────────────┐
│                        摆放体位                              │
│          评估患者基本状况,协助患者取舒适体位。                  │
└─────────────────────────────────────────────────────────────┘
                              ↓
┌─────────────────────────────────────────────────────────────┐
│                          剃须                                │
│ (1)护理员在患者晨起清洁面部后进行剃须。                         │
│ (2)帮助患者取安全、舒适体位,并告知患者勿随意移动头部。护理员一手绷紧皮肤,一手打开电动剃 │
│ 须刀开关,以从左向右、从上到下的顺序剃须,一边操作一边询问患者是否有不适。 │
│ (3)剃须完毕,用毛巾擦拭剃须部位,检查是否剃干净,有无遗漏,并询问患者是否有其他部位需要补 │
│ 充剃除。                                                      │
│ (4)剃须部位涂擦润肤露。                                        │
└─────────────────────────────────────────────────────────────┘
                              ↓
┌─────────────────────────────────────────────────────────────┐
│                        整理用物                              │
│          清理用物,放回原处,清洗毛巾,晾干备用。                 │
└─────────────────────────────────────────────────────────────┘
```

4. 评分标准

项目	项目总分	质量要求	标准分
工作准备	10	室内环境清洁,温、湿度适宜	2
		护理员着装整齐,洗净双手	2
		患者体位舒适、稳定	2
		用物准备齐全	4
沟通	10	向患者解释,取得患者配合	6
		语言柔和恰当,态度和蔼可亲	4
摆放体位	5	患者体位舒适、安全	5
剃须	55	在患者晨起清洁面部后进行剃须	5
		剃须顺序正确	25
		剃须完毕,用毛巾擦拭剃须部位	10
		检查是否剃干净,有无遗漏	10
		剃须部位涂擦润肤露	5
整理用物	15	用物处理正确,环境整洁	5
		患者体位舒适	5
		操作后洗手	5
熟练程度	10	动作轻巧、稳重、准确、安全	10

5. 注意事项、异常情况及处理

(1) 剃须时要绷紧皮肤,以免刮伤皮肤。

(2) 胡须较为坚硬时,可先用温热毛巾热敷5~10min。

【本节小结】

本节着重介绍了协助患者进行头面部清洁的主要内容和技能要求。希望通过本节内容的学习,护理员能够掌握常见头面部清洁的操作方法,能够为患者安全、有效地进行头面部清洁。

【考点提示】

(1) 为保证患者头皮清洁,洗头时可选择用指甲抓挠头皮。　　　　　　( )

(2) 为患者擦脸时毛巾越湿越好。　　　　　　　　　　　　　　　　( )

(3) 为患者梳头宜选用塑料梳子。　　　　　　　　　　　　　　　　( )

(4) 梳理打结的头发时需动作轻柔,不能强拉硬拽。　　　　　　　　( )

(5) 只要患者胡子长了,护理员便可自行为其剃须。　　　　　　　　( )

答案:(1)×　　(2)×　　(3)×　　(4)√　　(5)×

【学习内容】

口腔清洁。

【学习目标】

(1) 了解常见的口腔健康问题及处理方法。

(2) 熟悉清洁义齿和佩戴义齿的注意事项。

(3) 熟练掌握为患者清洁义齿和刷牙的方法。

(4) 熟练掌握为卧床患者、昏迷患者清洁口腔的方法。

【知识要点】

1. 概述

口腔清洁是指为生活不能自理的患者擦拭口腔表面及清洁义齿,去除口腔异味和口腔内残留物。

2. 目的

保持口腔清洁,去除口腔内残留物和异味,预防感染,增加患者舒适度。

3. 安全提示

(1) 协助刷牙时切忌引起患者呛咳、恶心、呕吐等不适。

(2) 不可将义齿泡在热水或有腐蚀性消毒剂(酒精)内。

(3) 使用义齿的患者白天持续佩戴,晚上摘除。

(4) 暂时不用的义齿,应浸泡于冷水杯中,每日更换一次清水。

【技能要求】

一、清洁活动性义齿

1. 目的

清洁口腔,正确使用和保护义齿。

2. 操作准备

（1）环境准备：室内环境清洁，温、湿度适宜，必要时遮屏风。

（2）护理员准备：着装整齐，洗手，戴口罩。

（3）用物准备：软毛牙刷、水杯、清洁冷水或专业义齿清洁溶液、贴有标识的水杯（盛放义齿用）、纱布。

3. 操作流程

准备工作

洗手、戴口罩，备齐用物携至患者床旁，向患者解释操作目的，了解患者身体状况和需求，取得患者理解和配合。

↓

摘取义齿

嘱患者张口，一手垫纱布轻轻拉动义齿基托将义齿取下。上牙轻轻向外下方拉动，下牙轻轻向外上方拉动。注意摘取前告知患者摘取部位及方向，以取得患者配合，减轻其不适感。若上下均为义齿，先摘上侧后摘下侧。其后将义齿放入水杯中。

↓

清洁义齿

（1）刷：打开水龙头，左手垫纱布捏住义齿，右手用牙刷刷去义齿上的食物残渣并冲洗干净。

（2）泡：义齿清洗液5～10mL倒入杯中，加入温水至液面浸没义齿。若无义齿清洗液，可直接在水杯中盛装清洁冷水，将义齿浸泡其中，浸泡5min或一整夜。

（3）刷：用流动水冲洗，同时用牙刷刷去义齿上的浮垢至清洁。

↓

佩戴义齿

嘱患者张口，一手垫纱布取义齿，轻轻上推义齿基托将义齿戴上，叮嘱患者上下齿轻轻咬合数次，使义齿与牙组织完全吻合。上下均有义齿时，先戴下牙再戴上牙。

↓

整理用物

清理用物，放回原处。

4. 评分标准

项目	项目总分	质量要求	标准分
工作准备	10	环境清洁, 温、湿度适宜, 遮挡屏风	2
		护理员着装整齐, 洗净双手, 采用"七步"洗手法	2
		患者体位舒适、稳定、安全	2
		用物准备齐全	4
沟通	10	评估患者身体状况及基本情况方法正确	6
		语言柔和恰当, 态度和蔼可亲	4
摘取义齿	15	摘取义齿方法正确	5
		摘取义齿顺序正确	5
		摘取义齿后处置方法正确	5
清洁义齿	30	取下义齿选择合适牙刷	6
		流动水冲洗	6
		刷洗方法正确	6
		义齿浸泡方法正确(义齿要浸没)	6
		流动水冲洗, 刷去义齿上的浮垢至清洁	6
佩戴义齿	15	佩戴义齿前做好准备工作	5
		佩戴义齿方法正确	5
		佩戴后要轻轻咬合数次	5
整理用物	10	用物处理正确, 环境整洁	5
		操作后洗手	5
熟练程度	10	动作轻巧、稳重、准确、安全	10

5. 注意事项、异常情况及处理

(1)刷洗义齿的牙刷刷毛不能太过坚硬, 避免损伤义齿表面。

(2)义齿不能浸泡在热水、酒精中保存。

(3)摘戴义齿时不能用力过猛, 以免损伤牙龈。摘取不下来的可以轻推。

(4)义齿取下后, 要对剩余的真牙及口腔进行清洁。

(5)佩戴义齿时叮嘱患者不要用力咬合, 防止卡环变形或义齿折断。

意识不清的患者, 应将义齿取下, 刷洗干净, 放于清洁冷水杯内保存。

二、刷牙

1. 目的

保持患者口腔清洁、湿润、舒适, 增进食欲, 预防感染, 保持口腔正常功能。

2. 操作准备

(1)环境准备:室内环境清洁, 温、湿度适宜。

(2)护理员准备:着装整齐, 洗手, 戴口罩。

(3)用物准备:润唇膏、牙膏、牙刷、漱口杯、一次性护理垫、脸盆、毛巾。

3. 操作流程

```
┌─────────────────────────────────────────────────┐
│                   准备工作                        │
│  洗手、戴口罩, 备齐用物后携至患者床旁, 向患者解释操作目的, 取得患者理解和配合。  │
└─────────────────────────────────────────────────┘
                        │
                        ▼
```

沟通
评估患者身体状况、疾病情况，了解患者需求。

↓

摆放体位
协助患者取舒适坐位，将一次性护理垫、毛巾铺在患者胸前，放稳脸盆，询问患者是否有其他舒适度要求。

↓

指导刷牙
（1）在牙刷上挤牙膏，水杯中盛清水至2/3。将水杯及牙刷递给患者，叮嘱患者微微身体前倾，先饮一小口水漱口，湿润口腔，再进行刷牙，询问患者水温和牙刷软硬度是否合适。
（2）正确的刷牙方法为：上牙从上向下刷，下牙从下向上，刷洗牙齿内侧面，来回（或螺旋形）刷洗牙齿咬合面，还可用刷毛轻轻按摩牙龈。期间可告知患者刷牙顺序，以取得患者配合。
（3）刷牙时间不少于3min。刷牙完毕，含水再次漱口。
（4）用毛巾擦净患者口角水渍。

↓

整理用物
撤去用物，根据患者需要保持坐位或变换其他体位，必要时涂擦润唇油，洗手。

4. 评分标准

项目	项目总分	质量要求	标准分
工作准备	10	室内环境清洁，温、湿度适宜	2
		护理员着装整齐，洗净双手，采用"七步"洗手法	2
		患者体位舒适、稳定、安全	2
		用物准备齐全	4
沟通	10	评估患者身体状况及基本情况方法正确	6
		语言柔和恰当，态度和蔼可亲	4
摆放体位	10	患者体位舒适、稳定、安全	5
		物品摆放位置合理，安全	5
指导刷牙	50	牙膏、水杯水量适中	5
		协助湿润口腔方法正确	10
		刷牙方法正确	20
		刷牙时间正确	10
		协助患者擦净口角水渍	5
整理用物	10	用物处理正确，环境整洁	3
		患者体位舒适	3
		涂润唇油方法正确	2
		操作后洗手	2
熟练程度	10	动作轻巧、稳重、准确、安全	10

5. 注意事项、异常情况及处理
（1）用物放置稳定，避免打湿床铺。
（2）刷牙时叮嘱患者动作轻柔，以免损伤牙龈。

（3）自理患者及上肢功能良好的患者可自行漱口清洁口腔,体弱、卧床、牙齿脱落,但意识清楚的患者,可在护理员的协助下进行。

（4）不能自理的患者,护理员可采用棉棒擦拭法帮助患者清洁口腔。

【本节小结】

口腔清洁是护理员照顾患者的基本技能。本节通过义齿清洁和协助刷牙介绍了为患者清洁口腔的操作要点。希望通过本节内容的学习,护理员能够掌握口腔清洁的操作方法,能够为患者安全、有效地清洁口腔。

【考点提示】

（1）全是义齿的患者只需要清洁义齿即可,口腔无须清洁。 （ ）

（2）浸泡义齿可选用酒精,以达到消毒目的。 （ ）

（3）协助老年患者刷牙时,注意避免老年患者误吸。 （ ）

（4）刷牙时需动作轻柔,注意保护患者牙龈。 （ ）

（5）牙齿脱落严重或没有牙齿的患者,无须进行口腔清洁。 （ ）

答案:（1）×　　（2）×　　（3）√　　（4）√　　（5）×

（卞薇薇　　侯黎莉）

【学习内容】

身体清洁。

【学习目标】

（1）了解患者身体清洁的主要内容及清洁用品种类。

（2）熟悉身体清洁的注意事项。

（3）熟练掌握身体清洁的操作要点。

（4）熟练掌握为卧床患者进行身体清洁的技能。

【知识要点】

1. 概述

身体清洁是指为长期卧床、不能下床到浴室洗澡的患者,在床上进行皮肤清洁的工作。

2. 目的

协助患者擦洗全身,去除皮肤污垢,保持全身皮肤清洁。促进血液循环,增加皮肤的排泄功能,预防皮肤感染,使患者舒适。

3. 安全提示

（1）根据患者身体活动受限的不同情况为患者擦洗、翻身时,要注意保持脊柱平直,避免躯干扭曲。

（2）清洁身体时要注意为患者保暖,要随时观察水温,水温保持在50~52℃。

（3）擦洗身体时要掌握节力原则,防止患者坠床等。

（4）擦洗身体、会阴、足部需要分别使用单独的水盆及毛巾,避免交叉感染。

【技能要求】

一、淋浴

1. 目的

去除皮肤污垢,保持皮肤清洁,促进血液循环,预防感染,提高舒适度。

2. 操作准备

（1）环境准备：环境整洁,关好门窗,地面放置防滑垫。调节浴室温度为24~26℃,尽量缩小浴室和卧室的温差。检查浴室是否清洁,必要时备洗澡椅。

（2）护理员准备：着装整齐,洗手,戴口罩。

（3）用物准备：毛巾、浴巾、清洁的衣裤、洗发液、沐浴液、吹风机、梳子、洗澡椅、淋浴设施、防滑拖鞋。

3. 操作流程

```
┌─────────────────────────────────────────────────────────────┐
│                        工作准备                              │
│  洗手、戴口罩,备齐用物。关好门窗,调节室温和浴室温度为24~26℃,  │
│  并将洗浴用品放置在易取处。                                    │
└─────────────────────────────────────────────────────────────┘
                              ↓
┌─────────────────────────────────────────────────────────────┐
│                        沟通与指导                            │
│  征得护士同意和指导后,告知患者操作目的、意义,获得理解与配合。  │
│  协助患者排尿、排便,穿防滑拖鞋进入浴室。                       │
└─────────────────────────────────────────────────────────────┘
                              ↓
┌─────────────────────────────────────────────────────────────┐
│                        协助洗浴                              │
│ （1）协助调节水温：开关由冷水向热水一侧调节,调节水温到40℃左右 │
│  为宜,手触水,温热不烫手,并与患者确认水温是否合适。            │
│ （2）协助患者脱去衣裤：肢体活动障碍者,先脱健侧再脱患侧。协助   │
│  患者洗澡椅上坐稳,老年患者需嘱咐其双手握住洗澡椅扶手。         │
│ （3）洗发：嘱患者身体靠紧椅背,头稍后仰,手持花洒淋湿头发,涂洗  │
│  发液,双手指腹揉搓头发,按摩头皮,力量适中,揉搓方向由发际向头   │
│  顶部,同时观察并询问患者有无不适;再用花洒将洗发液全部冲洗干   │
│  净;关闭淋浴器开关,并用毛巾擦干面部及头发。                   │
│ （4）清洗身体：手持花洒淋湿患者身体,由上至下涂抹沐浴液,涂擦   │
│  颈部、耳后、胸腹部、双上肢、背部、双下肢,然后擦洗会阴及臀下、  │
│  双足,轻轻揉搓患者肌肤;护理员冲净双手,再用花洒将面部及全身沐  │
│  浴液冲洗干净;清洗完毕后关闭淋浴器开关。                       │
└─────────────────────────────────────────────────────────────┘
                              ↓
┌─────────────────────────────────────────────────────────────┐
│                        擦干更衣                              │
│ （1）护理员用毛巾迅速擦干患者面部及头发,用浴巾包裹患者身体,注 │
│  意患者保暖和防滑事宜。                                        │
│ （2）协助患者更换清洁的衣裤,根据患者情况,搀扶或用轮椅运送患者 │
│  回屋休息。                                                    │
└─────────────────────────────────────────────────────────────┘
                              ↓
┌─────────────────────────────────────────────────────────────┐
│                        整理用物                              │
│  将用物放回原处,开窗通风;擦干浴室地面,清洗浴巾、毛巾及患者换下 │
│  的衣裤。                                                      │
└─────────────────────────────────────────────────────────────┘
```

4. 评分标准

项目	项目总分	质量要求	标准分
工作准备	10	室内环境清洁,室温和浴室温度适宜	4
		护理员着装整齐,洗净双手,采用"七步"洗手法	2
		用物准备齐全,洗浴用物放在易取处	4
沟通与指导	15	征得护士同意和知情	2
		取得患者理解配合,协助患者排尿排便	5
		协助患者穿防滑拖鞋进入浴室	5
		语言柔和恰当,态度和蔼可亲	3
协助洗浴	40	调节水温方法正确	5
		协助患者脱去衣裤方法正确	10
		洗发方法正确	10
		清洗身体方法正确	10
		观察并询问患者有无不适	5
擦干更衣	15	擦干身体方法正确	10
		协助更换清洁衣裤	5
整理用物	10	用物处理正确,环境整洁	5
		患者体位舒适	3
		操作后洗手	2
熟练程度	10	动作轻巧、稳重、准确、安全	10

5. 注意事项、异常情况及处理

（1）身体状况较好的患者要求单独洗浴时,浴室不要锁门,可在门外把手上悬挂示意标牌。护理员应经常询问患者是否需要帮助。

（2）浴室地面应放置防滑垫,叮嘱患者穿着防滑拖鞋,以防滑倒。

（3）先调节水温再协助患者洗浴。调节水温时,先开冷水后开热水。

（4）患者淋浴时间不可过长,以15~20min为宜,水温不可过高,以免发生头晕等不适。

（5）空腹或饭后30min内不要淋浴,淋浴前要排空大小便。

（6）淋浴过程中,随时询问和观察患者的反应,如有不适,应迅速结束操作,并告知专业医护人员。

二、盆浴

1. 目的

清洁皮肤,促进血液循环,预防并发症。

2. 操作准备

（1）环境准备:环境清洁,调节浴室温度为24~26℃,浴盆中放水至1/3~1/2满,水温40℃左右,手伸进水中试温,温热不烫手,浴盆内放置防滑垫。关闭门窗,地面放置防滑垫。

（2）护理员准备:着装整齐,洗手,戴口罩。

（3）用物准备:毛巾、浴巾、清洁的衣裤、洗发液、沐浴液、吹风机、防滑拖鞋、防滑垫。

3. 操作流程

工作准备

洗手、戴口罩,关好门窗,调节室温和浴室温度为24~26℃,并将洗浴用品放置在易取处。

↓

沟通与指导

(1)征得护士同意和指导后,告知患者操作的目的、意义,评估患者身体状况和疾病情况,获得理解与配合。

(2)协助患者排尿、排便,穿防滑拖鞋进入浴室。

↓

脱衣洗浴

(1)协助患者脱去衣裤,一侧肢体活动障碍时,应先脱健侧再脱患侧,帮助患者进入浴盆坐稳,叮嘱患者双手握住扶手或盆沿。

(2)洗发:护理员协助患者头稍后仰,手持花洒淋湿头发,为患者涂洗发液,双手指腹揉搓头发,按摩头皮,力量适中,揉搓方向由发际向头顶部,同时观察并询问患者有无不适;再用花洒将洗发液全部冲洗干净;关闭淋浴器开关,并用毛巾擦干面部及头发。

(3)洗浴身体:浸泡身体后放掉浴盆中的水,由上至下涂抹沐浴液,涂擦颈部、耳后、胸腹部、双上肢、背部、双下肢,然后擦洗会阴及臀下、双足,轻轻揉搓患者肌肤。最后护理员冲净双手,再用花洒将面部及全身沐浴液冲洗干净;关闭淋浴器开关。

(4)棉签蘸温水擦拭鼻孔及耳郭沟回处。

(5)擦干面部后,可酌情涂抹润肤霜。

↓

擦干更衣

(1)护理员用毛巾迅速擦干患者面部及头发,用浴巾包裹患者身体,协助患者出浴盆。

(2)擦干身体坐在浴室座椅上,协助患者更换清洁的衣裤,一侧肢体活动障碍时,应先穿患侧再穿健侧,根据患者情况,搀扶或用轮椅运送患者回屋休息。

↓

整理用物

将用物放回原处,开窗通风,刷洗浴盆,擦干浴室地面,清洗浴巾、毛巾及患者换下的衣裤。

---

4. 评分标准

项目	项目总分	质量要求	标准分
工作准备	10	室内环境清洁,室温和浴室温度适宜	4
		护理员着装整齐,洗净双手,采用"七步"洗手法	2
		用物准备齐全,洗浴用物放在易取处	4
沟通与指导	15	征得护士同意和知情	2
		取得患者理解配合,协助患者排尿、排便	5
		协助患者穿防滑拖鞋进入浴室	5
		语言柔和恰当,态度和蔼可亲	3
脱衣洗浴	40	调节水温方法正确	5
		协助老年人脱去衣裤方法正确,进入浴盆坐稳	10
		洗发方法正确	10
		清洗身体方法正确	10
		观察并询问患者有无不适	5
擦干更衣	15	擦干身体方法正确	10
		协助更换清洁衣裤	5
整理用物	10	用物处理正确,环境整洁	5
		患者体位舒适	3
		操作后洗手	2
熟练程度	10	动作轻巧、稳重、准确、安全	10

5. 注意事项、异常情况及处理

(1)浴盆内应放置防滑垫,以防滑倒。

(2)盆浴时间不可过长,以15~20min为宜,水温不可过高,以免发生头晕等不适。

(3)盆浴过程中,随时询问和观察患者反应。

三、擦浴

1. 目的

当患者因体力或疾病原因时,可擦拭患者全身皮肤,保持患者清洁,预防并发症,增加患者舒适度。

2. 操作准备

(1)环境准备:室内环境整洁,调节室温24~26℃,关闭门窗,拉屏风。

(2)护理员准备:着装整齐,洗手,戴口罩。

(3)用物准备:小毛巾1条、清洁衣裤、一次性护理垫1条、毛巾3条、浴巾1条、脸盆3个、沐浴液、润肤露、热水瓶1个、污水桶等。

3. 操作流程

工作准备

洗手、戴口罩，备齐用物。关好门窗，调节室温为24～26℃，拉屏风，并将擦浴用品有序放置在合理位置。

↓

沟通

征得护士同意和指导后，告知患者操作的目的、意义，评估患者的身体情况，获得理解与配合。

↓

按顺序擦浴上半身

（1）脸盆放于床旁椅上，盆内倒入2/3热水，水温40～45℃。浴巾铺于颈前，松开领扣，先为患者洗脸、颈部，以手套式包裹将毛巾缠于手上浸湿，依次擦洗眼、额、鼻翼、面颊部、口部、耳后直至下颌及颈部，先近后远，如有外伤则先健后患。

（2）上肢和手部擦拭：为患者脱去上衣，盖好大浴巾。按照手、前臂、肘部、上臂、腋下、肩膀的顺序擦拭。然后移至对侧，同样的方法擦拭对侧上肢。

（3）胸腹部：根据需要更换水，测试水温。将浴巾盖于腹部，擦拭胸部。擦拭女性乳房时，应环形擦拭。将浴巾盖于胸部，擦拭腹部。顺着肠道的走向，从腹部中心向左下方移动，然后按顺时针方向螺旋形擦拭腹部及两侧腰部。

（4）背部：协助患者翻身侧卧，背朝护理员，被子向上折起暴露背部和臀部。浴巾铺于背臀下，向上反遮盖背臀部。洗净毛巾包裹在手上，涂上沐浴液，由腰骶部沿脊柱向上擦洗至肩颈部，再螺旋向下擦洗背部一侧，同法擦洗另一侧。

↓

擦洗下肢及足部、臀部

（1）下肢、足部：协助患者取平卧位，将大浴巾盖在患者身上，协助患者暴露一侧下肢，用浴巾半铺半盖。洗净毛巾并包裹在手上，涂沐浴液，掀开浴巾，暴露下肢，一手扶住患者下肢的踝部呈屈膝状，另一手按照脚踝、小腿前侧、小腿后侧、膝关节、大腿顺序擦拭，洗净后擦干。足部可擦拭（脚背、脚底、趾间的顺序），也可进行足浴。操作后移至对侧，根据需要换水，测试水温，同样的方法擦拭对侧下肢。

（2）臀部：分别环形擦洗两侧臀部，擦拭后用浴巾遮盖，洗净毛巾，用同样手法擦净背部和臀部沐浴液，再用浴巾擦干背部和臀部湿气。撤去浴巾，协助患者取平卧位，盖好被子。

↓

整理用物

用物放回原处，开窗通风，刷洗水盆，擦干浴室地面，清洗浴巾、毛巾及患者换下的衣裤。

4. 评分标准

项目	项目总分	质量要求	标准分
工作准备	10	室内环境清洁,温度适宜	3
		护理员着装整齐,洗净双手,采用"七步"洗手法	2
		患者平卧于床上	2
		用物准备齐全,有序放置在合理位置	3
沟通与指导	10	征得护士同意和知情	2
		取得患者理解配合,协助患者排尿排便	5
		语言柔和恰当,态度和蔼可亲	3
顺序擦浴上半身	35	擦洗脸部和颈部方法正确	7
		擦洗上肢和手部方法正确	7
		擦洗胸部方法正确	7
		擦洗腹部方法正确	7
		擦洗背部方法正确	7
擦洗下肢和足部	25	换盆换毛巾、试温	2
		擦拭臀部方法正确	7
		擦洗下肢方法正确	7
		换盆换毛巾、试温	2
		清洗足部方法正确	7
整理用物	10	用物处理正确,环境整洁	5
		患者体位舒适	3
		操作后洗手	2
熟练程度	10	动作轻巧、稳重、准确、安全	10

5. 注意事项、异常情况及处理

（1）体质虚弱的患者不要强求一次性擦拭全身,可以根据情况分次进行。动作轻柔,同时注意节力原则,避免患者坠床。

（2）擦浴过程中动作要敏捷,身体暴露部位要及时掩盖,以防着凉。

（3）水温适宜,腋窝、腹股沟和女性的乳房下等皮肤褶皱处要擦洗干净。

（4）擦浴时要注意观察患者,若出现寒战、面色苍白、心跳加快等异常情况时,要立即停止擦浴。

（5）进餐后不要立即进行擦浴,避免翻身造成呕吐等。

（6）擦浴后必要时可以全身涂抹润肤乳,防止皮肤干燥引起的瘙痒。

（7）擦洗身体、会阴、足部需要分别使用单独的水盆及毛巾,避免交叉感染。

四、会阴清洁

1. 目的

保持会阴部清洁舒适,预防和减少感染。

2. 操作准备

（1）环境准备:室内环境清洁,温、湿度适宜。

（2）护理员准备:着装整齐,洗手,戴口罩。

（3）用物准备:冲洗壶（内盛40~45℃热水）、专用大棉棒/毛巾、一次性橡胶手套、一次性护理垫、便盆、屏风。

3. 操作流程

```
┌─────────────────────────────────────────────────────────────┐
│                          工作准备                              │
│     洗手、戴口罩, 备齐用物携至患者床旁, 调节室温为24~26℃, 拉好屏风。    │
└─────────────────────────────────────────────────────────────┘
                              ↓
┌─────────────────────────────────────────────────────────────┐
│                           沟通                                │
│        向患者解释操作目的, 了解患者需求, 取得患者理解和配合。          │
└─────────────────────────────────────────────────────────────┘
                              ↓
┌─────────────────────────────────────────────────────────────┐
│                          摆放体位                              │
│ (1)护理员掀开患者近侧盖被下端, 在臀下垫护理垫。脱下患者对侧裤管盖于近侧腿, 注意保暖。│
│ (2)在臀下放置便盆, 协助患者取屈膝仰卧位, 暴露会阴部, 注意询问患者体位是否舒适。│
└─────────────────────────────────────────────────────────────┘
                              ↓
┌─────────────────────────────────────────────────────────────┐
│                          擦洗会阴                              │
│ (1)戴好橡胶手套, 一手持冲洗壶, 将温水从上淋下(先淋少许水, 询问水温是否适宜), 另一手拿大│
│ 棉棒/毛巾自上而下擦洗会阴部, 全程注意保护患者隐私和保暖工作。          │
│ (2)女患者: 从阴阜开始, 然后沿阴唇、尿道口、阴道口到肛门的顺序冲洗, 再用毛巾擦干。│
│ (3)男患者: 清洗顺序为: 龟头部、阴茎部、阴茎根部、阴囊部, 最后为肛门部。温水冲洗、擦拭后用毛│
│ 巾擦干。                                                        │
│ (4)护理员摘下橡胶手套, 协助患者穿好裤子, 为患者盖好被子。            │
└─────────────────────────────────────────────────────────────┘
                              ↓
┌─────────────────────────────────────────────────────────────┐
│                          整理用物                              │
│     整理床单位, 倾倒便盆, 刷洗消毒备用。用物放回原处。洗净毛巾, 晾干备用。│
└─────────────────────────────────────────────────────────────┘
```

4. 评分标准

项目	项目总分	质量要求	标准分
工作准备	10	室内环境清洁, 室内温度保持在24~26℃, 关闭门窗, 屏风遮挡	3
		护理员着装整齐, 洗净双手, 采用"七步"洗手法	2
		患者体位舒适、稳定、安全	2
		用物准备齐全	3
沟通	10	向患者解释, 取得患者配合	6
		语言柔和恰当, 态度和蔼可亲	4
摆放体位	30	臀下垫护理垫	10
		协助患者脱长裤方法正确	10
		放置便盆方法正确	10
擦洗会阴	30	冲洗方法正确	8
		擦洗会阴方法正确	8
		擦干会阴方法正确	8
		协助患者穿好裤子, 盖好被子	6
整理用物	10	用物处理正确, 环境整洁	4
		患者体位舒适	4
		操作后洗手	2
熟练程度	10	动作轻巧、稳重、准确、安全	10

5. 注意事项、异常情况及处理

(1) 保护患者隐私, 擦洗时动作轻巧、敏捷。

(2) 擦洗会阴必须使用专用毛巾。

(3) 便盆不可硬塞于患者臀下, 以免挫伤患者尾骶部皮肤。

(4) 冲洗时应缓慢倒水, 避免弄湿被褥。

五、手足清洁与指/趾甲修剪

1. 目的

促进患者手部和足部的清洁, 软化角质层, 减少甲缝间的细菌残留, 促进全身血液循环, 增强舒适感。

2. 操作准备

(1) 环境准备: 室内环境清洁, 温、湿度适宜。

(2) 护理员准备: 着装整齐, 洗手, 戴口罩。

(3) 用物准备: 水盆、浴巾、大毛巾 (用于擦干)、小毛巾或纱布 (用于清洗)、防水垫、靠枕、40℃左右热水、水壶 (内盛热水, 45~50℃)、肥皂、指甲刀、指甲锉刀、护甲刷、护手霜。

3. 操作流程

工作准备
洗手、戴口罩, 备齐用物携至患者床旁。向患者解释操作目的, 取得患者理解和配合。关闭门窗, 调节室温。查看有无排泄物。

↓

摆放体位
(1) 患者可取仰卧位, 进行手浴时, 患者肩部垫软枕; 进行足浴时, 患者屈膝, 用枕头垫于膝关节下, 并用毛巾围裹固定膝关节。能够坐起的患者, 可坐到床边或椅子上进行足浴, 注意保护患者安全。 (2) 铺防水垫, 和患者确认水温是否合适后, 将盆放置于防水垫上。

↓

清洗手或脚 (先手后脚)
(1) 将手或脚放置盆中, 浸泡约5min, 用小毛巾或纱布蘸肥皂, 清洗后用温水进行冲洗。 (2) 手部清洗: 清洗手部及手腕, 仔细清洗指间、指甲和皮肤皱褶处。注意及时和患者沟通水温是否适宜, 并及时更换。 (3) 足部清洗: 固定膝关节后, 清洗双脚的脚趾间、脚背、脚踝、脚跟、脚底, 注意及时和患者沟通水温情况, 并及时更换。 (4) 擦干手或脚, 撤去水盆。若有溅出水迹及时擦除。协助患者取舒适卧位, 盖好被子。

↓

修剪指/趾甲 (先手后脚)
(1) 刷: 用指甲刷轻刷指 (趾) 甲, 去除指 (趾) 甲内污垢, 注意询问患者力度是否适中。 (2) 剪、磨: 用指甲刀剪裁、用指甲锉刀将指甲边缘磨平。手指甲可剪成弧形, 脚指甲要沿甲床沿平剪。同时剪掉倒刺, 注意和患者及时沟通舒适度, 动作轻柔, 避免损伤患者皮肤。 (3) 协助患者给手部、足部涂护手霜, 收集剪下的指/趾甲, 保持床单位平整、干净, 协助患者取舒适卧位。

↓

整理用物
整理床单位,用物放回原处,开窗通风,刷洗水盆,洗净毛巾,晾干备用。

4. 评分标准

项目	项目总分	质量要求	标准分
工作准备	10	室内环境清洁,温、湿度适宜	2
		护理员着装整齐,洗净双手,采用"七步"洗手法	2
		患者体位舒适、安全	2
		用物准备齐全,铺好防水垫	4
沟通	10	向患者解释,取得理解配合	6
		语言柔和恰当,态度和蔼可亲	4
摆放体位	10	进行手浴时体位稳定、舒适	5
		进行足浴时体位稳定、舒适	5
清洗手或脚	25	水温适宜,根据情况及时更换热水	5
		手部浸泡、清洗方法正确完整	8
		足部浸泡、清洗方法正确完整	8
		擦干手或脚,撤去用物,舒适体位	4
修剪指/趾甲	25	用指甲刷去除指(趾)甲内污垢	5
		安全使用指甲刀剪裁,用指甲锉刀将指甲边缘磨平,剪掉倒刺	10
		擦干后,涂抹润肤霜	5
		收集剪下的指/趾甲	5
整理用物	10	用物处理正确,环境整洁	4
		患者体位舒适	3
		操作后洗手	3
熟练程度	10	动作轻巧、稳重、准确、安全	10

5. 注意事项、异常情况及处理

(1)修剪指(趾)甲应在沐浴后或手浴和足浴后待指甲变软之后进行。

(2)随时查看水温,温度较低时适当添加热水。

(3)不必一次完成,可分多次进行修剪。趾甲不可剪太短,以免造成嵌甲,谨记倒刺不可用手撕。

(4)进行适当按摩操作时不可损伤皮肤,尤其是糖尿病患者。

(5)患者有灰指甲或卷指甲等病状时,要与医护人员沟通后再操作。避免交叉感染,必要时戴橡皮手套。

【本节小结】

　　身体清洁是护理员照护卧床患者的基本技能。本节着重介绍了如何为卧床患者进行身体清洁的操作要点,期望通过本节内容的学习,护理员能够掌握为患者清洁身体的要点,以满足患者的基本生活需求。

【考点提示】

(1)空腹或饭后30min内,若患者要求,可安排其淋浴。　　　　　　　　　　　　(　　)

(2)老年患者的盆浴时间不可过长、水温不可过高,以免发生头晕等不适。　　　(　　)

(3)擦浴过程中需要及时换水,以防患者着凉。　　　　　　　　　　　　　　　(　　)

(4)为了方便清洁会阴,被子应全部拉开。　　　　　　　　　　　　　　　　　(　　)

(5)修剪指/趾甲时越短越好。　　　　　　　　　　　　　　　　　　　　　　　(　　)

答案:(1)×　　(2)√　　(3)√　　(4)×　　(5)×　　　　　　　　　　(卞薇薇　侯黎莉)

【学习内容】

更换衣裤。

【学习目标】

(1)了解更换衣裤的注意事项。

(2)熟悉穿脱衣物的原则。

(3)熟练掌握协助更换衣裤的操作要点。

(4)熟练掌握为偏瘫卧床患者更换衣物的技能。

【知识要点】

1. 概述

协助患者更换衣物是指为无法自行更换衣物的患者更换衣物。

2. 目的

保持衣服清洁,使患者舒适。

3. 安全提示

(1)穿脱衣物时切勿强硬拉拽,避免损伤患者皮肤及关节。

(2)穿脱衣物时要及时为患者保暖、遮蔽隐私部位。

(3)穿脱衣物原则:先脱健侧,后脱患侧,先穿患侧,后穿健侧。

【技能要求】

1. 目的

当患者自理能力欠缺时,协助患者更换衣裤,促进患者清洁舒适。

2. 操作准备

(1)环境准备:室内环境清洁,温、湿度适宜,必要时遮屏风。

(2)护理员准备:着装整齐,洗手,戴口罩。

(3)用物准备:清洁衣裤。

3. 操作流程

准备工作
洗手、戴口罩,备齐用物至患者床旁,关闭门窗,调节室温,拉屏风,查看是否有排泄物,若有应先清理。协助患者取仰卧位。

↓

沟通
征得护士同意和指导后,告知患者操作目的、意义,了解患者身体状况和需求,获得患者配合。

↓

脱上衣
解开扣子,打开前襟,先脱近侧(健侧),将患者身体稍稍倾向对侧(患侧),将脱下的上衣向内侧卷起,压在患者身下,协助患者取倾向近侧(健侧)侧卧位,将身下衣服稍稍拉出,脱掉对侧(患侧)的衣袖,一边卷一边整个脱下,维持体位不动。脱衣过程中注意动作轻柔、稳健,并询问患者力度是否合适。

↓

> **穿上衣**
> 拿住清洁衣服的袖子,先从对侧(患侧)将手插入,穿上,平肩部、后背、腋下的褶皱,贴合对侧(患侧)身体穿好;将上衣剩余半边塞到患者身体下面,协助患者仰卧位后,将身体倾向对侧(患侧),将身体下的衣服轻轻拉出,协助患者取仰卧位,穿上健侧袖子,合上衣襟,系好扣子。

↓

> **脱裤**
> 腰部能活动的患者,可嘱患者立起双膝,抬高腰部,将裤子脱至大腿,然后脱去两条裤腿;如果患者腰部无法抬起,可嘱患者倾向近侧(健侧),将对侧(患侧)的裤子脱到大腿,协助患者取仰卧位,使近侧(健侧)稍微抬起,脱下近侧(健侧)的裤腿,支撑对侧。注意询问患者保暖情况,并注意保护隐私。

↓

> **穿裤**
> 单手握住对侧(患侧)脚踝,将新裤子套到对侧(患侧)的腿上,提至膝盖上方,同样的方法穿近侧(健侧),拉起裤腰,提至大腿。腰部能活动的患者,立起双膝,抬高腰部,将裤子提至腰部;腰部不能活动的,可嘱患者倾向近侧(健侧),将对侧(患侧)裤子提起。注意动作轻柔,询问患者有无不适。

↓

> **操作后处理**
> 查看衣裤是否穿好,询问患者是否有身体不适等情况,撤去污染衣裤,协助患者取舒适卧位,洗手。

4. 评分标准

项目	项目总分	质量要求	标准分
工作准备	10	环境清洁,温、湿度适宜,遮挡屏风	2
		护理员着装整齐,洗净双手,采用"七步"洗手法	2
		患者体位舒适、稳定、安全	2
		用物准备齐全	4
沟通	10	评估患者身体状况及需求方法正确	6
		语言柔和恰当,态度和蔼可亲	4
脱上衣	15	脱上衣顺序正确	3
		协助患者取合适卧位,注意保护患者	3
		脱上衣方法正确、安全	9
穿上衣	20	穿上衣顺序正确	3
		协助患者取合适卧位,注意保护患者	3
		穿上衣方法正确、安全	10
		注意观察患者,询问患者有无不适	2
		整理上衣,平整、美观、无褶皱	2
脱裤	15	脱裤顺序正确	3
		协助患者取合适体位,注意保护患者	3
		脱裤方法正确、稳健	9
穿裤	20	穿裤顺序正确	3
		协助患者取合适卧位,注意保护患者	3
		穿裤方法正确、安全	10
		注意观察患者,询问患者有无不适	2
		整理裤子,平整、美观、无褶皱	2
熟练程度	10	动作轻巧、稳重、准确、安全、节力	10

5. 注意事项、异常情况及处理

(1)如有排泄物,应先清理,再更衣。

(2)注意保暖,不要暴露患者隐私。

(3)协助更换衣物过程中,不能忽视与患者的交流沟通,注意观察患者的反应,查看皮肤有无异常。如有异常,应立即停止,通知医护人员。

【本节小结】

协助更衣是护理员照顾患者的基本技能。本节着重介绍了协助偏瘫卧床患者更换衣裤的操作要点。希望通过本节内容的学习,护理员能够掌握更换衣裤的操作方法,不断提升患者的舒适度。

【考点提示】

(1)脱衣原则:先脱健侧,后脱患侧。 （　　）

(2)穿衣原则:先穿患侧,后穿健侧。 （　　）

(3)当衣物压于患者身下时,要用力拉出来。 （　　）

(4)为了方便穿脱衣服,更换衣物时可把被子全部拉开。 （　　）

(5)更换衣物前,若患者有排泄物,应该先进行清理。 （　　）

答案:(1)√　　(2)√　　(3)×　　(4)×　　(5)√

(侯黎莉)

【学习内容】

床单位的整理与更换。

【学习目标】

(1)熟悉铺床前的个人准备、物品准备及环境准备。

(2)熟练掌握床单位整理的方法。

(3)能够协助护士为卧床患者整理床单位。

【知识要点】

1. 概述

患者床单位是指医疗机构为患者提供的家具及设备,它是患者住院期间休息、睡眠、饮食、排泄、活动及治疗最基本的生活单位。患者床单位的构成包括床、床垫、床褥、枕芯、被芯、大单、被套、枕套、床旁桌、床旁椅、照明灯、呼叫装置、供氧和负压吸引管道等设施。

2. 目的

(1)保持病室整洁。

(2)供新入院患者或暂时离床患者使用。

(3)接收手术后患者,避免污染床上用物,预防压力性损伤,使患者感觉安全、舒适。

3. 安全提示

(1)物品准备符合患者病情需要。

(2)向患者及家属做好解释工作。

（3）病室内有患者进行治疗或用餐时应暂缓操作。

（4）一人一套，避免交叉感染，同时注意节时、节力原则。

【技能要求】

一、整理床单位

1. 目的

整理床单位，使其平整、干燥、无渣屑，预防压力性损伤。

2. 操作准备

（1）环境准备：室内环境清洁，无人进餐或治疗。

（2）护理员准备：着装整齐，洗手，戴口罩、帽子。

（3）用物准备：床刷（加略湿的布套）。

3. 操作流程

```
┌─────────────────────────────────────────────────┐
│                    工作准备                       │
│   洗手、戴口罩、帽子，备齐用物携至床旁。放平床头和膝下支架。│
└─────────────────────────────────────────────────┘
                         ↓
┌─────────────────────────────────────────────────┐
│                    沟通                          │
│ 告知患者操作目的、意义，了解患者身体情况和需求，获得患者理解与配合。同时注意做好同病室患者│
│ 的沟通工作，如避免操作时进食等。                    │
└─────────────────────────────────────────────────┘
                         ↓
┌─────────────────────────────────────────────────┐
│                    清扫近侧                       │
│ 松开床尾盖被，协助患者翻身至对侧，松开近侧各层被单，用带有略湿布套的扫床刷扫清床单，从床头│
│ 至床尾，从床中线至床外缘，扫净床单上的渣屑，最后将近侧的大单、橡胶中单和中单逐层拉平铺好。│
│ 清扫过程中注意询问患者舒适度，并注意患者安全和保暖工作。│
└─────────────────────────────────────────────────┘
                         ↓
┌─────────────────────────────────────────────────┐
│                    清扫对侧                       │
│    协助患者翻身卧于扫净一侧，照护者转至床对侧，清扫床单，拉平铺好，方法同上。│
└─────────────────────────────────────────────────┘
                         ↓
┌─────────────────────────────────────────────────┐
│                    整理盖被                       │
│    将棉被和被套拉平，折成被筒，为患者盖好。          │
└─────────────────────────────────────────────────┘
                         ↓
┌─────────────────────────────────────────────────┐
│                    整理枕头                       │
│    取下枕头，调整高度，放于患者头下，开口背门。      │
└─────────────────────────────────────────────────┘
                         ↓
┌─────────────────────────────────────────────────┐
│                    操作后处理                     │
│    整理用物，洗手，摘口罩，脱帽子，床刷上的布套清洗后挂于通风处晾干备用。│
└─────────────────────────────────────────────────┘
```

4. 评分标准

项目	项目总分	质量要求	标准分
工作准备	10	室内环境清洁,通风良好,屏风遮挡	5
		护理员着装整齐,洗净双手,采用"七步"洗手法	2
		用物准备齐全	3
沟通	5	征得护士知情同意,了解患者合作能力	2
		取得患者理解配合,态度和蔼可亲	2
		做好同病室患者的沟通工作	1
清扫近侧	30	协助翻身,患者体位稳定、安全	5
		扫床刷使用方法正确,清扫顺序正确	10
		床单干净无渣屑	5
		近侧大单、中单整理平整、美观	5
		观察并询问患者有无不适,注意保暖	5
清扫对侧	30	协助翻身,患者体位稳定、安全	5
		扫床刷使用方法正确,清扫顺序正确	10
		床单干净无渣屑	5
		对侧大单、中单整理平整、美观	5
		观察并询问患者有无不适,注意保暖	5
整理盖被	5	正确整理盖被,并为患者盖好	5
整理枕头	5	枕头放置位置和开口方向正确	5
熟练程度	15	动作轻巧、稳重、准确、安全,注意节时、节力	15

5. 注意事项、异常情况及处理

(1)清扫原则:自床头至床尾,自床中线至床外缘。

(2)湿式清扫,避免或减少灰尘飞扬污染空气。

(3)若病室有患者进食或做治疗时应暂缓整理床铺。

二、为卧床患者更换床单位

1. 目的

为卧床患者更换床单,可保持床上整洁,患者舒适,同时可观察患者皮肤情况,预防压力性损伤等并发症。

2. 操作准备

(1)环境准备:室内环境清洁,通风良好,无人进餐或治疗。

(2)护理员准备:着装整齐,洗手,戴口罩、帽子。

(3)用物准备:大单、中单、被套、枕套、床刷(加布套),按需备清洁衣裤。

3. 操作流程

沟通

备齐用物,拉屏风,在护士知情和指导下,告知患者操作目的、意义,了解患者身体情况和需求,获得患者理解与配合。

⬇

物品放置与导管保护

推车至床旁,移开床旁桌椅,用物按使用顺序置于椅上。放平床头和膝下支架;妥善固定及保护各引流管道。

⬇

近侧污单撤除与更换

（1）松近侧污单:从床头至床尾将近侧中单、橡胶单、大单逐层从床垫下拉出。

（2）协助患者侧卧:松开床尾盖被,协助患者侧卧、背对护理员,注意询问患者舒适情况,保证患者安全和保暖事宜。

（3）清扫近侧橡胶单和床褥:上卷中单至床中线处,塞于患者身下;湿扫橡胶单,将橡胶单搭于患者身上;将大单上卷至床中线处,塞于患者身下,注意塞单时力度适中;湿扫床褥。

（4）铺近侧清洁大单、近侧橡胶单和清洁中单:取清洁大单,对齐床中线展开,近侧大单向近侧下拉散开,对侧大单内折后卷至床中线处,塞于患者身下;铺好近侧大单。铺平橡胶单,将清洁中单铺于橡胶单上,近侧部分下拉至床沿,对侧部分内折后卷至床中线处,塞于患者身下;将近侧橡胶单和中单边缘塞于床垫下。注意动作轻柔稳健,随时询问患者有无不适。

⬇

对侧污单撤除与更换

（1）协助移动患者:协助患者平卧并移向近侧,使患者侧卧,面向操作者,躺卧于已铺好床单的一侧,告知患者更换过程中如有不适要及时沟通。

（2）松对侧污单:转至床对侧,从床头至床尾将各层床单从床垫下依次拉出。

（3）清扫对侧橡胶单和床褥:上卷中单至中线处,取出污中单,放于推车污衣袋内;湿扫橡胶单,将橡胶单搭于患者身上;将大单自床头内卷至床尾处,取出污大单,放于推车污衣袋内;湿扫床褥。

（4）铺对侧清洁大单、对侧橡胶单和清洁中单:将患者身下的清洁大单、橡胶单和中单逐层拉出、铺好,注意及时和患者沟通体位是否舒适。

（5）摆体位:协助患者平卧,枕头移至床中,固定引流管道,注意询问患者舒适度并帮助患者整理好衣物。

⬇

被套及枕套更换

将清洁被套平铺于盖被上,自污被套内取出被芯,装入清洁被套内,撤出污被套;将被芯展平,系好被套尾端开口处系带;折被筒,床尾余下部分塞于床垫下;更换枕套,枕头开口背门。更换过程中注意及时了解患者保暖情况。

⬇

整理用物

移回床旁桌椅;视情况摇起床头和膝下支架,拉开屏风,物归原处。

4. 评分标准

项目	项目总分	质量要求	标准分
工作准备	10	室内环境清洁,通风良好,屏风遮挡	5
		护理员着装整齐,洗净双手,采用"七步"洗手法	2
		用物准齐全,有序放置	3
沟通	5	征得护士知情同意,了解患者合作能力	2
		取得患者理解配合,态度和蔼可亲	2
		做好同病室患者的沟通工作	1
物品和导管安置	8	放平床头和膝下支架;引流管妥善固定、做好保护	8
近侧污单更换	25	协助翻身,患者体位稳定、安全	5
		扫床刷清扫顺序正确,床单干净无渣屑	5
		撤除和更换近侧铺单方法正确	10
		近侧铺单整理平整、美观	3
		观察并询问患者有无不适,注意保暖	2
对侧污单更换	25	协助翻身,患者体位稳定、安全	5
		扫床刷清扫顺序正确,床单干净无渣屑	5
		撤除和更换对侧铺单方法正确	10
		对侧铺单整理平整、美观	3
		观察并询问患者有无不适,注意保暖	2
被套及枕套更换	12	正确更换被套并铺好盖被	8
		更换枕套,枕头位置和开口方向正确	4
患者安置	5	协助患者取舒适体位,引流管妥善固定	5
熟练程度	10	动作轻巧、稳重、准确、安全,注意节时、节力	10

5. 注意事项、异常情况及处理

(1)协助患者翻身时动作要轻柔,要预防坠床,必要时加床栏。

(2)协助患者翻身时要特别注意患者的皮肤状况,观察有无压力性损伤、感染等。

(3)对留置引流管道的患者更换床单,在护士的指导下,先从无引流管的一侧开始更换,必要时夹闭引流管,防止引流液倒流。

【本节小结】

床单位的准备与整理是护理员工作中最经常、最基本的操作之一,对保持病房整洁、安全,提升患者舒适度具有重要意义。铺床法程序较多,因此需要在学习过程中多观看,多练习,提高和强化操作技能。

【考点提示】

(1)若病室有患者进食或做治疗时,可同步进行铺床。 ( )

(2)对留置引流管道的患者更换床单,先从有引流管一侧开始更换。 ( )

(3)床单位清扫原则可自床头到床尾,从床外缘到床中线。 ( )

(4)床单位注意保持平整,枕头开口背门。 ( )

(5)清扫和整理床单位应注意避免交叉感染,同时注意节时节力原则。 ( )

答案:(1)× (2)× (3)× (4)√ (5)√

（卞薇薇　侯黎莉）

第三节　睡眠照护

【学习内容】

睡眠照护。

【学习目标】

（1）了解不同年龄段人群及常见慢性病患者的睡眠特点。

（2）熟悉常见睡眠障碍的照护方法。

（3）掌握睡眠环境的准备要点。

【知识要点】

一、睡眠的概念

睡眠的定义是指周期发生的知觉的特殊状态，由不同时相组成，对周围的环境可相对地不做出反应。通过睡眠，使人的精力和体力得到恢复，睡眠后能够保持良好的觉醒状态。

二、睡眠障碍的概念及表现

睡眠障碍的概念是指睡眠量和质的异常，或在睡眠时出现某些临床症状，也包括影响入睡或保持正常睡眠能力的障碍，睡眠减少或睡眠过多，以及异常的睡眠相关行为。常见睡眠障碍的表现有失眠、睡眠过度、睡眠剥夺、睡眠呼吸暂停、梦魇与睡惊等。

三、提高睡眠质量的意义

高质量睡眠能够让人精力充沛，心情舒畅，调节情绪，调节身体的生物钟，提高工作和生活的质量。虽然目前对睡眠质量没有统一的定义，但仍可以通过晚上醒来的频率、醒来后的感觉或入睡的时间等来判断睡眠质量。

四、影响睡眠的因素

影响睡眠的因素多种多样，如环境因素、生理因素、心理因素、病理因素、不良的生活习惯、药物因素、饮食因素、年龄因素、自身因素等。

五、不同年龄段人群与常见慢性病患者的睡眠特点

1. 小儿的睡眠特点

（1）深睡与浅睡交替：年龄越小的孩子大脑发育速度越快，同时也需要更多时间的睡眠，而孩子的睡眠有深睡和浅睡之分，两者交替出现，有规律的循环。

（2）睡眠时间存在个体差异：儿童在不同年龄段，睡眠时间不一样，一般个体差异较大，应根据实际情况来调整睡眠。

2. 老年人的睡眠特点

（1）老年人的生理节律容易导致早睡早起，睡眠时间维持在5～6h，不能够达到正常的睡眠时间，但并不会影响老年人的精神状态。

（2）老年人入睡前的觉醒期有所延长，由青壮年期的5～15min延长为10～25min。

（3）入睡困难，老年人在睡眠的过程中，会出现入睡困难，往往会辗转反侧、睡不着觉。

（4）睡眠中的醒来次数增加，每晚次数可超过5次。

（5）老年人的睡眠程度浅，易唤醒。

（6）睡眠效率（睡眠中睡着时间占总卧床时间的百分比）随年龄增长而下降。青年人的睡眠效率一般达95%，而老年人约为80%~85%。

（7）老年人白天易打瞌睡。由于老年人深睡眠大为减少，睡眠中醒来次数增多，夜间睡着时间约为6h，睡眠效率下降，致使精力恢复不佳，势必要以白天打瞌睡来弥补。

3. 孕妇的睡眠特点

（1）孕早期，子宫会增大对膀胱的压力，因此孕妇上厕所的次数会增加，这会影响晚上的睡眠。在生理和心理的双重压力下，孕妇容易出现睡眠质量差的问题。

（2）孕中期孕妇相对放松，胎儿很少影响膀胱，因此不会出现尿频。相比孕早期而言，此时的睡眠质量相对好得多。然而，对于一些孕妇来说，婴儿的发育和怀孕造成的心理压力仍然会影响孕妇的睡眠质量。

（3）孕晚期，孕妇腹部向外凸出过大，活动越来越不方便，此外，一些孕妇也可能在晚上发生腿部抽筋的情况，出现水肿症状；同时，子宫增大会压迫膀胱，引起尿频，严重影响孕妇的睡眠质量。

4. 慢性病患者的睡眠特点

（1）心脏病：有心衰病史的患者如果在晚上睡觉时，平卧几分钟后出现气短，需要坐起后才可缓解，这是由于平卧时回心血量增多，增加心脏前负荷，导致心功能不全，患者就会出现胸闷、气短、呼吸困难、心衰加重的症状。

（2）糖尿病：糖尿病患者由于胰岛功能受损，体内葡萄糖不能及时转化为能量供人使用。大多数患者会在凌晨4:00~5:00左右醒来，产生强烈的饥饿感、出汗、乏力、易怒等症状，只有饭后才能缓解。此外，还有一些症状值得关注，如夜中有双脚麻木、皮肤瘙痒难忍的症状等。

（3）高血压：高血压患者失眠的特点是入睡困难、噩梦多、容易醒、白天注意力不集中、爱乱发脾气，这是由于大脑皮质兴奋与抑制过程失调所引起的，它也是高血压的发病机制之一。

（4）肥胖：睡眠和肥胖症两者之间有一定的关系。临床上，好多肥胖的患者在夜间睡眠过程中都有明显打鼾，有的患者在打鼾的时候会有间歇性的呼吸暂停。每晚睡眠时间不超过4h的人，他们肥胖的概率比每晚睡眠时间在7~9h的人高73%。因此，通常建议人们每天最好保持7~9h的睡眠。平均每晚睡眠时间在5h的人肥胖的概率是50%，而平均每晚睡眠时间在6h的肥胖概率只有23%。睡眠不好可能会导致自身出现肥胖的问题，所以，我们一定不要给自己太大的心理压力，放松心情，才能够提高自己的睡眠质量。

六、睡眠质量的观察与评估

观察及评估的内容主要包括以下几点：

（1）患者每天需要的睡眠时间及具体的就寝时间。

（2）患者平日是否需要午睡，如需要的话，其午睡的时间及时长。

（3）患者的睡眠习惯，包括患者对食物、饮料、个人卫生、睡前放松形式（如阅读、听音乐等）、有无陪伴需求、对卧具的选择、适宜的光线、声音及温度等的需要。

（4）患者入睡后可持续的时长。

（5）患者的睡眠深度。

（6）患者是否存在打鼾、磨牙和说梦话等不良睡眠习惯。

（7）患者夜间是否容易醒来，醒来的时间、次数及原因。

（8）患者睡眠中是否会出现异常情况，包括但不限于失眠、呼吸暂停、梦游等。若存在，其严重程度、原因以及对机体的影响。

（9）患者的睡眠效果。

（10）患者睡前是否需要服用助眠药物，若需要，其药物的种类和剂量如何。

七、促进睡眠的措施

（1）确立并维持患者的生活节奏。想办法协助患者在白天处于清醒状态，如白天散步、参与娱乐活动等。保证适当的活动或运动。白天积极参与各种有益的社会活动，坚持适当的户外运动或体育锻炼，将有助于入睡，改善睡眠质量。

（2）选择舒适的睡眠用品。适宜的床、枕头、被子等都会提高睡眠的质量。

（3）调整卧室环境。睡前要帮助患者调整好卧室的温度、湿度，将灯光调至柔和、暗淡，尽量减少各种噪声的干扰。

（4）做好睡前准备工作。睡前应嘱患者保持情绪稳定，不宜进行剧烈活动、观看或阅读令人兴奋或紧张的电视节目及书籍、饮用兴奋性饮料；晚餐应在睡前2h完成，患者的晚餐应清淡，不宜过饱，睡前不再进食；还可以在睡前帮助患者用热水泡脚，以促进睡眠。

（5）采取适当的睡眠姿势。良好的睡眠姿势可以改善睡眠质量。患者选择睡眠姿势时，以自然、舒适、放松为原则。最佳睡眠姿势为右侧卧位，既可避免心脏受压，又利于血液循环。

（6）当护理人员发现患者有嗜睡或睡眠呼吸暂停等情况时，应及早报告或建议患者尽快就医。

【技能要求】

一、睡眠情况观察记录

1. 目的

动态掌握患者的睡眠情况。

2. 操作准备

记录单、笔，必要时备被子、毛毯等。

3. 操作流程

工作准备

（1）环境准备：保持居室整洁。

（2）睡眠护理员准备：服装整洁，操作前查阅既往照料记录，了解患者近期睡眠状况（这两天睡得好吗？）

（3）患者准备：嘱患者平卧于床上，或帮助有需要的患者摆放体位。

（4）用物准备：记录单、笔，必要时备被子、毛毯等。

↓

协助入睡

睡眠护理员为患者布置一个舒适的睡眠环境，协助患者入睡。

↓

观察睡眠

（1）睡眠护理员夜间每2h巡房一次。

（2）做到走路轻、关门轻。

（3）观察患者睡眠情况，如夜间10点巡房时患者仍未入睡，整夜觉醒3次。

（4）夜间温度下降，若患者觉醒，为其增盖薄被。

↓

沟通

晨起巡视并询问患者昨晚睡眠情况。患者主诉:4点起床,夜间睡眠差,感觉疲乏。

记录

交班本上记录内容:床号,姓名,夜间睡眠差,夜间觉醒3次,每次睡眠时间约为30~60 min。晨起感觉疲乏。需加强观察和看护

---

4. 评分标准

项目	项目总分	质量要求	标准分
工作准备	15	环境准备:居室整洁。	3
		睡眠护理员准备:服装整洁,操作前查阅既往照料记录,了解患者近期睡眠状况。	4
		患者准备:嘱患者平卧于床上,或帮助有需要的患者摆放体位。	4
协助入睡	15	用物准备齐全。	4
		睡眠护理员为患者布置一个舒适的睡眠环境,协助患者入睡。	10
		语言柔和怡当,态度和蔼可亲。	5
观察睡眠	35	睡眠护理员夜间巡房时间正确。	10
		巡房时走路轻,关门轻。	10
		观察患者睡眠情况结果正确。	10
		必要时为患者增盖薄被。	5
沟通	10	询问患者睡眠情况方法正确。	6
		语言柔和怡当,态度和蔼可亲。	4
记录	15	记录内容规范、完整。	10
		字迹清晰。	5
熟练程度	10	动作轻巧、稳重、准确、安全。	10

5. 注意事项

(1)夜间巡房时要注意走路轻、关门轻,避免惊醒老年人。

(2)记录内容规范完整,字迹清晰。

二、睡眠环境的准备

1. 目的

为患者创造安静、舒适、光线柔和的睡眠环境,保持其正常的睡眠,使其精力和体力得到恢复,促进其疾病的康复。

2. 操作准备

环境准备、个人卫生准备、用物准备。

3. 操作流程

准备工作

与患者交谈,了解其睡眠习惯,向患者解释目的,取得其配合。

调节室内温度
借助空调或开窗,使病室内保持适宜的温度,理想的环境温度为18~22℃,夏季为25℃左右。

↓

整理病室内环境
及时清理病室内的血、尿、便、呕吐物等,室内换气、通气,地面整洁干燥。将呼叫器放置在易于获取的位置。关闭门窗,拉窗帘。避免异味对患者睡眠的影响,避免因物体摆放不当或地面湿滑而致使患者起夜时发生危险。

↓

整理床单位
协助患者躺于床上取舒适卧位,铺好被窝,调整枕头高度,必要时加床栏。老人、儿童及意识障碍者要加床栏,以保证睡眠安全。

↓

降低噪声
尽可能将噪声降到最低,如说话声、脚步声,电视声等。

↓

调整室内光线
关闭照明等,依个人习惯,打开床头灯或地灯,避免光线直接照射患者眼睛而影响睡眠。

4. 评分标准

项目	项目总分	质量要求	标准分
工作准备	20	保证室内环境安静整洁,温度以22~24℃为宜,湿度以40%~60%为宜。	5
		睡眠护理员准备,做好个人卫生,服装整洁。	5
		患者睡前准备,排便、洗漱完毕。	5
		用物准备齐全:根据气候备棉被或毛毯、床褥等。	5
沟通	10	睡眠护理员告知患者准备熄灯休息。	4
		询问患者房间温、湿度是否适宜,有无需要帮助的地方。	4
		语言柔和恰当,态度和蔼可亲。	2
布置睡眠环境	60	协助患者关闭窗户,拉上窗帘,关闭电视。	10
		调节室内空调,调整至适宜的温、湿度。	10
		检查床铺和展开被褥的方法正确。	10
		整理枕头的方法准确。	10
		协助患者上床就寝,盖好盖被。	10
		调节光线的方法正确。	10
关灯退出	10	动作轻巧、稳重、准确、安全。	10

5. 注意事项

(1) 老年人睡前,房间应适当通风20min左右,避免因空气浑浊或有异味影响睡眠。

(2) 被褥薄厚应随季节调整,以柔软、吸汗、保暖为宜。

(3) 枕头的高度和软硬度要适当。

(4) 老年人选择宽松舒适的睡衣,避免穿过紧的睡衣。

三、促进睡眠的方法——晚间护理

1. 目的

协助患者就寝前做好晚间护理,以促进患者舒适入睡。

2. 操作准备

脸盆、毛巾、清洁衣裤等。

3. 操作流程

准备工作

与患者交谈,了解其睡眠习惯,向患者解释目的,取得其配合。关闭门窗,洗手。注意交谈技巧。

↓

协助患者洗漱

按照患者的自理程度,协助患者刷牙、漱口、洗脸、洗手、热水泡脚,擦洗背部。女患者给予会阴部清洁。检查皮肤受压情况。

↓

协助患者更换衣物

协助患者更换衣物,整理床铺,身体舒适,有利于睡眠。

↓

协助患者排便

如有需要,协助患者使用便器排便,排便后协助患者取舒适卧位。

↓

调节室温

通风,保持室内空气新鲜。

↓

准备睡眠环境

关闭门窗、拉窗帘、减少噪声干扰。关闭照明灯,根据个别患者的需要打开地灯或床头灯。良好的睡眠环境,有利于患者入睡。

↓

洗手

---

4. 评分标准

项目	项目总分	质量要求	标准分
准备工作	20	与患者交谈,了解其睡眠习惯,向患者解释目的,取得其配合	5
		关闭门窗,洗手	5
		用物准备齐全	5
		语言柔和恰当,态度和蔼可亲	5
晚间护理	30	协助患者洗漱	10
		协助患者更换衣物,整理床铺	10
		协助患者排便	10
环境安置	30	通风,调节室温	10
		关闭门窗、拉窗帘、减少噪声干扰	10
		关闭照明灯,根据个别患者的需要打开地灯或床头灯	10
个人护理	5	操作完毕后洗手	5
熟练程度	15	动作轻巧、稳重、准确、安全	15

5. 注意事项

(1) 随时观察与患者交流,一旦发生病情变化,应立即停止操作。

(2) 检查皮肤受压情况。

(3) 必要时为患者更换衣服和床单。

(4) 保护患者隐私,使用屏风。

(5) 减少暴露患者,以免受凉。

【本节小结】

本节介绍了睡眠的定义、睡眠障碍的分类、不同年龄段及常见慢病患者的睡眠问题、睡眠观察记录,以及促进睡眠的方法。医疗护理员要学会观察记录睡眠情况、准备睡眠环境及促进睡眠的方法,从而提高其睡眠照护能力。

【考点提示】

(1) 老年人入睡前的觉醒期有所延长,延长为10~25min。　　　　　　　　　(　)

(2) 居室内环境的具体方面主要包括光线、温度、通风、色彩和噪声等。　　(　)

(3) 保证室内环境安静整洁,温度以24~26℃为宜,湿度以40%~50%为宜。　(　)

(4) 对于一个成年人来说,建议每晚6h的睡眠时间为适宜。　　　　　　　　(　)

(5) 睡眠护理员夜间每2h巡房一次。　　　　　　　　　　　　　　　　　　(　)

答案: (1) √　　(2) √　　(3) ×　　(4) ×　　(5) √

(蒋莉莉　侯黎莉)

第四节 排痰照护

【学习内容】

有效咳嗽

【学习目标】

(1)了解有效咳嗽的概念。

(2)掌握有效咳痰的方法。

(3)掌握有效咳痰的注意事项。

【知识要点】

1. 概述

有效咳嗽是人体清除呼吸道内的分泌物或异物的保护性呼吸反射动作,即能有效排出痰液的咳嗽。

2. 目的

促进气道分泌物、痰液排出。

3. 安全提示

(1)有胸腹部伤口者,指导患者双手按压在伤口两侧,减轻咳嗽引起的伤口疼痛。

(2)注意患者安全,防止管路滑脱。

(3)经常变换体位有助于痰液排出。

【技能要求】

协助患者有效咳嗽

1. 目的

促进气道分泌物、痰液的排出。

2. 操作准备

(1)环境准备:室内环境清洁,温、湿度适宜。

(2)护理员准备:洗手,戴口罩,着装整洁。

(3)用物准备:纸巾、枕头、痰杯。

3. 操作流程

评估与沟通
(1)评估患者身体状况、疾病情况。 (2)解释操作目的,取得配合。

↓

摆放体位
患者取坐位或半卧位,上身前倾(见图2-6-4-1),必要时在胸部和膝盖上置一软枕。

↓

指导有效咳嗽

(1)缓慢深呼吸数次(吸气时膈肌上抬)。

(2)深吸气,然后缩唇(噘嘴),缓慢地用嘴将肺内气体呼出(见图2-6-4-2)。

(3)再深吸气后屏气3~5s,身体前倾,腹肌用力,用力做爆破性咳嗽。

(4)咳嗽时可以用手,或者用枕头按住上腹部,帮助咳嗽。

↓

观察患者情况

(1)观察患者痰液色、质、量。

(2)观察患者面色。

↓

整理用物

(1)擦净患者面部,保持面部清洁。

(2)安置患者舒适体位。

(3)观察咳嗽效果。

(4)洗手。

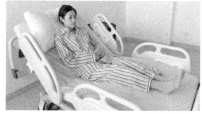

图2-6-4-1　半卧位

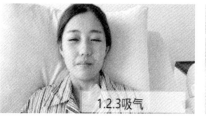

图2-6-4-2　半卧位

4. 评分标准

项目	项目总分	质量要求	标准分
工作准备	10	室内环境清洁,温、湿度适宜	2
		护理员洗手,戴口罩,着装整齐	2
		患者体位舒适、稳定	2
		用物准备齐全	4
沟通	10	评估患者身体状况及基本情况方法正确	6
		语言柔和恰当,态度和蔼可亲	4
摆放体位	10	患者体位摆放正确	5
		患者体位舒适、稳定	5
有效咳嗽	50	缓慢深呼吸后深吸气,屏气3~5s	10
		缩唇,缓慢地用嘴将肺内气体呼出	10
		再深吸气后屏气,身体前倾	10
		腹肌用力,用力做爆破性咳嗽	10
		注意患者安全,可以用手或者是用枕头按住上腹部,帮助咳嗽	10
整理用物	10	患者体位舒适	3
		观察咳嗽效果	3
		操作后洗手	2
		开窗通风	2
熟练程度	10	动作轻巧、稳重、准确、安全	10

5. 注意事项,异常情况及处理

(1)注意保护胸、腹部伤口。

(2)操作过程中密切观察患者的意识及面色。

【本节小结】

协助患者进行有效咳嗽是护理员的基本技能。本节着重介绍了有效咳嗽的操作要点。希望通过本节内容的学习,护理员能够掌握有效咳嗽的方法,能够促进患者排出气道分泌物和痰液,维持呼吸道通畅。

【考点提示】

(1)有效咳嗽适用于昏迷的患者。　　　　　　　　　　　　　　　　（　　）

(2)有效咳嗽的体位摆放为坐位或半卧位。　　　　　　　　　　　　（　　）

(3)深呼吸数次后,然后缩唇,缓慢地将气体吸入。　　　　　　　　（　　）

(4)胸腹部有伤口者按压在伤口两侧,保护伤口。　　　　　　　　　（　　）

(5)有效咳嗽时不需注意患者的面色。　　　　　　　　　　　　　　（　　）

答案:(1)×　　(2)√　　(3)×　　(4)√　　(5)×

【学习内容】

叩背排痰。

【学习目标】

(1)掌握叩背排痰的操作方法。

(2)掌握叩背排痰的注意事项。

【知识要点】

1. 概述

叩背排痰是指反复叩击背部使痰液松动,降低其黏稠度,达到清除分泌物、排出痰液、保持呼吸道通畅的目的。

2. 目的

清除呼吸道分泌物,保持患者呼吸道通畅,去除痰液,增加患者舒适感。

3. 安全提示

(1)禁忌证:肺栓塞,胸部骨折,咯血,大血管手术后,癫痫发作期等。

(2)力度在患者可接受范围。

(3)注意安全,防止坠床。

【技能要求】

协助患者叩背排痰

1. 目的

协助有效排痰,保持呼吸道通畅。

2. 操作准备

(1) 环境准备: 室内环境清洁, 温、湿度适宜。

(2) 护理员准备: 洗手, 戴口罩, 着装整洁。

(3) 用物准备: 翻身枕, 毛巾, 必要时选择叩背器。

3. 操作流程

评估与沟通

(1) 评估患者身体状况、疾病情况。

(2) 解释操作目的, 取得配合。

(3) 操作时间的评估: 进食前30min或进食后2h。

↓

摆放体位

协助患者取坐位或侧卧位, 一手扶住患者身体, 保持体位稳定。

↓

叩背排痰

(1) 手成背隆掌空状, 即手背隆起, 手掌中空, 手指弯曲, 拇指紧靠四指 (见图2-6-4-3), 用手腕力量叩背。

(2) 叩背顺序为, 从肺底自下而上、由外向内, 迅速有节律地叩击胸壁 (见图2-6-4-4), 力度适中, 患者可以接受。

(3) 频率在120~180次/min, 每日叩背3~4次。

↓

整理用物

安置患者舒适体位, 整理床单位, 观察患者面色、分泌物色质量, 洗手。

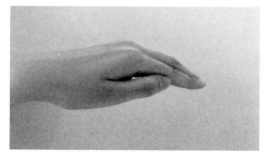

图2-6-4-3　手成背隆掌空状

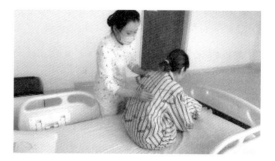

图2-6-4-4　手成背隆掌空状

4. 评分标准

项目	项目总分	质量要求	标准分
工作准备	10	室内环境清洁, 温、湿度适宜	2
		护理员洗手, 戴口罩, 着装整齐	2
		患者体位舒适、稳定	2
		用物准备齐全	4
沟通	10	评估患者身体状况及基本情况方法正确	6
		语言柔和恰当, 态度和蔼可亲	4
摆放体位	10	患者体位摆放正确	5
		患者体位舒适、稳定	5
叩背排痰	50	手成背隆掌空状	10
		叩背顺序正确	10
		叩背力度适中, 患者可以接受	10
		频率在120~180次/min	10
		叩背部位正确	10
整理用物	10	患者体位舒适	3
		观察面色	3
		操作后洗手	2
		开窗通风	2
熟练程度	10	动作轻巧、稳重、准确、安全	10

5. 注意事项、异常情况及处理

(1) 叩背时间: 进食前30min或者进食后2h, 解释目的以取得配合。

(2) 注意保护患者的隐私。

(3) 叩击不可在裸露的皮肤上进行, 患者主述疼痛应及时停止。

(4) 叩击部位避开伤口、心前区、乳房和脊柱, 指导患者深呼吸训练后排痰。

【本节小结】

排痰照护是护理员照顾患者的基本技能。本节着重介绍了叩背排痰的操作要点。希望通过本节内容的学习, 护理员能够掌握叩背排痰的操作方法, 促进有效排痰。

【考点提示】

(1) 叩背力度以排出痰液为目的。 ( )

(2) 叩背排痰全程要倾听患者疼痛主诉。 ( )

(3) 叩背顺序为, 从肺底自上而下、由内向外。 ( )

(4) 叩背时间为进食前30min或者进食后2h。 ( )

(5) 叩击可在裸露的皮肤上进行。 ( )

答案: (1)× (2)√ (3)× (4)√ (5)×

(施煜 黄莺)

第五节　排泄照护

【学习内容】

协助患者如厕并采集二便标本。

【学习目标】

（1）了解排泄的定义。

（2）了解正常大小便的形状、颜色。

（3）掌握协助患者正常如厕的操作方法。

（4）掌握采集患者二便标本的操作方法。

【知识要点】

1. 概述

排泄是机体将新陈代谢的产物和机体不需要或过剩的物质排出体外的生理活动过程。消化道和泌尿道是最主要的排泄途径。

2. 正常大小便的形状、颜色、量

（1）正常粪便的形状、颜色、量：正常排便频率为每日1～2次或每2～3d排便1次，平均排便量为100～300g，正常的粪便呈黄褐色。摄入血制品、肝类食物，粪便可能呈酱色；摄入蛋白质、肉类较多者，粪便的臭味重。

（2）正常尿液的形状、颜色、量：患者每昼夜尿量一般为1 000～2 000mL。排尿频率和次数一般日间4～6次，夜间0～2次。尿液外观呈淡黄色至深褐色，澄清透明，放置后可转为浑浊并出现氨味。食物和药物也可以改变尿液的颜色，如服用大量胡萝卜素时，尿液呈鲜黄色。

3. 目的

搀扶行动不便、具有一定行走风险的或使用轮椅的患者到卫生间进行大小便，并正确采集二便标本进行检验。

4. 安全提示

（1）卫生间设有坐便器并安装扶手，方便患者坐下或起立。

（2）卫生用品放在伸手可以拿取的地方。

（3）保持卫生间地面整洁，无水渍，以免滑倒。

（4）保护患者隐私，依据患者自身情况，必要时护理员陪护在旁如厕。

（5）采集二便标本时，先进行身份确认，标本容器上的姓名与患者一致。

（6）检查标本容器是否完好。

（7）从二便的次数、形状、颜色、气味去观察排泄是否正常，如发现患者尿、便异常时，应及时报告医护人员。

（8）采集二便后及时送检。

【技能要求】

协助患者如厕并采集二便标本

1. 目的

协助患者进行大小便，并正确采集二便标本。

2. 操作准备

（1）环境准备：室内环境清洁，温、湿度适宜，保持地面干燥。

（2）护理员准备：洗手，戴口罩，着装整齐。

（3）用物准备：卫生纸、湿纸巾、手套、尿壶、尿标本容器、粪标本容器。

3. 操作流程

评估与沟通

（1）评估患者身体状况。

（2）评估患者合作程度，取得配合。

↓

摆放体位

（1）协助下床（见图2-6-5-1）。

（2）使用轮椅推行或搀扶患者进入卫生间，协助其转身面对护理员，双手扶住坐便器旁的扶手。

（3）一手搂抱腋下（或腰部），另一手协助脱下裤子（单手脱裤子）。

（4）双手环抱患者腋下，协助患者缓慢坐于坐便器上（见图2-6-5-2）。

（5）患者坐位，双手扶稳扶手进行排便。

↓

如厕后

（1）嘱患者拉好扶手。

（2）留取尿液：嘱患者将尿液先排在尿壶内。

（3）解便后协助患者擦拭臀部、会阴处皮肤至清洁。

（4）协助患者站起，单手穿裤。

（5）询问患者有无不适。

（6）马桶中的粪便待标本采集后再冲干净。

（7）洗手，协助患者至床位。

↓

二便采集

（1）将尿液倒入小便标本容器中至刻度线。

（2）打开粪容器盖子，用内置的小勺取蚕豆样大小粪便至粪便盒中。

↓

整理用物

标本及时送检，洗手。

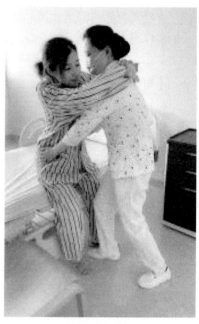

图2-6-5-1　协助下床

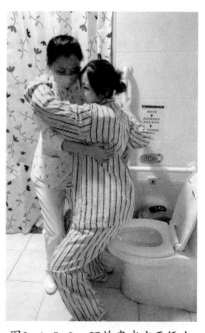

图2-6-5-2　环抱患者坐于便上

4. 评分标准

项目	项目总分	质量要求	标准分
工作准备	10	室内环境清洁,温、湿度适宜	2
		护理员洗手,戴口罩,着装整齐	2
		患者体位舒适、稳定	2
		用物准备齐全	4
沟通	10	评估患者身体状况,合作程度,做好解释	6
		语言柔和恰当,态度和蔼可亲	4
摆放体位	10	协助下床正确	5
		单手脱裤子,坐位	5
如厕并采集标本	50	拉好扶手	5
		擦拭臀部、会阴处至清洁	10
		协助患者站起,单手穿裤	10
		询问患者有无不适	10
		协助至床边	5
整理用物	10	正确采集二便标本	10
		用物处理正确,环境整洁	4
		患者体位舒适	3
		操作后洗手	3
熟练程度	10	动作轻巧、稳重、准确、安全	10

5. 注意事项、异常情况及处理

(1)搀扶患者或帮助使用轮椅如厕的患者如厕时,需要注意患者的移动及转移安全,注意不要拖拽,防止意外损伤。

(2)注意隐私保护、注意保暖。

(3)厕所地面宜清洁干燥,防止跌倒。

(4)体重过重或活动受限者,两人协助如厕或在床上排便。

(5)采集标本时,认真核对标本盒上的姓名与患者是否一致,采集好后及时送检。

(6)尿液标本应避免经血、粪便、便纸等混入。

(7)患者发生腹泻时应留取带有黏液或脓血部分的粪便。

【本节小结】

协助患者如厕并采集二便标本是护理员照顾患者的基本技能。本节着重介绍了协助患者如厕和采集二便标本的操作要点。希望通过本节内容的学习,护理员能够掌握协助如厕和采集二便的操作方法,能够帮助患者安全如厕,正确采集二便标本。

【考点提示】

(1)协助患者如厕时,护理人员应双手为患者脱裤子。　　　　　　　　　　(　　)

(2)患者如厕时,为了保护患者安全,可以不用保护隐私。　　　　　　　　(　　)

(3)采集二便标本必须要核对标本容器与患者身份是否一致。　　　　　　　(　　)

(4)为患者采集好大小便标本后不用及时送检。　　　　　　　　　　　　　(　　)

(5)采集小便标本时不可将粪便或其他物质混入尿标本中。　　　　　　　　(　　)

答案:(1)×　　(2)×　　(3)√　　(4)×　　(5)√

【学习内容】

协助卧床患者使用便器排便。

【学习目标】

(1)了解床上使用的便器种类。

(2)掌握卧床患者床上使用便器排便的操作方法。

(3)掌握便器清洁的方法。

【知识要点】

1. 了解床上使用的便器种类

卧床患者常用的便器是便盆及尿壶,大多为塑料材质。

2. 便器的清洁

(1)便器清洁要求:无污垢、无异味,有专门地方清洗、消毒便盆。

(2)专人专用,排泄物倾倒在污物间内的倾倒池内,每次用完应及吋倾倒、清洗。

(3)专人使用的便器每周用有效氯含量1 000mg/L溶液浸泡消毒30min后,拿出清洗晾干备用。

(4)传染病患者按照传染病消毒制度进行消毒。

3. 目的

协助患者排便,保持皮肤干燥,防止皮肤破损。

4. 安全提示

(1)使用尿壶便盆前检查尿壶便盆是否洁净完好。

(2)卧床使用便器的患者需要注意便器的轻巧使用,避免硬拽硬拖造成皮肤伤害。

【技能要求】

协助卧床患者使用便器排便

1. 目的

满足患者排便需要,能在床上顺利排便,促进患者舒适,保持床单位干净。

2. 操作准备

(1)环境准备:室内环境清洁,温、湿度适宜,拉围帘,关闭门窗。

(2)护理员准备:洗手,戴口罩,着装整齐。

(3)用物准备:尿壶、便盆、卫生纸、湿纸巾、护理垫,必要时备温水、水盆、毛巾。

3. 操作流程

沟通

(1) 评估患者身体状况、疾病情况, 取得配合。

(2) 询问患者是否有尿意, 便意。

↓

摆放体位

(1) 排尿。

① 男: 侧卧, 下腿伸直, 上腿屈曲前倾。

② 女: 平卧, 下肢屈曲。

(2) 排便。屈膝仰卧, 必要时背部放被子以便借力 (见图2-6-5-3)。

↓

便器使用

(1) 垫护理垫于患者臀下。

(2) 脱裤: 将裤子脱至大腿或膝盖下。

(3) 放置便盆, 嘱患者配合屈膝抬高臀部。

(4) 护理员一手托患者臀部, 一手将便盆放置于患者臀下 (便盆窄口朝向足部) (见图2-6-5-4)。

(5) 检查患者是否坐于便盆中央, 为患者盖好盖被。

↓

撤便器

(1) 排便完毕, 帮助患者擦拭会阴部和肛周皮肤。

(2) 取出便器: 嘱患者配合抬起臀部, 护理员一手托患者臀部, 一手取出便器。

(3) 帮助患者穿裤, 盖被, 取舒适体位, 整理床单位。

↓

排泄物倾倒

(1) 及时倒掉排泄物, 冷水冲洗便器。

(2) 便器专人专用, 清洗、消毒以备用。

↓

整理用物

洗手, 开窗通风。

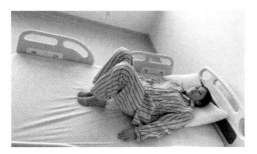

图2-6-5-3　屈膝仰卧位

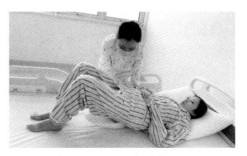

图2-6-5-4　放置大便器

4. 评分标准

项目	项目总分	质量要求	标准分
工作准备	10	室内环境清洁,温、湿度适宜	2
		护理员洗手,戴口罩,着装整齐	2
		患者体位舒适、稳定	2
		用物准备齐全	4
沟通	10	评估患者身体状况及基本情况方法正确	6
		语言柔和恰当,态度和蔼可亲	4
摆放体位	10	患者体位摆放正确	5
		患者体位舒适、稳定	5
使用便器	50	垫护理垫,将裤子脱至大腿或膝盖下	5
		选择合适的便器	10
		放便器手势正确,方向正确	20
		擦拭方法正确,会阴周围清洁	10
		穿裤子,盖被子	5
整理用物	10	用物处理正确,环境整洁	3
		患者体位舒适	3
		操作后洗手	2
		开窗通风	2
熟练程度	10	动作轻巧、稳重、准确、安全	10

5. 注意事项、异常情况及处理

(1)为患者创造一个独立、隐蔽、安静、无异味的环境,注意保护隐私,注意保暖。

(2)便盆应清洁,使用便器前检查便器是否洁净完好,不可使用破损便盆,防止皮肤损伤。

(3)协助患者排便,避免长时间暴露患者身体,导致受凉。

(4)使用大便器时抬臀,避免擦伤。男性应用便器时应先使用小便器,再使用大便器。女性使用尿壶时,应注意确定贴近会阴部,以免漏尿打湿床单。

(5)便盆及时倾倒并清洗、消毒,避免污渍附着,观察排便的性质和量。

【本节小结】

协助患者使用便器排便是护理员照顾患者的基本技能。本节着重介绍了协助卧床患者使用便器排便的操作要点。希望通过本节内容的学习,护理员能够掌握使用便器的操作方法,能够为患者安全、有效地使用排便器进行排便,满足患者排便需要,增加患者舒适感。

【考点提示】

(1)帮助卧床患者使用便盆排便,便盆有破损不用管。　　　　　　　　　　　( )

(2)帮助卧床患者使用便盆排便,发现排便异常,自行给予处理。　　　　　( )

(3)便盆开口端朝向患者足部。　　　　　　　　　　　　　　　　　　　　( )

(4)放置好便盆后要确认患者是否坐于便盆中央。　　　　　　　　　　　( )

(5)患者卧床排便期间要保护患者的隐私。　　　　　　　　　　　　　　( )

答案:(1)× 　(2)× 　(3)√ 　(4)√ 　(5)√

【学习内容】

为患者更换纸尿裤。

【学习目标】

（1）了解护理垫、纸尿裤适用范围。

（2）掌握为患者更换纸尿裤的方法。

【知识要点】

1. 护理垫、纸尿裤的种类适用范围

护理垫和纸尿裤：多为一次性，适用于卧床、意识不清、尿失禁或尿液滴沥等患者使用。

2. 目的

保障患者皮肤清洁，身上无异味，保持会阴部清洁，增加患者舒适感。

3. 安全提示

（1）保持肛周皮肤清洁、干燥、完好。

（2）动作轻稳。

（3）观察皮肤有无异常，及时告知医护人员。

【技能要求】

卧床患者更换纸尿裤

1. 目的

保障患者皮肤清洁，身上无异味，保持会阴部清洁。

2. 操作准备

（1）环境准备：室内环境清洁，温、湿度适宜，拉围帘。

（2）护理员准备：洗手，戴口罩，着装整齐。

（3）用物准备：纸尿裤、卫生纸、湿巾纸。

3. 操作流程

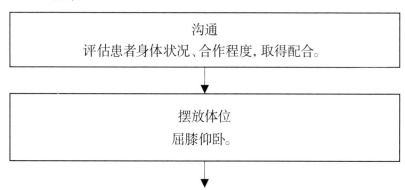

沟通
评估患者身体状况、合作程度，取得配合。

摆放体位
屈膝仰卧。

更换纸尿裤

(1)脱裤:将裤子脱至大腿或膝盖下。

(2)解开纸尿裤,擦拭会阴部和臀部。

(3)嘱患者配合屈膝抬高臀部,取下污纸尿裤。

(4)护理员一手托患者臀部,一手将清洁纸尿裤置于患者臀下
(见图2-6-5-5)。

(5)穿戴好纸尿裤。

(6)穿裤子,盖被,保暖。

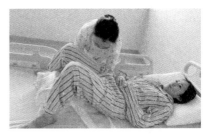

图2-6-5-5 更换纸尿裤

↓

整理用物

洗手,整理床单位,开窗通风。

4. 评分标准

项目	项目总分	质量要求	标准分
工作准备	10	室内环境清洁,温、湿度适宜	2
		护理员洗手,戴口罩,着装整齐	2
		患者体位舒适、稳定	2
		用物准备齐全	4
沟通	10	评估患者身体状况及基本情况方法正确	6
		语言柔和恰当,态度和蔼可亲	4
摆放体位	10	患者体位摆放正确	5
		患者体位舒适、稳定	5
更换纸尿裤	50	平卧,解纸尿裤正确	10
		臀部、会阴处擦拭至清洁	15
		更换纸尿裤正确	15
		平卧,穿戴纸尿裤,穿裤,盖被	10
整理用物	10	用物处理正确,环境整洁	3
		患者体位舒适	3
		操作后洗手	2
		开窗通风	2
熟练程度	10	动作轻巧、稳重、准确、安全	10

5. 注意事项、异常情况及处理

(1)注意保护隐私,注意保暖。

(2)纸尿裤要选择合适的大小,内外侧平整,防侧漏。

(3)更换时注意观察皮肤情况,可以用卫生纸或湿纸巾擦拭,也可以用清洁的温热毛巾擦拭。

(4)患者使用纸尿裤,每次更换或排便后应使用温热毛巾擦拭或清洗会阴部,减轻异味,保持局部清洁干燥。

(5)患者患有传染性疾病时,一次性纸尿裤应放入医用黄色垃圾袋,作为医用垃圾集中回收处理。

【本节小结】

为患者更换纸尿裤是护理员照顾患者的基本技能。本节着重介绍了为患者更换纸尿裤的操作要点。希望通过本节内容的学习,护理员能够掌握更换纸尿裤的操作方法,能够保持患者皮肤清洁,会阴部清洁无异味,

确保患者舒适。

【考点提示】

(1)为患者更换纸尿裤时不用观察会阴部皮肤情况。　　　　　　　　　　　　(　　)

(2)更换纸尿裤时将纸尿裤大腿内、外侧边缘展平,防止侧漏。　　　　　　　(　　)

(3)纸尿裤要选择大小合适的。　　　　　　　　　　　　　　　　　　　　(　　)

(4)若患者肛周皮肤有异常,要及时通知医护人员。　　　　　　　　　　　(　　)

(5)患者患有传染性疾病时,一次性纸尿裤应放入黑色垃圾袋。　　　　　　(　　)

答案: (1)× 　(2)√ 　(3)√ 　(4)√ 　(5)×

（施煜　黄莺）

第六节　移动照护

【学习内容】

翻身、协助患者变换体位。

【学习目标】

(1)掌握协助患者翻身的方法。

(2)掌握瘫痪肢体功能位的摆放。

(3)掌握协助患者在卧位、坐位、站立之间转换的方法。

【知识要点】

1. 概述

协助患者改变体位是指对不能自行翻身的患者,护理员协助其更换体位,从而提高患者的舒适度。

2. 目的

增进患者舒适度;通过改变体位,预防发生压力性损伤。

3. 安全提示

(1)更换体位时注意患者的安全防护,避免坠床、撞击等意外发生。

(2)更换体位时不可对患者实施拖、拉、拽等动作;多人协作时动作应协调、平稳。

(3)更换体位时需妥善安置导管,避免脱管。

【技能要求】

翻身、协助患者变换体位

1. 目的

协助不能起床的患者更换体位,使其感觉舒适,预防压力性损伤等并发症的发生。

2. 操作准备

(1)环境准备:室内温、湿度适宜,拉围帘。

(2)人员准备:护理员着装整齐,洗手。

(3)物品准备:按需要准备软枕、三角枕。

3. 操作流程

沟通

评估患者病情、合作程度。向患者解释改变卧位的目的、方法及配合要点。

↓

协助患者移向床头

（1）患者仰卧，双腿屈膝，枕头立于床头，双手握住床头栏杆。

（2）根据患者体重、病情选择一人或两人操作。

① 一人操作：护理员两腿适当分开，一手托住患者肩部，一手托住膝部。在抬起患者的同时，嘱患者脚蹬床面，同时臀部提供助力（见图2-6-6-1）。

② 两人操作：两名护理员站在患者同侧，一人托住患者颈肩及腰部，另一人托住臀部或腘窝（见图2-6-6-2）。

（3）头下垫软枕。仰卧时，偏瘫侧髋、膝关节伸直，肩、髋、膝下垫软枕，足部摆放厚软枕使踝部背屈90°（见图2-6-6-3）。

↓

协助患者翻身侧卧

（1）摇平床头，患者仰卧，两手放于腹部，双下肢屈曲。

（2）根据患者体重、病情选择一人或两人操作。

① 一人操作：护理员将患者移向自身侧的床沿，一手托肩，一手托膝，轻轻将患者转向对侧（见图2-6-6-4）。

② 两人操作：两名护理员站在床的同一侧，一人托住患者颈肩部和腰部，另一人托住患者臀部和腘窝部，先将患者移向自身侧床沿，再将患者转向对侧（见图2-6-6-5）。

（3）后背用三角枕支撑，头下垫软枕。

（4）侧卧位时，偏瘫侧屈髋、屈膝，踝关节垫枕支撑置于屈曲90°，两膝之间垫软枕（见图2-6-6-6）。

协助患者轴线翻身

（1）患者取仰卧位。

（2）由三名护理员共同完成：护理员（甲）固定患者头部，护理员（乙）双手分别置于患者肩、背部，护理员（丙）双手分别置于患者腰部、臀部，三名护理员使患者的头、颈、腰、髋保持在同一水平，由一人发出口令，将患者移至护理员近侧后再施力将患者翻转至侧卧（见图2-6-6-7）。

↓

协助患者翻身侧卧

（1）摇平床头，患者仰卧，两手放于腹部，双下肢屈曲。

（2）根据患者体重、病情选择一人或两人操作。

① 一人操作：护理员将患者移向自身侧的床沿，一手托肩，一手托膝，轻轻将患者转向对侧（见图2-6-6-4）。

② 两人操作：两名护理员站在床的同一侧，一人托住患者颈肩部和腰部，另一人托住患者臀部和腘窝部，先将患者移向自身侧床沿，再将患者转向对侧（见图2-6-6-5）。

（3）后背用三角枕支撑，头下垫软枕。

（4）侧卧位时偏瘫侧屈髋、屈膝，踝关节垫枕支撑置于屈曲90°，两膝之间垫软枕（见图2-2-6-6）。

协助患者轴线翻身

（1）患者取仰卧位。

（2）由三名护理员共同完成：护理员（甲）固定患者头部，护理员（乙）双手分别置于患者肩、背部，护理员（丙）双手分别置于患者腰部、臀部，三名护理员使患者的头、颈、腰、髋保持在同一水平，由一人发出口令，将患者移至护理员近侧后再施力将患者翻转至侧卧（见图2-6-6-7）。

协助患者在卧位、坐位、站立之间转换

（1）从卧位至坐位：患者仰卧时，护理员先其将双脚移至床沿，然后护理员抱住患者的颈、肩胛，使患者坐起，双下肢下垂至床沿。当患者侧卧位时，患者双手环抱胸前，护理员一手从颈下伸入扶住患者的肩部，另一手手扶住患者的膝，以髋为支撑点扶托患者坐起（见图2-6-6-8）。

（2）从坐位至卧位：患者取坐位，双上肢置于身体两侧，双手撑于床面。护理员站在患者侧前方，双手托住患者双肩，患者身体慢慢向后倾倒。

（3）从坐位至站立：患者坐于床沿，护理员呈弓字步，右脚插入患者的双脚之间，双手分别置于患者的臀部，患者双手环抱于护理员的颈部，由护理员将患者抱起（见图2-6-6-9）。

整理用物

整理床单位，卧床患者盖好被子，护理员洗手。

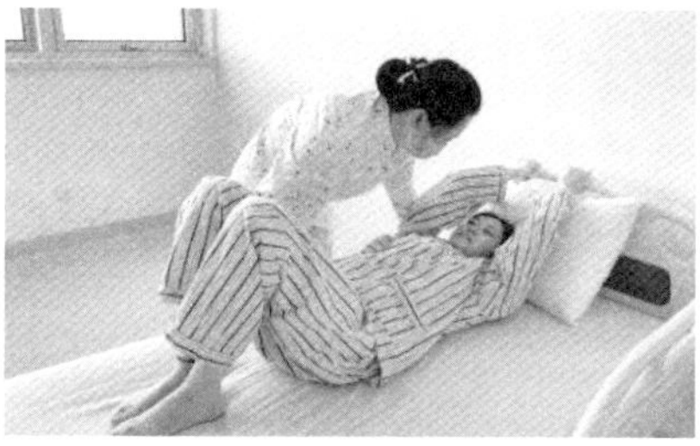

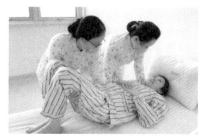

图2-6-6-1 一人协助患者移向床头

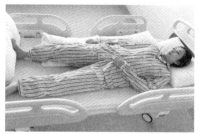

图2-6-6-2 两人协助患者移向床头

图2-6-6-3 仰卧位时偏瘫位摆放

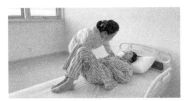

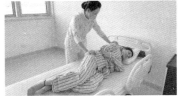

图2-6-6-4　一人协助患者翻身

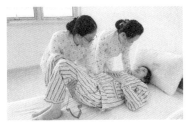

图2-6-6-5　两人协助患者翻身

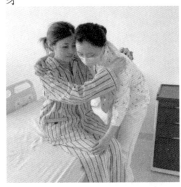

图2-6-6-8　协助患者从卧位至坐位

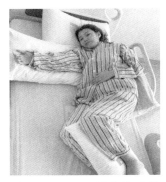

图2-6-6-6　侧卧位时偏瘫肢体功能摆放

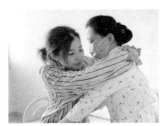

图2-6-6-9　协助患者从坐位至站立

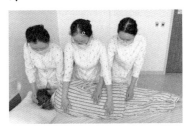

图2-6-6-7　轴线翻身法

4. 评分标准

项目	项目总分	质量要求	标准分
工作准备	10	室内环境清洁，温、湿度适宜	2
		拉围帘遮挡，保护患者隐私	2
		护理员着装整齐，洗净双手	2
		用物准备齐全	4
沟通	5	评估患者病情、合作程度，解释翻身的目的	3
		语言柔和恰当，态度和蔼可亲	2
移向床头	15	患者仰卧，双腿屈膝，枕头立于床头，双手握住床头栏杆	2
		一人操作方法正确	5
		两人操作方法正确	5
		偏瘫侧髋、膝关节伸直，肩、髋、膝下垫软枕，踝部背屈90°	3
翻身侧卧	20	摇平床头，患者仰卧，两手放于腹部，双下肢屈曲	2
		一人操作方法正确	5
		两人操作方法正确	5
		三角枕支撑后背	3
		偏瘫侧屈髋、屈膝，踝关节屈曲90°，两膝之间垫软枕	5
轴线翻身	10	患者取仰卧位	2
		三人操作方法正确	8
卧位、坐位与站立之间转换	20	仰卧位至坐位操作方法正确	5
		侧卧位至坐位操作方法正确	5
		坐位至卧位操作方法正确	5
		坐位至站立操作方法正确	5
整理用物	10	整理床单位	2
		盖被子	3
		操作后洗手	5
熟练程度	10	动作轻巧、稳重、准确、安全	10

5. 注意事项、异常情况及处理

（1）护理员操作时注意保护患者隐私，动作轻稳，避免患者身体遭受撞击。

（2）偏瘫侧肢体需保持功能位，必须保证踝部呈90°屈曲，防止足下垂。

（3）为预防压力性损伤，对不能自行翻身的患者至少每2h变换一次体位，当患者置于侧卧位时可同时观察背部皮肤，变换体位时勿牵拉导管。

（4）患者在卧位、坐位、站立之间转换时，应注意观察患者有无头晕、恶心等不适，出现异常，立即停止。

【本节小结】

翻身、协助患者变换体位是护理员照顾患者的基本技能。本节着重介绍了协助患者移向床头、翻身侧卧以及患者在卧位、坐位、站立之间转换的操作要点。希望通过本节内容的学习，护理员能够掌握更换体位的正确方法，从而增进患者的舒适度，预防压力性损伤的发生。

【考点提示】

（1）偏瘫患者的踝部必须保持90°屈曲位，以防止足下垂。　　　　　　　　　　（　　）

（2）偏瘫患者为避免侧卧位时压迫下肢，摆放体位时患侧髋关节应伸直。　　　（　　）

（3）为避免影响患者休息，偏瘫患者可长时间置于一种体位。　　　　　　　　（　　）

（4）轴线翻身的重要意义在于避免翻身时脊柱错位引起的损伤。　　　　　　　（　　）

（5）从坐位至站立的过程中，护理员应观察患者是否存在头晕等不适感。　　　（　　）

答案：　（1）√　　（2）×　　（3）×　　（4）√　　（5）√

【学习内容】

患者转移。

【学习目标】

（1）掌握患者在轮椅与床之间的转移法。

（2）掌握患者在平车与床之间的转移法。

【知识要点】

1. 概述

在住院期间，凡不能自行移动的患者，均需根据病情，选用轮椅、平车等工具转移患者，从而保证患者安全。

2. 目的

护送不能行走的患者完成各种检查治疗。

3. 安全提示

（1）使用前，应检查轮椅、平车的性能是否安全。

（2）使用轮椅、平车时系好安全带，防止患者意外坠落。

【技能要求】

利用轮椅、平车转移患者

1. 目的

住院期间护送不能行走的患者完成各种检查治疗。轮椅还能帮助患者下床活动,促进体力恢复。

2. 操作准备

(1)环境准备:室内温、湿度适宜。

(2)人员准备:护理员着装整齐,洗手。

(3)物品准备:轮椅或平车,按需准备毛毯、枕头。

3. 操作流程

沟通

评估患者的意识状态、躯体活动能力、体重、合作程度。向患者解释轮椅、平车转移的目的、方法及配合要点。

检查

检查轮椅或平车的性能,包括刹车、安全带、脚踏板等部件,协助安置患者身上各处导管。

轮椅转移法

(1)协助患者上轮椅:① 轮椅面朝床头,刹住轮椅车闸、固定、竖起脚踏板;② 扶患者坐起,协助穿好衣、裤、袜子、鞋子;③ 护理员协助患者站立后转身,嘱患者用手扶住轮椅把手,坐于椅中(见图2-6-6-10);④ 翻下脚踏板,协助患者双足置于脚踏板上,盖毛毯,系好安全带;⑤ 确认患者无不适主诉、安全后,放松轮椅车闸,推至目的地。

(2)协助患者下轮椅:① 轮椅推至床尾,使椅背与床尾齐平,患者面朝床头;② 刹住轮椅车闸,竖起脚踏板,去除安全带及毛毯;③ 按原方法协助患者站立、转身、坐于床沿。

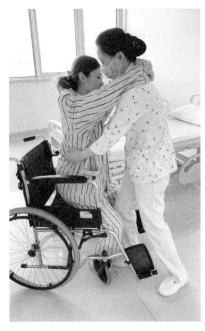

图2-6-6-10　协助患者上轮椅

平车转移法

（1）推平车至患者床旁，与床平行，大轮靠近床头，刹住车闸，使平车制动。

（2）协助患者穿好衣服、掀开盖被。

（3）根据患者情况及护理员人数选择不同的转移方法。

① 挪动法：协助患者将上身、臀部、下肢依次向平车移动。

② 一人搬运法：护理员一臂自患者近侧腋下伸至对侧肩部，另一臂伸入患者臀下，患者双手交叉环抱护理员颈后，护理员抱起患者稳步移动，将患者放于平车中央（见图2-6-6-11）。

③ 两人搬运法：两位护理员站在患者同侧，协助患者将上肢交叉于胸前。一名护理员一手伸至患者头、颈、肩下方，另一手伸至患者腰部下方；另一名护理员一手伸至患者臀部下方，另一手伸至患者膝部下方，由一名护理员发出命令，两人同时抬起患者至近侧床沿，再同时抬起患者稳步向平车移动，将患者放于平车中央。

④ 三人搬运法：搬运方法同两人搬运，但三人分别托住患者的头颈肩胸部、背腰臀部、膝部与双足（见图2-6-6-12）。

⑤ 四人搬运法：2名护理员分别站于床头和床尾，另两名护理员分别站于病床与平车的一侧，站于床头的护理员托住患者的头颈肩部。站于床尾的护理员抬起患者的双足，站于两侧的护理员分别抓住患者的床单两侧，由一人发号口令，四人同时抬起患者，连同床单一起向平车移动（见图2-6-6-13）。

（4）盖好被子，安置患者身上的导管。

（5）放开刹车，转移至目的地。

（6）整理床单位，同法将患者从平车转移至床上。

整理用物
轮椅、平车放回原位。护理员洗手。

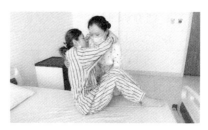

图2-6-6-11　一人搬运法移向平车

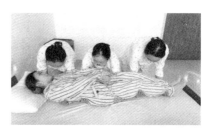

图2-6-6-12　三人搬运法移向平车

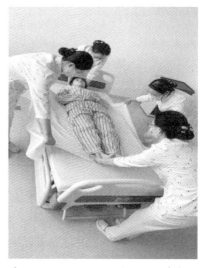

图2-6-6-13　四人搬运法移向平车

4.评分标准

项目	项目总分	质量要求	标准分
工作准备	10	室内环境清洁,温、湿度适宜	2
		保护患者隐私	2
		护理员着装整齐,洗净双手	2
		用物准备齐全,检查轮椅、平车性能	4
沟通	10	评估患者意识状态、躯体活动能力、体重、合作程度。向患者解释转运的目的、方法及配合要点	6
		语言柔和恰当,态度和蔼可亲	4
轮椅转移	30	转运前轮椅位置放置正确,固定轮椅刹车,竖起脚踏板	5
		床与轮椅之间转移方法正确	10
		翻下脚踏板、系好安全带	5
		确认患者无不适主诉	5
		轮椅与床之间转移方法正确	5
平车转移	30	转运前固定平车刹车,大轮朝床头	5
		平车与床高度一致	5
		床与平车之间转移方法正确	10
		根据患者情况选择最佳转移方法	3
		将患者置于平车中央位置	2
		适当安置导管	5
整理用物	10	整理床单位,轮椅、平车放回原位	3
		盖被子	3
		操作后洗手	4
熟练程度	10	动作轻巧、稳重、准确、安全	10

5.**注意事项、异常情况及处理**

(1)转移前勿忘检查轮椅或平车的性能,拉好刹车闸,系好安全带,确保转移过程中患者的安全。根据室外温度适当增减衣物、被子,防止患者着凉。

(2)搬运及推行过程中注意观察患者的病情,如有异常,及时停止。过门槛时应翘起轮椅前轮,避免震动过大,下坡时,嘱患者抓紧扶手。

(3)平车高度与病床一致(落差不超过15cm),确保患者头部处于大轮端。上下坡时,患者头部应处于高位,以减轻不适,并嘱患者抓紧扶手,进出门时避免碰撞门框。

【本节小结】

利用轮椅、平车转移患者是护理员照顾患者的基本技能。本节着重介绍了协助患者上下轮椅及平车的操作要点。希望通过本节内容的学习,护理员能够结合体位更换的知识,正确完成患者在床、轮椅和平车之间的转移,从而保证患者安全。

【考点提示】

(1)轮椅与平车都是病房常用工具,操作前不用特意检查其性能。 (　　)

(2)为保证患者安全,平车下坡时应让患者的头部置于高位。 (　　)

(3)将患者从床上转移至轮椅时,应先将轮椅置于床尾,背朝床头。 (　　)

(4)为方便搬运患者,平车的高度应低于病床20cm。 (　　)

(5)为保证患者的安全与舒适,过门槛时应翘起轮椅前轮,下坡时,嘱患者抓紧扶手。 (　　)

答案： (1)× (2)√ (3)× (4)× (5)√ (黄妍 黄莺)

第七章　安全与急救

　　医疗护理员能有效识别患者安全隐患并做好防范工作是促进患者安全的重要内容。本章着重介绍了患者住院期间常见的安全隐患，主要包括跌倒/坠床、意识障碍、误吸、噎食、烫伤、压力性损伤，以及导管滑脱的防范，同时介绍了患者常见保护用具的使用与观察、停电火灾应急预案等内容。这些均与护理员的日常工作息息相关，能够在一定程度上提升护理员对患者的照护能力，促进疾病恢复，保障患者住院安全，对护理员培训工作具有较实用的意义。

【学习目标】
（1）了解患者安全防护的内容。
（2）熟悉跌倒/坠床、意识障碍、误吸、噎食、烫伤、压力性损伤、管路滑脱的概念和危险因素。
（3）掌握跌倒/坠床、意识障碍、误吸、噎食、烫伤、压力性损伤、管路滑脱的防范要点和处理措施。

第一节　患者安全防护

一、跌倒/坠床

（一）概念

　　跌倒为突发、不自主的、非故意的体位改变，倒在地上或更低的平面上。跌倒包括以下两类：从一平面至另一平面的跌落（比如坠床）和同一平面的跌倒。跌倒/坠床常常会导致患者骨折、软组织损伤和脑部外伤等，是伤残和死亡的重要原因之一。跌倒/坠床还会延长住院时间、增加住院费用，加重家庭和社会的负担。因此，正确评估和识别发生跌倒/坠床的危险因素、有效预防跌倒/坠床的发生尤为重要。

（二）发生原因

　　跌倒/坠床发生的危险因素可分为内在危险因素和外在危险因素。

1. 内在危险因素

　　主要来源于患者的个体因素，包括生理因素、病理因素、药物因素和心理因素等。

　　（1）生理因素。随着年龄的增长，老年患者平衡功能、感觉功能、骨骼肌功能、中枢神经系统功能退化，导致其走路不稳，增加跌倒的危险性。

　　（2）病理因素。神经系统疾病（如脑卒中、帕金森病、小脑疾病等）、心血管疾病（如直立性低血压、小血管缺血性病变等），以及影响视力的眼部疾病（白内障、偏盲、青光眼、黄斑变性等）、平衡稳定性和感知能力较弱的患者，会增加跌倒发生的风险。

　　（3）药物因素。可能引起跌倒的药物有多种：① 精神类药物，如抗抑郁药、抗焦虑药、镇静催眠药、抗惊厥药等；② 心血管药物，如抗高血压药、利尿药、血管扩张药等；③ 其他药物，如降糖药、非甾体抗炎药、镇痛药、多巴胺类药物、抗帕金森病药等。这些药物通过影响神志、精神、视觉、步态、平衡等，容易引起跌倒。

　　（4）心理因素。沮丧、抑郁、焦虑等不良情绪会增加跌倒/坠床的危险。

2. 外在危险因素

　　包括环境因素、社会因素和人力资源因素。

（1）环境因素。

① 室内环境：如灯光昏暗，地面湿滑或有障碍物，家具高度或摆放位置不合适，病床未加用床挡，呼叫器远离枕边，楼梯台阶、卫生间没有扶手等，均增加跌倒风险。

② 户外环境：如雨雪天气，台阶和人行道缺乏修缮，人群拥挤等，都可能引起跌倒。

③ 个人环境、居住环境发生改变：衣服宽大，裤子过长，不合适的鞋子，助行器的使用不规范等，均易导致跌倒。

（2）社会因素。个体受教育程度、收入水平、社会交往能力水平、卫生保健水平等的差异，都会影响跌倒的发生。

（3）人力资源因素。护理人员的数量、照护时间、知识技能水平、对跌倒的认知及重视程度等，均对跌倒的发生有一定影响。

（三）防范要点

1. 选择合适的衣服和鞋子

为患者选择宽松合体的衣服，长度要适宜，不可将裤角边缘踩在脚底。指导患者选择合适的鞋子（包括拖鞋）：首先要合脚；其次，鞋底要粗糙、防滑，并且鞋内不要垫太厚的鞋垫，以免影响脚底感觉。

2. 选择合适的眼镜

有需要配镜的患者，建议到专科验光配镜，能看清报纸上最小的字，字体不变形，不出现走路头晕、视物不清等不适即可。

3. 设置安全环境

（1）病房内不摆放太多东西，排除环境中存在的可能导致跌倒的安全隐患，室内家具定位放置，尽量设置无障碍空间，常用物品放置在伸手可以触及的地方。

（2）保持室内外活动区域干燥，避免患者跌倒。刚打扫过的走廊应及时挂起"防滑"标识。

（3）病床高度要适中，床、椅的轮子要固定，必要时床两边要加床挡。

4. 安全活动

（1）洗澡时必须在病情允许的前提下，尤其是心脑血管疾病的老年患者，应注意饥饿时、饱餐时不宜洗澡。洗澡水温不宜过高，一般为37~39℃，时间不宜过长，且运动后不宜立即洗澡。洗澡过程中如果需要变换体位，动作不宜过快，避免跌倒。

（2）老年患者起床时，不可过于着急，做到三个"半分钟"，即睡觉醒来后不要马上起床，先在床上躺半分钟；起身后在床上坐半分钟；然后移动至床沿，双腿下垂，在床沿上坐半分钟，最后下床站稳后才开始行走。

（3）指导、协助患者正确使用各种设备，如床头灯，坐式马桶，楼梯、浴室等处的扶手。

（4）指导患者正确使用助行器。

（5）上下楼梯要注意做到"一扶二看三踏脚"。协助患者扶住扶手或手牵患者，指导其看清地面再下脚，脚底要完全踏在台阶上再起步，不要同时跨过几级台阶。避免走坡度大的楼梯或者台阶。

（四）处理措施

（1）跌倒后，护理员原地呼叫护士，如意识清醒无明显不适，协助护士扶患者上床休息；意识丧失者，避免搬动，在护士指导下缓慢放平患者，头偏向一侧。

（2）疑似有骨折发生，要立即报告护士，协助护士给予患者部位固定。

（3）轻伤者，在护士指导下用清水将伤口冲洗干净，然后用干净纱布给予包扎。扭伤者，患处敷冰块，瘀血肿胀先给予冰块冷敷，24h后可涂红花油或贴敷膏药。

二、意识障碍

（一）概念

意识是指个体对周围环境及自身状态的感知能力。意识障碍可分为觉醒度下降和意识内容变化两方面。觉醒度下降表现为嗜睡、昏睡和昏迷；意识内容变化表现为意识模糊和谵妄等。

（二）临床表现

1. 以觉醒度改变为主的意识障碍

（1）嗜睡：是意识障碍的早期表现。老年人表现为睡眠过度延长，但能被叫醒，醒后定向力基本完整，可勉强配合检查及回答简单问题，停止刺激后又继续入睡。

（2）昏睡：是一种比嗜睡较重的意识障碍。老人处于较深睡眠，较重的疼痛或言语刺激方可唤醒，模糊地作答，随即熟睡。

（3）昏迷：是一种最为严重的意识障碍。老人意识完全丧失，各种强刺激不能使其觉醒。昏迷按严重程度可分为三级。

① 浅昏迷：意识完全丧失，仍有较少的无意识自发动作。对周围事物及声、光等刺激全无反应，对强烈刺激如疼痛刺激可有回避动作及痛苦表情，但不能觉醒。吞咽反射、咳嗽反射、角膜反射以及瞳孔对光反射仍然存在。生命体征无明显改变。

② 中昏迷：对外界的正常刺激均无反应，自发动作很少。对强刺激的防御反射、角膜反射和瞳孔对光反射减弱，大小便潴留或失禁。生命体征已有改变。

③ 深昏迷：对外界任何刺激均无反应，全身肌肉松弛，无任何自主运动。眼球固定，瞳孔散大，各种反射消失，大小便失禁。生命体征已有明显改变，呼吸不规则，血压或有下降。

2. 以意识内容改变为主的意识障碍

（1）意识模糊：起病较缓慢，注意力减退，情感反应淡漠，定向力障碍，活动减少，语言缺乏连贯性，对外界刺激可有反应，但低于正常水平。见于缺血性卒中、肝肾功能障碍引起的代谢性脑病、感染及发热、高龄术后的患者。

（2）谵妄：是一种急性的脑高级功能障碍，老人对周围环境的认识及反应能力均有下降，表现为认知、注意力、定向力、知觉、智能和情感等发生极大紊乱，常伴激惹、焦虑、恐怖、视幻觉和片段妄想等，可呈间歇性嗜睡，有时彻夜不眠，可伴发热，酒精或药物依赖者戒断性谵妄易伴癫痫发作。常见于急性弥漫性脑损害、脑炎和脑膜炎、感染、中毒性脑病的老年人。

（三）防范要点

1. 生活护理

（1）给予配有保护性床挡的气垫床或按摩床，保持床单整洁、平整、干燥，减少对皮肤的机械性刺激。

（2）保持肢体的功能位，定时给予翻身、拍背。

（3）每天进行口腔护理2~3次，以保证口腔清洁。

（4）保持皮肤清洁，做好大小便的护理，保持外阴部皮肤清洁、干燥。

2. 病情观察

（1）严密观察老人的意识、瞳孔、体温、脉搏、呼吸、血压。监测老年人是否出现烦躁不安、意识障碍进行性加重，有无双瞳孔不等大、喷射性呕吐、呼吸不规则等脑疝的先兆表现。

（2）观察老年人有无呕血及黑便等消化道出血的症状和体征。留置胃管的老年人鼻饲前先抽胃液，如为咖啡色，则提示发生上消化道出血。

（3）观察老年人的皮肤弹性及有无脱水表现。

3. 饮食护理

（1）给予老年人高维生素、高热量饮食，补充足够的水分。

（2）鼻饲流质饮食时应定时、定量喂食，保证足够的营养供给。进食时至进食后30min需要抬高床头，防止食物反流。

（3）流质食物温度适宜，预防过热引起烫伤食管或过凉引起胃肠炎。

（4）准确记录出入水量，预防营养失调和水、电解质紊乱。

4. 预防并发症

（1）保持呼吸道通畅，平卧头侧位或侧卧位，取下活动性义齿，及时清除口鼻分泌物，及时吸痰，防止误吸、窒息和肺部感染。

（2）做好基础护理，预防压力性损伤、尿路感染、口腔感染；谵妄躁动者经家属或护理员同意后给予适当约束，防止坠床、自伤；慎用热水袋，防止烫伤；给予肢体被动活动，并抬高肢体，预防下肢深静脉血栓形成。

三、误吸

（一）概念

误吸是指进食或非进食时，在吞咽过程中有数量不一的液体或固体食物（甚至还可包括分泌物、痰液或血液等）进入声门以下的呼吸道，而不是像通常一样全部食团随着吞咽动作顺利地进入食管。误吸分显性和隐性两类，有50%~70%的患者可以毫无知觉地发生误吸。误吸是引起患者吸入性肺炎的主要原因，甚至可造成患者窒息、死亡。

（二）危险因素

1. 生理因素

发生误吸的患者以高龄患者居多。老年人各器官功能减退、肌肉松弛，特别是食管平滑肌松弛后，食管的3个狭窄部逐渐消失，胃肠道功能减弱，致使食物排空时间延长，当体位改变或腹内压增高时，即可发生食物反流。

2. 疾病因素

（1）脑血管疾病：如脑梗死、脑出血等致脑神经损伤。

（2）有颅腔病变、神经肌肉病变者。

（3）重度老年性痴呆：脑萎缩，脑功能严重受损。

（4）肺部感染的老年患者：呼吸肌弹性及肺功能降低，肺部扩张力下降、充气不足，使老年患者排出异物的能力缺失，易发生痰液阻塞，造成误吸甚至窒息。

（5）晚期肿瘤患者：常见口腔牙龈癌、鼻咽癌等，口腔分泌物增多，吞咽反射及咳嗽反射降低。

（6）咽喉及邻近部位损伤者。

（7）昏迷或意识障碍者。

（8）高龄老年患者及卧床不起者：基础疾病多，全身情况差。

3. 护理员对误吸认知缺失

护理员入职快，培训内容少，不能识别误吸现象。

（三）防范要点

1. 进食准备

进食前30min停止其他活动，做好就餐准备，对拒食患者做好心理疏导。

2. 进食体位

（1）尽量采取坐位或半卧位，卧位患者应至少床头抬高30°，以利于吞咽动作，减少误吸机会。

（2）进食后不宜立即平卧休息，应保持坐位或半卧位30min以上，以免胃内容物反流。

（3）如在喂食过程中出现呛咳现象，应立即停止进食，行侧卧位或俯身，轻叩胸背部将食物咯出，并及时向医护人员报告。

（4）给偏瘫卧床患者喂食，可取躯干仰卧位，头部前屈，偏瘫侧肩部以枕垫起，护理员位于患者健侧喂食，这样食物不易从嘴中漏出，利于食物向舌部运送，减少反流和误吸。

3. 食物选择

（1）避免进食黏稠、汤类流质及干硬的食物和较大的胶囊状药物，食物要适应患者的吞咽状态，以糊状食物为主。

（2）晚期口腔肿瘤患者应及时处理口腔内分泌物，伴有吞咽功能障碍者，不适宜口腔喂食。

4. 进食量及速度

（1）进食不宜过快、过急，要咽下一口，再吃一口。

（2）神志不清者，每喂一口要先用餐具或食物碰一下患者的口角，然后将食物送进口内，每勺饭量不要太多，速度不要太快，给患者充足时间进行咀嚼和吞咽，不要催，出现作呕反射时，暂停进食。

（3）少而精，七八分饱即可。

5. 进食环境

（1）避免情绪紧张与激动，注意力集中。给患者喂食过程中，耐心细致，不急不躁，不要跟患者交流不相关的问题。家属在的时候强调不要在进餐时和患者讲话，以免注意力分散引起误吸。

（2）从睡眠中刚清醒的患者，应在患者意识完全清晰后再喂食。

6. 鼻饲

（1）鼻饲的操作由护士进行，持续胃管滴注者，护理员要注意观察滴注过程中是否有异常现象发生，如呕吐、呛咳，应及时报告护士。

（2）鼻饲时抬高床头30°～45°，无法坐起者可取右侧卧位，抬高床头大于30°，不可平卧，鼻饲后要继续抬高床头30～60min。

7. 其他

（1）如能吞咽但易呛咳者，可将头稍垫高，偏向一侧，谨慎喂食，避免误入气管引起窒息。

（2）鼓励患者咳嗽及呼吸锻炼，以促进保护性的生理反射恢复，协助患者排痰，保持呼吸道通畅，预防误吸的发生和减轻因误吸造成的不良后果。

（3）肺部感染患者睡眠时宜采取头稍高的右侧卧位，避免痰液反流入呼吸道。

四、噎食

（一）概念

噎食指进食过程中因吞咽障碍或未经充分咀嚼便下咽，导致食物团块不能下咽而阻塞食道，压迫呼吸道或误入气道而常引起呼吸窒息，表现为呼吸困难或发绀等一系列临床表现，甚至发生死亡。噎食发生的主要原因为吞咽障碍。

（二）高危因素

1. 年龄

（1）生理功能退化，多伴有牙齿脱落、咳嗽反射功能下降、唾液分泌减少，食管下端括约肌神经纤维发生退行性改变，而对食物的咀嚼功能和吞咽功能下降。

（2）老年患者常伴有各种脑血管疾病或食管病变，进一步加重了吞咽反射迟钝，易造成吞咽动作不协调。

2. 相关疾病影响

（1）精神性疾病：服用抗精神病药物易引起咽喉肌群共济失调。

（2）躯体疾病：如特殊位置的脑梗死、重症肌无力、阿尔茨海默病等。

（3）口咽部疾病：如咽炎、咽后壁脓肿、咽部肿瘤等。

（4）食管疾病：如食管炎、食管瘢痕性狭窄、食管癌等。

3. 其他

食物干燥或黏性大，如进食煮鸡蛋、蛋糕等较干的食物或年糕、麻团等黏性较大的食物时，这些食物不宜咀嚼，常常黏附于咽喉部位难以下咽，继而发生噎食。

（三）防范要点

1. 安全提示

（1）患者入院后，护士根据病情给予患者吞咽障碍的风险评估，对于高风险者，护理员应引起重视。

（2）根据患者自身情况，给予相应饮食。

（3）不可不征询患者同意而强行喂食。

2. 注意观察

（1）若发现患者面容呆板、动作迟缓、流涎、强迫性张口等反应或原有不良反应加重，发音不清、口水外溢等症状，须及时报告医护人员。

（2）如出现呛咳、呼吸困难，应立刻停止进食，给予协助清理口腔内的食物，避免食物阻塞呼吸道引起窒息，并及时报告医护人员。

3. 食物的选择和限制原则

（1）选择食物以松软、易消化、易于咀嚼和吞咽为原则，如面条、稀饭、鸡蛋汤等。

（2）尽量避免过硬的煮鸡蛋、蛋糕、粽子、年糕等干燥或黏性较大的食物。

（3）家属自行为患者准备的食物，必须经过医护人员检查并符合要求后方可留下。护理员不能自行给予患者留用和进食。

4. 其他

（1）待患者完全清醒后再进食。

（2）牙齿缺损患者在进餐前安装活动义齿，方便嚼碎食物，利于吞咽。

（3）针对患者进食的自理缺陷情况，可以给予喂食：①非卧床患者进食，采取坐位进食；②卧床患者喂食，注意体位，以半卧位或坐位为佳，抬高床头不小于30°，同时让其颈部略前倾，这样容易引起咽反射，减少噎食发生；③患者进食后应保持坐位至少半小时，防止食道反流引起的噎食；④卧床患者刚刚喂食后，防止立刻翻身等其他操作进行。

（4）避免嘈杂的环境加重患者的烦躁情绪，不能平静进食，导致噎食发生。发现患者情绪波动较大时，应暂缓进食。

（5）选用适当的食具，如有需要可选用细调羹。

（6）暴饮暴食者，应嘱其放慢速度，减少食量，伴吞咽困难及面肌痉挛患者应进食流质或半流质饮食。

（7）就餐过程中，指导患者规律、缓慢、小口进食，细嚼慢咽，嘱进餐时禁止聊天及行走。

（8）动态观察进食吞咽困难的进展和变化。

（9）进食后，及时给予漱口或擦拭口腔。

五、烫伤

（一）概念

烫伤通常是指由于热液、蒸汽等所引起的组织损伤。另外一种是低温烫伤，指长时间接触高于体温的低热物体所引起的烫伤,通常指温度为41~60℃的致伤因子作用于机体较长时间而造成的皮肤甚至皮下组织的损害。烫伤好发在冬季,部位常在下肢。

(二)烫伤发生的原因

1. 烫伤发生的直接因素

热力和时间。温度达到44℃,接触皮肤6h以上才发生不可逆损伤,44~51℃的损伤程度与接触时间长短呈正相关,而51℃以上极短时间即可引起损伤。

2. 低温烫伤

约占冬季烫伤的1/3:因为皮肤长时间与致热原接触,表层组织虽然脱水较慢,但热容量大,使热能积蓄向深部传导,引起深度烫伤。

3. 烫伤发生的危险因素

(1)生理因素:包括年龄、生活自理能力及全身皮肤情况。老年人的皮肤随年龄增长而变薄,皮肤的附属器如毛囊、汗腺及皮脂腺功能逐渐衰退,皮肤张力、感觉功能、对外保护作用及对周围环境温度调节功能差,再生机能降低或减弱,免疫功能降低,皮肤血运减慢,易造成烫伤。

(2)疾病因素。

① 患有糖尿病、脉管炎或卒中后遗症的老年患者,末梢循环功能障碍,神经功能受损,感觉迟钝,热和痛觉不敏感,对低温刺激反应低,故在低温的持续作用下常致深度烫伤。

② 肢体功能障碍,意识障碍,大手术后危重、虚弱,服用镇静安眠及止痛药等影响意识或活动者。

(三)防范要点

(1)接收到新入院患者,护士会评估患者病情与皮肤情况,护理员要在护士的指导下了解和掌握患者是否需要热疗,以及用热位置、温度和器具的选择。

(2)确定潜在烫伤的危险场所和用具,例如水箱、热水瓶、热水袋、暖宝宝及热水器等,经常告知和提醒患者,如将热水瓶妥善放置,防止热水烫伤等。

(3)选择用热方式后,注意温度与时间,避免发生烫伤事件。

(4)需要沐浴的患者做好水温控制,先开冷水,再开热水。

(5)热水泡脚时,不同患者需区别对待。偏瘫患者应先放入健侧脚,无烫感后再放入患侧脚;截瘫患者及糖尿病患者应先用温度计测量水温,水温不超过37.0℃,条件不具备时,也可将手放入水中5min以上,如果没有烫感则可以使用,洗脚时间不宜过长,一般以5~10min为宜。

(6)使用电热毯要注意产品质量,睡前打开,睡时关闭。

(7)使用金属或电子取暖设备时,有封套的要使用封套,不能紧贴皮肤。

(8)使用烤灯或者热敷时,严密观察用热部位,观察有无红肿、疼痛等,严格掌握热疗时间。

(9)如果患者发生意外烫伤事件,护理员应及时报告医护人员,并协助护士采取应对措施。

(四)烫伤程度及处理原则

处理原则:发现患者意外烫伤后,应立即去除热原,即刻报告医护人员,协助医护人员冷水冲洗烫伤部位30min,无法冲洗者可局部冰敷。如果隔着衣服,应迅速用剪刀剪开衣服,这样经过及时散热可减轻疼痛或烫伤的程度。

(1)Ⅰ度烫伤:损伤最轻,烫伤皮肤发红、明显触痛、有渗出或水肿。轻压受伤部位时局部变白,但没有水疱。处理:不必特殊治疗,可涂抹一些烫伤油膏。

(2)Ⅱ度烫伤:损伤较深,皮肤水疱,水疱底部呈红色或白色,充满清澈、黏稠的液体。触痛敏感,压迫时变白。处理措施:有水疱者,如果水疱未破,应给予保护,避免破溃,护士在无菌条件下采取抽吸的方法,清除水疱内的液体,这样可以保持水疱皮肤的完整。待愈合后去除,这样做有利于再生创面的修复;对深Ⅱ度烫伤的水疱,不论感染与否,应该去除腐皮以避免感染。

(3)Ⅲ度烫伤:损伤最深。表面发白、变软或者呈黑色、炭化皮革状。由于被烫伤皮肤变得苍白,在白皮肤患者中,常被误以为正常皮肤,但压迫时不再变色。破坏的红细胞可使烫伤局部皮肤鲜红色,偶尔有水疱,烫伤区的毛发很容易拔出,感觉减退。烫伤区域一般没有痛觉。处理措施:提倡暴露疗法,必要时外科手术治疗。暴露疗法时,应保持室内卫生,定时流通空气,做好床旁接触隔离,接触创面时必须注意无菌操作。如创面有渗出物,随时用消毒棉球吸干,保持创面干燥,床单或纱布垫如被浸湿,应随时更换,避免发生感染。

六、压力性损伤

(一)概念

压力性损伤是位于骨隆突处、医疗或其他器械下的皮肤和(或)软组织的局部损伤,可表现为完整皮肤或开放性溃疡,可能会伴疼痛感。损伤是由于强烈和(或)长期存在的压力或压力联合剪切力导致。局限性损伤指相关身体局部组织长期受压,血液循环障碍,局部持续缺血缺氧,组织营养缺乏,致使皮肤失去正常功能,重者坏死组织可发生感染,甚至威胁生命。

(二)发生原因

1. 外在因素

(1)压力:压力垂直作用于受力面是压力性损伤发生的主要因素。

(2)摩擦力:两物体表面运动时产生阻碍物体运动的阻力,当摩擦力作用于皮肤时,易破坏皮肤的角质层。

(3)剪切力:由两层组织相邻表面间的滑行而产生的进行性的相对移动所引起,由摩擦力与压力相加而成,与体位有密切关系

(4)潮湿:大小便失禁、出汗、创面伤口渗出、引流液渗漏等,导致皮肤浸渍、弹性下降,抵抗力减弱,易被剪切力、摩擦力损伤。

2. 内在因素

(1)营养:营养不良既是压力性损伤发生的危险因素,也是其经久不愈的主要影响因素,营养不良可造成皮下组织减少,受压部位易发生血液循环障碍,容易发生压力性损伤。

(2)运动障碍、感觉障碍、急性病、年龄、体重、血管病变、脱水也是压力性损伤的影响因素。

3. 诱发因素

(1)温度:体温每升高1℃,组织代谢需氧量增加10%。组织持续受压产生缺血、缺氧和营养物质供应不足,合并体温升高引起的高代谢需求可增加压力性损伤的易感性。

(2)坐、卧的姿势,移动患者的技术,大小便失禁等。

4. 易发生压力性损伤的高危人群

(1)年龄:压力性损伤的发生率随年龄增大而增高。

(2)肥胖者:体重造成骨突处较大的压力。

(3)身体衰弱、营养不良、贫血、糖尿病者:骨隆突处的皮下组织较薄,受压部位缺乏肌肉组织和脂肪组织保护。

(4)使用镇静剂的患者,神经疾患或因脑血管意外、外伤而昏迷的患者:自发性的身体活动减少。

(5)烦躁不安被约束而无法自行翻身的患者。

(6)水肿患者:特别是骶尾或臀部水肿。

(7)发热患者、大小便失禁的患者:皮肤经常受汗液、大小便等潮湿因素刺激。

(8)疼痛的患者:为避免疼痛而不敢活动,处于强迫体位。

（9）石膏绷带和夹板及外科装置使用不当的患者：石膏使用不平整或有渣屑、夹板等装置放置或牵引不当，致使局部血液循环不良、组织缺血坏死。

5. 压力性损伤好发的部位

（1）好发于受压部位。

（2）好发于缺乏脂肪组织保护、无肌肉包裹、肌层较薄的骨隆突处。

（3）仰卧位：好发于枕骨粗隆、肩胛部、肘部、脊椎体隆突处、骶尾部（最多见）、足跟。

（4）侧卧位：好发于耳郭、肩峰、肘部、髋部、膝关节内外侧、内外踝。

（5）俯卧位：好发于耳郭、颊部、下颌、肩部、女性乳房、肋缘突出部、男性生殖器、髂前上棘、膝部、脚趾。

（6）坐位：好发于坐骨结节。

（三）防范要点

1. 原则

（1）做到"五勤"：勤观察、勤翻身、勤擦洗、勤整理、勤更换。

（2）协助护士观察和评估患者病情、意识状态、体重、肢体活动能力、皮肤完整性、心理反应、合作情况等。

（3）掌握节力原则，翻身、更换体位时，动作轻柔，避免拖、拉、推等粗鲁动作。

（4）避免发生患者坠床、导管滑脱等不良事件。

（5）患者身上有各种导管、伤口、石膏夹板、牵引、皮肤损伤及相应部位术后患者，需要在护士指导下给予翻身、更换体位。

（6）根据患者身体活动受限情况的不同，合理更换体位。翻身时，注意保持脊柱平直，避免躯干扭曲。

2. 翻身

根据病情、体重等，经护士指导，确定翻身间隔时间，选择翻身方法及卧位。定时翻身是预防长期卧床患者发生压力性损伤的最有效措施，实质上是弥补机体对生理反射活动失调的主要措施。

（1）常见翻身方法：① 松开床尾盖被，协助患者屈膝仰卧位，双手放在腹部；② 将枕头移向对侧；③ 将患者上半身移向自己站立的一侧床沿；④ 将患者双下肢移向同侧床沿并使之屈膝；⑤ 一手扶肩、一手扶膝，轻轻推患者转向对侧，使之背对护理员，将枕头移于头下。

（2）轴线翻身方法。

① 如果患者有颈椎损伤时，由三名损伤者协助翻身。A操作者固定患者头部，沿纵轴向上略加牵引，使头、颈、躯干在同一直线上；B操作者将双手分别置于患者肩部、腰部；C操作者将双手分别置于患者的臀部、膝部，使患者头、颈、肩、腰、髋保持在同一水平线上；由A操作者发号施令，三名操作者同时用力，缓慢移动患者翻转至侧卧位。

② 患者无颈椎损伤时，可由两位操作者完成轴线翻身。一名操作者托住患者颈肩部和腰部，另一操作者托住患者臀部和腘窝，同时将患者抬起移向近侧床边。两人分别扶托患者的颈肩、腰、臀、膝部，同时用力轻推，将患者翻向一侧。

（3）体位。

① 临床一般卧位平均每2h翻身一次，必要时可每隔30min翻身一次，或在护士的指导下进行，在后背垫体位垫，胸前抱一软枕，下腿伸直、上腿弯曲，肢体处于功能位。

② 坐位时每30~60min更换一次体位，每15min抬高一次身体。

③ 平卧位时除特殊治疗需要外，床头抬高角度应尽可能低，应避免大于30°，用膝枕、挡脚枕把剪切

力减至最小。

④ 协助患者翻身时应让患者尽量靠近操作者,使重力线通过支撑面保持平衡稳定。

⑤ 协助患者翻身时不可拖或拉,应将患者稍抬起后再行翻身。可通过提起床单来抬高患者以减少摩擦。移动后须用软枕垫在背部及膝下,脚跟悬空离开床垫,减轻局部压力。

⑥ 如患者身上置有导管和输液装置,翻身时应先安置妥当,翻身后检查导管,注意保持通畅。严重烧伤者可由护士协助,使用翻身床。

⑦ 为术后患者翻身时,应先检查敷料是否干燥、有无脱落,如有分泌物浸湿敷料或敷料脱落、破损等异常情况,应及时报告护士,给予处理后方可再行操作。

3. 导管及医疗器械观察

(1) 对留置导管的患者,在护士的指导下随时观察导管位置是否通畅,以及导管固定部位的皮肤状况,有异常须及时报告护士。协助护士更换粘贴皮肤的位置,或者用纱布包裹,降低导管对皮肤的压迫。

(2) 对使用医疗器械的患者,由护士指导观察,保持皮肤清洁。发现异常须及时报告护士。

4. 皮肤护理

(1) 检查患者皮肤情况,有无发红、水疱、破损、皮屑等,出现异常情况须及时报告护士。翻身同时可用拧干的温毛巾给予擦拭(保持皮肤清洁干燥,可增强皮肤的抗摩擦力)。如果发现皮肤发红,解除压力30min后,压红不消退,可增加翻身次数,减少每次间隔时间,发红部位不可再受压,可垫起。

(2) 保持皮肤清洁干燥,可增强皮肤的抗摩擦力,每天早晚温水轻轻擦洗受压部位;选用性质温和的肥皂,每次洗完后注意涂抹润肤膏,以避免皮肤干燥皲裂。

(3) 在护士指导下可选择使用新型的敷料以保持皮肤的完整性。①水胶体敷料:能促进血运,改善压红和瘀血。②液体敷料:在皮肤表面形成保护膜,用以缓解由于压力、摩擦力、浸渍等引起的症状。③泡沫敷料:具有独特的三层结构,表层能够快速蒸发多余水分,起到防水、阻菌屏障作用,大小孔泡沫结构能够快速吸收、锁定渗液、有效减压,伤口接触层能够防止粘连,形成有利于愈合的湿性环境,有效预防压力性损伤。

(4) 对因受压发红的皮肤进行按摩并不能防止压力性损伤发生,反而会加重深层组织损害,通常受压部位皮肤变红是正常的保护性反应,压力解除后30~40min内皮肤颜色会恢复正常,不会诱发损伤发生,所以不需要进行局部皮肤按摩。

(5) 大小便失禁的患者,出现污渍要及时清洁并保持干燥,肛周及会阴部先用软毛巾蘸温水清洁皮肤(禁止用力涂擦皮肤),待皮肤清洁且干燥后,护士指导给予贴保护膜或涂皮肤保护剂(每日1~2次),避免潮湿。对于尿失禁的男性患者,可用保鲜袋固定于阴茎,形成一个接尿器,能够有效避免潮湿。

(6) 使用便盆时应协助患者抬高臀部,不可硬塞、硬拉,可在便盆上垫软纸或布垫,不可使用掉瓷或有破损的便器。

(7) 对于感觉功能下降患者(如糖尿病、水肿严重、休克等),应避免使用热水袋、冰块,并保持床单平整、干净、无皱褶。必须使用热水袋者,注意使用方法,避免烫伤发生。

(8) 加强足跟部护理,小腿下垫枕。

(9) 对于水肿和肥胖者,气垫圈使局部血液循环受阻,可使用C形圈。

(10) 保持床单、被服清洁,不可让患者直接卧于橡胶单或塑料布上。

七、管路滑脱

1. 概念

管路滑脱主要是指胃管、尿管、引流管、气管插管、气管切开、中心静脉导管和经外周置入中心静脉导管等管路的意外脱落；或未经医护人员同意，患者将导管拔除；也包括医护人员操作不当所致拔管。

2. 发生原因

（1）患者因素。

① 生理因素：随着年龄的增长，老年患者情绪不稳定、固执、缺乏适应性等，容易在置管不适、难以忍受时自行拔管。

② 置管舒适度的改变：留置管路引起不舒适感是患者拔管的主要原因。

（2）医护人员因素。

① 评估不到位：护理人员未能及时准确地评估管路滑脱的相关高危因素，且未及时采取有效的应对措施。

② 宣教不到位：护理人员对各种引流管道的护理知识掌握不全，宣教不到位，导致患者及其家属对管路的重要性认识不足。

③ 缺乏有效固定：管道固定不牢或不妥当是发生管道滑脱不良事件的重要影响因素之一。

④ 安全管理不到位：护理人员缺乏管道安全管理的相关知识，安全管理不到位。

⑤ 人力资源不足：护理人员配置不合理，容易导致护理工作不到位，不能及时发现相关隐患或存在的问题，增加造成管路滑脱的风险。

3. 防范措施

（1）做好评估：及时准确评估患者留置管路的名称、插入深度、是否通畅，有无扭曲、挤压、堵塞现象，衔接是否紧密，有无漏气等，评估管路是否移位或者滑出，固定是否牢固，有无松动现象，以及引流液的颜色、引流量等。

（2）做好宣教：告知患者及其家属留置管道的目的、意义、注意事项，使其充分了解预防管路滑脱的重要性，取得配合。

（3）妥善固定管路：避免管路因固定不好而脱落，在给患者实施各种治疗护理（如翻身）时，应先确认固定好导管，再给患者翻身。对外出检查或下床活动的患者，应认真检查导管接口处是否衔接牢固，并告之患者及其家属注意避免牵拉。

（4）适当约束：对意识不清、躁动、小儿等不配合的患者，在家属同意情况下适当使用约束带，防止患者将管路拔出，必要时根据医嘱给患者服用镇静药。

（5）密切观察：护理人员应按分级护理要求及时巡视病房，仔细观察导管接口处是否固定良好并检查约束部位，每班评估，并做好护理记录。导管各连接处连接紧密、牢固，保持管道通畅，避免扭曲、受压等。

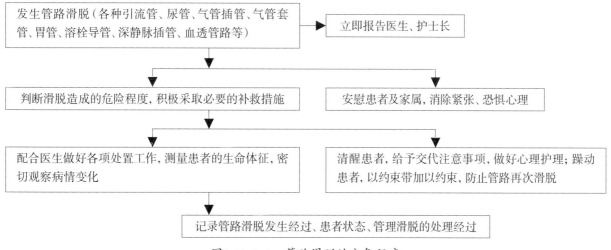

图2-7-1-1　管路滑脱的应急程序

（6）加强心理护理：消除患者顾虑、紧张和恐惧的心理，增强心理上的认可感，减少护理风险的发生。

（7）建立管路滑脱应急预案：制订留置管路滑脱登记报告制度和应急预案（见图2-7-1-1）。

4. 处置方案

（1）鼻胃管和鼻肠管。

① 发现鼻胃管或鼻肠管外露长度增加或完全脱出体外（即发生了管路滑脱），请勿再继续使用，并立即向护士汇报。

② 待重新留置导管后或护士确认导管位置正确、可以继续使用后，再重新开始使用。

③ 妥善固定导管。在翻身等护理过程中，避免牵拉导管，预防或减少管路滑脱的发生。

④ 躁动或不能配合的患者，必要时给予约束。

（2）尿管。

① 发现尿管滑脱，需立即向护士汇报。

② 检查脱出的尿管是否完整，水囊是否破裂。

③ 查看患者尿道口是否有血迹，必要时清洁会阴。

④ 如果不需要重新留置尿管，需密切观察患者的排尿情况，尿液的量、颜色等。

⑤ 重新留置尿管时，需观察尿液的量、颜色等。

（3）气管切开套管。

① 发现气管切开套管部分或完全脱出，应立即向医生和护士汇报。观察患者的呼吸情况，监测患者的脉搏、血氧饱和度，必要时协助医护人员准备简易呼吸器等抢救设施。

② 如果是气管切开1周以内的患者，需要等待医务人员处理；如果切开时间超过1周，导管部分脱出，可以在医务人员的指导下，尝试送回导管。导管完全脱出时，需医生处理。

③ 观察气管切开固定带的松紧程度，避免过松或过紧，以容纳一根手指为宜。

【本节小结】

本节系统介绍了医疗护理员如何有效识别及应对患者安全隐患，期望通过本节内容的学习，使护理员能科学认知患者常见安全隐患的危险因素，加强对患者的病情观察，并采取有利的防范措施，从而提升护理员专业水准，更好地协助护士保障患者安全，拉近与患者之间的关系。

【考点提示】

（1）无论患者任何原因导致的跌倒，都要立即将患者扶起来。　　　　　　　（　　）

（2）老年患者起床时，不可过于着急，做到三个"一分钟"。　　　　　　　（　　）

（3）为老年痴呆患者喂食，患者不愿活动，可以取仰卧位。　　　　　　　（　　）

（4）噎食发生的主要原因是吞咽障碍。　　　　　　　　　　　　　　　　（　　）

（5）预防压力性损伤的关键是按摩。　　　　　　　　　　　　　　　　　（　　）

答案：（1）×　　（2）√　　（3）×　　（4）√　　（5）×

（顾芬　季萍萍　侯黎莉）

第二节　初级急救

【学习内容】

止血。

【学习目标】

（1）了解伤口出血的种类。

（2）掌握止血的原则。

（3）熟悉止血方法，掌握加压法和指压法。

【知识要点】

1. 概述

此处的出血是指外出血，即可以看见血液通过伤口渗流到体外。根据血管损伤的种类，可分为动脉出血、静脉出血和毛细血管出血。不同类型出血有不同的特点。

（1）动脉出血：出血速度快，多呈喷射状，可在短时间内大量失血而危及生命，需尽快止血。

（2）静脉出血：速度稍慢，量中等，比动脉出血易控制。

（3）毛细血管出血：呈渗出性，危险性小。

护理员需要根据不同情况，正确判断，及时呼救，并迅速采用初步止血措施。

2. 目的

迅速控制出血，防止失血过多危及生命。

3. 安全提示

（1）止血原则：① 根据出血部位，采用不同的止血方法；② 不要对嵌有异物或骨折断端外露的伤口直接压迫止血；③ 万不得已情况下使用止血带止血。

（2）常见止血方法。① 加压包扎法：最快、最有效的止血方法；② 指压法：当加压包扎法和抬高肢体均不能控制严重出血时，指压法可有效止血；③ 止血带止血法：四肢有较大血管损伤或伤口大、出血量多，采用加压包扎等其他方法仍不能有效止血时使用。

【技能要求】

止血

1. 目的

迅速控制出血。

2. 操作准备

（1）环境准备：环境安全，四周无锐器，无再次受伤的危险。

（2）人员准备：护理员着装整齐，洗手。

（3）用物准备：尺码合适的清洁手套、剪刀、无菌敷料或衬垫、止血带、隔离衣（必要时）。

3. 操作流程

确认环境安全

↓

（1）戴手套（如无，用干净衣服或塑料袋）。
（2）伤者取坐位或卧位。
（3）暴露伤口：衣物遮盖时，脱去或剪开衣物。
（4）检查出血部位及类型，有异物的伤口不可拔除异物，保持原位。

↓

呼救：患者状况，出血部位

↓

实施

（1）加压法：① 将无菌敷料或衬垫覆盖在伤口上；② 将手掌放在伤口上加压；③ 如果出血未停止，用另一只手或绷带施加额外压力；④ 如果出血仍未停止，调整按压的部位和方向，直至出血停止；⑤ 四肢止血时，抬高伤肢高于心脏平面，以减少出血。

（2）指压法：用手指、手掌或拳头压迫伤口近心端动脉，或将动脉压向深部的骨骼上，以阻断动脉血运。

（3）止血带止血法：① 指压止血后将伤肢抬高2min，指导伤者用健肢指压止血；② 在扎止血带部位（上臂上1/3、大腿上2/3）垫衬垫；③ 压力均匀、适度，以刚阻止动脉血液流动为度；④ 在伤者手腕或胸前衣服上做明显的标记，注明止血带使用的时间。

↓

观察止血效果，检查远端动脉搏动情况，安慰伤者。

↓

待医务人员赶到，告知所采取的措施，协助安置。洗手。

4. 评分标准

项目	项目总分	质量要求	标准分
准备	10	护理员着装整齐	2
		物品20s内准备齐全	2
		确认环境安全,洗手	6
止血前准备	10	安抚伤者	1
		伤者卧位正确	1
		伤口暴露正确	3
		检查出血部位及类型	3
		(口述)有异物的伤口不可拔除异物,保持原位	2
加压法	20	正确选择无菌敷料或衬垫	5
		创面覆盖完整	5
		正确施压,力度适宜	5
		(口述)四肢止血时抬高伤肢高于心脏平面	5
指压法	20	指压部位正确	6
		指压方法正确	6
		效果确实(出血停止,伤肢远端动脉搏动消失)	8
止血带止血法	20	抬高伤肢2min	2
		指导伤者正确指压出血	3
		垫衬垫	3
		上止血带部位正确	4
		止血带压力均匀、适度	4
		标记部位及时间	4
操作后	10	观察止血效果,摸动脉搏动	2
		与医务人员交接	2
		(口述)止血带部位及时间	3
熟练程度	10	协助安置、安慰伤者,洗手 动作轻巧、稳重、准确、安全	3

5. 注意事项、异常情况及处理

(1)鼻腔出血:指导轻症患者取坐位弯腰前倾,捏住鼻翼远端并向鼻中隔方向捏紧,至少5min。告知患者可以擤鼻或者吐出血液,切勿咽下,以避免鼻腔黏连和误吸。

(2)止血带止血法禁止使用铁丝、电线等代替止血带。扎止血带的时间越短越好,总时间不应超过5h。

【本节小结】

血液是维持生命活动的重要物质,短时间内大量出血可危及生命或发生严重的并发症,止血是急救中非常重要的技术。本节着重介绍了出血的初步止血方法。希望通过本节内容的学习,护理员能够掌握基础的止血方法,以保证患者安全。

【考点提示】

(1)上臂割伤出血时,首选止血带止血法。　　　　　　　　　　　　　　　　　　　　(　　)

(2)紧急情况下,可以用电线代替止血带。　　　　　　　　　　　　　　　　　　　　(　　)

(3)鼻腔突然喷血时,可以让患者仰头,用纸巾填塞鼻腔止血。　　　　　　　　　　　(　　)

(4)发现伤者出血部位有碎玻璃片,不可以拔除,保持原位。　　　　　　　　　　　　(　　)

（5）腹部手术拆线后,患者剧烈咳嗽导致切口突然大量出血时,可以直接用手按住伤口止血。（　　）

答案：　（1）×　（2）×　（3）×　（4）√　（5）×

【学习内容】

初级心肺复苏。

【学习目标】

（1）掌握心搏骤停的表现及判断方法。

（2）掌握胸外按压及通气的方法。

（3）掌握体外自动除颤仪的使用方法。

【知识要点】

1. 概述

当发生呼吸、心搏骤停时,需要立即使用胸外心脏按压、人工呼吸、除颤等初级心肺复苏措施抢救生命。护理员需要了解心搏骤停的表现,知道如何判断,并及时呼救。心搏骤停一般表现为以下几点。

（1）意识丧失。

（2）呼吸停止。

（3）大动脉搏动消失。

（4）其他：口唇、指甲及全身皮肤青紫等。

2. 目的

通过初级心肺复苏操作来恢复猝死患者的自主循环、自主呼吸和意识。

3. 安全提示

（1）快速、正确判断患者是否发生呼吸、心跳骤停是施救的前提。可轻拍患者并大声呼叫："您怎么啦",如果患者没有反应,表示意识消失。此时应立即呼救。然后将自己的脸颊贴近患者,感受有无鼻息,看胸廓有无起伏,用手触摸颈部动脉的搏动,如果5~10s内感受不到患者的鼻息,胸廓无起伏,动脉无搏动,表明患者呼吸、心跳停止,应立即施救。

（2）有旁观者时,可请旁观者协助呼救,拿取体外自动除颤仪。

【技能要求】

初级心肺复苏

1. 目的

通过初级心肺复苏操作来恢复猝死患者的自主循环、自主呼吸和意识。

2. 操作准备

（1）环境准备：环境安全,拉围帘。

（2）人员准备：护理员着装整齐。

（3）用物准备：呼吸面罩,体外自动除颤仪。

3. 操作流程

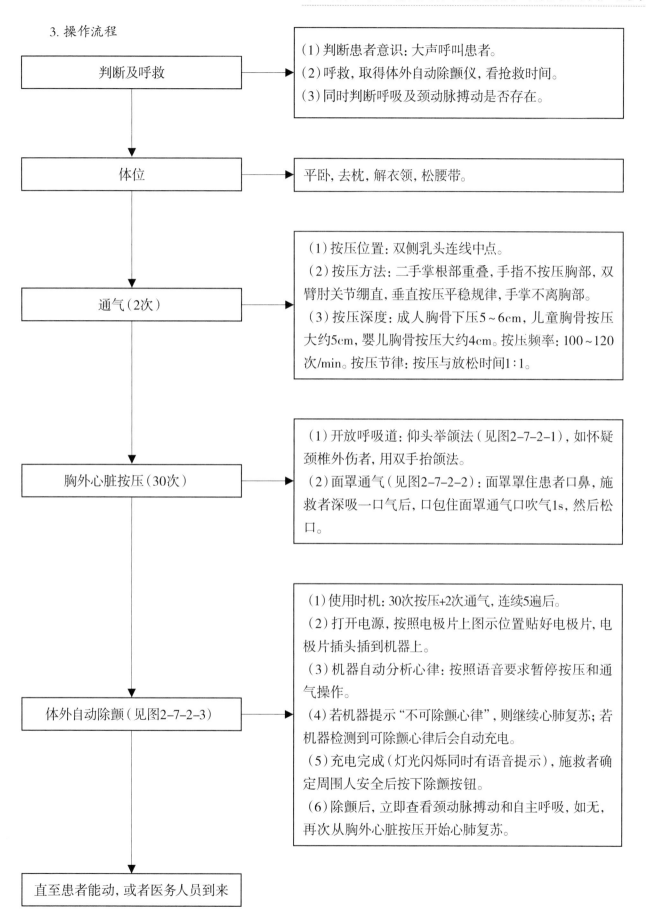

判断及呼救 → （1）判断患者意识：大声呼叫患者。
（2）呼救，取得体外自动除颤仪，看抢救时间。
（3）同时判断呼吸及颈动脉搏动是否存在。

体位 → 平卧，去枕，解衣领，松腰带。

通气（2次） → （1）按压位置：双侧乳头连线中点。
（2）按压方法：二手掌根部重叠，手指不按压胸部，双臂肘关节绷直，垂直按压平稳规律，手掌不离胸部。
（3）按压深度：成人胸骨下压5～6cm，儿童胸骨按压大约5cm，婴儿胸骨按压大约4cm。按压频率：100～120次/min。按压节律：按压与放松时间1:1。

胸外心脏按压（30次） → （1）开放呼吸道：仰头举颌法（见图2-7-2-1），如怀疑颈椎外伤者，用双手抬颌法。
（2）面罩通气（见图2-7-2-2）：面罩罩住患者口鼻，施救者深吸一口气后，口包住面罩通气口吹气1s，然后松口。

体外自动除颤（见图2-7-2-3） → （1）使用时机：30次按压+2次通气，连续5遍后。
（2）打开电源，按照电极片上图示位置贴好电极片，电极片插头插到机器上。
（3）机器自动分析心律：按照语音要求暂停按压和通气操作。
（4）若机器提示"不可除颤心律"，则继续心肺复苏；若机器检测到可除颤心律后会自动充电。
（5）充电完成（灯光闪烁同时有语音提示），施救者确定周围人安全后按下除颤按钮。
（6）除颤后，立即查看颈动脉搏动和自主呼吸，如无，再次从胸外心脏按压开始心肺复苏。

直至患者能动，或者医务人员到来

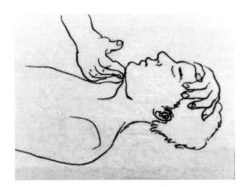 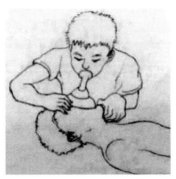 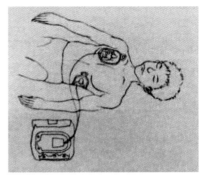

图2-7-2-1　仰头举颌法　　　　图2-7-2-2　面罩通气　　　图2-7-2-3　体外自动除颤仪应
用示意

4.评分标准

项目	项目总分	质量要求	标准分
准备	5	护理员着装整齐	1
		掌握急救物品位置	2
		确认环境安全,洗手	2
判断与呼救	10	判断患者意识:大声呼叫患者	2
		呼救,取得体外自动除颤仪,看抢救时间	3
		同时判断呼吸及颈动脉搏动是否存在(5~10s)	3
		(口述)无搏动	2
安置体位	5	平卧,去枕	2
		有气垫床者,拔掉气垫床的通气管	1
		解衣领,松腰带	2
胸外心脏按压	30	按压位置正确	5
		按压方法正确	5
		按压深度正确	5
		按压频率正确,连续按压30次	5
		按压节律正确	5
		按压有效,能触到大动脉搏动	5
通气	20	开放呼吸道方法正确	5
		面罩通气方法正确	5
		吹气2次,每次1s	5
		吹气有效(胸廓有起伏)	5
体外自动除颤	25	使用时机正确	5
		除颤仪使用正确	8
		机器自动分析心律时,按照语音要求暂停按压和通气操作	5
		确认周围人安全后,方可按下除颤按钮	5
		再次观察颈动脉搏动和自主呼吸,如无,继续心肺复苏	2
操作后	2	与医务人员交接:告知抢救时间及措施	2
熟练程度	3	动作迅速、准确、有效	3

5. 注意事项、异常情况及处理

(1)胸外按压应确保足够的速度和深度,尽可能不中断胸外按压,每次按压后要让胸廓充分回弹,以保证心脏得到充分的血液回流。按压时肩、肘、腕在一条直线上,并与患者身体长轴垂直,掌根不能离开患者胸部。

(2)在无法判断患者有无颈椎外伤时,一律采用双手抬颌法开放呼吸道。

(3)应避免盲目用手指挖除口腔内异物,以免异物有可能因此掉入或完全阻塞呼吸道。

(4)吹气同时不能按压,吹气不可过猛。

(5)电极板放置时应避开瘢痕和伤口。

(6)除颤前确定周围人员无直接或间接与患者接触。

(7)除颤时操作者身体不能与患者接触,不能与金属类物品接触。

【本节小结】

掌握初级心肺复苏技能能在早期提高抢救的成功率,挽救部分患者的生命。初级心肺复苏技能是护理员照护患者必备的急救知识和技能。本节着重介绍了心搏骤停的表现及初级心肺复苏技能。希望通过本节内容的学习,护理员能够熟练掌握胸外心脏按压和通气操作,以及体外自动除颤仪的使用,保证患者的安全。

【考点提示】

(1)你在过道里发现一中年男子躺在地上,旁边没有其他人,确认现场安全后,应该检查他有无意识,如果意识不清,通知急救系统(120),可能的话开始心肺复苏的步骤。 ( )

(2)在一个人进行心肺复苏时,最初的脉搏检查应持续但不超过10s。 ( )

(3)在一个人进行心肺复苏时,胸外按压的节律是每分钟60～80次。 ( )

(4)开放气道的最安全方法是头后仰托下颌法。 ( )

(5)使用体外自动除颤仪时,全程无须停止胸外按压。 ( )

答案:(1)√ (2)√ (3)× (4)× (5)×

(金煜峰 黄莺)

第三节 保护用具的使用与观察

一、概念

保护用具(护具)是用来限制患者身体某部位的活动,以维护患者安全与治疗效果的各种器具。在临床护理工作中,对容易发生坠床、撞伤、抓伤等意外的患者,适当使用护具,对保证患者安全及维持护理工作的顺利进行具有重要意义。

二、适用范围

(1)小儿患者:因认知及自我保护能力尚未发育完善,尤其是未满6岁的儿童,易发生坠床、撞伤、抓伤等意外或不配合治疗等行为。

（2）坠床发生风险高者：如麻醉后未清醒、意识不清、躁动不安、失明、痉挛者或年老体弱者。

（3）实施眼科手术者：如白内障摘除术后患者。

（4）精神病患者：如躁狂症、自我伤害者。

（5）压力性损伤发生风险高者：如长期卧床、极度消瘦、虚弱者。

（6）皮肤瘙痒者：包括全身或局部瘙痒难忍者。

三、使用原则

1. 知情同意

使用前向患者及（或）家属解释所需护具的原因、目的、种类及方法，得到患者和家属的同意与配合。如非必须使用，则尽可能不用。

2. 短期使用

使用护具要确保患者的安全，并且只宜短期使用。

3. 随时评价

应随时评价护具的使用情况，评价依据如下：

（1）患者身体能满足护具使用的基本需要，患者安全、舒适，无血液循环障碍，无皮肤破损，无坠床及撞伤等并发症或意外发生。

（2）患者及其家属了解护具的使用目的，能够接受并积极配合。

（3）各项检查、治疗及护理措施能够顺利进行。

四、常用护具的种类

（1）床挡：常见有多功能床挡、半自动床挡及围栏式床挡，主要用于预防患者坠床。使用时注意参照各类型床挡的使用说明书，防止使用不当造成患者损伤。

（2）约束带：根据使用部位不同，约束带可分为肩部约束带、手肘约束带或肘部保护器、约束手套、约束衣及膝部约束带等。主要用于保护躁动的患者，限制身体或约束失控肢体活动，防止患者自伤或坠床。

（3）支被架：主要用于肢体瘫痪或极度衰弱的患者，防止盖被压迫肢体而造成不舒适或足下垂等并发症，也可用于烧伤患者采用暴露疗法需保暖时。

五、注意事项

（1）功能位：使用护具时应保持肢体及各关节处于功能位，并协助患者经常更换体位，保证患者的安全、舒适。

（2）知情同意：使用约束带时首先应取得患者及其家属的知情同意。使用时，约束带下须垫衬垫，固定松紧适宜，并定时松解，每2h放松约束带一次。注意每15min观察一次受约束部位的末梢循环情况，发现异常及时处理。必要时进行局部按摩，促进血液循环。交接班时，对约束带的使用情况及患者约束部位皮肤情况进行详细交接。

（3）安全：确保患者能随时与医务人员取得联系，如呼叫器放于患者随手可及处或有陪护人员监护等，保证患者的安全。

（4）记录：记录使用护具的原因、时间、观察结果、相应的护理措施及解除约束的时间。

六、常用护具的使用与观察

序号	名称	操作流程	要点与说明
1	床挡	**（1）评估** 评估床挡是否完好，评估患者病情及肢体活动情况，有脚轮的床，固定脚轮闸。 **（2）协助患者上床** 放下一侧床挡，另一侧是拉起的状态，协助患者上床。 **（3）确认床挡安放到位** 拉起床挡，听到"咔"的一声，确认床挡安放到位。	主要用于预防患者坠床。
2	约束带	**（1）宽绷带** 常用于固定手腕及踝部。使用时，先用棉垫包裹手腕部或踝部，再用宽绷带打成双套结，套在棉垫外，稍拉紧，确保肢体不脱出，松紧以不影响血液循环为宜，然后将绷带系于床沿。 **（2）肩部约束带** 用于固定肩部，限制患者坐起。肩部约束带用宽布制成，宽8cm，长120cm，一端制成袖筒。使用时，将袖筒套于患者两侧肩部，腋窝衬棉垫。两袖筒上的细带在胸前打结固定，将两条较宽的长带系于床头。必要时亦可将枕横立于床头，将大单斜折成长条，作肩部约束。 **（3）膝部约束带** 用于固定膝部，限制患者下肢活动。膝部约束带用宽布制成，宽10cm，长250cm，宽带中部相距15cm分别缝上两条双头带。使用时，两膝之间衬棉垫，将约束带横放于两膝上，宽带下的两头带各固定一侧膝关节，然后将宽带两端系于床沿。亦可用大单进行膝部固定。 **（4）尼龙搭扣约束带** 用于固定手腕、上臂、踝部及膝部。操作简便、安全，便于洗涤和消毒。约束带由宽布和尼龙搭扣制成。使用时，将约束带置于关节处，被约束部位衬棉垫，松紧适宜，对合约束带上的尼龙搭扣后将带子系于床沿。	主要用于保护躁动的患者，通过限制身体或约束不受控肢体活动，防止患者自伤或坠床。
3	支被架	使用时，将支被架罩于防止受压的部位，盖好盖被。	主要用于肢体瘫痪或极度衰弱的患者，防止盖被压迫肢体而造成不舒适或足下垂等并发症。也可用于烧伤患者采用暴露疗法需保暖时。

第四节　停电/火灾应急预案

【学习目标】

（1）掌握停电应急预案。

（2）掌握火灾应急预案。

一、停电应急预案

（1）发生停电后，在护士或主管领导的指导下，有序开展工作。

（2）立即巡视所负责患者的状况，安抚患者，发现异常需及时报告给护士和医生。

（3）协助护士为使用呼吸机辅助通气的患者使用简易呼吸器辅助通气，准备吸引器、50mL注射器、吸痰管等物品。

（4）立即上报供电管理部门，尽早查找停电原因，尽早启用备用电。

（5）如果为计划停电，需提前做好停电前的准备。

二、火灾应急预案

（1）如发现火灾，立即使用就近灭火器材（灭火器、消防栓）扑灭火源。

（2）火势未能得到控制，拨打119，准确报告火灾现场情况（火场单位名称、具体位置、燃烧物资、人员围困情况、联系电话和姓名等)。

(3)如火势未能控制,协助患者有序逃生。

(4)到达安全区域后,清点人数,向消防救护人员汇报滞留火场人员情况,观察逃生患者的情况,及时协助患者就医。

【本节小结】

本节介绍了停电和火灾突然发生时的应急预案。医疗护理员要掌握紧急处理措施,协助医护人员及时应付,保障患者安全。

【考点提示】

(1)突然停电时,协助护士为使用呼吸机辅助通气的患者使用简易呼吸器辅助通气,准备吸引器、50mL注射器、吸痰管等物品。   ( )

(2)突然停电时,立即上报供电管理部门,尽早查找停电原因,尽早启用备用电。   ( )

(3)如发现火灾,立即呼叫而不是灭火。   ( )

(4)如火势未能控制,协助患者有序逃生。   ( )

(5)到达安全区域后,清点人数,向消防救护人员汇报滞留火场人员的情况,观察逃生患者的情况,及时协助患者就医。   ( )

答案:(1)√   (2)√   (3)×   (4)√   (5)√

(顾芬　季萍萍　侯黎莉)

第五节　纠纷预防

医疗护理员在照护患者时可能因某些原因会导致纠纷,影响了医疗护理员与患者及家属的关系。本节将介绍纠纷的定义和预防方法,医疗护理员在工作过程中要规范言行举止,遵守制度和操作章程,避免发生纠纷。

【学习目标】

(1)了解纠纷的定义。

(2)掌握预防纠纷的方法。

一、定义

纠纷是指某种猜疑而引起的抵触、争执或争斗的对立状态。它介绍了从相互作用变成相互冲突时所进行的各种活动,包括目标不一致、对事实解释存在分歧,以及对行为预期不一致等。

二、应对方法

(1)管理好自己的情绪:面对冲突,护理员首先要管理好自身的情绪,才能更好、平心静气地客观处理冲突,否则会激化冲突,导致小事变大的结局。

(2)倾听:耐心倾听对方的表述,打断和解释更会刺激对方,激化冲突矛盾。

(3)共情:换位思考,把对方的情绪及时表达出来,达到同理心的作用。当对方认为彼此认识一致时,才会一起进行下一步工作。

(4)鼓励对方把内心的想法和感受都表达出来,促其舒缓内心不良情绪,同时也能从对方的表述中了解需求和冲突的问题根源。

(5)避免责怪对方:遇见纠纷时不要一味地责怪,责怪会激化矛盾。

【本节小结】

本节介绍了纠纷的定义以及预防方法,在照护患者的过程中管理好自己的情绪,运用倾听、共情,鼓励对方把内心的想法和感受都表达出来,避免责怪对方。

【考点提示】

(1)医疗护理员被误解时,可以大声和患者争论。　　　　　　　　　　　　　( )

(2)耐心倾听对方的表述,打断和解释更会刺激对方,激化冲突矛盾。　　　　( )

(3)换位思考,让对方的情绪及时表达出来,达到同理心的作用。　　　　　　( )

(4)发生纠纷时,鼓励对方把内心的想法和感受都表达出来。　　　　　　　　( )

(5)遇见冲突是患者的错,可以一味地责怪患者。　　　　　　　　　　　　　( )

答案:(1)×　(2)√　(3)√　(4)√　(5)×

参考文献

[1] 李劲, 翁素贞. 养老规范化培训教程 [M]. 上海. 上海交通大学出版社, 2020.

[2] 张利岩, 应岚. 医院培训指导手册 [M]. 北京. 人民卫生出版社, 2018.

[3] 王爱平, 孙永新. 医疗护理员培训教程 [M]. 北京. 人民卫生出版社, 2020.

[4] 周国红, 孙杜鹃. 护理学 (师) 应试指导 [M]. 天津: 天津科学技术出版社, 2021.

[5] 李兰娟, 任红. 传染病学 [M]. 9版 北京: 人民卫生出版社, 2018.

[6] 郝玉芳. 护理心理学 [M]. (新世纪第四版) 北京: 中国中医药出版社, 2021.

[7] 杨艳杰, 曹枫林. 护理心理学 [M]. 北京: 人民卫生出版社, 2017.

[8] 曹新妹, 黄乾坤, 金小丰. 护理心理学 [M]. (临床案例版) 武汉: 华中科技大学出版社, 2015.

[9] 中华护理学会. 医院护理员培训指导手册 [M]. 北京: 人民卫生出版社, 2018.

[10] 李小寒, 尚少梅. 基础护理学 [M]. 北京: 人民卫生出版社, 2017.

[11] Tunkel E D, Samantha Anne, Spencer C P, et. al. Clinical Practice Guideline: Nosebleed (Epistaxis) [J]. Otolaryngology Head and Neck Surgery, 2020, 162 (1S): S1-S38.

[12] 何庆, 黄煜. 2020 AHA心肺复苏指南解读 (七) ——成人基础和高级生命支持主要推荐意见总结[J]. 心血管病学进展, 2021, 42 (3): 285-288, 封3.

[13] 陈秋, 沈军, 王欣霞, 等. 养老机构老年人营养不良照护研究现状[J]. 解放军护理杂志, 2021, 38 (10): 57-60.

[14] 肖银芬, 吴梅利洋, 曾铁英, 等. 我国城市养老机构老年人需求及需求满足现状分析[J]. 全科护理, 2021, 19 (29): 4155-4158.

[15] 姜安丽. 新编护理学基础 [M]. 2版. 北京: 人民卫生出版社, 2012.

[16] 梁洁梅, 邓树珍, 赖叶琼. 三种清洗方式对戴可摘义齿患者口腔健康的有效性评价[J]. 中国实用医药, 2021, 16 (4): 190-192.

[17] 吴杏婵, 李杏崧, 冼敏玲. 无盆化擦浴模式在危重症患者中的应用效果[J]. 国际医药卫生导报, 2021, 27 (16): 2494-2497.

[18] 王昆, 刘诗翔. 睡眠障碍与常见内科疾病关系的研究进展[J]. 现代生物医学进展, 2012, 12 (9): 1772-1775.

[19] 谢知, 陈立章, 肖亚洲. 湖南某县农村老年人睡眠质量与生活质量的相关性. 中国老年学杂志, 2010, 30 (12): 1721-1723.

[20] 黄元平, 纪莉, 赵艳飞, 等. 老年患者睡眠障碍与糖代谢关系的研究进展[J]. 中国老年学杂志, 2011, 31 (22): 4503-4504.

[21] 郭筱华, 陈丁慧, 周敏, 等. 中老年人睡眠障碍与慢性病关系分析[J]. 中华保健医学杂志, 2012, 14 (1): 44-45.

[22] 刘玲, 方琴. 失眠对心血管疾病患者的影响. 中国医药指南, 2011, 9 (35): 261-262.

[23] Crowley K. Sleep and sleep disorders in older adults[J]. Neuropsychol Rev, 2011, 21 (1): 41-53.

[24] 张超, 王景杰, 黄裕. 睡眠障碍与功能性胃肠疾病[J]. 胃肠病学和肝病学杂志, 2008, 17 (2): 167-169.

[25] Keefer L, Stepanski EJ, Ranjbaran Z, et al. An initial report of sleep disturbance in

inactive in flammatory bowel disease[J] .J Clin Sleep Med, 2006, 2(4): 409−416.

[26] Haimov I, Hanuka E, Horowitz Y.Chronic insomnia and cognitive functioning among older adults[J] .Behav Sleep Med, 2008, 6 (1): 32−54.

[27] 付桂玲. 睡眠健康教育中的改善睡眠环境教育[J] .世界睡眠医学杂志, 2016, 3(03): 148−151.

第三篇

以老年患者为主要服务对象的医疗护理员

第八章　老年人的特点

老年期是生命周期中无法避免和客观存在的一个阶段,其特点主要表现为随着年龄的增长人体外表形态、组织结构和各种功能均退化的过程。并且由于受到生理因素、疾病因素、社会因素,以及家庭因素等多种因素的影响,老年人易产生多种心理问题,根据老年人心理特点在开展日常照护的过程中重视与老年人之间交流和沟通、促进老年人身心健康显得尤为重要。本章将详细介绍老年人的生理特点、心理特点,以及与老年人的沟通技巧和方法。

第一节　老年人的各系统的生理特点

【学习目标】

(1)了解老年人各系统的生理变化。

(2)熟悉生理变化对老年人的影响。

(3)掌握老年人的疾病基础。

一、呼吸系统的老化

呼吸系统是人体与外界接触的重要系统,是身体健康的重要守护线。相关研究数据显示,人到35岁以后,各项器官开始出现退化,其中呼吸系统的退化更为严重。

(1)鼻腔:鼻腔的黏膜变薄, 腺体萎缩, 分泌减少,导致鼻腔对所吸入空气的过滤、加温、加湿的功能减退或丧失,因此老年人容易对冷空气过敏或患上感冒。

(2)咽喉:咽喉的感觉、反射功能和肌肉收缩能力降低,导致发生吞咽障碍或细菌和食物进入下呼吸道的风险加大, 容易引起吸入性肺炎。

(3)胸廓:因肋骨、脊柱钙化而变硬,前后径变大呈桶状,胸口活动受限。

(4)呼吸肌:呼吸肌和膈肌萎缩,收缩能力下降,肋骨的抗压能力逐渐减弱,肺及气管的弹性减弱,导致老年患者的呼吸功能也逐渐降低,如以20岁的肺功能为100%,到60岁时则降到75%,到80岁时仅有60%。

(5)肺部:肺组织重量减轻,肺泡壁变薄,弹性降低,加之咳嗽反射退化,肺内分泌物和异物增多,易发生老年性肺气肿或肺部感染。

(6)由于神经系统等其他系统的退化,呼吸系统对外界的感应和自我调节能力也变得迟缓,比青年人更易发生缺氧。

二、消化系统的老化

随着年龄的增长,老年人尤其容易出现营养不良、餐后低血压、吞咽困难、便秘和粪便失禁等生理现象。这是由于生理结构的变化及多种药物的使用等因素的影响,具体包括:

1. 口腔

(1)老年人牙龈、舌和咬肌萎缩, 牙齿松动而导致咀嚼困难,唾液分泌减少,造成口腔干燥,易发生感染和损伤。

（2）对食物的嗅觉、味觉和视觉等逐渐下降，且饥饿感随年龄而逐渐降低。

2. 食管

肌肉萎缩，收缩力减弱，导致食物通过时间延长。

3. 胃

（1）胃肠道消化液及胆汁分泌减少，吸收和消化能力减退。

（2）消化道蠕动功能下降，易发生便秘和腹泻。

4. 肝胆

（1）肝细胞减少和萎缩，易脂肪变性，使肝脏解毒和合成蛋白质的功能减退，导致药物代谢速度减慢、有毒物质积累和蛋白质等营养物质缺乏。

（2）胆囊及胆管变厚、弹性降低，胆汁不易排空，变得黏稠，易发生胆囊炎、胆石症。

5. 多种药物的使用

老年人常患有多种疾病，服用药物较多，易刺激胃肠道，如阿司匹林、镇痛药和激素等。

三、神经系统的老化

神经系统的老化是指随着年龄的增加，脑重量和脑容积下降，脑细胞数量减少和脑供血减少。从20岁开始，每年大概会丧失0.8%的脑神经细胞，50岁可减少20%，70岁后高达30%。这些变化导致神经系统的感受器退化、中枢处理信息的能力降低和平衡能力下降，具体表现为视力、听力下降，记忆力减退，容易忘事，情绪容易激动、疲劳，对外界事物反应迟钝等，影响着身体的每一个器官。

中枢处理信息能力下降的主要原因是大量神经细胞萎缩和死亡，因而使神经肌肉活动能力受影响，表现各类反应时间变长。65岁的老年人反应比20岁年轻人的反应延长了50%；老年人由于脑干和小脑中细胞数量减少，加上外周本体感受器功能下降，限制了准确地控制身体运动的能力，导致平衡能力和运动协调性减退，动作迟缓，容易发生跌倒；由于脑动脉硬化和椎动脉血流受阻，有15%~24%的老年人会出现直立性低血压（又叫直立性脱虚，是由于体位的改变，如从平卧位突然转为直立，或长时间站立发生的脑供血不足引起的低血压）。此外，由于大脑功能失调而出现的智力衰退是引发老年痴呆症的基础。

四、运动系统的老化

骨骼和肌肉相互影响、相互关联，共同组成人体的运动系统。老年人骨骼和肌肉性能的逐渐降低，是维持良好运动功能和身体状态的一个巨大威胁。

1. 骨骼

老年人骨骼中无机盐含量增加，有机物质如骨胶原、骨黏合蛋白含量减少，导致骨质密度减少而发生骨质疏松症，造成骨骼的弹性和韧性降低，老年人可出现关节疼痛、脊柱变形或骨折，且骨的修复和再生能力下降，骨折愈合时间较长。年龄每增加10岁，骨质疏松症的男女发病率分别增长约15%和21%。

2. 肌肉

肌纤维萎缩、弹性下降，肌肉总量减少，尤其是下肢肌肉的衰退更加明显。这些变化使老年人容易疲劳，出现腰酸背痛，肌肉强度、耐力和敏捷度逐渐下降，难以坚持长时间的运动，加之大脑功能的减退，也会引发老年人动作迟缓、笨拙，行走缓慢，甚至发生跌倒、骨折和残疾等不良结局。

五、其他系统的老化

随着年龄的增长，人体的心血管系统、泌尿系统和免疫系统等均会出现不同程度的形态学改变和功能退化。

（1）老年人动脉血管和心脏的弹性减退、血脂升高、血黏稠度增加，易导致动脉硬化、高血压、冠心病等心血管疾病的发生。

（2）老年人的肾血管硬化，肾小球滤过及肾小管再吸收能力均下降，导致肾功能减退，而易出现尿失禁现象。

（3）感觉器官：老年人皮肤的屏障功能降低，抵御感染、创伤修复的能力下降；各类感觉的敏感度均下降，容易造成烫伤或冻伤，不能及时躲避伤害，常出现视物困难，形成老花眼或老年性耳聋等情况，从而影响老年人个人安全、社会交往和生活质量。

（4）组织修护功能逐渐下降，受损的组织和器官得不到及时的修复和再生，从而导致各系统功能的减退和疾病的发生。

【本节小结】

总的来说，老年人的各系统生理功能会发生一系列的慢性退行性变化，并呈现出各自的特点，衰退情况各不相同。因此，本章节着重介绍了老年人的各系统生理特点。希望通过本节内容的学习，护理员能够认识和了解不同老年人的生理特点，根据实际情况科学地照护老年人，起到增进老年人健康的良好作用。

【考点提示】

（1）老年人因肋骨、脊柱钙化而变硬，胸廓前后径变大而呈桶状。　　　　　　　　　　　（　）

（2）老年人肝脏解毒和合成蛋白质的功能减退，导致有毒物质积累和蛋白质等营养物质的缺乏。

　　　　　　　　　　　　　　　　　　　　　　　　　　　　　　　　　　　　　　　（　）

（3）由于脑动脉硬化和椎动脉血流受阻，老年人容易出现直立性低血压。　　　　　　　（　）

（4）老年人骨骼中无机盐含量增加，有机物质减少，导致骨质密度减少而发生骨质疏松症。　（　）

答案：（1）√　　（2）√　　（3）√　　（4）√

第二节　老年人的心理特点和常见心理问题

【学习目标】

（1）了解老年人的心理特点。

（2）熟悉老年人常见心理问题。

一、老年人的心理特点

个体进入老年期后，认知能力、情绪与人格、行为倾向等心理方面均出现变化，其中认知能力的减退为关键部分，主要表现为以下几点：

（1）感知觉减退：表现为视觉、听觉下降，味觉、嗅觉、皮肤的触/温觉功能减退等，对老年人心理产生影响，使老年人易产生丧失感、隔绝感、衰老感等。因而，老年人容易对外界事物产生误解而引发矛盾，导致各种心理问题。

（2）记忆力减退：表现为意义记忆减退较少（依靠理解记住的事物），机械记忆减退较多（依靠简单重复记住的事物）。往事记忆清晰，近事记忆模糊，表现为不同程度的"近记忆"衰退。老年人对过去的某些事件可以进行非常生动的介绍，但对于"有无对人说过"这件事很快忘记，导致老年人反复唠叨往事。

（3）情绪改变：情绪不稳定，常表现为易兴奋、激惹、喜欢唠叨、与人争论，往往失去自我控制能力，一旦强烈的情绪发生后需较长的时间才能平静下来。心理调节能力逐渐下降，常被负面情绪影响。

二、老年人常见的心理问题及原因

由于老年人的职业、性格、生活习性和健康状态等方面的差异，导致他们存在不同程度的心理问题。

常见的心理问题及产生原因主要包括以下几点：

1. 黄昏心理

这是把老年期看作是黄昏末日，看作是生命的"悬崖"。由于年龄的不断增加、身体功能的不断减退、生活自理能力下降等，老年人产生了不同程度的恐慌与孤独感，感觉生活失去意义，对未来丧失信心，对任何人或事都有一种消极、否定的不良心理。

2. 孤独心理

这是老年人最普遍的心理问题，即老年人认为自己被世人所拒绝或遗忘而产生的主观心理感受。一方面由于离开工作岗位后，活动范围变小，生活节奏变慢，无法适应；另一方面与子女不在身边，丧偶或代沟等因素，造成家庭成员间缺乏沟通，使老年人感到被遗忘，对自身存在的价值表示怀疑、绝望。

3. 固执、自卑心理

由于退休后经济收入减少，社会地位下降，见解和现实逐渐脱节，老年人感到不再受人尊敬和重视，且常会在体力和精力上感到力不从心，因此容易产生无用、自卑的心理，表现为发牢骚、埋怨，指责他人；同时，老年人认知能力和记忆力减退，不愿意接受新鲜事物，自尊心反应性较强，容易固执己见。

4. 焦虑、抑郁心理

老年人由于年龄增大、身体不适、体质差、患有多种慢性病等原因，不能正确面对生理性的衰老现象，担心死亡的情绪越来越严重。尤其是患病久治不愈的老人，会将自己看作家庭和社会的负担，过度担心治疗效果与治疗费用，在多次治疗过程中会产生恐惧、焦虑、抑郁等心理。

5. 依赖心理

部分老年人做事信心不足，习惯被动听从子女或家人的意见，自我判断和决定的能力下降，事事依赖别人去做，行动依靠别人决定。

6. 睡眠障碍

表现为睡眠浅、多梦、早醒或易惊醒，或是黑白颠倒，晚上不睡而白天昏昏大睡等。主要由于老年人大脑兴奋和抑制能力低下，精神负担过重，或疾病因素如睡眠障碍综合征等造成睡眠减少或睡眠障碍。

【本节小结】

随着年龄的增长，老年人心理问题越来越明显，成为护理员需重点关注的方面。因此，本节着重介绍了老年人的心理特点、常见的心理问题及产生原因。希望护理员能够充分了解，并根据老年人的心理特点，为老年患者提供舒适的日常照护，促进老年患者形成一个良好的心理状况。

【考点提示】

（1）老年人的躯体疾病会引起不同程度的心理问题，同时心理问题会进一步加重疾病。（　　）

（2）老年人的心理问题常在生理因素、疾病因素、个人观念、家庭状况和社会因素等多种因素的共同作用下产生。（　　）

（3）老年人近事记忆清晰，往事记忆模糊，表现为不同程度的"往事记忆"衰退。（　　）

（4）老年人存在睡眠浅、多梦、早醒或易惊醒，晚上不能入睡而白天没精神，或是黑白颠倒，晚上不睡而白天昏昏大睡等睡眠障碍问题。（　　）

答案：（1）√　（2）√　（3）×　（4）√

第三节　老年人沟通技巧和方法

【学习目标】

（1）掌握针对不同老年人特点的沟通技巧。

（2）掌握非语言沟通的技巧和方法。

一、语言沟通方法

语言的表达是传递信息的第一步，应为老年人提供足够的自我表达机会，要多沟通，懂得沟通。注意把握以下几点：

1. 调整沟通语言

不同老年人的性格存在差异，护理员需要了解老年人的性格，根据老年人的性格选择合适的沟通策略。针对性格外向的老年人，护理员可直接与他们进行语言上的沟通；针对性格内向的老年人，护理员则可通过耐心引导，以及主动选择恰当的话题与他们沟通。交谈时保持适当的距离（即个人距离约50cm）。

2. 增进语言沟通效果

为增进护理员语言沟通效果，培训人员有必要从以下角度指导护理员展开与老年人的沟通活动。

（1）选择适宜的称呼：为表示对老年人的尊重，可在称呼老年人时加上"您"。若是护理员了解老年人在退休前从事的职业，可针对老年人的职业对其进行称呼。比如，老年人的职业为教师、医生等，就可以称呼其为"某老师""某医生"等。通过对老年人的职业称呼，瞬时就拉近了护理员与老年人的距离，确保老年人打开"话匣子"。

（2）语言丰富生动：随着年龄的增加，老年人的听力以及反应能力大不如从前，护理员在与老年人沟通时应当语气柔和，语态热情，语调要稍低，语速要稍慢，语句要简短。若是老年人没听清楚护理员所讲的话，护理员则需要耐心地重复话语，并解释话语内容。还可选择老年人熟悉的方言，使其感到有亲切感。

（3）尊重老年人：老年人具有被尊重的强烈需要。对于护理员而言，其需要满足老年人被尊重的需要，如在日常生活中，护理员需要主动地多用鼓励性、文明与礼貌的语言与老年人打招呼。

二、非语言沟通方法

这是与认知水平逐渐下降而越来越无法表达和理解谈话内容的老年人沟通交流的重要方法，应注意观察何种沟通形式是老年人反应良好的特定方式，在日常照护中予以强化并多加运用。把握以下几点：

1. 触摸

触摸乃是一种无声的语言，如果护理员能够在恰当的时机、恰当的地方触摸老年人，就容易达到事半功倍的沟通效果。护理员要善于应用触摸这种无声的语言与老年人沟通。在老年人情绪低落时，护理员可以轻轻地拍一拍老年人的肩膀；在护理不能够自理的老年人时，护理员可以拉一拉老年人的手；在老年人头发蓬松、凌乱时，护理员在征求老年人同意后可以用梳子为他们整理头发。

2. 身体姿势

在与老年人沟通不畅时，护理员可以用肢体语言与他们进行沟通。在老年人不能够理解相关的护理语言时，护理员可以用肢体语言示范这些动作，在这种情况之下，老年人就容易理解护理员所表达的意思和交流。

3. 倾听

护理员需要耐心地倾听老年人的话语,为保证交流效果,护理员的眼睛需要与老年人的眼睛处于同一水平线上,便于拉近与老年人之间的距离,平等地与老年人沟通、交流。与此同时,护理员还需要在与老年人沟通、交流的过程中进行眼神上的接触和交流。

4. 创设良好的沟通环境

护理员可以根据老年人的沟通、交流需求,布置周围环境,为老年人营造良好的沟通氛围,如避免环境中的噪音、强光等干扰因素,可转移到利于沟通的场所,如花园或书房等较安静的场所。

【本节小结】

护理员的沟通水平也逐渐成为衡量照护能力的重要指标之一。本节重点介绍了与老年人沟通交流的技巧与方法。希望通过本节内容的学习,护理员能从主观意识上认识到良好沟通的意义,掌握护理语言沟通技巧,更好地与老年人沟通、交流。

【考点提示】

(1) 护理员与老年人交谈时可保持适当的距离,约30cm。　　　　　　　　　( )

(2) 护理员可根据老年人退休前从事的职业对其进行称呼。　　　　　　　　( )

(3) 护理员在与老年人沟通时应当语气柔和,语态热情,语调要稍低,语速要稍慢,语句要简短。

( )

(4) 在老年人情绪低落时,护理员可以轻轻地拍一拍老年人的肩膀。　　　　( )

(5) 护理员的眼睛需要与老年人的眼睛处于同一水平线上,便于拉近与老年人之间的距离,平等地与老年人沟通、交流。　　　　　　　　　　　　　　　　　　　　　( )

答案:(1)× 　(2)√ 　(3)√ 　(4)√ 　(5)√

(万艳　白姣姣)

第九章　老年人日常生活照护

本章节将详细介绍老年患者的饮食、口腔清洁、安全用药、排泄照护及康复训练。

第一节　老年人的饮食

【学习目标】

（1）了解老年人基本营养需求。

（2）熟悉不同年龄老年人的食物要求。

（3）熟悉老年患者特殊饮食。

（4）掌握饮食体位的摆放及协助进食进水的方法。

（5）掌握食物增稠的方法。

一、基本营养需求

1. 蛋白质

每日每千克体重至少提供1.0~1.2g，选择富含优质蛋白质的食物包括瘦肉、鸡蛋、禽类、鱼虾，豆制品和牛奶也是优质蛋白质食品。

2. 碳水化合物

作为膳食能量的主体，老年人每日每千克体重需摄入2~4g的碳水化合物，提供所需非蛋白质能量的50%~60%，同时监测血糖变化。

3. 脂肪

老年人对脂肪的消化能力下降，胆汁酸分泌减少，故膳食脂肪含量不宜过高，推荐膳食脂肪占总能量的20%~30%。

4. 维生素及微量元素

老年人由于饮食习惯的改变、饮食量及消化吸收能力的下降，容易造成维生素和微量元素的缺乏，可通过调整饮食结构或相应维生素制剂补充。

5. 膳食纤维

包括可溶性和不可溶性两类，每日每千克体重推荐量为10~20g，有利于促进肠蠕动、改善肠道微环境。

二、平衡膳食准则

1. 食物多样，合理搭配

坚持谷类为主的平衡膳食模式，每天的膳食应包括谷薯类、蔬菜水果、畜禽鱼蛋奶和豆类食物，每天摄入谷类食物200~300g，其中包含全谷物和杂豆类50~150g，薯类50~100g。

2. 吃动平衡，健康体重

减少久坐时间，鼓励适当活动，增加抗阻运动。

3. 多吃蔬果、奶类、全谷、大豆

蔬菜水果、全谷物和奶制品是平衡膳食的重要组成部分。

4. 适量吃鱼、禽、蛋、瘦肉

鱼、禽、蛋类和瘦肉摄入要适量，平均每天120~150g，少吃肥肉、烟熏和腌制肉制品。

5. 少盐少油，控糖限酒

培养清淡饮食习惯，少吃高盐和油炸食品。控制糖的摄入量，每天最好控制在25g以下。

6. 规律进餐，足量饮水

规律进食，饮食适度。每天喝水1 500mL以上，推荐喝白水或茶水。

7. 会烹会选，会看标签

选择新鲜的、营养素密度高的食物。

8. 公筷分餐，杜绝浪费

选择新鲜卫生的食物，食物制备生熟分开，熟食二次加热要热透。

三、针对65岁以上的老年人的四条核心推荐

（1）食物品种丰富，动物性食物充足，常吃大豆制品。

（2）鼓励共同进餐，保持良好食欲，享受食物美味。

（3）积极户外活动，延缓肌肉衰减，保持适宜体重。

（4）定期健康体检，测评营养状况，预防营养缺。

四、针对80岁以上的高龄老年人的六条核心推荐

（1）食物多样，鼓励多种方式进食

（2）选择质地细软，能量和营养素密度高的食物。

（3）多吃鱼禽蛋奶和豆，适量蔬菜配水果。

（4）关注体重丢失，定期营养筛查评估，预防营养不良。

（5）适时合理补充营养，提高生活质量。

（6）坚持健身与益智活动，促进身心健康。

五、老年患者饮食照护

1. 多种方式鼓励进食，保证充足食物摄入

对于正餐摄入不足，容易出现早饱和食欲下降的高龄、衰弱老年人，应少量多餐，保证充足的食物摄入。

2. 选择适当的加工方法，使食物细软、易消化

食物切小、切碎，烹调时间长一些，蔬菜可切成小丁、刨成丝或制成馅，包成包子、饺子或者与荤菜混合烹饪。肉类食物制成肉丝、肉片、肉糜、肉丸；鱼虾类做成鱼片、鱼丸、鱼羹、虾仁等，使食物容易咀嚼消化。质地较硬的水果或蔬菜可粉碎、榨汁，但要现吃现榨，将果肉和汁一起饮用。

3. 合理使用营养品

在医生和临床营养师的指导下，合理选择特医食品。我国目前特医食品分为三大类：全营养配方食品、特定营养配方食品、非全营养配方食品，可以满足进食受限、消化吸收障碍、代谢紊乱或特定疾病状态人群对营养素或膳食的特殊需要。

4. 吞咽障碍老人选用及制作易食食品

硬的变软，将较硬的食品搅拌打碎；稀的增稠，在液体食品中加入增稠剂，降低食物在咽部和食管中流动的速度。调整食物质构，流体食品黏度适当，固态食品不易松散，避免均匀顺滑，减少进食引起呛咳误吸的风险。

六、特殊饮食类型

1. 心血管疾病老人的饮食

注意控制血脂、血压、血糖和体重,降低心血管疾病危险因素。

(1)控制脂肪和胆固醇摄入:膳食中脂肪摄入量占总能量的20%~25%为宜。肥肉、蛋黄及动物内脏等含有较多的饱和脂肪酸,过多食用会使血中胆固醇升高,导致动脉粥样硬化形成,应加以限制。

(2)限盐:减少含钠食物的摄入,每日食盐控制在5g以内。对于心衰急性发作伴有容量负荷过重的老年人,钠盐摄入小于2g/d。

(3)限酒:建议成年男性饮酒精量不大于25g/d,成年女性不大于15g/d。

(4)控制总能量:摄入要与机体活动相平衡,保持健康体重,控制肥胖症时减少心血管疾病发病率和病死率的重要因素。

2. 糖尿病老人的饮食

通过饮食调节,达到并维持理想的血糖水平,保持合理体重,防止并发症的发生。

(1)控制总能量摄入:每天推荐总能量摄入约为每千克体重30kcal。

(2)碳水化合物:建议占总能量的50%~60%,并推荐高膳食纤维和低血糖指数的食物。

(3)提倡食用粗制米、面和杂粮,少食用富含精制糖的甜点,以优质蛋白质为主,如瘦肉、鱼、禽、蛋、奶和大豆等,食用绿叶蔬菜及含糖成分低的水果,如番茄、猕猴桃等。

3. 慢性肾病老人的饮食

对于肾小球滤过率高于60mL/min的肾病患者,推荐蛋白摄入量为每千克体重0.8g/d;每天对于肾小球滤过率低于60mL/min的患者推荐蛋白摄入量为每千克体重0.6g,同时需要补充酮酸。

(1)优质、适宜蛋白质:低蛋白饮食是慢性肾病非透析老年人营养治疗的主要方法,以富含必需氨基酸的蛋、奶、瘦肉等食物为宜。

(2)充足的能量:建议60岁及以上的慢性肾病老年人每天能量摄入为每千克体重30~35kcal

(3)碳水化合物和脂肪:需增加碳水化合物的摄入以保证老年人的能量供给,脂肪摄入量占总能量的25%~35%。

(4)充足的矿物质和维生素:食用充足的蔬菜水果,以满足机体对维生素和矿物质的需要。

七、饮食照护

【学习内容】

为老年人摆放进食体位。

【学习目标】

(1)了解老年人进食体位的概念。

(2)熟悉老年人常用进食体位。

(3)掌握老年人进食体位的摆放。

【知识要点】

1. 概念

老年人进食体位是指根据老年人身体状况及自理能力采取的适宜的进食姿势,以增进老年人的食欲,防止呛咳、噎食、窒息等意外。

2. 目的

根据病情为患者摆放合理的进食体位,以利于安全进食,减少由于进食不当造成的进食风险。

3. 老年人常用进食体位

(1)对于生活完全能够自理、能维持稳定坐位的老年人,可采取坐位进食。

(2)对于生活部分自理或完全不能自理、不能维持稳定坐位的老年人,可采取半卧位进食。协助老年人头偏一侧,以防止呛咳、噎食、窒息等意外。

【技能要求】

1. 目的

根据病情为患者摆放合理的进食体位,以利于安全进食。

2. 工作准备

(1)环境准备:环境安全,无人员打扰。

(2)护理员准备:着装整洁,洗净双手。

(3)用物准备:靠枕。

3. 操作流程

整理用物
(1)询问老年人感受。
(2)准备食物,准备进食。

↓

协助老年人摆放进食体位
(1)坐位:① 老年人取坐位,双腿自然踏地;② 后背适当衬垫软枕,紧贴椅背;③ 取餐桌放于老年人面前。
(2)床上坐位:① 老年人取床上坐位;② 背部、膝下垫软枕,保持体位稳定、舒适,盖好盖被;③ 取餐桌放于老年人面前。
(3)半卧位:① 将床头摇起30°~50°;② 膝下和身体两侧垫软枕,保持体位稳定、舒适,盖好盖被;③ 取餐桌放于老年人面前。
(4)侧卧位:① 床头摇起30°;② 协助老年人面向护理员侧卧;③ 背部垫软枕,保持体位稳定、舒适,盖好盖被;④ 取餐桌放于老年人面前。

↓

沟通
(1)向老年人解释摆放进食体位的目的及配合方法。
(2)评估老年人身体状况。

4. 评分标准

项目	项目总分	质量要求	标准分
工作准备	10	室内环境清洁,无人员打扫	3
		护理员着装整齐,洗手	3
		用物准备齐全	4
沟通	10	向老年人解释摆放进食体位的目的和配合方法	5
		评估老年人身体状况和配合度	5
协助摆放坐位	15	老年人体位正确	5
		老年人体位稳定	4
		衬垫适宜	3
		坐位稳定	3
协助摆放床上坐位	15	老年人体位正确	5
		老年人体位稳定	4
		衬垫适宜	3
		卧位稳定	3
协助摆放半卧位	15	老年人体位正确	5
		老年人体位稳定	4
		衬垫适宜	3
		卧位稳定	3
协助摆放侧卧位	15	老年人体位正确	5
		老年人体位稳定	4
		衬垫适宜	3
		卧位稳定	3
整理用物	10	询问老年人感受	10
熟练程度	10	动作轻巧、稳重、准确、安全	10

5. 注意事项、异常情况及处理

(1)根据老年人身体状况,选择合适的体位。

(2)适当衬垫,保证卧位稳定。

【学习内容】

协助老年人进食、进水。

【学习目标】

(1)熟悉老年人进食误吸的表现。

(2)掌握老年人喂食的方法。

【知识要点】

1. 概述

协助老人进食、进水是指根据老人的身体状况及自理能力,采取不同的协助老人进食的方法,使进食过程顺利进行。

2. 目的

根据老人的自理能力,采取不同方式给老人喂食,以保证患者营养的摄入。

3. 安全提示

(1)老年人由于吞咽功能减退,易发生呛咳、噎食、窒息等意外,进食时思想要集中,不与他人交谈。

（2）即使是脑卒中或是偏瘫患者，也应鼓励患者自主进食，可以为其选择带有固定器的多功能勺，餐具底部应防滑处理。

（3）有偏瘫、手部力弱的患者，应选择杯体轻有较大杯柄的杯子；喝水时头颈部不易后仰、手部动作受限的人，应选用杯内侧倾斜或者杯口有缺口的杯子，可不受鼻子干扰，也可用带吸管的杯子或者小壶饮水。

【技能要求】

1. 目的

根据老人的自理能力，采取不同方式给老人喂食，以保证营养的摄入。

2. 工作准备

（1）环境准备：环境安全，无人员打扫。

（2）护理员准备：着装整洁，洗净双手。

（3）用物准备：垫巾、餐具（碗、汤匙、水杯）、食物、漱口杯、弯盘、纸巾、记录纸、笔。

3. 操作流程

沟通评估
（1）向老年人解释进食食物类型。 （2）评估老年人身体状况，近期进食情况。

↓

进食准备
协助老年人洗手、佩戴假牙、服用餐前口服药。

↓

老年人进食
（1）自主进食：① 老年人取坐位；② 鼓励能自己进餐的老年人自行进食；③ 护理员将毛巾垫于老年人颌下及胸前；④ 协助老年人自主进食。 （2）协助进食：① 老年人取半卧位；② 将毛巾垫于老年人颌下及胸前；③ 护理员用手腕内侧轻触碗壁，估计食物温度，以不烫手为宜；④ 护理员用汤匙喂食，每一口以汤匙的1/3为宜，等老年人完全咽下后再喂第二口，不得催促老年人；⑤ 对有偏瘫的老年人，食物温度宜适当偏温，以刺激口腔内感觉末梢，汤匙由老年人健侧伸入。

↓

协助老年人进水
（1）协助进水：① 护理员用手腕内侧轻触杯壁，估计水温，以不烫手为宜；② 护理员用汤匙喂食，每一口以汤匙的1/2~2/3为宜，等老年人完全咽下后再喂第二口，不得催促老年人。 （2）自主进水：鼓励能自行饮水的老年人用水杯饮水。叮嘱老年人饮水时身体坐直或前倾，小口饮用，以免呛咳。

↓

及时发现老年人的吞咽障碍

(1)护理员观察老年人进食后口腔内有无遗留食物。

(2)护理员嘱老年人发"啊""衣",观察老年人进食/水后声音音调改变。

(3)护理员观察老年人进食/水中及进食/水后有无出现呛咳。

(4)护理员观察进食/水时间是否延长。

(5)若发生以上情况,立即停止进食/水。

整理用物

(1)协助老年人漱口,擦净口角水渍。

(2)听取老年人对餐食的反馈。

(3)观察老年人进食水量并准备记录。

(4)处理用物。

(5)洗手。

---

4. 评分标准

项目	项目总分	质量要求	标准分
工作准备	10	室内环境清洁,温度适宜	2
		护理员着装整齐、洗手	2
		老年人准备齐全、体位适宜	3
		用物准备齐全	3
沟通	10	告知进食食物类型	5
		评估自理能力	5
进食准备	5	做好进食前准备	5
协助进食	20	物品摆放正确	4
		进食方法正确	4
		一口量适宜	4
		进食/喂食速度适宜	4
		食物温度适当	4
协助进水	15	进水/喂水方法正确	5
		进水/喂水速度适宜	5
		进水/喂水量适宜	5
观察有无吞咽障碍	10	了解吞咽障碍的表现	5
		发现吞咽障碍及时报告	5
观察记录	10	观察进食进水情况	5
		记录正确	5
整理用物	10	协助维持老年人增加舒适	4
		老年人体位舒适	3
		操作后洗手	3
熟练程度	10	动作轻巧、稳重、准确、安全	10

5. 注意事项、异常情况及处理

(1)进食时,应少量慢食,鼓励老人细嚼慢咽。尤其是戴有义齿者,应避免进食过硬、过大、过滑、圆形、黏性的食物。

(2)咀嚼和吞咽时不要说话和大笑,未完全吞咽食物时,不要急于喂下一口。

(3)用餐时注意老人的坐姿、情绪、精神状态等。

（4）进食/水结束后，老年人保持原体位30min再躺下。在此期间避免剧烈翻身、拍背等。

【学习内容】

食物增稠。

【学习目标】

（1）熟悉增稠剂的作用。

（2）掌握液体增稠的配置。

（3）掌握凝胶状食物制作技能。

【知识要点】

1. 概述

食物增稠是利用增稠剂改变液体和食物的性状，使液体和食物处于易于吞咽的状态。

2. 目的

通过改变液体和食物的性状，减少吞咽障碍患者误吸的危险因素，减少并发症发生。

3. 安全提示

（1）吞咽障碍患者最容易发生误吸的是稀液体。

（2）不推荐使用味精增稠食物调节剂，加工处理的米糊、芝麻糊等糊状食物，这些食物容易残留口咽部造成隐性误吸或误吸。

【技能要求】

1. 目的

增加液体黏稠度，减少吞咽障碍患者发生误吸的危险因素。

2. 工作准备

（1）环境准备：环境清洁，无人员打扫。

（2）护理员准备：着装整洁，洗净双手。

（3）用物准备：40℃左右温水、量杯、量勺、水杯、搅拌勺、液体增稠剂。

3. 操作流程

沟通
评估了解老年患吞咽障碍的程度。

↓

液体增稠
（1）低稠：将液体增稠剂加入温水中，边搅拌边观察，用勺子舀起看性状，液体应该呈线状流下。
（2）中稠：将液体增稠剂加入温水中，边搅拌边观察，用勺子舀起看性状，液体应该呈点滴状落下。
（3）高稠：将增稠剂加入温水中，边搅拌边观察，用勺子舀起看性状，液体应该以团块状掉落。

↓

进食观察
(1)观察患者饮用增稠液体时误吸改善情况。
(2)听取老年人对增稠液体的反馈。

↓

整理用物
处理用物,洗手。

4. 评分标准

项目	项目总分	质量要求	标准分
工作准备	15	室内环境清洁,温、湿度适宜	5
		护理员准备,着装整齐,洗手	5
		用物准备齐全	5
沟通	10	评估了解老年患吞咽障碍的程度	5
		语言柔和恰当,态度和蔼可亲	5
液体增稠	60	配制低稠液体:液体应该呈线状流下	20
		配制中稠液体:液体应该呈点滴状落下	20
		配制高稠液体:液体应该以团块状掉落	20
进食观察	10	观察误吸改善情况	5
		听取老年人对增稠液体的反馈	5
整理用物	5	处理用物,洗手	5

【学习内容】

凝胶食物的制作。

1. 目的

改变食物的性状,使食物易于吞咽,减少吞咽障碍患者发生误吸的危险因素。

2. 工作准备

(1)环境准备:环境清洁,无人员打扫。

(2)护理员准备:着装整洁,洗净双手。

(1)用物准备:热水或热汤、量杯、量勺、克称、盛食物的容器、食物料理机、食物增稠剂、需要加工的食物。

3. 操作流程

沟通
评估了解老年患者吞咽障碍的程度。

↓

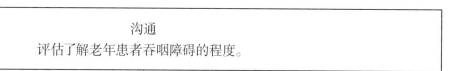

制作凝胶食物
(1)细泥:按比例在食物中加入食物凝固剂,成形后判断,将汤匙侧倾,整勺食物会滑出。
(2)细馅:按比例在食物中加入食物凝固剂,成形后判断,食物在汤匙上可保持形状,在餐盘上可形成团状或慢慢塌陷。
(3)软食:按比例在食物中加入食物凝固剂,成形后判断,使用汤匙边缘可切断或分成小块食物,食物被压扁后,不能恢复原状。

进食观察

(1)观察患者进食时误吸改善情况。

(2)听取老年人对凝胶食物的反馈。

整理用物

处理用物,洗手。

---

4. 评分标准

项目	项目总分	质量要求	标准分
工作准备	15	室内环境清洁,温、湿度适宜	5
		护理员准备,着装整齐,洗手	5
		用物准备齐全	5
沟通	10	评估了解老年患吞咽障碍的程度	5
		语言柔和恰当,态度和蔼可亲	5
制作凝胶食物	60	正确配制细泥状食物	20
		正确配制细馅状食物	20
		正确配制软食	20
进食观察	10	观察误吸改善情况	5
		听取老年人对凝胶食物的反馈	5
整理用物	5	处理用物,洗手	5

5. 注意事项、异常情况及处理

(1)增稠剂品牌比较多,不同品牌的增稠剂配置比例不同,配制前仔细查看说明书。

(2)液体或食物的增稠不是越稠越好,应根据吞咽评估以及个体情况选择适合的稠度。

【本节小结】

老年患者的进食安全,是每位护理员都必须重视的。本节重点介绍了老年患者进食前的体位摆放、喂食、喂水的方法以及食物增稠的操作方法,护理员通过学习掌握这部分的操作后,能对患者的进食状况进行判断,正确配置增稠饮食,协同医护一起改善患者的误吸状态,避免并发症的发生。

【考点提示】

(1)老年人抵抗力降低,需要进食大量蛋白质提高机体抵抗力。　　　　（　　）

(2)心血管疾病的老年人,每日食盐控制在2g以内。　　　　（　　）

(3)老年糖尿病患者宜多吃粗制米及杂粮,少吃精加工食物。　　　　（　　）

(4)半卧位进食体位是将床头抬高30°~60°。　　　　（　　）

(5)有偏瘫的患者喂食由患侧伸入。　　　　（　　）

(6)配置低稠的液体时,用勺子舀起看性状,液体应该呈点滴状落下。　　　　（　　）

(7)凝胶状食物分为细泥、细馅、软食三种性状。　　　　（　　）

答案:(1)×　(2)×　(3)√　(4)×　(5)×　(6)×　(7)√

（凌彧　秦雯）

第二节　老年患者的口腔护理

【学习目标】

（1）了解义齿的主要功能。

（2）熟练掌握各类义齿的佩戴方法。

（3）熟悉掌握义齿的清洁和日常护理。

【知识要点】

1. 概述

义齿是用在牙齿脱落部位，主要分为活动义齿和固定义齿。如今很多老年人因多种原因失去了牙齿，需佩戴活动义齿才能正常咀嚼，但是在佩戴活动义齿的同时，如果做不好口腔护理和义齿护理，义齿中沉积的细菌会进入患者口腔生长、繁殖，进而导致口腔黏膜炎症，产生口腔疾病，影响患者正常饮食，影响患者的生活质量。

2. 目的

保持口腔清洁，去除义齿表面食物残渣和污垢，延长义齿使用寿命，增加患者舒适感。

3. 安全提示

（1）不可将义齿泡在热水或有腐蚀性消毒剂（酒精）内。

（2）使用义齿的患者每餐后都应用牙刷轻轻刷洗义齿外表面，不可刷洗义齿与牙床接触的内表面，白天持续佩戴，晚上摘除。

（3）暂时不用的义齿，应泡于冷水杯中，每日更换一次清水。

【学习内容】

义齿的摘戴。

【技能要求】

1. 目的

（1）有利于维持老年人口腔卫生。

（2）去除义齿表面的食物残渣、软垢，避免损坏义齿。

（3）减少口腔异味，增进患者舒适度，防止并发症。

（4）保持义齿与口腔黏膜的密合程度。

2. 操作准备

（1）环境准备：室内环境清洁，温、湿度适宜。

（2）护理员准备：着装整齐，剪短手指甲，洗净双手。

（3）老年人准备：取半卧位或卧位。

（4）用物准备：水杯、纱布、软毛牙刷。

3. 操作流程

> **沟通**
> (1) 评估老年人的口腔情况, 取得配合。
> (2) 向老年人说明操作目的。

↓

> **摘取义齿**
> 养老护理员叮嘱老年人张口, 一手垫纱布轻轻拉动义齿基托将义齿取下。上牙轻轻向外下方拉动, 下牙轻轻向外上方拉动。上下均为义齿, 先摘取上方, 再摘取下方。清洗义齿后将其放在清洁冷水杯中存放。

↓

> **佩戴义齿**
> 养老护理员将盛装义齿的水杯在流动自来水下冲洗, 放于老年人床头桌上。叮嘱老年人张口, 一手垫纱布取义齿, 轻轻上推义齿基托将义齿戴上, 叮嘱老年人上下齿轻轻咬合数次, 使义齿与牙组织完全吻合。

↓

> **整理用物**
> 撤去用物, 根据老年人需要保持坐位或变换其他体位, 洗手。

4. 评分标准

项目	项目总分	质量要求	标准分
工作准备	10	室内环境清洁, 温、湿度适宜	2
		护理员着装整齐, 洗净双手	2
		患者体位舒适、稳定	2
		用物准备齐全	4
沟通	10	向老年人解释, 以取得配合	6
		语言柔和恰当, 态度和蔼可亲	4
摘取义齿	30	摘取义齿方法正确	10
		摘取义齿顺序正确	10
		摘取义齿后处理正确	10
佩戴义齿	30	佩戴义齿前做好准备工作	10
		佩戴义齿方法正确	10
		佩戴后要轻轻咬合数次	10
整理用物	10	用物处理正确, 环境整洁	5
		操作后洗手	5
熟练程度	10	动作轻巧、稳重、准确、安全	10

5. 注意事项、异常情况及处理

(1) 白天佩戴, 晚上摘除, 避免牙床牙龈组织长期受压。

(2) 摘、戴义齿时, 动作轻柔, 不可用力过大, 以免损伤牙龈。

(3) 老年人佩戴义齿时不要用力咬合, 以防卡环变形或折断义齿。

(4) 有义齿的老年人尽量避免咀嚼过硬或过黏的食物。

【学习内容】

义齿的清洗。

1. 目的

（1）去除义齿表面的食物残渣、软垢。

（2）保持口腔清洁，无异味。

2. 操作准备

（1）环境准备：室内环境清洁，温、湿度适宜。

（2）护理员准备：着装整齐，剪短手指甲，洗净双手。

（3）用物准备：水杯、软毛牙刷、义齿。

3. 操作流程

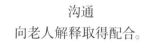

沟通
向老人解释取得配合。

刷洗义齿
养老护理员在晚间或老年人睡觉前协助其取下义齿，放置在水杯中，打开水龙头，左手垫纱布捏住义齿，右手用牙刷刷去义齿上的食物残渣并冲洗干净。

浸泡义齿
将5~10mL义齿清洗液倒入杯中，加入温水至液面浸没义齿。若无义齿清洗液，可直接在水杯中盛装清洁冷水，将义齿浸泡其中。

再次刷洗义齿
次日，用流动水冲洗，同时用牙刷刷去义齿上的浮垢至清洁，再协助老年人戴上义齿。

整理用物
清理用物，放回原处。

4. 评分标准

项目	项目总分	质量要求	标准分
工作准备	10	室内环境清洁, 温、湿度适宜	3
		护理员着装整齐, 洗净双手	3
		用物准备齐全	4
沟通	10	向老年人解释, 以取得配合	6
		语言柔和恰当, 态度和蔼可亲	4
刷洗义齿	20	取下义齿时间合理	5
		用流动水冲洗	5
		刷洗义齿方法正确	10
浸泡义齿	20	配置义齿浸泡液方法正确	10
		义齿要浸没	5
		会使用多种方法浸泡义齿	5
再次刷洗义齿	20	用流动水刷洗	5
		用牙刷刷去义齿上的浮垢至清洁	10
		协助老人戴上义齿	5
整理用物	10	用物处理正确, 环境整洁	5
		操作后洗手	5
熟练程度	10	动作轻巧、稳重、准确、安全	10

5. 注意事项、异常情况及处理

（1）不可将义齿泡在热水或乙醇内, 以防受热或干燥而导致变形。

（2）每次饭后取下义齿清洗, 并用温开水漱口, 保持口腔清洁。使用义齿专用牙刷, 大刷头用来清洁牙齿, 小刷头则可清洁假牙的凹槽。

（3）进行口腔内各项操作时应取下活动性义齿, 避免义齿脱落引起窒息。

（4）若发现义齿有损坏或老年人佩戴有不适感, 应及时到医院对义齿进行修整。

【本节小结】

摘取和佩戴义齿, 以及义齿的保存是护理员照顾老年人的基本技能。本节着重介绍了为老年人佩戴义齿的操作要点, 以及义齿正确的清洁和保存方法。希望通过本节内容的学习, 护理员能够掌握摘取、佩戴和清洗保存义齿的操作方法, 维持老年人的口腔健康。

【考点提示】

（1）义齿应用酒精浸泡, 可以达到消毒目的。 （ ）

（2）暂时不用的义齿泡在冷水杯中, 清水需要每周更换。 （ ）

（3）上下均有义齿, 应现取下颌义齿, 再取上颌义齿。 （ ）

（4）全是义齿的患者只清洁义齿即可, 口腔不需要清洁。 （ ）

答案：（1）× （2）× （3）√ （4）×

（侯蓓蓓）

第三节　适合老年患者的康复训练操

【学习内容】

吞咽训练。

【学习目标】

（1）了解吞咽训练的目的。

（2）熟悉吞咽障碍的表现。

（3）掌握每个训练动作要点。

（4）掌握训练的禁忌证和注意事项。

【知识要点】

随着年龄的增长，口腔组织的老化及吞咽肌群互不协调引起吞咽障碍是一种比较常见的现象，随之而来的可能会导致咀嚼功能变差，引起老年人吞咽障碍或者食欲不振的现象。主要表现为流涎，食物从口角漏出；饮水呛咳；咳嗽；吞咽延迟；进食费力，声音嘶哑，进食量少；食物反流，食物滞留在口腔和咽部；误吸及喉结构上抬幅度不足等。如照护不当，可引起吸入性肺炎、脱水、营养不良、气道阻塞等并发症，以及忧郁、社会隔绝等心理问题，严重影响老年人的身心健康。吞咽功能训练可以提高吞咽有关神经肌肉的控制能力，加强吞咽准备期和自主性口腔期的力量控制，提高肌群运动的速度和幅度，增进口腔机能的运动，促进唾液分泌，改善吞咽功能，从而保证足量、安全饮食，减少并发症，提高老年人的生活质量。

【技能要求】

一、呼吸运动训练

1. 目的

尽可能恢复有效的腹式呼吸，建立正常的呼吸与吞咽协调模式，增强呼吸肌肌力，强化吞咽时的呼吸控制能力。

（1）缩唇呼吸。把手放在腹部上，用鼻子吸气2~3s，让腹部膨胀；吐气时，嘴巴嘟起来像口哨样慢慢吐气4~6s，吸、呼时间为1:2（见图3-9-3-1）。

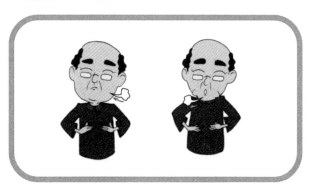

图3-9-3-1　缩唇呼吸

（2）"丝"字法。放松身体，深吸一口气，然后两唇微微打开，上下牙齿相对。呼气时，发出"丝"长音，重复练习（见图3-9-3-2）。

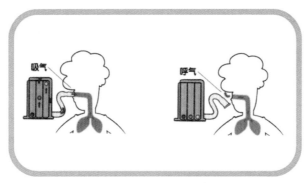

图3-9-3-2　"丝"字法

（3）呼吸训练器。把三球呼吸训练器放正，用嘴含住吸嘴把球吸上来，然后张开放松，循序渐进（见图3-9-3-3）。

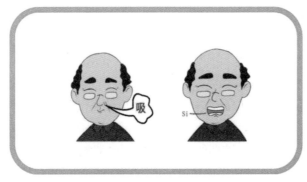

图3-9-3-3　呼吸训练器

2. 注意事项

（1）训练时，注意全身心放松肌肉，不过度紧张，循序渐进。

（2）训练时保持节奏平衡和稳定性。

（3）一般在饭后1h进行训练。

二、伸展运动训练

1. 目的

放松颈肩部、背部和腰部肌群，辅助吞咽动作完成。

（1）颈部体操。头部缓慢且有节奏地做米字运动，就是向左向右低头、抬头，向左向右看（见图3-9-3-4）。

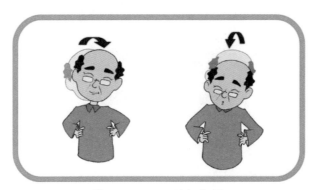

图3-9-3-4　颈部体操

（2）肩部体操。头部往下缩，肩膀往上抬，屏住5s，然后放松肩膀回位，像乌龟一样（见图3-9-3-5）

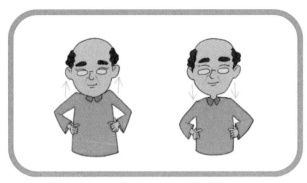

图3-9-3-5　肩部体操

（3）背部体操。两手握住上举，左右移动，让背部肌肉充分伸展（见图3-9-3-6）。

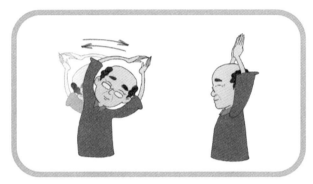

图3-9-3-6　背部体操

（4）腰部体操。坐位，开始用手带动身体尽量左转，维持5s，然后右转，维持5s，拉伸腰部肌肉，重复练习（见图3-9-3-7）。

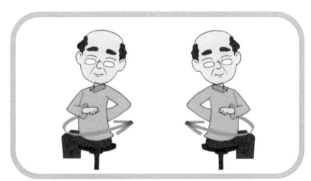

图3-9-3-7　腰部体操

2.注意事项

（1）训练时动作不可太快，注意节奏匀速，动作到位，防止跌倒。

（2）颈部肿瘤和腰部骨折患者不可做此套动作。

三、脸部运动训练

1.目的

通过训练改善患者颊部肌肉力量，改善食物加工处理时对食物的控制能力，减少颊部残留，并提升对流体食物的吸吮力及食团运送时口腔内向后推送的压力。

（1）鼓气体操。闭紧嘴巴，把脸颊鼓起，维持5s，然后吸扁，不要憋气（见图3-9-3-8）。

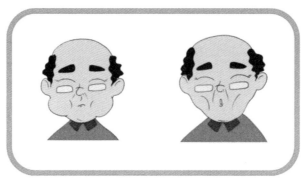

图3-9-3-8　鼓气体操

（2）左右鼓气。闭紧嘴巴，先鼓起左脸颊，维持5s，然后鼓起右脸颊，维持5s，不要憋气，反复练习（见图3-9-3-9）。

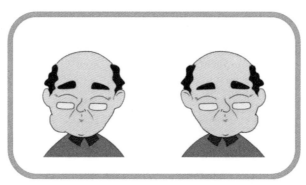

图3-9-3-9　左右鼓气

（3）口唇运动。放松口唇，连续发"啊""衣""呜"，注意口型转换和停顿（见图3-9-3-10）。

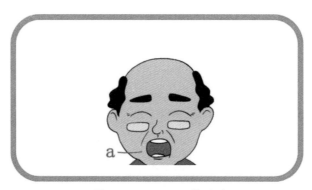

图3-9-3-10　口唇运动

（4）歪嘴运动。半开嘴巴，然后下巴向左边移动拉伸1s回位，再向右移动拉伸1s后回位，反复练习（见图3-9-3-11）。

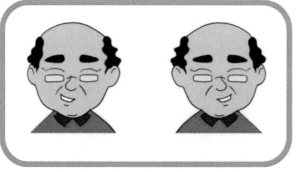

图3-9-3-11　歪嘴运动

2. 注意事项

（1）做脸部运动训练时，精神、身体都要放松。

（2）对着镜子训练，集中注意力，使意识随肌肉活动同时进行。

四、舌部运动训练

1. 目的

当患者舌运动范围、力量均达到一定程度时，需要注重提升舌的灵活性，通过各种舌的运动速度及准确性的练习，提升舌的灵活性。

（1）口内打转。嘴巴放松，用舌头绕牙龈外顺时针一圈，然后逆时针一圈，重复练习（见图3-9-3-12）。

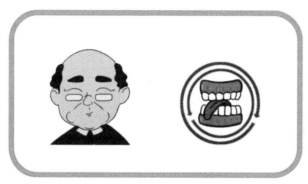

图3-9-3-12　口内打转

（2）舔上嘴唇。用舌头舔上嘴唇，从一边到另外一边，重复练习（见图3-9-3-13）。

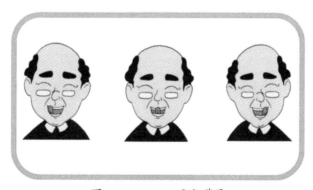

图3-9-3-13　舔上嘴唇

（3）舔下嘴唇。用舌头舔下嘴唇，从一边到另外一边，反复训练（见图3-9-3-14）。

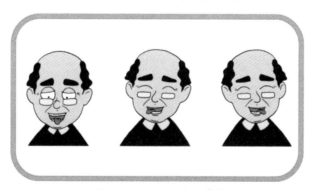

图3-9-3-14　舔下嘴唇

（4）口外打转。舌头尽量伸出外面，绕嘴唇顺时针一圈，然后逆时针一圈，重复练习（见图3-9-3-15）。

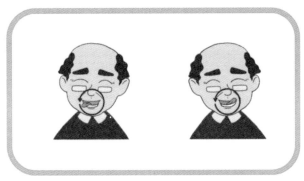

图3-9-3-15 口外打转

2. 注意事项

（1）训练时，保持面部放松，舌部自然松弛，可对镜训练。

（2）易在饭后一小时进行训练。

五、下颌运动训练

1. 目的

通过此训练，改善患者下颌的力量、运动稳定性及协调性，提高患者的咀嚼范围。

（1）红色咬牙胶棒。用第二大牙咬住"红色咬牙胶棒"，然后用手拉，持续5s，左右交替（见图3-9-3-16）。

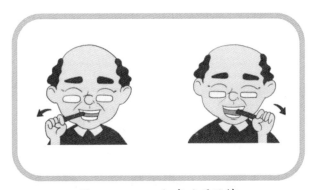

图3-9-3-16 红色咬牙胶棒

（2）红色T字咬棒。用第二大牙咬住"红色T字咬棒"，每边20次，左右交替（见图3-9-3-17）。

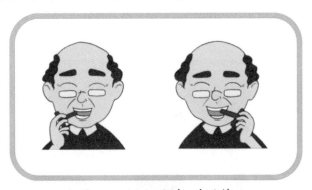

图3-9-3-17 红色T字咬棒

（3）下颚骨咬管。用门牙轻咬"下颚骨咬管"，然后用牙齿左右移动咬管（见图3-9-3-18）。

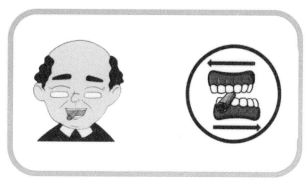

图3-9-3-18　下颚骨咬管

（4）下腭骨锻炼器。用门牙上下咬合"下腭骨锻炼器"，根据患者情况，适当调整锻炼器的难度（见图3-9-3-19）。

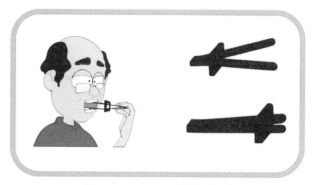

图3-9-3-19　腭骨锻炼器

2. 注意事项

（1）训练前后进行口腔清洁，训练装置每次使用后需清洗干净并晾干，保持干燥清洁，一人一套。

（2）训练时分散受力点，保护好牙齿，避免下颌关节脱位。

六、发声运动训练

1. 目的

选取不同舌位的音节，让患者通过发音完成舌的不同位置运动功能。并通过发音轮替运动使舌在不同位置间快速准确地运动，提高舌的运动功能与整个口腔运动的灵活性和协调性。

（1）PAPAPAPA。张大嘴巴，连续快速发出"啪～啪～啪～啪"，重复5~10次，每日2~3次（见图3-9-3-20）。

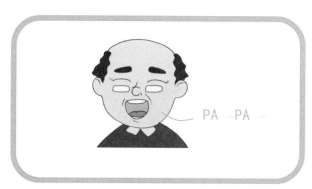

图3-9-3-20　PAPAPAPA

（2）TATATATA。张大嘴巴连续快速发出"他～他～他～他"，重复5~10次，每日2~3次（见图3-9-3-21）。

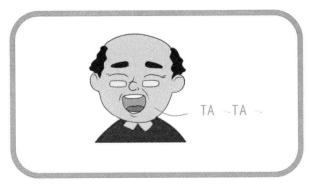

图3-9-3-21　TATATATA

（3）KAKAKAKA。张大嘴巴连续快速发出"咖~咖~咖~咖"，重复5~10次，每日2~3次（见图3-9-3-22）。

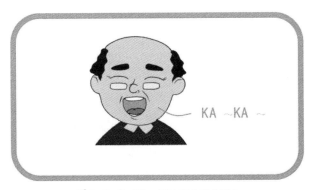

图3-9-3-22　KAKAKAKA

（4）LALALALA。张大嘴巴发出连续快速"啦~啦~啦~啦"，重复5~10次，每日2~3次（见图3-9-3-23）。

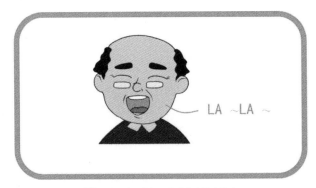

图3-9-3-23　LALALALA

2. 注意事项

（1）发音练习时动作要准确，不要因追求速度忽视运动位置的准确性。

（2）构音时构音器官运动可做适当夸张，提高运动准确性。

（3）加大运动难度，速度循序渐进、逐渐加快。

七、腺体按摩

1. 目的

改善唾液的分泌、颜面肌群的协调性。

（1）面部腺体分布如图3-9-3-24所示。

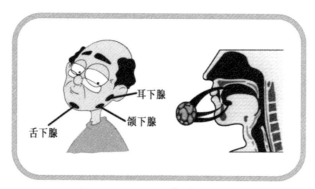

图3-9-3-24　面部腺体分布图

（2）耳下腺按摩：用4个手指轻按住脸颊，大约在下颌关节上耳前部分旋转按摩，每天按摩2~3次，每次10次（见图3-9-3-25）。

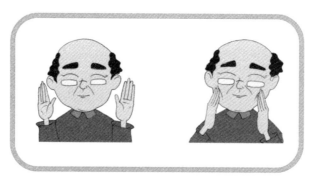

图3-9-3-25　耳下腺按摩

（3）颌下腺按摩：用拇指轻按住下颌骨内侧柔软的部分，大约在耳下方到颌骨下方部分旋转按摩，每天按摩2~3次，每次10次（见图3-9-3-26）。

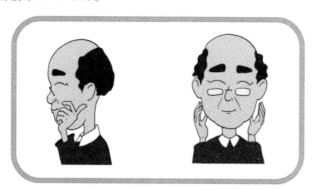

图3-9-3-26　颌下腺按摩

（4）舌下腺按摩：同时用两手的大拇指，从腭骨的内侧最下面往上像是要把舌头抬起来一样慢慢地压下去，每天按摩2~3次，每次10次（见图3-9-3-27）。

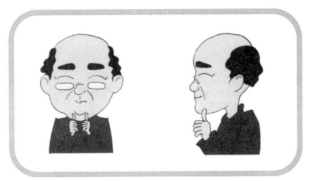

图3-9-3-27　舌下腺按摩

2. 注意事项

按摩腺体位置准确,用力均匀轻柔,切勿用力挤压。

八、Shaker训练(头抬升训练、等长/等张吞咽训练)

1. 目的

提高食道上段括约肌开放的时间和宽度,促进清除吞咽后因食管上段括约肌开放不全而引起的咽部残留食物。

2. 方法

采取平卧位,尽量抬起头部,肩不能离开床面,尽量把下颌靠近前胸,让眼睛看到脚尖,重复数次。肩离开床面累计不应超过3次(见图3-9-3-28)。

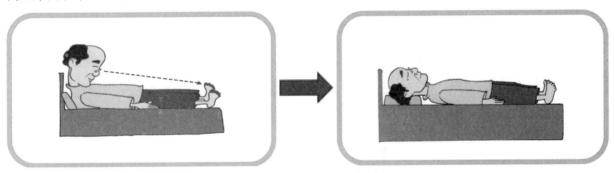

图3-9-3-28　Shaker训练

3. 注意事项

颈椎病、颈部运动受限(如一些头和颈部癌症的患者)、有认知功能障碍与配合能力差的患者慎用。

【技能要求】

1. 目的

促进吞咽功能,避免误吸、呛咳发生。

2. 操作准备

(1)环境准备:室内环境清洁,温度适宜。

(2)护理员准备:着装整齐,洗净双手。

(3)用物准备:呼吸训练器,下颌骨训练套件,镜子。

3. 操作流程

```
┌─────────────────────────────────────────────────────────────┐
│                            沟通                              │
│       评估老年患者身体状况, 疾病情况, 做好解释, 取得配合。      │
└─────────────────────────────────────────────────────────────┘
                              ↓
┌─────────────────────────────────────────────────────────────┐
│                          清洁口腔                            │
│       训练开始前协助患者刷牙或是漱口, 保持口腔清洁。          │
└─────────────────────────────────────────────────────────────┘
                              ↓
┌─────────────────────────────────────────────────────────────┐
│                          训练指导                            │
│ (1) 指导患者完成训练动作。                                    │
│ (2) 注意观察训练过程中患者的病情。                            │
│ (3) 训练完成后清洁口腔。                                      │
└─────────────────────────────────────────────────────────────┘
                              ↓
┌─────────────────────────────────────────────────────────────┐
│                          整理用物                            │
│             清洗训练器, 处于备用状态。                        │
└─────────────────────────────────────────────────────────────┘
```

4. 评分标准

项目	项目总分	质量要求	标准分
工作准备	15	室内环境清洁, 温、湿度适宜	5
		护理员准备, 着装整齐, 洗手	5
		用物准备齐全	5
沟通	10	评估老年患者身体状况及基本方法正确	5
		语言柔和恰当, 态度和蔼可亲	5
清洁口腔	10	训练前协助患者清除刷牙或漱口	10
训练指导	60	指导患者完成训练动作	20
		训练过程中观察病情	20
		完成训练后协助漱口	20
整理用物	5	训练用具清洁, 处于备用状态	5

5. 注意事项, 异常情况及处理

(1) 吞咽训练部分动作有禁忌证, 训练前要做好评估工作。

(2) 训练过程循序渐进不求快, 要求动作的正确性。

(3) 训练过程中正确使用咬合用具, 避免损伤牙齿。

(4) 训练时间宜安排在餐后1h。

【学习内容】

下肢肌力训练。

【学习目标】

(1) 了解下肢肌力训练的目的。

(2) 掌握每个训练动作要点。

(3) 掌握训练的禁忌证和注意事项。

【知识要点】

由于增龄及疾病的原因,老年人的肌力会减退。下肢无力和步态障碍的患者具有很高的跌倒风险。研究表明,下肢无力和步态障碍占所有跌倒原因中的25%左右。老年人群的膝部力量随年龄增长在不断下降,同时伴随腿部的肌力下降。下肢肌力的训练,尤其是抗阻训练,能有效改善下肢肌力,增强身体的稳定性,减少跌倒的风险,从而提高患者生活质量。

【技能要求】

一、初阶锻炼

1. 卧位等长训练(锻炼股四头肌)

患者取平卧位,单腿伸直,膝盖下垫毛巾卷,单腿用力下压,保持6s,10组/次,左右交替(见图3-9-3-29)。

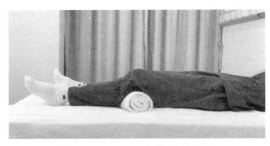

图3-9-3-29 卧位等长训练

2. 卧位直腿抬高(锻炼股四头肌)

患者取平卧位,保持膝关节伸直状态,用大腿力量使下肢抬起。一侧腿抬起,腿与床夹角10°~30°,并保持5s,左右交替,两侧均完成为1组,10组/次(尽量由患者自行数秒),如图3-9-3-30所示。

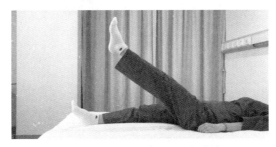

图3-9-3-30 卧位踝泵训练

3. 卧位踝泵训练(锻炼胫骨前肌)

患者取平卧位或半卧位,下肢呈伸直状态,进行背伸,即脚尖向上勾,保持5s。归位伸直状态,再做跖屈,即脚尖向下伸,保持5s,上勾下伸为1组,10组/次(见图3-9-3-31)。

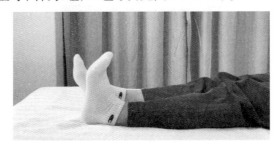

图3-9-3-31 卧位踝泵训练

4. 坐位脚趾抬起训练(锻炼胫骨前肌)

患者端坐于座椅上,双脚自然弯曲,双足平放于地面。用脚趾力量尽可能抬高脚趾到最高点,使其离开地面, 保持5s, 20组/次(见图3-9-3-32)。

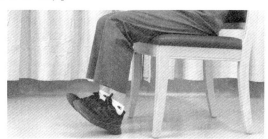

图3-9-3-32　坐位脚趾抬起训练

5. 坐位踢腿训练(锻炼股四头肌)

患者端坐于座位上, 双足自然放于地面。抬起右腿, 尽量踢直, 保持膝关节伸直, 保持3s, 左右交替, 两侧均完成为1组, 10组/次(见图3-9-3-33)。

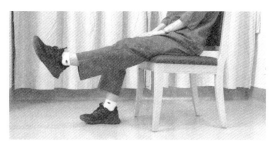

图3-9-3-33　坐位踢腿训练

6. 站位手扶提踵训练(锻炼胫骨前肌、腓肠肌)

患者站立, 双手可扶桌子。双脚打开, 与髋同宽, 前脚掌上抬, 尽量抬高, 归位, 再踮起脚后跟, 脚跟尽量抬高, 下落时也要发力, 前后均完成为1组, 10组/次(见图3-9-3-34)。

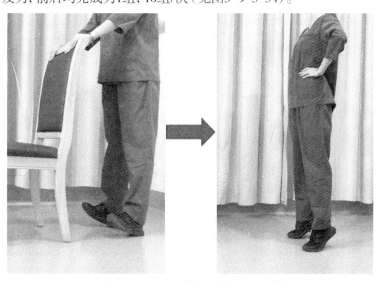

图3-9-3-34　站位手扶提踵训练

二、进阶锻炼

1. 坐位抗阻力踢腿（锻炼股四头肌）

患者端坐于座椅上，右侧椅腿缠绕一根弹力带，将右腿套入弹力带，抬腿，尽量腿踢直，保持膝关节伸直，10组/次，左右交替（见图3-9-3-35）。

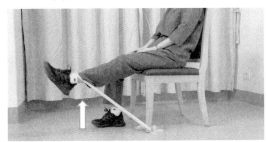

图3-9-3-35　坐位抗阻力踢腿

2. 坐位负重踝泵训练（锻炼胫骨前肌）

患者端坐于座椅上，双脚自然弯曲，双足平放于地面。2kg沙袋置于脚背，用脚趾力量尽可能抬高脚趾到最高点，使其离开地面，保持5s，20组/次（见图3-9-3-36）。

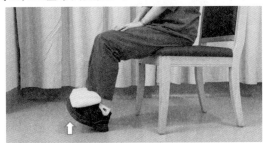

图3-9-3-36　坐位负重踝泵训练

3. 坐位单脚刹车训练（锻炼腓肠肌）

患者端坐于座椅上，双腿自然弯曲，双足平放于地面。单脚向后摩擦地面做刹车动作，单侧10次，双腿交替，两侧均完成为1组，10组/次（注意滑动时脚跟不得离地），如图3-9-3-37所示。

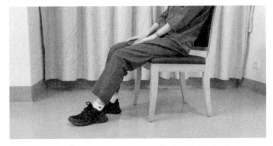

图3-9-3-37　坐位单脚刹车训练

4. 站位提踵训练（锻炼胫骨前肌、腓肠肌）

患者站立，双手叉腰，双脚打开，与髋同宽，前脚掌上抬，尽量抬高，归位，踮起脚后跟，脚跟尽量提高，下落时也要发力，前后均完成为1组，10组/次（见图3-9-3-38）。

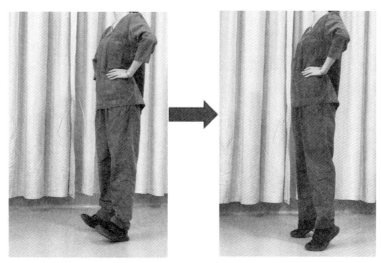

图3-9-3-38　站位提踵训练

5. 站位下肢负重训练（锻炼股四头肌）

患者站立，双脚打开，与髋同宽。单腿站立，保持1min，左右交替进行，两侧均完成为1组，20组/次（见图3-9-3-39）。

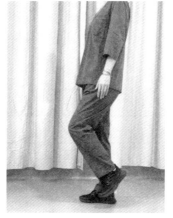

图3-9-3-39　站位下肢负重训练

6. 站位前后摆动训练（锻炼股四头肌）

患者保持站立，左足迈出，两足距离以20cm为宜，将身体重心向前移动，使左足完全负重，并将右足足跟略微抬起，随后将身体重心向后移动，使右足完全负重，并将左足足趾略微抬起，之后回复站立位（见图3-9-3-40）。

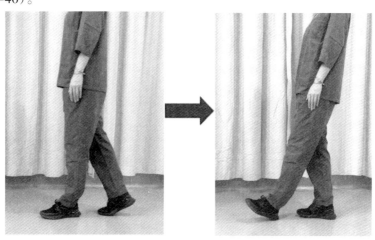

图3-9-3-40　站位前后摆动训练

【技能要求】

1. 目的

(1) 改善下肢肌力, 降低跌倒发生的危险因素。

(2) 改善患者日常活动能力, 防止功能减退。

2. 操作准备

(1) 环境准备: 室内环境清洁, 温度适宜。

(2) 护理员准备: 着装整齐, 洗净双手。

(3) 用物准备: 弹力带, 2kg沙袋。

3. 操作流程

沟通
评估老年患者身体状况, 疾病情况, 做好解释, 取得配合。

↓

训练指导
(1) 训练前做好准备活动。 (2) 做好安全防护。 (3) 指导患者完成训练动作。 (4) 正确安置抗阻器具。 (5) 注意观察训练过程中患者的病情。 (6) 训练后肌肉放松。

↓

整理用物
弹力带, 沙袋呈备用状态。

4. 评分标准

项目	项目总分	质量要求	标准分
工作准备	15	室内环境清洁, 温、湿度适宜	5
		护理员准备, 着装整齐, 洗手	5
		用物准备齐全	5
沟通	10	评估老年患者身体状况及基本方法正确	5
		语言柔和恰当, 态度和蔼可亲	5
训练指导	70	运动前活动下肢关节	10
		做好安全防护	10
		指导患者完成训练动作	20
		弹力带、沙袋安置正确	10
		训练过程中观察病情	10
		完成训练后肌肉按摩	10
整理用物	5	训练用具处于备用状态	5

5. 注意事项、异常情况及处理

(1) 有下肢深静脉血栓、关节疼痛肿胀不宜进行此项训练。

(2) 训练过程循序渐进、不求快, 要求动作的正确性。

(3) 训练时间宜安排在餐后2h。

（4）选择合脚的运动鞋。

（5）训练过程做好安全防护，如有不适，立即停止并汇报给医护人员。

【学习内容】

呼吸训练。

【学习目标】

（1）了解呼吸训练的目的。

（2）掌握每个训练动作要点。

（3）能对患者进行演示和指导。

（4）掌握训练的禁忌证和注意事项。

【知识要点】

老年患者活动减少、肺功能减退，尤其是有慢性呼吸系统疾病的老人，肺功能的减退会对日常生活产生不同程度的影响，而经常进行呼吸训练能有效增加肺活量，改善肺功能，提高老年患者生活质量。

1. 缩唇呼吸

用鼻吸气，用口呼气，闭嘴，经鼻吸气2~3s，呼气时嘴唇缩成吹笛状，气体经缩窄的嘴唇缓慢呼出，吸气与呼气之比为1∶2。每次15~30min，3次/天。

2. 腹式呼吸

患者取立位或坐位，一手放于腹部，一手放于胸部，呼吸时胸部尽量保持不动，吸气时用鼻深吸气，将腹部鼓起，胸部不动，呼气时则缩唇缓慢呼出，腹部内陷，尽量保持回缩将气吹出，呼气时间要比吸气时间长1~2倍，每分钟呼吸7~8次，每次10min，3~4次/天。

3. 抗阻呼吸

卧位，患者头部抬高15°~30°，脐部放置1.0kg重物如沙袋，可逐渐增加重量至3.0kg进行腹式缩唇呼吸。经鼻深吸气将重物顶至最高，保持2~3s，缩唇缓慢呼气，将重物放至最低。期间尽量保持胸部不动，训练时间每次30min。

4. 深呼吸

经鼻深吸一口气，在吸气末憋住气保持几秒，以便有足够时间进行气体交换，并使部分塌陷的肺泡有机会重新扩张配合缩唇呼吸技术将气体缓慢呼出，使气体充分排出。避免过度耸肩。每次10min，3次/天。

【技能要求】

1. 目的

增加肺活量，改善肺通气。

2. 操作准备

（1）环境准备：室内环境清洁，温度适宜。

（2）护理员准备：着装整齐，洗净双手。

（3）用物准备：0.5~1.0kg沙袋。

3. 操作流程

沟通
评估老年患者身体状况, 疾病情况, 做好解释, 取得配合。

↓

训练指导
(1) 指导患者完成训练动作。 (2) 正确安置沙袋。 (3) 注意观察训练过程中患者的病情。

↓

整理用物
处理用物, 洗手。

4. 评分标准

项目	项目总分	质量要求	标准分
工作准备	15	室内环境清洁, 温、湿度适宜	5
		护理员准备, 着装整齐, 洗手	5
		用物准备齐全	5
沟通	20	评估老年患者身体状况及基本方法正确	10
		语言柔和恰当, 态度和蔼可亲	10
训练指导	60	指导患者完成每个训练动作	40
		在腹部安置沙袋	10
		训练过程中注意病情观察	10
整理用物	5	处理用物, 洗手	5

5. 注意事项、异常情况及处理

(1) 有咯血、不稳定心绞痛、感染未控制的患者不宜进行此项训练。

(2) 如患者耐受程度低, 可相应缩短每次训练的持续时间。

(3) 训练时间宜安排在餐后2h。

(4) 训练过程做好病情观察, 如有不适, 立即停止。

【本节小结】

康复训练在疾病的恢复过程中有着非常积极的意义。虽然康复训练不能治愈疾病, 但是通过训练, 能够改善疾病造成的功能障碍, 减少对日常生活的影响, 提高患者生活质量。本小节重点介绍了三种适合老年患者康复训练的方法, 动作简单易行, 护理员通过培训掌握这些训练动作的正确实施方法和训练的指导技能, 能有效协助医护人员对患者进行康复训练, 提升护理照护服务的水平。

【考点提示】

(1) 非进食时间都可以进行吞咽训练。　　　　　　　　　　　　　　　　（　　）

(2) 吞咽训练的目的主要是减少进食时误吸。　　　　　　　　　　　　　（　　）

(3) 下颌骨咬合训练时应注意保护好牙齿, 避免下颌关节脱位。　　　　　（　　）

(4) 吞咽障碍可表现为饮水呛咳、声音嘶哑。　　　　　　　　　　　　　（　　）

(5) 缩唇呼吸训练, 吸呼比是2:1。　　　　　　　　　　　　　　　　　（　　）

（6）腹式呼吸训练，吸气时腹部鼓起，呼气时腹部内陷。　　　　　　　（　）

（7）深呼吸训练过程中要配合缩唇呼吸。　　　　　　　　　　　　　　（　）

（8）下肢肌力训练可减少跌倒的危险因素。　　　　　　　　　　　　　（　）

（9）下肢肌力训练过程中要注意做好防护，避免患者跌倒。　　　　　　（　）

（10）下肢肌力训练过程中，如果患者感觉疲劳，应坚持完成训练。　　（　）

答案：（1）×　　（2）√　　（3）√　　（4）√　　（5）×　　（6）√　　（7）√　　（8）√

　　　（9）√（10）×

（秦雯　王峥）

第四节　老年人安全用药

【学习目标】

（1）了解老年人药物代谢特点。

（2）熟悉老年人用药常见不良反应及原因。

（3）掌握老年人用药原则及安全用药护理。

【老年人药物代谢和药效学特点】

老年人由于各器官功能的衰退，机体对药物的代谢和反应发生改变。应注意评估老年人药物代谢和药效学的特点，为指导临床合理用药及药物护理提供重要信息。

一、老年人药物代谢特点

药物代谢动力学过程减慢，绝大多数药物的被动转运吸收不变而主动转运吸收减少，药物代谢能力减弱，药物排泄功能降低，血药浓度增高。

1. 药物的吸收

影响老年人胃肠道药物吸收的因素有以下几点：

（1）胃酸分泌减少导致胃液pH值升高。老年人胃黏膜萎缩，胃壁细胞功能下降，胃酸分泌减少，胃液pH值升高，可影响药物离子化程度。弱酸性药物如阿司匹林在正常胃酸情况下，在胃内不易解离，吸收良好；当胃酸缺乏时，其离子化程度增大，使药物在胃中吸收减少，影响药效。

（2）胃排空速度减慢。老年人胃肌萎缩，胃蠕动减慢，使胃排空速度减慢，延迟药物到达小肠的时间。因此，药物的吸收延缓、速率降低，有效血药浓度到达的时间推迟，特别对在小肠远端吸收的药物或肠溶片有较大的影响。

（3）肠肌张力增加和活动减少。老年人肠蠕动减慢，肠内容物在肠道内停留时间延长，药物与肠道表面接触时间延长，使药物吸收增加。但胃排空延迟、胆汁和消化酶分泌减少等因素都可影响药物的吸收。

（4）胃肠道和肝血流减少。胃肠道和肝血流量随年龄增长而减少。胃肠道血流量减少可影响药物吸收速率。肝血流量减少，使药物首过效应减弱，对有些主要经肝脏氧化灭活的药物，血药浓度升高。

2. 药物的分布

影响药物在体内分布的主要因素有：机体的组成成分、药物与血浆蛋白的结合能力及药物与组织的结合能力等。

（1）机体组成成分的改变。

① 老年人细胞内液减少，使机体总水量减少，故水溶性药物如乙醇、吗啡等分布容积减小，血药浓度增加。

② 老年人脂肪组织增加，非脂肪组织逐渐减少，所以脂溶性药物如地西泮、苯巴比妥、利多卡因等在老年人组织中分布容积增大，药物作用持续较久，半衰期延长。

③ 老年人血浆白蛋白含量减少，使与血浆白蛋白结合率高的游离型药物成分增加，分布容积加大，药效增强，但易引起不良反应。如抗凝药华法林与血浆白蛋白结合减少，游离型药物浓度增高而抗凝作用增强，但毒性增大。因此，老年人使用华法林应减少剂量。

（2）药物与血浆蛋白的结合能力改变。老年人由于脏器功能衰退，同时患有多种疾病，常需用2种及2种以上的药物。由于不同药物对血浆蛋白结合具有竞争性置换作用，从而改变其他游离型药物的作用强度和持续时间。

3. 药物的代谢

药物的代谢（drug metabolism）是指药物在体内发生化学变化，又称生物转化。肝脏是药物代谢的主要器官。老年人肝血流量和细胞量比成年人降低40%～65%。肝脏微粒体酶系统的活性也随之下降，肝脏代谢速度只有年轻人的65%。因此，药物代谢减慢，半衰期延长，易造成某些主要经肝脏代谢的药物蓄积。

4. 药物的排泄

老年人肾功能减退，包括肾小球滤过率降低、肾血流量减少、肾小管的主动分泌功能和重吸收功能降低。这些因素均可导致主要由肾以原形排出体外的药物蓄积，表现为药物排泄时间延长，清除率降低。

延长给药间隔，特别是以原形排泄、治疗指数窄的药物，如地高辛、氨基糖苷类抗生素尤其需要引起注意。老年人如有失水、低血压、心力衰竭或其他病变时，可进一步损害肾功能，故用药应更加小心。

二、老年人药效学特点

老年药效学改变的特点包括：对大多数药物的敏感性增高、作用增强，对少数药物的敏感性降低，药物耐受性下降，药物不良反应发生率增加，用药依从性降低。老年药效学改变的另一特点是对药物的耐受性降低，具体表现如下：

1. 多药合用耐受性明显下降

老年人单一用药或少数药物合用的耐受性较多药合用要好，如利尿药、镇静药、催眠药各一种并分别服用，耐受性较好，能各自发挥预期疗效。但若同时合用，则患者不能耐受，易出现直立性低血压。

2. 对易引起缺氧的药物耐受性差

因为老年人呼吸系统、循环系统功能降低，应尽量避免使用这类药物。如哌替啶对呼吸有抑制作用，禁用于患有慢性阻塞性肺气肿、支气管哮喘、肺源性心脏病等的患者，慎用于老年患者。

3. 对排泄慢或易引起电解质失调的药物耐受性下降

老年人由于肾调节功能和酸碱代偿能力较差，导致机体对排泄慢或易引起电解质失调药物的耐受性下降，故使用剂量宜小，间隔时宜长，还应注意检查药物的肌酐清除率。

4. 对肝脏有损害的药物耐受性下降

老年人肝功能下降，对损害肝脏的药物如利血平、异烟肼等耐受力下降，此类药物应慎用于老年患者。

5. 对胰岛素和葡萄糖耐受力降低

老年人由于大脑耐受低血糖的能力较差，易发生低血糖昏迷。在使用胰岛素过程中，应注意识别低血糖的症状。

【老年人常见药物不良反应和原因】

药物不良反应（adverse drug reaction，　ADR）是指在常规剂量情况下，由于药物或药物相互作用而发生与防治目的无关的、不利或有害的反应，包括药物副作用、毒性作用、变态反应、继发反应和特异性遗传素质有关的反应等。老年人由于药动力学的改变，各系统、器官功能及代偿能力逐渐衰退，机体耐受性降低，患病率上升，对药物的敏感性发生变化，药物不良反应发生率增高。

一、老年人常见药物不良反应

1. 精神症状

中枢神经系统，尤其大脑最易受药物作用的影响。老年人中枢神经系统对某些药物的敏感性增高，可导致神经系统的毒性反应，如吩噻嗪类、洋地黄、降压药和吲哚美辛等可引起老年抑郁症；中枢抗胆碱药苯海索可致精神错乱；老年痴呆患者使用中枢抗胆碱药、左旋多巴或金刚烷胺，可加重痴呆症状。长期使用咖啡因、氨茶碱等可导致精神不安、焦虑或失眠。长期服用巴比妥类镇静催眠药可致惊厥，产生身体及精神依赖性，停药会出现戒断症状。

2. 直立性低血压

老年人血管运动中枢的调节功能没有年轻人灵敏，压力感受器易发生功能障碍，即使没有药物的影响，也会因为体位的突然改变而产生头晕。使用降压药、三环类抗抑郁药、利尿药、血管扩张药时，尤其易发生直立性低血压。因此，在使用这些药时应特别注意。

3. 耳毒性

老年人由于内耳毛细胞数目减少，听力有所下降，易受药物的影响产生前庭症状和听力下降。前庭损害的主要症状有眩晕、头痛、恶心和共济失调；耳蜗损害的症状有耳鸣、耳聋。由于毛细胞损害后难以再生，故可产生永久性耳聋。年老体弱者应用氨基糖苷类抗生素和多黏菌素可致听神经损害。因此，老年人使用氨基糖苷类抗生素时应减量，最好避免使用此类抗生素和其他影响内耳功能的药物，必须使用时应减量。

4. 尿潴留

三环类抗抑郁药和抗帕金森病药有副交感神经阻滞作用，老年人使用这类药物可引起尿潴留，特别是伴有前列腺增生及膀胱颈纤维病变的老人。所以在使用三环类抗抑郁药时，开始应以小剂量分次服用，然后逐渐加量。患有前列腺增生的老年人，使用呋塞米、依他尼酸等强效利尿药也可引起尿潴留，在使用时应加以注意。

5. 药物中毒

老年人各个重要器官的生理功能减退，60岁以上老年人的肾脏排泄毒物的功能比25岁时下降20%，70~80岁时下降40%~50%。60岁以上老年人肝脏血流量比年轻时下降40%，解毒功能也相应降低。老年人出现心功能减退，心排血量减少，窦房结内起搏细胞数目减少，心脏传导系统障碍。因此，老年人用药容易产生肝毒性反应、肾毒性反应及心脏毒性反应。

二、老年人药物不良反应发生率高的原因

1. 同时接受多种药物治疗

老年人常患多种疾病，接受多种药物治疗，易产生药物的相互作用，加强或减弱药物的效果，增加药物的不良反应。现已证实老年人药物不良反应的发生率与用药种类呈正相关。据统计，同时用药5种以下者，药物不良反应发生率为6%~8%，同时用6~10种药时升至40%，同时用15~20种药以上时，发生率升至70%~80%。

2. 药动学和药效学改变

由于老年药动学改变,药物在老年人血液和组织内的浓度发生改变,导致药物作用增强或减弱。在药效欠佳时,临床医师常加大剂量,造成药物不良反应发生率增高。此外,老年人机体内环境稳定性减退,中枢神经系统对某些药物特别敏感,镇静药易引起中枢过度抑制;老年人免疫功能下降,使药物变态反应发生率增加。

3. 滥用非处方药

有些老人缺乏医药知识,擅自服用、滥用滋补药、保健药、抗衰老药和维生素,用药的次数和剂量不当,易产生药物不良反应。

【老年人的用药原则】

合理用药(rational administration of drug)是指根据疾病种类、患者状况和药理学理论选择最佳的药物及其制剂,制定或调整给药方案,以期有效、安全、经济的防治疾病措施。老年人由于各器官储备功能及身体内环境稳定性随年龄而衰退,因此,对药物的耐受程度及安全幅度均明显下降。国内,塞在金教授推荐老年人用药五大原则可作为临床合理用药的指南。

一、受益原则

受益原则首先要求老年人用药要有明确的指征。只有治疗好处大于风险的情况下才可用药;同时选择疗效确切而毒副作用小的药物。对有些病症可以不用药物治疗则不要急于用药,如失眠、多梦老人,可通过避免晚间过度兴奋的因素包括抽烟、喝浓茶等来改善。

二、5种药物原则

许多老年人多病共存,老年人平均患有6种疾病,常多药合用,平均用药9.1种,多者达36种。过多使用药物不仅会增加经济负担,而且还增加药物相互作用。联合用药种类越多,药物不良反应发生的可能性越高。对患有多种疾病的老年人,不宜盲目应用多种药物,可单用药物时绝不联用多种药物,用药种类尽量简单,最好5种以下,治疗时分轻重缓急,注意药物间潜在的相互作用。

执行5种药物原则时要注意:

(1)了解药物的局限性。

(2)抓主要矛盾,选主要药物治疗,病情不稳定时可适当增加药物种类,病情稳定后要遵守5种药物原则。

(3)选用具有兼顾治疗作用的药物。

(4)重视非药物治疗。

(5)减少和控制服用补药。

三、小剂量原则

老年人用药要遵循从小剂量开始逐渐达到适宜于个体的最佳剂量。老年人用药剂量的确定,要遵守剂量个体化原则,主要根据老年人的年龄、健康状况、治疗反应等进行综合考虑。

四、择时原则

择时原则即根据时间生物学和时间药理学的原理,选择最合适的用药时间进行治疗,以提高疗效和减少不良反应。因为许多疾病的发作、加重与缓解都具有昼夜节律的变化,例如,夜间容易发生变异型心绞痛、脑血栓和哮喘,类风湿关节炎常在清晨出现关节僵硬等;药代动力学也有昼夜节律的变化。因此,进行择时治疗时,主要根据疾病的发作、药代动力学和药效学的昼夜节律变化来确定最佳用药时间。

五、暂停用药原则

老年人在用药期间应密切观察,一旦出现新的症状,应考虑为药物的不良反应或是病情进展。前者应停药,后者则应加药。对于服药的老年人出现新的症状,停药受益可能多于加药受益。因此,暂停用药是现代老年病学中最简单、有效的干预措施之一。

【老年患者的安全用药】

随着年龄的增长,老年人记忆力减退,学习新事物的能力下降,对药物的治疗目的、用药时间、用药方法常不能正确理解,影响用药安全和药物治疗的效果。因此,指导老年人正确用药,减少用药差错是护理员的一项重要任务。

一、定期评估老年人用药能力

包括视力、听力、阅读能力、理解能力、记忆力、吞咽能力、获取药物的能力、发现不良反应的能力。

二、密切观察和预防药物不良反应

老年人药物不良反应发生率高,护理员要密切观察和预防药物的不良反应,提高老年人的用药安全。

1. 密切观察药物副作用

要注意观察老年人用药后可能出现的不良反应,及时处理。用药后的观察要点如下。

(1)服用治疗呼吸系统疾病的药物:观察老年人咳嗽、咳痰的程度,伴随的症状,同时观察痰液的颜色、性质和量,有无咯血等情况,还要观察体温的变化。

(2)服用治疗消化系统疾病的药物:观察老年人食欲、恶心、呕吐、腹痛、腹泻等情况。如呕吐、腹泻严重时,需观察老年人的尿量情况。准确记录出入量。

(3)服用治疗心血管系统疾病的药物:观察老年人胸闷、心慌、疼痛等情况发作的频率是否改变。如果服用利尿剂,应观察尿量变化,是否还有其他头晕、乏力现象。

(4)服用治疗泌尿系统疾病的药物:观察老年人尿色、尿量、排尿次数及伴随症状,有无尿频、尿急、尿痛和血尿症状。

(5)服用治疗神经系统疾病的药物:观察老年人头疼、头晕等程度的改变情况,是否伴有呕吐、神志改变、肢体抽搐等,是否有嗜睡、昏睡等情况,是否有语音不清、语音表达不清等言语障碍,肢体活动情况等。

2. 注意观察药物矛盾反应

老年人在用药后容易出现药物矛盾反应,即用药后出现与用药治疗效果相反的特殊不良反应。如用硝苯地平治疗心绞痛反而加重心绞痛,甚至诱发心律失常。所以用药后要细心观察,一旦出现不良反应要及时停药、就诊,根据医嘱改服其他药物,保留剩药。

3. 用药从小剂量开始

用药一般从成年人剂量的1/4开始,逐渐增大至1/3→1/2→2/3→3/4。同时要注意个体差异,治疗过程中要求连续性观察,一旦发现不良反应,要及时协助医师处理。

4. 选用便于老人服用的药物剂型

口腔黏膜干燥的老人,服用片剂、胶囊制剂时要给予充足的水送服。胃肠功能不稳定的老年人不宜服用缓释剂,因为胃肠功能的改变影响缓释药物的吸收。对吞咽困难的老人不宜选用片剂、胶囊制剂,宜选用液体剂型,如冲剂、口服液等,必要时也可选用注射给药。老年人由于皮肤弹性组织减少,常造成注射部位皮肤出血,应延长按压时间。由于体温下降,血液循环减慢,老年人使用栓剂药物需要更长的溶化时间。接受静脉治疗的老年人要预防循环超负荷,特别注意观察出现血压升高、呼吸加快、气喘等肺水肿症状。

5. 规定适当的用药时间和用药间隔

根据老年人的用药能力、生活习惯,给药方式应尽可能简单,当口服药物与注射药物疗效相似时,宜采用口服给药。由于许多食物和药物同时服用会导致相互作用而干扰药物的吸收,如含钠基或碳酸钙的制酸剂不可与牛奶或其他富含维生素D的食物一起服用,以免刺激胃液过度分泌或造成血钙或血磷过高。此外,如果给药间隔过长则达不到治疗效果,而频繁的给药又容易引起药物中毒。因此,在安排用药时间和用药间隔时,既要考虑老人的作息时间,又应保证有效的血药浓度。

三、提高老年人用药依从性

老年慢性病治疗效果不满意,除病因、发病机制不明,缺乏有效的治疗药物外,还有一个不容忽视的问题,就是患者用药依从性差。提高老年人用药依从性的护理措施如下:

1. 正确用药

(1)住院的老年人:应严格执行给药操作规程,按时将早晨空腹服、食前服、食时服、食后服、睡前服的药物分别送到患者床前,并照护其服下。

(2)出院带药的老年人:要通过口头和书面的形式,向老年人解释药物名称、剂量、用药时间、作用和不良反应。用较大字体的标签注明用药剂量和时间,以便老年人识别。

(3)空巢、独居的老年人:护理员可将老人每天需要服用的药物放置在专用的塑料盒内,盒子有4个小格,每个小格标明用药的时间,并将药品放置在醒目的位置,促使老年患者养成按时用药的习惯。此外,社区护理员定期到老年人家中清点剩余药片数目,也有助于提高老年人的用药依从性。

(4)精神异常或不配合治疗的老年人:护理员需协助和督促患者用药,并确定其是否将药物服下。患者若在家中,应要求家属配合做好协助督促工作,可通过电话追踪,确定患者的用药情况。

(5)吞咽障碍与神志不清的老年人:一般通过鼻饲管给药。对神志清楚但有吞咽障碍的老年人,可将药物加工制作成糊状物后再给予服用。

(6)外用药物:护理员应向老年人详细说明外用药的名称、用法及用药时间,在盒子外贴红色标签,注明外用药不可口服,并告知家属。

2. 建立合作性关系

护理员要倾听老年人的治疗意愿,注意老年人对治疗费用的关注。与老年人建立合作性关系,使老年人对治疗充满信心,形成良好的治疗意向,促进其用药依从性。

3. 行为的治疗措施

(1)行为监测:建议老年人记用药日记、病情自我观察记录等。

(2)刺激与控制:将老年人的用药行为与日常生活习惯联系起来,如设置闹钟提醒用药时间。

(3)强化行为:当老年人用药依从性好时及时给予肯定,依从性差时即给予批评。

4. 指导老年人正确保管药品

定期整理药柜,保留常用药和正在服用的药物,弃去过期变质的药物。

【本节小结】

老年患者多患慢性疾病,且多病共存,所用的药物也不在少数,由于老年人生理功能发生改变,药动学和药效学也发生改变,过多的药物可导致药物不良反应与药物不良事件,护理员通过老年患者的用药培训,掌握老年人常见的药物不良反并协助老年人正确用药,保证老年患者安全用药,减少不良反应的发生。

【考点提示】

(1)老年患者多药合用比单一用药效果好。 (　　)

（2）老年患者用药以5种以下药物为宜。　　　　　　　　　　　　　　　（　　）

（3）老年人用药应从大剂量开始逐渐减量。　　　　　　　　　　　　　（　　）

（4）老年人出现用药不良反应后应暂停用药。　　　　　　　　　　　　（　　）

（5）老年人服药时，照护者应看其服下。　　　　　　　　　　　　　　（　　）

答案：（1）×　　（2）√　　（3）×　　（4）√　　（5）√

（秦雯　王峥）

第五节　老年患者排泄照护

【学习目标】

（1）了解大小便失禁及便秘的临床表现。

（2）熟悉照护用具的选择。

（3）掌握排便异常的照护方法。

一、尿失禁

【概念】

尿失禁是指由于膀胱括约肌的损伤或神经功能障碍而丧失排尿自控的能力，使尿液不受主观控制而自尿道口溢出或流出的状态。尿失禁是老年人中最为常见的健康问题，尿失禁对大多数老年人的生命无直接影响，但是它所造成的身体异味、反复尿路感染及皮肤糜烂等是导致老年人发生孤僻、抑郁等心理问题的原因之一；而且它还对患者及其家庭、卫生保健人员，以及社会带来沉重的经济负担和精神负担，严重影响老年患者的生命质量。

根据其发生机制的不同，可将尿失禁分为以下四类：

1. 持续性尿失禁

又称真性尿失禁，是指在任何体位及任何时候发生的尿失禁，多见于神经源性膀胱功能障碍、膀胱逼尿肌过度活动症（过度收缩）、尿道括约肌严重受损、膀胱失去储尿功能等原因造成。

2. 压力性尿失禁

是指患者在腹部压力增高（如咳嗽、打喷嚏、跑步、用力、突然改变体位等）时引起的尿失禁。此时膀胱逼尿肌功能正常，而尿道括约肌或盆底及尿道周围的肌肉松弛，尿道压力降低。压力性尿失禁多见于分娩损伤、绝经期妇女（阴道前壁支持力量减弱）和老年女性（盆底肌肉松弛、膀胱颈后尿道下移、尿道固有括约肌功能减退），在男性则可见于前列腺、会阴、尿道手术后。

3. 充盈性尿失禁

是指由于各种原因所致的慢性尿潴留后，膀胱在极度充盈的情况下，膀胱内压力超过正常尿道括约肌的阻力，尿液从尿道溢出。多见于前列腺增生症等下尿路梗阻性疾病的晚期，也可见于肥胖和神经源性膀胱等疾病。充盈性尿失禁患者的膀胱内一般有大量剩余尿。

4. 急迫性尿失禁

是指患者因膀胱内病变引起膀胱收缩并产生强烈尿意的情境下，不能控制小便而使尿液流出，主要是由于逼尿肌的过度活动所致，又可以分感觉急迫性尿失禁和运动急迫性尿失禁两种。前者主要见于膀胱的病变，如膀胱及尿道的急性炎症、膀胱结核、间质性膀胱炎、膀胱瘤、膀胱结石等疾病；后者主要见于逼尿肌的过度活动、神经源性膀胱、伴有膀胱顺应性降低的晚期膀胱出口梗阻等病变。

【评估要点】

(1)会阴部位皮肤情况,有无失禁性皮炎发生。

(2)尿失禁对患者心理、生活的影响程度。

(3)评估患者使用尿失禁用具是否正确。

(4)判断压力性尿失禁的程度。

① 轻度:尿失禁发生在咳嗽、喷嚏时,不需使用尿垫。

② 中度:尿失禁发生在跑跳、快步行走等日常活动时,需使用尿垫。

③ 重度:轻微活动、平卧体外改变时发生尿失禁。

【照护措施】

1. 尿失禁用具的选择

(1)失禁护垫、纸尿裤:是最为普遍且安全的方法,可以有效处理尿失禁的问题,既不影响患者翻身及外出,又不会造成尿道及膀胱的损害,也不影响膀胱的生理活动。注意每次更换时用温水清洗会阴和臀部,防止失禁性皮炎及压疮的发生。

(2)高级透气接尿器:适用于老弱病残、骨折、瘫痪及卧床不起、不能自理的患者。类型:BT-1型(男)或BT-2型(女)接尿器。使用方法:先用水和空气将尿袋冲开,防止尿袋粘连。再将腰带系在腰上,将阴茎放入尿斗中(男性患者),或接尿斗紧贴会阴(女性患者),并把下面的2条纱带从两腿根部中间左右分开向上,与三角布上的两个短纱带连接在一起即可使用。这种方法可以避免生殖器糜烂、皮肤瘙痒感染、湿疹等问题。

(3)避孕套式接尿袋:其优点是不影响患者翻身及外出。主要适用于男性老年人,选择适合患者阴茎大小的避孕套式接尿袋,勿过紧。在患者腰间扎一松紧绳,再用较细松紧绳在套口两侧妥善固定,另一头固定在腰间松紧绳上,尿袋固定高度适宜,防尿液反流入膀胱。

(4)保鲜膜袋接尿法:适用于男性尿失禁患者。使用方法:将保鲜膜袋口打开,将阴茎全部放入其中,取袋口对折,系一活口,系时注意不要过紧,留有1指的空隙为佳。

(5)一次性导尿管和密闭引流袋:适用于躁动不安及尿潴留的患者,优点在于为患者翻身按摩、更换床单时不易脱落;缺点是护理不当易造成泌尿系感染,长期使用会影响膀胱的自动反射性排尿功能。因此,必须严格无菌操作,尽量缩短导尿管留置的时间。

2. 协助行为治疗

包括:生活方式干预、盆底肌肉训练、膀胱训练。

(1)生活方式干预:如合理膳食、减轻体重、戒烟、规律运动等。

(2)盆底肌肉训练:可分别在不同体位时进行训练。

① 站立:双脚分开与肩同宽,尽量收缩骨盆底肌肉并保持10s,然后放松10s,重复收缩与放松15次。

② 坐位:双脚平放于地面,双膝微微分开,与肩同宽,双手放于大腿上,身体微微前倾,尽量收缩骨盆底肌肉并保持10s,然后放松10s,重复收缩与放松15次。

③ 仰卧位:双膝微屈约45°,尽量收缩骨盆底肌肉并保持10s,然后放松10s,重复收缩与放松15次。

(3)膀胱训练可增加膀胱容量,以应对急迫性的感觉,并延长排尿间隔时间。具体步骤:让患者在白天每小时饮水 150~200mL,并记录饮水量及饮入时间;据患者平常的排尿间隔,鼓动患者在急迫性尿意感发生之前如厕排尿;若患者能自行控制排尿,2h内没有尿失禁现象,则可将排尿间隔再延长 30min,直到将排尿时间逐渐延长至3~4h。

3. 心理护理

从患者的角度思考及处理问题,建立互信的护患关系。注重患者的感受,进行尿失禁护理操作时用屏风等遮挡保护其隐私。向患者及家属讲解尿失禁问题的处理,讲解尿失禁问题可以处理好,增强老年人应对尿失禁的信心,减轻老年人的焦虑情绪的同时要顾及老年人的尊严,用心聆听老年人抒发困扰及愤怒情绪,帮助其舒缓压力。

4. 其他

(1)照护者应及时更换尿失禁护理用具;注意患者会阴部清洁卫生,每日用温水擦洗,保持会阴部皮肤清洁干燥,变换体位减轻局部受压,加强营养等,预防压疮等皮肤问题的发生。

(2)向老年人解释尿液对排尿反射刺激的必要性,保持每日摄入的液体量在2000~2500mL,适当调整饮水时间和量,睡前限制饮水,以减少夜间尿量。避免摄入有利尿作用的咖啡、浓茶、可乐、酒类等饮料。

(3)鼓励老年人坚持做盆底肌肉训练与膀胱训练,以及健身操等活动,减缓肌肉松弛,促进尿失禁的康复。

(4)老年人的卧室尽量安排在靠近厕所的位置,夜间应有适宜的照明灯,厕所应设有认知障碍相关的标识。必要时指导老年人按医嘱使用药物。

二、大便失禁

大便失禁,亦称肛门失禁,是指粪便及气体失去正常控制,不自主地流出肛门外,是排便功能紊乱的一种症状。

(一)常见类型

1. 肌原性大便失禁

是肛门内外括约肌和肛提肌等肌肉松弛、张力降低、缺失或大面积瘢痕造成的排便失禁。

2. 神经源性大便失禁

是由于神经功能障碍或损伤引起的排便失禁,主要见于:

(1)脑卒中、痴呆、休克、受惊吓。

(2)胸、腰、骶椎断压损伤脊髓或脊神经。

(3)直肠靠近肛门处黏膜切除、直肠壁内感受神经缺损、智力发育不全等。

3. 功能性大便失禁

是指无神经源性损害和结构异常,临床上出现持续至少1个月的、反复发作的排便失控。以老年人和儿童多见,90%以上的患者有便秘史或粪便嵌顿史。很多便秘的患者由于长时间用力排便,久之可继发黏膜、骶神经和盆底肌群损伤,进而发生大便失禁。大多数患者存在肛门、直肠动力障碍,心理因素也是发病因素之一。

(二)临床表现

(1)不由自主地粪便泄漏,可伴有腹胀或腹痛。但因其病因和程度不同,临床表现也各有不同。有的病例症状较轻,表现为腹泻时稀便不能控制;有的病例表现为便秘后伴大便失禁,粪水从硬粪旁漏出;有的病例主诉会阴部常有黏液和粪便沾染;也有的主诉粪便不能随意控制,或夜间不能控制;有的排气时有漏粪等不同程度的失控表现;还有一些病例的表现为主要病变所掩盖,如脑外伤和脑血管意外患者神志不清、粪便溺床,人们多关注脑部情况的处理。

(2)常伴有会阴部、骶尾部皮肤炎症及压力性溃疡、肛周皮肤瘙痒、疼痛等,一些患者为使大便减少而节制饮食,可出现消瘦,体重下降等临床表现。

(3)严重患者体检可见腹部包块,肛门张开呈圆形,肛周有粪便污染、皮肤红肿、溃烂、湿疹、瘢痕、缺损、畸形等。

【评估要点】

(1) 会阴部位皮肤情况,有无失禁性皮炎发生。

(2) 大便失禁对患者心理、生活的影响程度。

(3) 判断大便失禁的程度。

(4) 1度:偶尔少量粪便污染内裤。

(5) 2度:液体粪便控制障碍。

(6) 3度:固体粪便控制障碍。

【照护措施】

1. 心理指导

大便失禁给老年人造成生活上的不便,长期大便失禁使老年人产生自卑、社交障碍及孤独、抑郁等心理,因此应关爱、尊重、理解和同情老年人,鼓励其积极面对、配合治疗。

2. 饮食

应以清淡饮食为主,忌刺激性或油腻的食物。应多食富含纤维素的食物,如新鲜蔬菜、水果及粗粮等,尽可能少吃辛辣刺激性的食物,以免引发痔疮,影响排便,老年人每天可在早晨空腹时饮用一杯(300~400mL)温开水,润滑肠道,刺激肠管蠕动,有助于老年人缓解便秘。

3. 皮肤护理

注意保护老年人肛周皮肤清洁与干燥,使用含有润肤剂、保湿剂或保护剂的皮肤清洁产品,保护皮肤的屏障功能。必要时也可使用特殊敷料进行保护,防止发生失禁性皮炎。

4. 生物反馈训练

(1) 加强大便失禁老人盆底肌肉力量的生物反馈训练,提升肛门,收缩盆底肌群时夹紧双臀,每次持续30s,每日早、中、晚各训练一组,根据老年人的个体情况进行训练。

(2) 建立肛门括约肌收缩反应的生物反馈训练,不管是站立或卧位,每次有便意时指导老年人不急于上卫生间,应收缩肛门,持续10s。

5. 用药指导

指导老年人正确服药及出现不良反应的应对措施,对出现直立性低血压的药物可告知老年人服药后卧床休息或采用夜间睡前服用。当老年患者发生便秘时,不要自己随便使用通便的药物,应遵医嘱用药,以免损害结肠的功能。

三、便秘

便秘是指排便次数减少、粪便干硬和(或)排便困难。排便次数减少是指每周排便次数少于3次。排便困难包括排便费力、排出困难、排便不尽感、排便费时及需手法辅助排便。慢性便秘的病程不小于6个月。不能仅依据排便次数确定便秘,老年人排便次数少于每周三次、无粪便干硬、无排便费力、无不适感不应定义为便秘。每周排便超过了3次,但每次排便量很少或排不出,粪便干硬,排出困难,伴不适感,也是便秘。

(一)常见类型

1. 器质性便秘

可由结肠、直肠肿瘤导致的肠腔狭窄引起。痔、肛裂、肛周脓肿和瘘管等引起也较常见。较少的情况如先天性巨结肠、结肠冗长、直肠膨出等;内分泌和代谢性疾病如糖尿病甲状腺功能减退、尿毒症等;神经系统疾病和肌肉疾病如脑血管疾病、痴呆、帕金森病、髓损、皮肌炎、硬皮病等都能引起。

2. 药物性便秘

老年人常多病共存、多重用药。药物引起的便秘更常见。钙拮抗剂等抗高血压药物、利尿剂、单胺氧化酶抑制剂、抗抑郁药、抗癫痫药、抗精神病药、解痉药、阿片类止痛药、拟交感神经药、含铝或钙的抗酸药、钙剂、铁剂、止泻药等都能引起便秘。

3. 功能性便秘

可占老年人便秘患者的绝大多数。与饮食因素、运动、生活习惯、排便习惯、情绪等密切相关。如生活不规律、缺少运动、不重视便意、忍便、排便时精力不集中、饮水少、饮食缺少蔬菜水果及粗纤维、进食量过少、刺激性食物等,这些都是功能性便秘的危险因素。

(二)临床表现

便秘的主要表现是排便次数减少、排便不畅和排便困难。严重者1~2周排便一次,甚至时间更长。粪便质硬或呈团块状,重者呈羊粪状。排便时肛门有堵塞感或有肛门直肠部位的疼痛,可有排便不尽感,想排便而排不出(空排)。可伴腹胀、腹部下坠感,甚至出现腹痛、暧气、食欲下降,腹部可触及包块(粪块)。部分患者还伴有失眠、烦躁、多梦、抑郁、焦虑等情绪改变。便秘可诱发肛裂、痔疮、粪便嵌塞(干硬粪便在直肠内不能排出)、不全性肠梗阻等。老年患者如过度用力排便可能会导致心绞痛、急性心肌梗死、心律失常、急性脑血管疾病,甚至猝死。

【便秘的评估】

(1)解便的间隔时间。

(2)每次解便所需的时间和伴随症状。

(3)患者饮食的情况。

(4)影响排便的因素。

(5)使用泻药及通便剂的情况。

【照护措施】

1. 调整饮食结构

饮食调整是治疗便秘的基础。

(1)多饮水:应保证每天的饮水量在2000~2500mL。清晨空腹饮一杯温开水,以刺激肠蠕动。

(2)摄取足够的膳食纤维。

(3)多食产气食物及维生素B丰富的食物,如白薯、香蕉、生蒜、生葱、木耳、银耳、黄豆、玉米及瘦肉等,利用其发酵产气,促进肠蠕动。

(4)增加润滑肠道食物:对体重正常、血脂不高、无糖尿病的患者,可清晨空腹饮一杯蜂蜜水等,少饮浓茶或含咖啡因的饮料,不食生冷辛辣及煎炸激性食物,改变静坐的生活方式,每天保持30~60min活动时间,卧床或坐轮椅的老年人可通过转动身体、挥动手臂等方式进行锻炼。

2. 指导老年人养成良好的排便习惯

(1)定时排便,早餐后或临睡前按时蹲厕,培养便意;有便意则立即排便;排便时取坐位,勿用力过猛;注意力集中,避免便时看书、看报。

(2)勿长期服用泻药,防止药物依赖性的发生。

(3)保证良好的排便环境,便器应清洁而温暖。

3. 指导使用辅助器

为体质虚弱的老年人提供便器椅或在老年人面前放置椅背,提供排便坐姿的依托,减轻排便不适感,并保证安全。

4. 人工取便法

老年便秘者易发生粪便嵌顿,无法自行排出时,需采取人工取便法。向患者解释清楚,嘱患者左侧卧位,戴手套,用涂上皂液的示指伸入肛门,慢慢将粪便掏出,取便完毕后清洁肛门。

5. 排便注意事项

指导患者勿忽视任何一次便意,尽量不留宿便;注意排便技巧,如身体前倾,心情放松,先深呼吸,后闭住声门,向肛门部位用力等。

6. 满足老年人私人空间需求

房间内居住两人以上者,可在床单位间设置屏风或窗帘,于老年人的排泄时需要,照顾老年人排泄时只协助其无力完成部分,不要一直在旁守候,以免老年人紧张而影响排便,更不要催促,以免令老年人精神紧张、不愿麻烦照顾者而憋便。

7. 用药护理

口服泻药宜用液状石蜡,必要时根据医嘱使用刺激性泻药;外用简易通便剂如开塞露、甘油栓、肥皂栓等插入使用,通过刺激肠蠕动,软化粪便,达到通便效果,此方法简单有效。灌肠法:严重便秘者必要时给予灌肠。

8. 心理护理

耐心听取患者的倾诉,取得患者的信任,反复强调便秘的可治性,增加患者的信心。及时发现并解决问题,增加其治疗信心。讲解便秘发生的原因,调节患者情绪,使其精神放松,避免因精神紧张刺激而引发便秘。鼓励患者参加集体活动,提高患者的家庭支持和社会支持水平。

9. 适当运动和锻炼

(1)参加一般运动:老年人根据自身情况参加运动,若身体条件允许可适当参加体育锻炼,如散步、慢跑、太极拳等。

(2)避免久坐久卧:避免长期卧床或坐轮椅等,如果不能自行活动,可以借助辅助器械,帮助其站立或进行被动活动。

(3)腹部按摩:可做腹部按摩,取仰卧位,用手掌从右下腹开始沿顺时针向上、向左、再向下至左下腹,按摩至左下腹时应加强力度,每天2~3次,每次5~15圈,站立时亦可进行此项活动。

(4)收腹运动和肛提肌运动:收缩腹部与肛门肌肉10s后放松,重复训练数次,以提高排便辅助肌的收缩力,增强排便能力。

(5)卧床锻炼方法:躺在床上,将一条腿屈膝抬高到胸前,每条腿练习10~20次,每天2~4次;从一侧翻身到另一侧(10~20次),每天4~10次。

四、协助排便

【学习内容】

协助老年人使用开塞露。

【学习目标】

掌握给老年患者正确使用开塞露的方法。

【知识要点】

1. 目的

将开塞露注入肛门, 润滑并刺激肠壁, 有利于粪便排出。

2. 安全提示

开塞露使用前应注意开口处是否光滑, 以免损伤肠壁。

【技能要求】

1. 操作准备

(1) 环境准备: 室内环境安静、清洁, 温度适宜(22~24℃), 关闭门窗, 必要时屏风遮挡, 以保护老年人的隐私。

(2) 护理员准备: 服装整洁, 洗净双手, 戴口罩。

(3) 用物准备: 一次性(手套、尿垫)、开塞露、便器、卫生纸。

2. 操作流程

沟通

评估老年人的身体状况、疾病情况, 向老年人做好解释, 征得老年人同意, 以取得配合。

开塞露通便

(1) 帮助老年人取左侧位, 两腿弯曲, 背对养老护理员。

(2) 用被子遮盖老年人, 垫一次性尿垫, 并将双侧裤腿脱到膝盖下, 便器放置在床边。

(3) 养老护理员先戴好一次性手套, 取下开塞露顶端的盖子, 然后挤出少量液体来润滑开口处。

(4) 嘱老年人深呼吸, 肌肉放松。

(5) 养老护理员待老年人肛门松弛后, 用左手分开肛门口, 右手拿在塑料瓶膨大部位。

(6) 将塑料瓶的顶部缓缓插入肛门, 直到整个塑料瓶颈部完全插入。然后挤压塑料瓶, 使药液完全进入老年人的直肠内。

(7) 慢慢取出塑料瓶, 用卫生纸将塑料瓶口包好, 嘱老年人保留5~10min后排便。

操作后处理

(1) 待排便结束后, 用卫生纸擦净, 养老护理员脱去手套。

(2) 协助老年人穿好裤子, 取下尿垫, 更换舒适体位。

(3) 整理用物, 洗手、脱口罩。

---

3. 评分标准

项目	项目总分	质量要求	标准分
工作准备	10	室内环境清洁，温、湿度适宜	3
		护理员准备，着装整齐，洗手	3
		用物准备齐全	4
沟通	10	评估老年患者身体状况，向老年人做好解释	6
		语言柔和恰当，态度和蔼可亲	4
开塞露通便	60	帮助老年人取左侧位、两腿弯曲	10
		垫一次性尿垫，并将双侧裤腿脱到膝盖下，便器放置在床边	10
		戴好一次性手套，取下开塞露顶端的盖子，然后挤出少量液体来润滑开口处	5
		嘱老年人深呼吸，肌肉放松	5
		左手分开肛门口，右手拿在塑料瓶膨大部位	10
		塑料瓶颈部完全插入	10
		嘱老年人保留5~10min后排便	10
整理用物	10	用物处理，协助取舒适体位	5
		洗手、脱口罩	5
熟练程度	10	动作轻巧、稳重、准确、安全	10

4. 注意事项、异常情况及处理

（1）注意做好保暖工作，保护隐私。

（2）操作过程中注意老人的情况和反应，如出现面色苍白，呼吸急促等异常情况应立即停止。

（3）观察粪便的颜色。

【学习内容】

人工取便。

【学习目标】

掌握为老年便秘患者人工取便的方法。

【知识要点】

1. 目的

用手指伸入肛门取出直肠内粪块，协助便秘患者排便。

2. 安全提示

为有痔疮和肛裂的患者取便时，手指进入肛门应充分润滑，缓慢进入，避免引起疼痛和出血。

【技能要求】

1. 操作准备

（1）环境准备：室内环境安静、清洁，温度适宜（22~24℃），关闭门窗，必要时屏风遮挡，保护老年人的隐私。

（2）护理员准备：服装整洁，洗净双手，戴口罩。

（3）用物准备：一次性（手套、尿垫）、润滑剂、便器、卫生纸。

2. 操作流程

> **沟通**
> 评估老年人身体状况、疾病情况,向老年人做好解释,征得老年人同意. 以取得配合。

> **人工取便**
> (1) 帮助老年人取左侧位、两腿弯曲,背对养老护理员。
> (2) 用被子遮盖老年人,垫一次性尿垫,并将双侧裤腿脱到膝盖下,便器放置在床边。
> (3) 养老护理员戴上一次性手套,右手食指指端涂上润滑剂。
> (4) 嘱老年人深呼吸,肌肉放松。
> (5) 养老护理员待老年人肛门松弛后,将食指顺着直肠方向向下缓慢进入直肠。
> (6) 手指触及粪块后,轻轻摩擦,将粪块变软,由外向里,慢慢取出,然后放入便器,可以多次进行。
> (7) 操作过程中,注意观察老年人的反应,如出现面色苍白、呼吸急促等异常情况,应暂停操作。

> **操作后处理**
> (1) 取便结束后,用卫生纸擦净,养老护理员脱去手套。
> (2) 协助老年人穿好裤子,取下尿垫,更换舒适体位。
> (3) 整理用物,洗手、脱口罩。

3. 评分标准

项目	项目总分	质量要求	标准分
工作准备	10	室内环境清洁,温、湿度适宜	3
		护理员准备,着装整齐,洗手	3
		用物准备齐全	4
沟通	10	评估老年患者身体状况,向老年人做好解释	6
		语言柔和恰当,态度和蔼可亲	4
人工取便	60	帮助老年人取左侧位、两腿弯曲	10
		垫一次性尿垫,并将双侧裤腿脱到膝盖下,便器放置在床边	10
		戴好一次性手套,右手食指端涂上润滑剂	10
		嘱老年人深呼吸,肌肉放松	5
		肛门松弛后,将食指伸入直肠	5
		手指取出粪块	10
		观察老年人的反应	10
整理用物	10	用物处理,协助取舒适体位	5
		洗手、脱口罩	5
熟练程度	10	动作轻巧、稳重、准确、安全	10

4. 注意事项、异常情况及处理

(1) 注意做好保暖工作,保护隐私。

(2) 操作过程中注意老人的情况和反应,如出现面色苍白、呼吸急促等异常情况应立即停止。

(3) 观察粪便颜色以及手套上有无血迹。

【学习内容】

腹部按摩。

【学习目标】

掌握为老年患者腹部按摩的方法。

【知识要点】

1. 目的

为老年患者进行腹部按摩, 促进肠蠕动, 协助便秘患者排便。

2. 安全提示

有肠癌患者不能进行腹部按摩, 腹部按摩前要排空小便。

【技能要求】

1. 操作准备

（1）环境准备: 室内环境安静、清洁, 温度适宜, 必要时屏风遮挡。

（2）护理员准备: 服装整洁, 洗净双手。

（3）患者准备: 取卧位。

2. 操作流程

评估解释
（1）沟通解释: 解释操作目的, 告知配合方法。
（2）环境评估: 环境安静, 温度适宜, 必要时备屏风遮挡。
（3）老年人评估: 全身情况、既往史、30min内是否进食。
（4）腹部皮肤情况。

↓

按摩步骤
（1）护理员协助老人取仰卧屈膝位, 暴露按摩部位, 注意保暖。
（2）护理员双手掌心相对, 对搓片刻, 使双手温热。
（3）双手手掌重叠, 从右下腹开始, 以肚脐为中心, 顺时针环形按摩10~15min。
（4）按摩过程中观察老年人神志以及有无不适。

↓

整理用物
（1）按摩完毕, 协助老人整理衣物, 整理床单位。
（2）洗手。

3. 评分标准

项目	项目总分	质量要求	标准分
工作准备	10	室内环境清洁,温、湿度适宜,必要时备屏风	5
		护理员着装整齐,洗手	2
		协助老人取仰卧屈膝位	3
评估沟通	30	沟通解释:解释操作目的,告知配合方法	10
		环境评估:环境安静,温度适宜,必要时备屏风遮挡	10
		老年人评估:全身情况、既往史、30 min内是否进食、腹部皮肤情况	10
按摩步骤	50	护理员协助老人取仰卧屈膝位,暴露按摩部位,注意保暖	15
		护理员双手掌心相对,对搓片刻,使双手温热	10
		双手手掌重叠,从右下腹开始,以肚脐为中心,顺时针环形按摩10~15min	20
		按摩过程中观察老年人神志、有无不适	5
整理用物记录	5	按摩完毕,协助老人整理衣物,整理床单位	3
		洗手	2
熟练程度	5	动作轻巧、稳重、准确、安全	5

4. 注意事项、异常情况及处理

（1）饭后30min不能进行按摩。

（2）腹部按摩时双手手掌重叠,按顺时针方向按摩。

【本节小结】

排泄异常是老年人的常见症状,老年患者会由于解便异常引起焦虑情绪,以及一些并发症的发生。本节重点介绍了老年患者大小便失禁及便秘的照护方法,护理员通过学习和掌握这部分的操作技巧后,可以更好地照护老年患者的排泄,减少并发症的发生。

【考点提示】

（1）皮肤、呼吸道、消化道、泌尿道都是人体排泄途径。　　　　　　　　　（　　）

（2）压力性尿失禁多见于老年女性。　　　　　　　　　　　　　　　　　（　　）

（3）更换尿垫时应注意开窗通风,使异味及时消散。　　　　　　　　　　（　　）

（4）为减少尿失禁发生,应尽量少饮水。　　　　　　　　　　　　　　　（　　）

（5）大小便失禁的患者应注意预防压疮和失禁性皮炎的发生。　　　　　　（　　）

（6）大小便失禁会影响老年人人际间的交往。　　　　　　　　　　　　　（　　）

（7）便秘的患者也会发生大便失禁。　　　　　　　　　　　　　　　　　（　　）

（8）解便困难时可用力向下屏气,以利粪便排出。　　　　　　　　　　　（　　）

答案:（1）√　　（2）√　　（3）×　　（4）×　　（5）√　　（6）√　　（7）√　　（ 8）×

（秦雯）

第十章　老年人常见疾病的照护

高血压、糖尿病、阿尔兹海默病、骨质疏松、坠积性肺炎均为老年人常见的临床疾病，通过对这些疾病症状的掌握并能及时识别危险隐患，采取安全防范措施，是高质量照护的体现。本章主要介绍这些疾病的定义、评估要点、照护要点，以及学习内容，以提供规范指导。

第一节　高血压

【学习目标】

（1）了解老年高血压的定义。

（2）熟悉老年高血压的分级。

（3）掌握高血压照护措施。

一、疾病定义

高血压主要是指流动血液对血管壁的压力高于正常人群。其中老年高血压定义为：年龄不小于65岁，在未使用降压药物的情况下，血压持续3次以上非同日坐位收缩压不小于140mmHg和（或）舒张压不小于90mmHg，可诊断为老年高血压。曾明确诊断高血压且正在接受降压药物治疗的老年人，虽然血压小于140/90mmHg，也应诊断为老年高血压。

老年高血压的表现与中青年有所不同，具体表现在以下几个方面。

（1）收缩压增高、脉压增大：收缩压随着年龄增长而增高，舒张压降低或不变，由此导致脉压逐渐增大，这是由于大动脉弹性降低、血管变硬导致的，同时也是反映动脉损害程度的重要标志。

（2）血压波动大：一天之内，老年人的血压波动幅度很大，尤其是收缩压，一天内波动达 40mmHg，易出现直立性低血压和餐后低血压。因此，老年人每天最少要测量血压2~3次，才能够得出近乎准确的血压值。

（3）症状少而并发症多：半数以上老年高血压患者没有症状，因而缺乏足够的重视，导致其他伴随疾病的发生和疾病的加重，如冠心病、脑卒中等严重并发症。

（4）多种疾病并存：老年高血压患者常同时患有糖尿病、高脂血症、肾功能不全等疾病，导致护理要求更加严格。

二、评估要点

（1）评估老年人高血压确诊时间、以往最高血压值、目前血压水平与等级（根据坐位血压测量结果进行划分），具体如表3-10-1-1所示。

（2）评估高血压对老年人心理、生活的影响程度，有无其他临床表现。

（3）评估老年人有无不良的生活方式，如缺乏体育锻炼和活动、超重、中度以上饮酒、吸烟、寒冷的气候、高盐饮食等。

（4）评估老年人日常使用血压计方法是否正确。

表3-10-1-1 老年人血压水平的定义与分级

分级	收缩压/mmHg		舒张压/mmHg
正常血压	<120	和	<80
正常高值	120~139	和（或）	80~89
高血压	不小于140	和（或）	不小于90
1级高血压	140~159	和（或）	90~99
2级高血压	160~179	和（或）	100~109
3级高血压	不小于180	和（或）	不小于110
单纯期高血压	不小于140	和	小于90

注：当收缩压与舒张压分属不同级别时，以较高的级别为准。单纯收缩期高血压按照收缩压水平分级。

三、照护措施

1. 维持舒适的环境

不良环境刺激可加重老年人高血压病情，应保持良好的生活环境，如干净整洁、温、湿度适宜、光线柔和等，以利于老人充分休息。日常照护项目应相对集中进行，动作稍轻，尽量避免影响老人休息。

2. 协助保持良好生活习惯

（1）改善饮食：选择易消化、低脂、高蛋白、高钙食物，如鱼虾、豆类、低脂奶制品等，多吃蔬菜水果。每日食盐用量不超过6g（约一啤酒瓶盖的量），平时可以用小勺进行衡量。

（2）适当运动：协助患者合理运动，如适当做一些慢跑、步行、太极拳等有氧运动，运动能力受损的老年人可进行床上运动，切记空腹运动，具体可以在用餐后的30~60min进行运动锻炼，每次30min左右，并注意观察有无不适。

（3）规律生活：叮嘱患者保持平和心态，戒烟戒酒，保证充足睡眠，养成定时排便的习惯，注意保暖，避免冷热刺激等。

3. 用药监督

老年人记忆力下降，易发生药物漏服、药物错服等不良事件，护理员应熟悉其用药剂量、用药时间、用药种类，加强对老年人用药的监督，平时可在药品包装盒上用大字标签注明用药类型与服药时间，并在用药时间定制闹钟。

4. 心理照护

受到长期病情的影响，老年人心理会出现焦虑、抑郁、烦躁等负面心理情绪，极易导致患者血压升高，所以护理员应加强对老年人的心理照护，给予老年人更多的关怀与鼓励，平时多带老年人参加户外活动，以此放松老年人身心。

【学习内容】

电子血压计的使用。

【学习目标】

正确掌握电子血压计的使用方法。

【技能要求】

1. 目的

（1）判断血压有无异常。

（2）动态监测血压变化，间接了解循环系统功能状况。

（3）为预防、治疗、康复、护理提供依据。

2. 工作准备

（1）环境准备：室内环境清洁，温、湿度适宜，光线充足。

（2）护理员准备：着装整齐，剪短手指甲，洗净双手。

（3）老年人准备：根据情况取坐位或仰卧位。

（4）用物准备：电子血压计，记录单，笔。

3. 操作流程

沟通
（1）评估老年人有无剧烈运动，是否吸烟或饮用咖啡等，如有则应该至少休息15~30min。 （2）向老年人说明操作目的，取得配合。

手臂位置摆放
（1）手臂位置（肱动脉）与心脏在同一水平。 （2）坐位，平第四肋；仰卧位，平腋中线。 （3）卷袖，露臂，手掌向上，肘部伸直。必要时脱袖，以免衣袖过紧而影响血流。

绑扎袖带
（1）打开电子血压计开关；驱尽袖带内空气。 （2）将血压计袖带从腕部穿入并推至肘关节上1~2cm处，箭头指向肱动脉搏动最强点。将袖带绑紧，松紧度以能插入一根手指为宜。

测血压
按启动开关，开始测量。测量时可看到电子血压计屏幕数字变换，待数字停止变换后读取数值。上面的数字代表收缩压，中间的数字代表舒张压，下面的数字表示每分钟脉搏跳动的次数。

整理用物
（1）取下袖带，整理患者衣物。 （2）关闭开关，整理血压计。 （3）洗手、记录。

4. 评分标准

项目	项目总分	质量要求	标准分
工作准备	10	室内环境清洁,温、湿度适宜	2
		护理员着装整齐,洗净双手	2
		正确安置患者体位	2
		用物准备齐全	4
沟通	10	正确评估患者情况	6
		向老年人解释,以取得配合	4
手臂位置摆放	40	坐位:平第四肋	10
		仰卧位:平腋中线	10
		手掌向上,肘部伸直	10
		卷袖,露臂	10
缠血压计袖带	25	血压计放置合理	8
		系袖带正确	10
		松紧度适宜	7
整理用物	10	取下袖带,整理患者衣物	4
		关闭气阀,整理血压计	4
		记录、洗手	2
熟练程度	5	动作轻巧、稳重、准确、安全	5

5. 注意事项

(1)定期检测、校对血压计。检测前,检查血压计、加压气球、袖带等是否保持功能良好。

(2)应做到"四定",即定时间、定部位、定体位、定血压计。

(3)发现血压听不清或异常,应重测。待水银柱降到"0"点后,再进行测量。

(4)重复测量,应间隔1~2min再测量,并取2次读数平均值,若2次收缩压或舒张压读数相差5mmHg以上,应再次测量,取3次读数平均值。

【本节小结】

本节重点介绍了老年高血压的独特表现,血压等级的划分,日常照护的内容以及血压计的正确使用。希望通过培训,护理员能够充分了解老年高血压,把握测血压的正确流程与方法,协助老年人进行日常血压监测,做好血压的日常管理。

【考点提示】

(1)老年高血压指血压持续3次以上非同日坐位收缩压不小于140mmHg和(或)舒张压不小于100mmHg。

( )

(2)缺乏体育锻炼和活动、超重、中度以上饮酒、吸烟、寒冷的气候、高盐饮食等不良生活方式会增加血压波动风险。 ( )

(3)每日食盐用量不超过6g,约一啤酒瓶盖的量。 ( )

(4)血压测量前30min内应避免剧烈运动、吸烟和饮用咖啡等,并在安静环境下休息5~10min。

( )

(5)血压测量时手臂位置(肱动脉)应与心脏在同一水平。 ( )

(6)血压测量应做到"四定",即定时间、定部位、定体位、定血压计。 ( )

答案:(1)× (2)√ (3)√ (4)√ (5)√

第二节　糖尿病

【学习目标】

（1）了解老年糖尿病的定义。

（2）熟悉血糖正常值及糖尿病诊断标准。

（3）熟悉老年糖尿病照护措施。

（4）掌握测血糖和胰岛素注射方法。

（5）掌握老年患者低血糖的诊断及识别。

一、疾病定义

糖尿病（diabetes mellitus, DM）是一组因胰岛素绝对或相对分泌不足，以及靶组织细胞对胰岛素敏感性降低引起蛋白质、脂肪水和电解质等一系列代谢紊乱综合征，其中以高血糖为主要标志。诊断标准为空腹血糖不小于7.0mmol/L（正常为3.9～6.0mmol/L），餐后2h血糖不小于11.1mmol/L（正常为小于7mmol/L）。老年糖尿病是指年龄不小于65岁，包括65岁以前和65岁以后诊断的糖尿病。

二、评估要点

（1）患者血糖波动情况。

（2）日常生活活动能力、认知功能、精神状态。

（3）共患疾病情况、肝肾功能情况。

（4）患者饮食习惯、营养状况。

三、照护措施

1. 运动护理

（1）加强评估及监测。运动是预防和治疗老年糖尿病的有效方法之一，老年患者易发生跌倒。因此，老年糖尿病患者开始运动治疗前需要对运动能力进行评估。老年患者常需要服用多种药物，需合理安排服药时间和运动时间的间隔，以免发生低血糖、低血压。需加强运动前后和运动中的血糖监测，需要注意观察患者有无头晕、心悸、乏力、手抖、出冷汗等低血糖症状，一旦发生，须立即停止运动并及时处理。若糖尿病患者合并心脏疾病，则应按照心脏疾病的运动指导方案进行运动。

（2）运动类型的选择。老年糖尿病患者首选的运动是中等强度的有氧运动，运动能力较差者可选择低强度有氧运动。低、中等强度有氧运动包括快走、健身舞、韵律操、骑自行车、水中运动、慢跑等。此外，老年人群可通过哑铃、弹力带等器械进行抗阻训练，也可以采用自身重量练习（如俯卧撑或立卧撑），应加强下肢肌力训练，以预防和延缓老年性肌少症。对于伴有平衡能力下降等问题的老年患者，可采用交替性单脚站立、走直线的方法增强平衡能力，瑜伽、太极拳、五禽戏和八段锦练习也可提高协调性，降低跌倒风险。

（3）运动频率的选择。每周运动5～7d，最好每天都运动，运动的最佳时段是餐后1h，每餐餐后运动约20min。若在餐前运动，应根据血糖水平适当摄入碳水化合物后再进行运动。

2. 饮食护理

（1）蛋白质。营养治疗是糖尿病治疗的基础，应贯穿于糖尿病治疗的全程。健康的老年人需摄入蛋白质1.0～1.3g/（kg·d），合并急慢性疾病的老年患者需摄入蛋白质1.2～1.5g/（kg·d），而合并肌少症或严重营养不良的老年人至少摄入蛋白质1.5g/（kg·d）。除动物蛋白外，也可选择优质的植物蛋白。

（2）碳水化合物。碳水化合物是中国老年糖尿病患者主要的能量来源。进食碳水化合物的同时摄入富含膳食纤维的食物可以延缓血糖升高, 减少血糖波动, 改善血脂水平。膳食纤维会增加饱腹感、延缓胃排空, 胃轻瘫和胃肠功能紊乱的老年患者应避免过量摄入。应关注患者进食碳水化合物、蛋白质与蔬菜的顺序, 后进食碳水化合物可降低患者的餐后血糖增幅。

（3）维生素及矿物质。长期食物摄入不均衡的患者需注意补充维生素和矿物质。警惕老年糖尿病营养不良, 定期采用营养风险筛查评分简表、微型营养评价量表等营养不良筛查工具确认患者营养风险, 尽早发现并干预, 有利于改善患者预后。

3. 用药护理

老年糖尿病患者药物治疗应遵循以下原则：

（1）优先选择低血糖风险较低的药物。

（2）选择简便、依从性高的药物, 降低多重用药风险。

（3）权衡获益风险比, 避免过度治疗。

（4）关注肝肾功能、心脏功能、并发症及伴发病等因素。

注意观察药物的不良反应, 尤其是低血糖的发生, 老年糖尿病患者血糖不大于3.9mmol/L即可判定为低血糖, 准确识别低血糖的发生非常重要, 血糖3.0~3.9mmol/L无明显症状, 小于3.0mmol/L会出现明显症状, 常表现为大汗淋漓、心悸、恶心、面色苍白、意识障碍, 甚至会导致死亡, 应立即通知医护紧急处理。

【学习内容】

家用血糖仪的使用。

【学习目标】

正确掌握血糖仪的使用方法。

【技能要求】

1. 目的

（1）判断血糖有无异常。

（2）动态监测血糖变化。

（3）为预防、治疗、康复、护理提供依据。

2. 工作准备

（1）环境准备: 室内环境清洁, 温、湿度适宜, 光线充足。

（2）护理员准备: 着装整齐, 剪短手指甲, 洗净双手, 戴口罩。

（3）老年人准备: 根据情况, 取坐位、半卧位或卧位。

（4）用物准备: 血糖仪、血糖试纸、采血笔、针头、无菌棉球、75%酒精、笔、记录单。

3.操作流程

沟通
(1)评估老年人指尖皮肤情况。
(2)向老年人说明操作目的,取得配合。

↓

开机核对号码
(1)沿箭头方向将试纸插入血糖仪中,血糖仪自动开启。
(2)确认血糖仪显示的号码与试纸筒标签筒上的号码一致。

↓

采血测血糖
(1)穿刺部位选择,消毒指尖皮肤,待干燥安装采血针头。
(2)指尖采血方法正确。
(3)将血滴接触试纸方法正确。
(4)用消毒棉球按压伤口1~2min,以免感染。
(5)等待约5s(根据不同的机型而定),口头汇报测试结果。
(6)拔出试纸,自动关机。

↓

整理用物
(1)妥善安置患者。
(2)用物处理。
(3)洗手、脱口罩、记录。

4.评分标准

项目	项目总分	质量要求	标准分
工作准备	10	室内环境清洁,温、湿度适宜	2
		护理员着装整齐,洗净双手,戴口罩	2
		正确安置患者体位	2
		用物准备齐全	4
沟通	10	正确评估患者指尖皮肤情况	6
		向老年人解释,以取得配合	4
开机核对号码	10	将试纸插入血糖仪中,开启血糖仪	5
		核对试纸号码	5
采血测血糖	55	采血部位选择,消毒,安装采血针头	10
		指尖采血方法正确	10
		将血滴接触试纸方法正确	10
		用消毒棉球按压伤口1~2min	10
		口头汇报测试结果	10
		拔出试纸,自动关机	5
整理用物	10	妥善安置患者	4
		用物处理	4
		洗手、脱口罩、记录	2
熟练程度	5	动作轻巧、稳重、准确、安全	5

5. 注意事项、异常情况及处理

（1）老年人皮肤弹性差，愈合慢，应交替轮换采血部位，不要长期刺扎一个地方，以免形成瘢痕。

（2）在手指侧边采血疼痛较轻，而且血量足。翻转手指，轻轻挤压手指两侧，使血量充足，不可过分按摩和用力挤血。

（3）采血完毕，应用干棉签轻压手指针眼，充分压迫止血 1~2min。

（4）血糖检测完毕后应立即将使用过的试纸及采血针丢弃，避免发生刺伤事故。

【学习内容】

胰岛素笔正确的使用方法。

【学习目标】

掌握胰岛素笔的使用方法。

【技能要求】

1. 目的

观察血糖值，为预防、治疗、康复、护理提供依据。

2. 工作准备

（1）环境准备：室内环境清洁，温、湿度适宜，光线充足。

（2）护理员准备：着装整齐，剪短手指甲，洗净双手，戴口罩。

（3）老年人准备：根据情况，取坐位、半卧位或卧位。

（4）用物准备：胰岛素笔、针头、75%酒精、干棉签、笔、记录单。

3. 操作流程

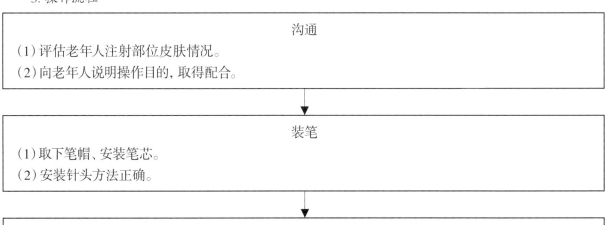

沟通
（1）评估老年人注射部位皮肤情况。 （2）向老年人说明操作目的，取得配合。

装笔
（1）取下笔帽、安装笔芯。 （2）安装针头方法正确。

注射胰岛素
（1）正确选择注射部位，安尔碘棉签消毒皮肤范围、方法正确。 （2）混匀胰岛素。 （3）排气（方法正确，不浪费药液）。 （4）按医嘱调节剂量，备用。 （5）注射方法正确，90°进针注入药液。 （6）注射完毕后停留至少10s，迅速拔针，干棉签按压。

4. 评分标准

项目	项目总分	质量要求	标准分
工作准备	10	室内环境清洁,温、湿度适宜	2
		护理员着装整齐,洗净双手,戴口罩	2
		正确安置患者体位	2
		用物准备齐全	4
沟通	10	正确评估患者注射部位皮肤情况	6
		向老年人解释,以取得配合	4
装笔	10	取下笔帽、安装笔芯	5
		安装针头方法正确	5
注射胰岛素	55	正确选择、消毒注射部位	10
		混匀胰岛素	10
		正确排气	10
		按医嘱调节剂量,备用	5
		注射方法正确,90°进针注入药液	10
		注射完毕后至少停留10s,迅速拔针,干棉签按压	10
整理用物	10	妥善安置患者	4
		用物处理	4
		洗手、脱口罩、记录	2
熟练程度	5	动作轻巧、稳重、准确、安全	5

5. 注意事项、异常情况及处理

(1)存放在冰箱的胰岛素提前30min取出复温。预混胰岛素或中效胰岛素充分混匀,排尽笔芯内空气。使用瓶装胰岛素时需用专用的胰岛素注射器抽吸,不能使用普通的注射器,另外,胰岛素笔芯不能用注射器抽取注射,只能安装在相应的胰岛素笔中使用。

(2)注射前洗干净手,仔细核对胰岛素类型、剂量、性状、注射时间及有效期。

(3)选择合适的注射部位,一般选择腹部或上臂三角肌的外侧,注射部位不可以有硬结、破损、红斑、伤口等,注射部位要轮换,两次注射点相距2cm以上为佳。腹部注射部位可在肚脐的上下左右,距肚脐4指。

(4)用酒精消毒胰岛素笔接头处两次,再安装针头,安装好之后先排气,也就是把胰岛素拧至刻度1处,再按至0,即可排出针头中的空气。排气针尖向上直立,手指轻弹笔芯架数次,使空气聚集在上部后,按压注射键,直至一滴胰岛素从针头溢出,即表示驱动杆已与笔芯完全接触,且笔芯内的气泡已排尽。

(5)以注射点为中心,用酒精由中间向周围消毒皮肤,直径约5cm左右,凡酒精擦拭过的范围,不要再重复擦拭,减少污染。

(6)待干后,垂直注射(大于4mm针头或极度消瘦的患者,需捏起皮肤注射),注射完后,等待10s之后再拔出,因为针头内还有药物未完全进入皮下。

(7)注射时需询问患者的感受,指导对疼痛敏感的患者深呼吸,转移患者注意力。

【本节小结】

本节重点介绍了老年糖尿病日常照护的内容,以及血糖仪的正确使用及胰岛素的正确注射方法。通过培训,护理员能够充分了解老年糖尿病,掌握测血糖及胰岛素注射的正确流程与方法,协助老年人进行日常血糖监测,做好血糖管理,控制疾病进展。

【考点提示】

(1) 糖尿病患者应少摄入维生素。　　　　　　　　　　　　　　　　　　　　　　　(　　)

(2) 注射胰岛素后应立即拔出针头。　　　　　　　　　　　　　　　　　　　　　　(　　)

(3) 存放在冰箱的胰岛素应提前30min取出复温。　　　　　　　　　　　　　　　　(　　)

(4) 使用胰岛素笔注射时应垂直进针。　　　　　　　　　　　　　　　　　　　　　(　　)

(5) 测血糖时, 如血量不够应用力挤压针眼, 增加血量。　　　　　　　　　　　　　(　　)

答案: (1)×　　(2)×　　(3)√　　(4)√　　(5)×

第三节　认知症

【学习目标】

(1) 了解认知症的临床表现。

(2) 熟悉疾病的照护。

(3) 掌握各种意外事件的预见性处理方法。

一、疾病定义

认知症(dementia)是指由于各种原因造成大脑神经细胞的破坏和减少, 导致人无法正常进行日常生活的状态, 一般用来指影响记忆、思维、行为和情绪的大脑疾病。认知症的类型主要包括血管性认知症、路易体认知症、额颞部认知症和阿尔茨海默氏症, 其中被俗称为"老年痴呆症"的阿尔茨海默氏病患者人数最多。认知症的早期症状包括记忆力减退、难以完成熟悉的任务、语言问题及性格变化等, 随着疾病进展, 患者会逐渐丧失自主功能和日常生活能力, 出现各类精神行为症状。

二、评估要点

(1) 认知状况及患者自理能力。

(2) 吞咽功能情况。

(3) 疾病对患者生活方式、精神状态的影响。

三、照护措施

1. 饮食护理

认知症患者中会存在营养不良和吞咽障碍。在照护工作中, 需加强对患者的饮食指导, 护理员可以从食物选择、进餐环境、进餐方法等方面对患者进行有效的饮食护理和饮食指导。

(1) 进食种类选择。指导患者摄入富含优质蛋白、不饱和脂肪酸、多酚类、维生素C、维生素E的食物, 如蔬果、坚果、大豆等。食物上尽量选择汤面、菜泥等半流质饮食, 吞咽功能障碍者进行流质饮食, 禁止选择带骨、带刺等食物。

(2) 进餐环境选择。应选择整洁安静的环境, 避免患者在就餐时看电视、大笑, 以免注意力不集中而影响进食, 甚至出现噎食的情况, 鼓励患者同病友一起进餐。

(3) 进餐方式选择。有轻度吞咽障碍的患者, 协助其取坐位, 头稍前倾; 中重度吞咽障碍的患者常采用鼻饲进食, 患者躁动不安时应加强保护, 防止鼻饲管被拔出; 长期卧床或无法直坐患者, 协助其取半卧位, 摇高床头 30° ~40°, 以利于食物进入食管。

2. 安全护理

(1) 由于患者会出现思维混乱、幻视、幻听等精神症状, 出现自残、伤害他人、破坏物品等情况, 给自身和他人造成危险。护理员应加强观察,及时发现患者的异常行为并采取相应措施。

(2)卫生间和浴室地面铺设防滑地毯,使用坐式马桶,安装呼叫铃,保障患者如厕安全;床旁配床旁防护栏;走廊楼梯等位置设置扶手。

(3)应让患者穿上舒适合脚的防滑鞋;避免纽扣过多的衣服,便于老人自行更衣。指导行动困难的患者正确使用步行辅助工具。

(4)护理员应加强对患者行为的关注,避免患者走失。

(5)认知症患者服药时必须有人看护,对于中重度患者,不仅要送药到手,还要监督其服下,并张嘴查看确认已咽下。对于卧床吞咽困难和拒绝服药的患者,应将药片研碎溶解在水中或混在食物中送服。药物应由护理员保管,以免患者误服。

3. 口腔护理

护理员除了对患者进行晨、晚间口腔护理外,在饭后、鼻饲后也应协助患者用生理盐水漱口或用湿棉签清洁口腔。此外,由于口腔细菌有可能进入血液循环引起感染,护理员在患者进行拔牙、刮治术、牙齿修复甚至日常刷牙和使用牙线后,都应密切观察患者的口腔情况、生命体征等,若出现异常立应即联系医生。

4. 噎食急救处理

如果患者发生食物噎食,轻者应立即用手指抠出口腔内食物,还可用手指刺激其咽喉部位,引起恶心,将食物呕吐出来。严重者应立即运用Heimlich手法进行急救处理(让患者仰卧,抢救者面对患者,骑跨在患者的髋部,抢救者用一手置于另一手上,将下面一手的掌根放在患者胸廓下脐上的腹部,用抢救者身体的重量,快速冲击压迫患者的腹部,重复进行,直到异物排出),可降低噎食的死亡率。

【本节小结】

本节重点介绍了认知症日常照护的内容,包括食物的选择、安全护理、口腔护理、噎食急救的处理。希望通过培训,护理员能够充分了解老年认知症,协助老年人进行疾病管理,防止发生意外情况。

【考点提示】

(1)认知症患者尽量选择汤面、菜泥等半流质饮食。 ( )

(2)患者服药应送药到手。 ( )

(3)若患者长期卧床,护理员要及时铺设气垫床,防止压疮的发生,同时实施定时翻身。 ( )

答案:(1)√ (2)× (3)√

第四节 骨质疏松症

【学习目标】

(1)了解骨质疏松的临床表现。

(2)熟悉骨质疏松的日常照护。

(3)掌握骨质疏松的用药护理及安全防范方法。

一、疾病定义

骨质疏松症(osteoporosis, OP)是以骨量减少、骨微观结构退化为特征,致使骨的脆性增加,以及发生骨折的一种全身骨骼疾病。本病早期大多数没有症状，只有出现骨痛或骨折后才被确诊。临床表现为骨痛和肌无力、身长缩短、脊柱变形、骨折。

二、评估要点

（1）疼痛情况、功能障碍情况。

（2）用药史（如糖皮质激素）。

（3）饮食习惯。

（4）身高、体重、骨量、骨密度情况。

（5）家族史、生育史、既往骨折史。

（6）日晒情况。

三、照护措施

1. 饮食护理

食物的钙含量对人体构造骨骼的能力有重要影响。OP患者在保证进食的营养科学、粗粮和细粮合理添配的基础上，还需饮用规定mL的牛奶，多食用乳制品、鱼、虾等含钙高的食物。此外，应科学搭配荤食和素食，避免暴饮暴食，减少酒精的摄入。

2. 运动护理

适当运动能提高患者的活动应变力和敏捷度，增加肌肉强度和协力，从而减少跌倒的概率。长跑、游泳、打球、原地踏步、慢跑等均是较为合适的运动方式，应尽可能保证患者每周150min以上的户外运动。根据患者自我感觉、脉搏、呼吸频率等来确定适宜的运动量，循序渐进，如果运动后感觉良好，无显著疲劳感，说明运动适宜，如果运动后全身酸痛、疲劳显著，则说明运动量过大，要适当调整。

3. 疼痛护理

老年骨质疏松患者往往会出现程度不一的疼痛，且多为全身游走性，护理员应评估患者疼痛部位、程度、性质等，帮助患者卧床休息，保持适宜的卧位，使用红外线照射等方法来缓解局部疼痛。疼痛剧烈、难以忍受的患者，可以遵照医嘱给予服用止痛药，并观察药物疗效。另外，护理员还可引导患者进行放松训练、慢节奏呼吸。

4. 增加日照时间

紫外线能够促进皮肤维生素 D_2、D_3 的产生，是骨骼代谢不可或缺的重要物质，护理员可指导患者多晒日光浴，通过多晒日光浴来缓解骨质疏松状况。

5. 用药护理

（1）钙制剂：如碳酸钙、葡萄糖酸钙等。注意不可与绿叶蔬菜一起服用，防止因钙螯合物形成，降低钙的吸收；注意多饮水，通过增加尿量减少泌尿系统结石形成的机会，多进食富含粗纤维的食物或水果防止便秘。三天未排便者要及时使用促进排便的药物。

（2）钙调节剂：包括降钙素、维生素 D。

① 降钙素：使用过程中要监测老年人有无面部潮红、恶心、腹泻和尿频等不良反应，若出现耳鸣、眩晕、哮喘和便意等表现，应停用。如果大剂量短期使用，应注意有无继发性甲状腺功能低下的表现。

② 维生素D：在服用维生素D的过程中要监测血清钙和肌酐的变化。

（3）二膦酸盐类药物：如依替膦酸二钠、帕米膦酸钠、阿仑膦酸钠、唑来膦酸钠等。此类药物可引起皮疹或暂时性的低钙血症，且口服引起食管病变较多见，故应晨起空腹服用，同时饮清水200～300mL，至少半小时内不能进食或喝饮料，也不能平卧，以减轻对食管的刺激。

6. 预防跌倒

指导老年人改变体位时动作宜慢，尽量避免弯腰、负重等行为，为老人提供安全的生活环境或防护措施,室内宜进行适老化布置,避免各种引起跌倒的隐患,如地面湿滑、灯光昏暗等。

【本节小结】

本节重点介绍了老年骨质疏松日常照护的内容,包括饮食、运动、疼痛、用药护理。希望通过培训,护理员能够充分了解老年骨质疏松症,掌握合理饮食及运动的方法,帮助患者控制疼痛,改善骨质疏松,减少骨折的危险。

【考点提示】

(1)骨质疏松症患者应少晒太阳。 （ ）

(2)为了避免跌倒,骨质疏松患者不宜运动。 （ ）

(3)骨质疏松患者应多吃含钙丰富的食物。 （ ）

答案:(1)× (2)× (3)√

第五节 坠积性肺炎

【学习目标】

(1)了解坠积性肺炎的定义。

(2)熟悉坠积性肺炎的照护措施。

(3)掌握排痰方法。

一、疾病定义

坠积性肺炎为一种细菌感染性疾病,是长期卧床高龄患者的常见并发症,由于长期卧床,分泌物容易堆积于肺部两侧叶背叶,同时双肺气管和小气道紊乱,呼吸道分泌物不能正常排出体外,形成坠积性肺炎。临床症状表现为咳嗽、咳痰、发热、呼吸困难等,是导致死亡的主要原因之一。

二、评估要点

(1)意识状态、肢体活动、吞咽功能。

(2)痰液色、质、量、味。

(3)营养及肌力情况。

三、照护措施

1. 饮食护理

慢性咳嗽使能量消耗增加,应给予足够热量的饮食,提高老年人对细菌的抵抗能力。适当增加蛋白质和维生素,尤其是维生素 C 及维生素E的摄入,避免油腻辛辣刺激的食物。如老年人无心、肾功能障碍,应给予充足的水分,使其每天饮水量达到 1.5~2L,有利于湿润呼吸道黏膜,使痰液稀释、容易排出。进食后不能立刻平躺,应保证床头抬高,维持半小时左右,避免食物反流。对于经常出现进食呛咳的老年人,不要进食过稀类食物,如牛奶、果汁等,应以稠糊状食物为主,防止呛咳、误吸;禁忌生冷食物。对吞咽功能出现障碍者要进行必要的吞咽训练,必要时予以鼻饲,以免误吸、呛咳,导致或加重坠积性肺炎。

2. 促进有效排痰

(1)翻身叩背。帮助卧床的老年人按时翻身叩背是预防坠积性肺炎的重要手段。对于长期卧床的老年人,应保持床头抬高30°有利于呼吸,预防和减少反流性吸入性肺炎的发生。如果患者身体无法自主移动,需每2h左右帮助其翻身叩背一次,使老年人保持侧卧位或者坐位,叩背时手掌呈杯状,有节奏地从下而上、由外向内,力度适当地叩击背部,避开脊柱。每次拍背以5min左右为宜(详见第二篇第六章第四节排痰照护)。有条件的老年人可以使用振动排痰仪等辅助设备,有更好的排痰作用。

(2)有效咳嗽:是提高分泌物清理效率的重要手段,老年人的无效咳嗽会造成体力消耗与气管压力加强,应鼓励老年人在咳嗽中注意结合深呼吸,通过收缩腹腔、辅助叩击,控制咳嗽连续、有序地进行,避免过于用力或者失控性咳嗽(详见第二篇第六章第四节排痰照护)。

(3)呼吸训练:① 缩唇呼吸;② 腹式呼吸;③ 对抗阻力呼吸,吹气球训练;④ 控制性深呼吸训练(详见第三篇第九章第三节适合老年患者的康复训练操)。

(4)协助排痰。对于可以自主咳嗽的老年人,要多鼓励其咳嗽、咳痰,老年人痰液多呈胶状,雾化吸入可使气道湿化,促使痰液溶解松动,配合体位引流可以减少坠积性肺炎的发生。痰液较多且引流不畅的老年人可以利用吸引装置将痰液吸出。

3. 口腔护理

对于老年患者或长期卧床患者,护理员还要进行必要的口腔护理,每日至少进行3次口腔清洁,尤其是在进食后要对口腔进行漱洗, 防止食物残渣停留,导致误吸,影响患者的支气管健康,引发痰液聚集。同时要采用生理盐水漱口, 改变患者口腔中的酸碱环境, 防止细菌滋长。

4. 适量运动

保持运动的习惯,每天做适量的运动,无法下床的老年人可以做简单的全关节运动。运动每次15min,或坐于床边、轮椅上活动,以减少长期卧床造成的肌肉萎缩或无力。

5. 心理护理

护理员应积极与患者进行沟通,避免患者对坠积性肺炎抱有侥幸心理,向患者列举长期卧床的坠积性肺炎案例,使患者认识到积极配合临床护理干预对坠积性肺炎预防的重要性。

【学习内容】
翻身拍背。

【学习目标】
(1)掌握为卧床老人翻身、拍背的方法。
(2)能评估皮肤的状态。

【技能要求】

1. 目的
(1)预防皮肤压力性损伤。
(2)协助排痰。

2. 工作准备
(1)环境准备:室内环境清洁,温、湿度适宜,必要时屏风遮挡。
(2)护理员准备:着装整齐,剪短手指甲,洗净双手。

3. 操作流程

沟通

(1) 评估老人病情。

(2) 向老年人说明操作目的, 取得配合。

↓

翻身

(1) 协助仰卧: 两手放于腹部, 双下肢屈曲。

(2) 移向床沿: 先将患者肩部 臀部向照护者侧移动, 再将双下肢移向近照护者侧的床沿。

(3) 翻身: 一手托肩, 一手托膝部, 轻轻将患者转向对侧。

(4) 观察皮肤受压情况。

↓

拍背

(1) 手掌呈杯状。

(2) 由外向内, 由下向上, 有节奏地进行拍背。

(3) 力度适当。

(4) 拍背后鼓励患者咳嗽、排痰。

(5) 拍背过程中注意观察病情变化。

(6) 正确处理皮肤受压。

↓

整理用物

(1) 整理床单位, 妥善安置患者。

(2) 洗手。

4. 评分标准

项目	项目总分	质量要求	标准分
工作准备	10	室内环境清洁, 温、湿度适宜, 备屏风	5
		护理员着装整齐, 剪指甲, 洗净双手	5
沟通	10	评估老人病情	6
		向老年人解释, 以取得配合	4
翻身	20	协助仰卧方法正确	5
		移向床沿方法正确	5
		翻身方法正确	5
		观察皮肤受压情况	5
拍背	45	手掌呈杯状	5
		拍背顺序由外向内, 由下向上	10
		力度适当	5
		拍背后鼓励患者咳嗽、排痰	10
		拍背过程中注意观察病情变化	5
		正确处理皮肤受压	10
整理用物	10	整理床单位, 善安置患者	5
		洗手	5
熟练程度	5	动作轻巧、稳重、准确、安全	5

5. 注意事项、异常情况及处理

（1）翻身拍背时注意保暖。

（2）观察皮肤时注意保护隐私。

（3）拍背时的力度以患者能够耐受、不感觉疼痛、不感觉不舒服为度。

（4）拍背避开肾区及脊柱处。

（5）进餐后30min以后才能进行拍背。

【本节小结】

本节重点介绍了老年坠积性肺炎日常照护内容，以及翻身拍背的正确方法。希望通过培训，护理员能够充分了解老年坠积性肺炎，掌握翻身拍背的正确流程与方法，协助患者治病，管控疾病进展。

【考点提示】

（1）应定时为老年卧床患者进行翻身拍背。　　　　　　　　　　　　　　（　　）

（2）应避免平卧位进餐，患者进餐时应将床头抬起。　　　　　　　　　　（　　）

（3）拍背时手臂尽量用力拍来协助排痰。　　　　　　　　　　　　　　　（　　）

（4）拍背时手掌应呈杯状。　　　　　　　　　　　　　　　　　　　　　（　　）

答案：（1）√　　（2）√　　（3）×　　（4）√

（万艳　王一如　明月）

第十一章　老年人特殊症状的照护

本章将介绍了发热的定义、发热评估要点、体温测量、冰袋物理降温的操作要点，以及发热老人的主要照护措施。

第一节　发　热

【学习目标】

(1)了解发热定义。

(2)熟悉发热评估要点。

(3)掌握体温测量、冰袋物理降温照护技能。

(4)掌握发热照护措施。

一、概念

发热是指任何原因导致的产热过多、散热过少、体温调节障碍，致热源作用于体温调节中枢，使调定点上移而引起的体温升高并超过正常范围。

正常的体温不是一个具体温度点，而是一个温度范围，一般以口温、腋温、直肠的温度为代表。口腔舌下温度为(36.3~37.2℃)，肛温为(36.5~37.7℃)，腋下温度为(36.0~37℃)。一般认为体温超过正常值的0.5℃或一昼夜体温波动在1℃以上，即为发热。

二、评估要点

1.评估老人发热的程度及呼吸、脉搏、血压情况

老人尽量测量腋温(尤其高龄、配合度差的老人)，以腋温为标准划分。

(1)低热：37.5~38.0℃。

(2)中等热：38.1~39.0℃。

(3)高热：39.1~41.0℃。

(4)超高热：41℃以上。

2.评估老人发热过程及伴随的症状

(1)体温上升期：特点是产热大于散热，体温上升。表现为疲乏无力、皮肤苍白、干燥无汗、畏寒，甚至寒战，继而体温骤升或缓升。

(2)高热持续期：特点是产热与散热过程在较高水平上保持相对平衡。主要表现为面色潮红、皮肤灼热、口唇干燥、呼吸/脉搏加快、头痛头晕、开始出汗并逐渐增多。

(3)退热期：特点是散热大于产热。表现为大量出汗、皮肤潮湿、体温骤降或渐降。由于出汗及皮肤和呼吸道水分蒸发增多，如饮水不足，可引起脱水虚脱，严重者甚至出现休克现象。

3.评估老人发热时皮肤情况

观察有无出血点、出疹、麻疹、黄染等。

4.评估老人发热期间心理变化

如体温上升期有无紧张、恐惧；持续高热期有无焦虑、抑郁心理。

三、与发热有关的照护技术

【学习内容】

协助老年人使用体温计正确测量体温。

1. 目的

选择合适体温计,教会活动自理的老年人正确使用体温计测量体温、帮助不能自理的老年人测量体温。

2. 适用范围

被照护者,能活动自理的老年人。

3. 评估

(1)老年人的年龄、病情。

(2)老年人的意识状态、心理状态、合作程度及躯体移动能力。

4. 用物准备

体温计(见图3-11-1-1),酒精棉球或酒精消毒片、纱布或干毛巾(见图3-11-1-2)。

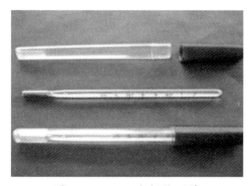

图3-11-1-1　水银体温计

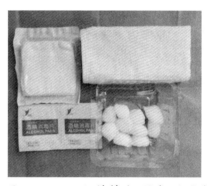

图3-11-1-2　酒精棉球、纱布、小毛巾

【技能要求】(以测腋温为例)

(1)测体温时,先把体温计上的水银柱甩到35℃以下,用酒精棉球或酒精擦片消毒后再用。

(2)测体温前要先擦去腋窝下的汗,再把体温计有水银的一头放入腋部中央夹紧,10min后取出(见图3-11-1-3、图3-11-1-4)。

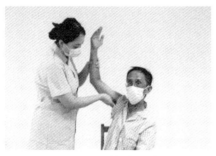

图3-11-1-3　擦去腋窝汗液

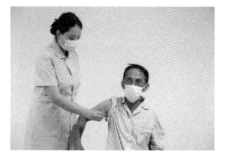

图3-11-1-4　测量体温

(3)体温测量好后,看体温数字时,应横持体温计缓慢转动,取水平线位置观察水银柱所示温度刻度(见图3-11-1-5)。

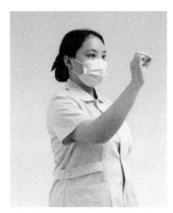

图3-11-1-5　体温计读数

（4）注意事项。

① 避免改变体温活动：测量前半小时内要避免剧烈运动、进食（饮用）过冷或过热的水或饮料、热敷、洗澡，也不能在测量的部位放置过冷或过热的物品。

② 水银式体温计轻拿轻放，防止破损。

③ 测量体温前水银体温计应甩至35℃以下。

④ 测量腋温前应将腋窝内的汗液擦干，保持干燥。

⑤ 测量腋温时应曲臂夹紧体温计，切勿活动，防止体温计滑脱摔碎。

⑥ 腋温测量时间为5～10min，读取体温计时应在光线充足的环境中，视线清晰，平视体温计，准确读数。

【学习内容】

冰袋降温。

1. 目的

选择冰袋物理降温。

2. 适用范围

被照护者。

3. 评估

（1）应先查明病因。

（2）评估老年人年龄、身体状况。

（3）评估发热阶段。

4. 用物准备

冰袋、布套或毛巾。

【技能要求】

（1）用干毛巾或布袋包裹冰袋一层置于体表，主要放置位置：前额、腋下、腹股沟处。

（2）经常询问老人的感受，观察冰袋及皮肤情况，及时更换融化后的冰袋。

（3）30min后复测体温。

（4）整理床单位，帮助老人安置舒适卧位。

（5）注意事项。

① 冰袋应放置于冰箱冷藏室。

② 化学冰袋使用前应检查有无破损，防止破损后化学物质渗漏，造成皮肤损伤。

③ 冰袋使用时应套一层布袋或用毛巾包裹。

④ 护理员每10min观察1次用冷疗法部位的皮肤状况，若有苍白、青紫、灰白、颤抖、疼痛或麻木感，应立即停止使用。

⑤ 应密切观察老年人病情及体温变化，一般体温降温后不宜低于37℃，如有异常应及时报告医护人员。

⑥ 冰袋降温禁止放在枕后、耳后、阴囊处、心前区、腹部、足底。

四. 照护措施

1. 休息与环境

发热老人应卧床休息，安置舒适体位，室内应尽可能保持安静、整洁，室温维持在22~25℃，湿度50%~55%，并经常通风换气，保持空气清新和流通。

2. 病情观察

定时监测体温情况，高热老人每4~6h测量体温1次，并记录发热的过程、持续时间，观察老年人是否出现寒战、意识障碍等症状，一旦发生须及时告知医护人员，同时注意呼吸、脉搏和血压变化。

3. 物理降温

在护士指导下完成，较常用冰袋及温水、酒精擦浴。冰袋禁用部位为枕后、耳郭、心前区、腹部、阴囊及足底处。冰袋使用后30min需测体温。擦浴时胸前区、腹部、后颈、足底为擦浴的禁忌部位。擦浴过程中注意观察有无寒战、面色苍白、脉搏、呼吸异常。如有异常，应立即停止擦浴并报告医护人员，实施物理降温措施30min后测体温并记录。

4. 用药照护

在护士指导下完成，观察并记录用药的效果与用药反应，协助老人多补充水分，防止因出汗过多引起虚脱。降温过程中要密切监测老年人体温、脉搏的变化。

5. 饮食照护

给予清淡、高蛋白、高热量、高维生素、易消化清淡饮食，可少量多餐，多吃新鲜蔬菜、水果补充维生素，提高机体的抵抗力。鼓励老年人多喝温开水，每天饮水量在1 000~2 000mL，有心脏病者适当减量。

6. 生活照护

（1）口腔卫生。发热老人口腔内容易产生各种细菌，应指导并协助老年人在餐前、餐后、睡前用温热的开水漱口，对无法自理的老人应用消毒过的棉布或蘸有生理盐水的棉签擦拭其舌头、牙齿等，保持其口腔清洁。

（2）皮肤清洁。当老年人大量出汗时，应等出汗停止后给予温水擦拭，更换干净的衣服和床单位，使其保持皮肤清洁干燥。对于病情严重或昏迷的老年人，应协助其改变体位，预防压力性皮肤损伤发生。

7. 安全照护

老年人对发热的耐受性较差，高热的老年人有时会躁动不安，而且对冷、热不敏感，护理员要加强看护，防止冻伤、坠床事件发生，必要时给予床栏、约束带固定。

8. 心理照护

发热老人因突然发冷、发抖，会产生紧张、不安、害怕等心理反应。护理员应陪伴在老人身边，耐心解释，给予其精神安慰，鼓励其积极配合治疗。

【本节小结】

老年患者因抵抗力比较差，发热是常见症状之一，发热的不同时期常伴随不同症状，通过本节内容的学习,护理员能够掌握人体正常体温,及时发现患者体温变化及伴随症状,发现异常后及时告知医护人员,给予正确医治。护理员在护士的指导下,协助护士对发热患者进行物理、用药降温处理,做好发热老人的生活起居、安全照护。

【考点提示】

(1)冰袋物理降温,不能放在枕后、耳郭、心前区、腹部、阴囊及足底。　　　　（　　）

(2)酒精擦浴浓度越高挥发越快,降温效果越好。　　　　（　　）

(3)老人发烧后可能会出现躁动不安,需要加强防护,防止坠床发生。　　　　（　　）

(4)老人发热,尽量把房间空调温度降到比较低的温度,这样会增加患者舒服度。　　　　（　　）

答案:(1)√　(2)×　(3)√　(4)×

（杨丽英）

第二节　疼　痛

【学习目标】

(1)了解疼痛定义。

(2)熟悉老年疼痛的特点和评估要点。

(3)掌握疼痛照护措施。

一、定义

疼痛是由组织损伤或潜在组织损伤引起的不愉快感觉和情感体验,往往伴随躯体运动反应、自主神经反应和情绪反应。

老年人疼痛特点:

(1)持续疼痛时间长,一般在3个月以上。

(2)原因复杂、多种疾病共存,常伴随多种基础疾病,如骨关节痛、恶性肿瘤、糖尿病等。

(3)通常有多种表现疼痛的行为,如表情、声音、走路姿势变化等。

(4)对疼痛反应不敏感,无法正确表达疼痛,容易延误疾病的诊断和治疗。

(5)需要综合治疗,单一治疗不能缓解疼痛。

(6)有很多疼痛病因不可治愈,如晚期恶性肿瘤。

(7)老年慢性疼痛,常并发多种心理问题,如失眠、焦虑、抑郁、恐惧等。

二、评估要点

评估是疼痛处理中关键的第一步,评估不仅可以识别疼痛的存在,还有助于评价疼痛治疗的效果,评估内容包括疼痛部位、性质、程度、开始发作及持续时间、加重或缓解方式等。

1.疼痛的部位

疼痛部位与病变的部位有密切关系,让老年人指出疼痛的确切部位。

2.疼痛的性质

疼痛性质难以介绍,通常用比拟的方法来介绍,如刺痛、刀割样痛、跳痛、钝痛、绞痛和烧灼痛等。

3. 疼痛的程度

常用的评估方法包括面部表情疼痛量表、介绍性疼痛量表。

（1）面部表情疼痛量表（见图3-11-2-1）。面部表情量表是老年人常用的疼痛评估方法，由6个脸谱组成，从微笑（代表不痛）到最后的哭泣（代表无法忍受的剧痛），以此来判断疼痛感受程度。

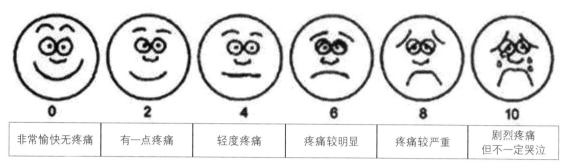

非常愉快无疼痛	有一点疼痛	轻度疼痛	疼痛较明显	疼痛较严重	剧烈疼痛但不一定哭泣

图3-11-2-1　面部表情疼痛量表

（2）数字评价量表（见图3-11-2-2）。将疼痛程度用0～10个数字依次表示，"0"表示"无痛"，"10"表示"剧痛"。按照疼痛对应的数字将疼痛程度分为：轻度疼痛（1～3），中度疼痛（4～6），重度疼痛（7～10）。

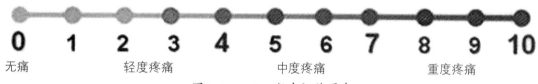

图3-11-2-2　数字评价量表

4. 疼痛的时间

观察疼痛开始时间，持续时间，有无规律性。突然发生持续数分钟、数小时，多见于急性疼痛；持续3个月以上者为慢性疼痛。

5. 伴随症状

局部有无红、肿、热、痛的炎症反应；有无肢体的功能障碍；腹部疼痛有无呕吐、便秘；头痛有无剧烈呕吐等情况。

6. 诱发因素

了解有无引起疼痛的诱因，如温度、运动、姿势、用力咳嗽、排便、情绪激动等。

7. 心理状况

慢性疼痛的老年人常会出现不同程度的心理问题，如焦虑、抑郁、失眠、恐惧等。

三、照护措施

1. 基础照护

（1）环境。为老年人创造一个安静、整洁、温、湿度适中、灯光柔和、减少声音刺激的休养环境。

（2）体位管理。协助老人采取舒适的体位，根据病情安置合适的体位，如急性胰腺炎患者采取屈膝侧卧位可减轻疼痛。

2. 疼痛监测

密切观察、询问老年人疼痛部位、疼痛的程度、可能引起疼痛的原因，及时告知医护人员。

3. 非药物止痛

（1）物理止痛。根据老人疼痛情况选择冷、热疗法，如冰袋、冷湿敷或热湿敷、温水浴、热水袋、按摩等物理止痛措施。

（2）认知疗法。包括分散注意力、放松、催眠等多种方法。①分散注意力：鼓励老年人找些力所能及的事做或参加有兴趣的活动，如看书、下棋、散步、音乐等，使注意力分散，减轻疼痛。②放松疗法：按摩、呼吸控制（如深呼吸、腹式呼吸、打哈欠等）都能达到放松的目的。

（3）适当运动锻炼。运动锻炼可缓解慢性疼痛，还可有效缓解老年人的功能状态，同时调节老年人的情绪，改善心理状态。

4. 用药照护

（1）根据评估疼痛的程度，按医嘱给药。

① 定时间、定剂量协助老人服药，不可自行增减药量，吗啡类缓释药片需要整片吞服，不能掰开或碾碎服用。

② 老人疼痛未明确诊断的不能擅自给药。

（2）观察用药后的效果。老人用药后观察其疼痛缓解情况，若口服给药1h后疼痛未缓解或加重，应及时告诉医患人员。

（3）观察用药后的反应。如非阿片类镇痛药可能会出现消化道及神经系统不良反应：恶心呕吐、腹部不适、嗜睡、失眠等；阿片类药物会出现恶心、呕吐、便秘、嗜睡、呼吸抑制等反应，一旦出现须及时告诉医护人员。

5. 饮食照护

慢性疼痛的老人由于长期疼痛常导致食欲差，加上服用止痛药物，可能会出现恶心、呕吐等不良反应，在饮食上应尽量根据老年人的喜好制作食物，宜选用清淡、无刺激、易消化的食物，多吃蔬菜、水果，以及富含蛋白质、维生素和膳食纤维的食物。

6. 心理照护

照护人员应设法减轻老年人的心理压力，要以同情、安慰和鼓励的态度支持老年人，建立相互信赖的友好关系，尊重老年人在疼痛时的行为反应。鼓励老年人多与人交流和沟通，让他（她）们感到被关怀、肯定，增强其战胜疾病和疼痛的信心和勇气。

【本节小结】

慢性疼痛是老年患者常见的症状之一，通过本节的学习，护理员应熟悉老年患者的疼痛特点，以及2种老年患者常用的疼痛评估方法，根据老年人疼痛的部位、性质、程度及伴随症状，及时告知医护人员，可为医护人员诊断处理疾病提供依据。护理员在护士的指导下，协助护士对老人进行疼痛的相应处理，做好疼痛老人的生活起居、用药后的观察、心理照护。

【考点提示】

（1）照护患者时应记录疼痛的部位、性质及程度。   （　　）

（2）若患者疼痛没有缓解，可以直接加大止痛药剂量。   （　　）

（3）照护患者时可以通过合适的物理及分散注意力的方法帮助患者缓解疼痛。（　　）

（4）老年人的疼痛容易伴随心理问题，在照护中要多关心、开导老人。 （　　）

答案：（1）√　（2）×　（3）√　（4）√

（杨丽英）

第三节　意识障碍

【学习目标】

（1）了解意识障碍的概念。

（2）熟悉意识障碍的临床表现。

（3）掌握意识障碍的照护措施。

一、定义

意识是大脑功能活动的综合表现，即对环境的知觉状态。意识障碍是指人对周围环境以及自身状态的识别和觉察能力出现障碍。一种以兴奋性降低为特点，表现为嗜睡、意识模糊、昏睡直至昏迷；另一种是以兴奋性增高为特点，表现为高级中枢急性活动失调的状态，包括意识模糊、定向力丧失、感觉错乱、躁动不安、言语杂乱等。

二、评估要点

1. 临床分类法

主要是给予言语和各种刺激，观察患者反应情况并加以判断。如呼叫其姓名、推摇其肩臂、压迫眶上切迹、针刺皮肤、与之对话和嘱其执行有目的的动作等。

2. Glasgow昏迷量表评估法

本法主要依据患者对睁眼、言语刺激的回答及命令动作的情况对意识障碍的程度进行评估（见表3-11-3-1）。

表3-11-3-1　Glasgow昏迷量表

项目	状态	分数
睁眼反应	自发性睁眼反应	4
	声音刺激有睁眼反应	3
	疼痛刺激有睁眼反应	2
	任何刺激均无睁眼反应	1
语言反应	对人物、时间、地点等定向问题清楚	5
	对话混淆不清，不能准确回答有关人物、时间、地点等定向问题	4
	言语不当，但字意可辨	3
	言语模糊不清，字意难辨	2
	对任何刺激均无语言反应	1
运动反应	可按指令动作	6
	能确定疼痛动作	5
	对疼痛刺激有肢体退缩反应	4
	疼痛刺激时肢体过屈（去皮质强直）	3
	疼痛刺激时肢体过伸（去大脑强直）	2
	疼痛刺激时无反应	1

最高15分，最低3分。分数越高，意识状态越好。通常8分以上恢复机会较大，7分以下预后较差，3～5分并伴有脑干反射消失的患者有潜在死亡的危险。

三、照护措施

1. 饮食照料

（1）蔬菜要多食新鲜蔬菜，每天的蔬菜摄入量应不少于250g。

（2）为平衡吸收营养，保持老年人身体安康，每天的主副食品品种应保持在10种左右。

（3）味道要淡，老年人每天对食盐的摄入量应以6~8g为宜。

（4）护理长期卧床的失智老人时，为防止其呛咳应尽可能采用坐位，床头需抬高45°，颈下垫枕，以便食物下咽。同时可使用跨床小桌，让老年人能看到饭菜，增进食欲。

（5）安排在较固定区域定时进餐，就餐期间关闭音响设备，尽量防止打搅老年人就餐。老年人每吃一口检查其是否已经吃下食物，如将食物含在嘴里，可轻托其的嘴角或下颚，帮助老年人咀嚼和吞咽。

（6）失智老人会无饱足感，常不断要求进食，应少量多餐，适当添加水果、酸奶、坚果等。

（7）当老人拒绝用餐时，应了解原因，不强迫进食并考虑老人的用餐习惯，可提供老人喜欢吃的安康食物来替代正餐，以保证身体所需能量。

（8）失智老人对冷热感知不准确，要防止过凉、过烫的食物及饮品。

（9）老人用餐时不评价进食情形，不催促用餐，保护老人自尊心。

2. 排泄照料

（1）护理排便失禁的失智老人时，注意排泄会使营养大量流失，水分和电解质丧失过多，造成老年人身体虚弱，故应卧床休息，减少活动，减少能量的消耗。

（2）通过饮食疗法如进食高纤维、低脂肪、流质饮食，以刺激胃结肠反射并使粪便质地正常化。

（3）照护者应对失智老人的排便情况进行监控，采取排便训练，建立排便时间，通过生物反馈训练肛门括约肌活动，以提高患者对直肠扩张的感受性和警觉性。

（4）采用"标示"引导，并定时提醒老年人到指定地点排便，防止老年人随时、随地大小便。

（5）分析老年人失禁的原因，采取应对措施，帮助老年人减轻因二便失禁带来的羞耻感。

（6）失智老人穿简单易松解的裤子，观察老人需要排泄时的反应，如在房门外徘徊、拉扯裤子、坐卧不安等，照护者应引导，协助如厕。

（7）便秘的老人，保证每日水分的摄入，定时陪同老人散步，可促进肠蠕动。必要时在医生的指导下增加药物治疗。

3. 睡眠照料

（1）通过对房间色彩、灯光、物品等环境的合理布置，促进老年人的睡眠。

（2）识别老年人睡眠障碍，及时给予心理疏导，或通过药物调理，保障睡眠质量。

（3）确保老年人睡眠过程中的平安。定时查房或调整老年人睡眠姿势，防止坠床或压疮。

（4）若老年人睡眠周期较乱，可增加日间活动，如晒太阳、散步、画画，唱歌等，缩短午休时间，保证夜间的睡眠质量。

4. 清洁照料

（1）定期协助老年人洗澡，并更换衣物，清洗床品。

（2）提醒或协助老年人每天洗漱，并注意做好安全防范。

（3）老人情绪平静、愿意配合的情况下安排清洁。

（4）清洁前与老人充分沟通，一步步告知老人，注意保护老人隐私。

（5）帮助老人试好水温，动作轻柔，有耐心，清洁过程中及时询问老人感受。

5. 着装照料

（1）定期协助老人整理衣柜，放置适合季节的衣服。

（2）选择柔软舒适、透气，便于穿、脱的衣服。

（3）选择防滑、合脚的鞋子，防止系带烦琐的款式。

（4）鼓励老人自己穿衣，在其穿着不当时，以温和的态度引导老人。给予其简单的提示和鼓励，保持其自尊心。

(5)老人拒绝穿衣时,不强迫老人,可以暂缓,稍后再做尝试,同时注意环境温度,防止着凉。

【本节小结】

对于意识障碍的老人,照护的根本目的是尽可能维持他的日常生活自理能力 ,并通过调整周围环境,使之与老人的生活能力相匹配。希望通过本节的学习,护理员能够关注老年人意识障碍时的一些临床表现并做好照护,保障老人的安全。

【考点提示】

(1)如老人突然出现意识不清等情况应立即通知医生及家属　　　　　　　　　　(　　)

(2)当老人拒绝用餐时,一定要要求老人必须按时、按量吃饭　　　　　　　　　　(　　)

(3)应设立"标识",提醒老人到固定地点排便　　　　　　　　　　　　　　　　(　　)

(4)不鼓励老人自己穿脱衣服　　　　　　　　　　　　　　　　　　　　　　(　　)

答案:(1)√　(2)×　(3)√　(4)×

（张茜）

第四节　吞咽障碍

【学习目标】

(1)了解吞咽障碍的概念。

(2)熟悉吞咽障碍的临床表现。

(3)掌握吞咽障碍的照护措施。

一、定义

吞咽是人类赖以生存的基本的生理活动之一。随着年龄的增长,老年人口腔、咽、喉和食管部位的组织结构会发生变化,出现退行性改变、黏膜萎缩变薄、神经末梢感受器的反射功能渐趋迟钝、肌肉变性等情况,导致吞咽障碍。吞咽障碍会导致误吸、营养不良、吸入性肺炎、脱水等并发症,从而影响患者的疾病预后,降低老年人的生活质量,甚至导致患者死亡。

二、评估要点

评估的目的是筛查老年人是否有吞咽障碍,明确吞咽障碍的病因,确定有无误咽的危险,确定是否需要改变提供营养的手段和方式,为吞咽障碍治疗和护理提供依据。

1. 一般检查

(1)意识状况。

(2)能否直立坐位,维持头部位置。

(3)有无自主咳嗽。

(4)有无流涎。

(5)舌的活动范围。

(6)有无呼吸困难。

（7）有无构音障碍、声音嘶哑、湿性发声。如上述7项指标中出现1项异常，即认为老年人存在吞咽困难的可能。

2. 吞咽功能评估

（1）反复唾液吞咽试验。患者端坐位，快速反复吞咽，测试者感受吞咽运动，30s内少于3次为异常。

（2）洼田饮水试验。适用于神志清楚、检查合作的老人。取温水30mL，嘱老人喝下，测定从开始喝水至吞咽完的时间（以喉头运动为标准），测试2次，取最短时间。评分标准如下：

① Ⅰ级：5s内顺利地一次咽下，无呛咳。

② Ⅱ级：5~10s内，分2次以上咽下，无呛咳。

③ Ⅲ级：能1次咽下，但有呛咳。

④ Ⅳ级：分2次以上咽下，但有呛咳。

⑤ Ⅴ级：频繁呛咳，不能全部咽下。

其中不低于Ⅲ级为异常，此方法能准确发现口咽期的异常问题，且无创、操作方便，可重复性强，是一种较可靠的吞咽困难的检查方法。

（3）吞糊试验。临床护理人员通常在水或流质食物中加入凝固粉调制成不同稠度让患者饮用，通过有无呛咳判断其有无误吸的发生，从而给予进食指导。

3. 摄食过程评估

（1）先行期：评估意识状态，有无高级脑功能障碍影响进食、食速、食欲。

（2）准备期：评估开口、闭唇、摄食、食物从口中洒落、舌部运动、下颌运动、咀嚼运动、进食方式变化。

（3）口腔期：评估吞送（量、方式、所需时间）过程、口腔内残留变化。

（4）咽部期：评估喉部运动、噎食、咽部不适感、咽部残留感、声音变化、痰量。

（5）食管期：评估胸口憋闷、吞入食物逆流、食物残留情况等。

4. 进餐习惯评估

有无不良进餐习惯（过快、饮酒、说话等）；评估自理能力，是否需要协助。

5. 营养风险评估

简易营养筛查量表（最初48h内、恢复期间）、体重指数、生化指标。

6. 其他功能评估

意识水平、认知能力、有无基础疾病、是否需要康复治疗。

7. 评估并监测吸入性肺炎的体征

有无发热、呼吸困难、痰液情况、意识状态。

三、照护措施

1. 环境准备

固定地点进食，停止不必要的治疗与活动，准备适当的餐具，进餐时用的家居高度要适当，周围环境安静、光线适当，减少分散注意力的不良因素。

2. 食物准备

进食的原则应先易后难，磨烂食物最易吞咽，正常食物最难。糊状食物最不易吸入气管，稀液最易吸入气管。还要少而精，软而易消化，避免进食黏稠、干固的食物和较大的胶囊状药物。一般患者选择密度均匀，胶冻样，易于通过咽及食管且不易发生误咽的食物；饮水呛咳的患者可使用增稠剂加水增稠后饮用；咀嚼困难患者根据情况用榨汁机或搅拌机将食物调制成糊状。注意食物温热适宜，色香味美，以增进食欲，促进患者吞咽反射。

3. 体位准备

摄食的体位是气道保护最重要的因素之一。能坐起的老年人取坐位，前倾约20°，颈部稍向前弯曲，头部前屈以减少食物反流及误吸。不能坐立者取半坐卧位，抬高床头30°，头部前屈，偏瘫侧肩部以枕垫托起，喂食者位于老年人健侧，进食时将头转向麻痹一侧，使食物绕过喉前面的一侧，提高咽对食团的推动力（见图3-11-4-1）。进食结束后抬高床头30°~40°，保持30min，防止食物反流。

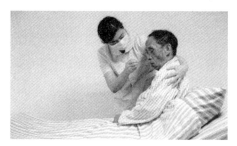

图3-11-4-1　喂食体位

4. 喂食方法

每喂一口都要将餐具碰患者的嘴唇，以刺激其知觉，促进舌活动。然后将食物送进其口腔，从少量（3~4mL）开始，逐步摸索合适的量，不要太多，速度不宜过快。进食时，鼓励患者主动把食物送进口腔、合唇及咀嚼吞完一口才进食下一口；需要时一口食物分数次吞咽，或漱口、清喉咙后再吞。一口进食过多，食块易残留在咽部，加大误咽的危险；过少会使感觉和运动障碍的老年人口中操作困难，吞咽反射无法发生。

5. 误吸的护理

当老年人发生误吸时应立即停止进食，让老年人上身向前倾，头低弯腰，在其肩胛骨之间由下向上快速连续拍击，使食物残渣吐出。或者应用海姆立克手法，护理员站在老年人背后，将双臂绕过胸廓，双手指交叉，对横膈施加一个向上冲击的力量，使食物残渣吐出（见图3-11-4-2、图3-11-4-3）。体弱危重的老人建议立即送医。

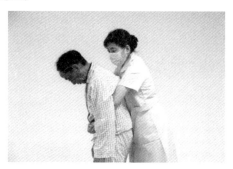

图3-11-4-2　海姆立克手法侧面

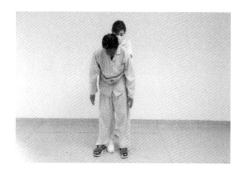

图3-11-4-3　海姆立克手法正面

及时协助老人清洁口腔，饭后用生理盐水漱口或用湿棉签清理。步骤：口腔内清洗→牙垢去除→按摩口腔黏膜→义齿清洁→口腔内清洗。每天至少进行两次口腔清洁，分别在进食前后进行。

6. 心理护理

在进行饮食训练时，应针对不同老年人的性格特点、文化程度和社会阅历等进行有的放矢的心理疏导。做好老年人及家属的思想工作，使他们理解吞咽机理，掌握训练方法，鼓励其增强康复的信心，积极主动配合训练。护理员要尊重、体谅老年人，有针对性的心理指导和健康教育可增加患者的依从性，有助于其吞咽功能恢复。

7. 鼻饲的护理

重度吞咽功能障碍不能经口进食者，为防止吸入性肺炎和保证老年人的生理需要量，应给予鼻饲。

鼻胃管插管深度55~65cm较不易反流，每次鼻饲营养液前先确定胃管在正确的位置，无消化道出血，胃潴留小于100mL，方可进行鼻饲。可选择牛奶、鸡汤、鱼汤、肉汤等，200~400mL/次，温度40℃，推注15~20min/次。老人取半坐卧位，床头抬高30°~45°，并保持此位置至停止灌食后至少1h才可将床头放平。每次鼻饲结束后用20~40mL温开水充分冲洗胃管。当鼻饲发生误吸时应立即停止鼻饲，并予老人取右侧卧位，及时吸出口鼻腔反流物。严重者立即呼救送医。

8. 康复训练

包括感官刺激和面部肌肉训练，以提高与吞咽相关的神经肌肉控制能力，从而改善老年人的吞咽功能。感官刺激包括触觉训练、味觉刺激、咽部冷刺激和空吞咽等；面部肌肉训练包括让老年人做鼓腮、龇牙、噘嘴、卷舌、微笑等各种动作。

【本节小结】

"医院--社区--家庭"的连续性护理模式已成为康复护理专家及学者探索未来护理模式的试金石，也必将成为吞咽障碍护理的发展方向。大多数老人主要是家属及养老机构的护理员对其进行照护，但大多数照护者缺乏吞咽障碍护理知识，导致患者无法得到科学的照护，容易引发各种并发症。希望通过本节内容的学习，护理员能关注老年人吞咽障碍带来的危害及做好照护工作。

【考点提示】

(1) 吞咽障碍的老人进食的原则应先难后易。 （ ）

(2) 当老人误吸时应立即躺下，呼叫医务人员等。 （ ）

(3) 吞咽障碍的老人，每日最少要进行两次口腔清洁。 （ ）

(4) 卧床的老人，进食结束后抬高床头30°~40°，保持30min，防止食物反流。 （ ）

答案：(1) × (2) × (3) √ (4) √

（张茜）

第五节 视力障碍/听力障碍

【学习目标】

(1) 了解视力、听力障碍的定义。

(2) 熟悉视力、听力障碍评估要点。

(3) 掌握视力、听力障碍照护措施。

【学习内容】

视力障碍。

一、概念

视力障碍是指由于先天或后天原因导致视觉器官的结构或功能发生部分或全部障碍。经治疗仍对外界事物无法做出视觉辨识。造成老年人视力受损的主要原因是未矫正的屈光不正、白内障、青光眼及年龄相关性黄斑变性。国内报道，60岁以上老年人中80%患有一种或几种眼病。视力障碍严重影响了老年人的视功能，进而影响了老年人日常生活的维持、外界信息的获取和相互交流等。

二、评估要点

（1）评估老人视力障碍是单眼还是双眼，是远视力差，还是近视力差。

（2）评估老人视力减退及视物不清程度。

（3）观察老人有不良用眼习惯，如在昏暗的灯光下眯眼读报、看书，经常性用手揉眼睛等。

（4）评估眼睛局部有无不适症状，如眼眶或眼球疼痛、怕光、眼胀、斜视、重影等。

（5）查看眼睛有无异物、眼屎、流泪、眼睛发红等现象。

（6）观察了解老人有无因为视力原因出现自卑、烦躁、焦虑、抑郁、孤僻、多疑等负面情绪。

三、照护措施

1. 提供安静舒适的环境

调节室内光线，避免光线太暗或强光刺激，晚间可用夜视灯调节室内光线。

2. 行为干预

加强用眼卫生，平时不用手揉眼，不用不洁手帕、毛巾洗眼、擦眼，指导老人用眼应以不觉疲倦为度，并注意正确的用眼姿势，并保持室内光线充足；为患者提供的阅读材料字体宜大，用眼1h后可以通过闭目养神、远望或眼保健操让眼睛放松休息；在户外活动应戴有色眼镜，以防辐射线直射眼睛。

3. 饮食照护

协助老人建立良好的饮食习惯：禁止吸烟饮酒，忌食辛辣、性温热的食物，适当补充蛋白质、维生素A食物，如猪骨头、鱼汤、鸡肉、大枣等食物，多食新鲜蔬菜、水果。

4. 安全照护

地面平整、活动空间无障碍物，老人常用物品固定地点放置、摆放有序，方便老年人拿取和使用，晚间卧室开柔和夜灯，浴室走廊设扶手并有照明，指导老年人活动时宜小心，对于完全失明、盲的老人要随时守护在身边，协助其一切生活护理，满足其生活所需，避免老年人发生跌倒、坠床事件。

5. 用药照护

正确使用滴眼剂，在护理人员指导下规范使用滴眼剂（见图3-11-5-1），每次使用前清洁双手并检查药液有无混浊、沉淀和有效期；协助老年人正确服用药物，避免发生老年人因视力障碍造成服药错误。

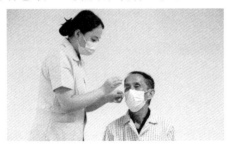

图3-11-5-1　正确使用滴眼剂

6. 心理照护

视力障碍的老年人性情易急躁、易激动，易产生消极、焦虑、抑郁悲观情绪，因此要多关心老人，耐心细致地开导老人，保持良好的心态。

【学习内容】

听力障碍。

一、概念

听力障碍是指因听觉系统某一部位发生病变或损伤，导致听觉功能减退，言语交流困难。由于年龄的增长,使听觉器官衰老、退变而出现的双耳对称、缓慢进行性的感觉神经性听力减退,称老年性耳聋。目前,全球老龄人口已经突破6亿,中国60岁以上的老龄人已达1.34亿,其中40%以上的老人不同程度地受听力障碍的困扰。老年性耳聋是老年人常见的听力障碍,给老年人造成了严重的功能损失、认知能力下降和社会行为退化,影响老年人的精神状态和生活质量,严重时可导致老年孤独症甚至抑郁症的发生。

二、评估要点

(1)评估老人的听力障碍程度。

(2)评估老人听力障碍是单侧还是双侧,查看老人耳朵里是否有耵聍堵塞情况。

(3)了解老人听力受损有无耳鸣、眩晕等症状,以及耳鸣、眩晕的程度。

(4)观察外耳道有无异物、流脓或有分泌物。

(5)了解老人是否因听力障碍影响与别人交流而出现自卑、焦虑、抑郁、孤僻、多疑等负面情绪。

三、照护措施

1. 生活照护

提供安静、舒适居住环境,减少环境噪声刺激,指导老人看电视、听音乐时间不可过长,声音大小适宜。每日协助老人按摩耳部3~4次,用食指按压、环揉耳屏,以增加耳膜活动、促进耳部血液循环,延缓听力下降。

2. 沟通交流

与老人交谈时尽量避免外界的干扰,说话吐字要清楚且速度缓慢,对患者不理解的语言,应详细解释,不要大声喊叫,要有耐心,对于听力严重障碍的老人可使用身体语言沟通,如面部表情、口型和手势与患者进行交流,或用书写形式交流(见图3-11-5-2)。

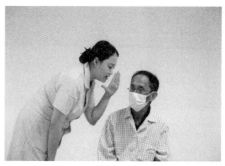

图3-11-5-2　与老人沟通交流

3. 运动和休息

协助老人适当运动、锻炼,如散步、打太极拳等,促进血液循环。

4. 饮食照护

协助老人建立良好的饮食习惯,禁止吸烟饮酒,少吃刺激性强的食物。低脂、低盐、清淡饮食,多吃富含维生素A、维生素E、维生素B_1、维生素B_2及铁、锌等微量元素的食物,如蔬菜、水果;多食黑木耳、胡萝卜等延缓内耳老化的食物;多食含锌量高的海鱼、贝类等。

5. 用药照护

应避免让老人使用对耳有毒性的药物,如庆大霉素、链霉素、卡那霉素等药物,以免加重对听力的影响。必须使用时要严格按照医嘱,用药剂量不可过大,并注意观察药物的不良反应。

6. 协助按摩

教会并协助老年人用手掌按压耳朵和用手指按压、环揉耳郭,以增加耳膜活动,促进局部血液循环,延缓听力下降,经常性按摩听会穴、听宫穴、耳门穴(见图3-11-5-3)对缓解耳鸣、改善耳聋有一定疗效。

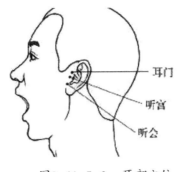

图3-11-5-3　耳部穴位

7. 安全照护

眩晕发作期间随时陪护在身边,协助老人完成日常生活,如洗漱、进食、如厕、穿脱衣服等。患者尽量不要做转体、快速转头、弯腰捡物等活动,以免诱发眩晕,防止跌倒意外发生。

8. 心理照护

听力障碍的老年人会因感知功能下降、与别人交流障碍等原因出现焦虑、抑郁等情绪,护理员应充分尊重、理解患者,多与老人交流,对于听力障碍严重的老人多用肢体语言保持交流沟通,使其保持愉悦的心情,树立战胜疾病的信心。

【本节小结】

听、视力障碍是老年患者发展的必经之路,随着年龄的增长,发生比例进一步增加,听视力障碍影响到患者日常生活、沟通交流,护理员通过本节的学习,应掌握眼药水的正确滴法、与听力障碍患者的沟通技巧,重点加强安全照护,防止老人跌倒、坠床意外事件。

【考点提示】

(1)老年人视力障碍,尤其要保持地面整洁平整、干燥,物品放置有序,方便老人拿取,预防老人跌倒。　　　　　　　　　　　　　　　　　　　　　　　　　　　　　　(　　)

(2)在给老人滴眼液时,需要清洁双手,并检查药液的性质,看有无过期、浑浊现象。　(　　)

(3)听、视力障碍的老人,跌倒风险高,为了保证老人安全,应让老人卧床休息,减少一切活动。(　　)

答案:(1)√　　(2)√　　(3)×

(杨丽英)

第六节　睡眠障碍

【学习目标】

(1)了解睡眠障碍的概念。

(2)熟悉睡眠障碍的临床表现。

(3)掌握睡眠障碍的照护措施。

一、定义

睡眠障碍是指一段时间内对睡眠的质和量不满意的状况,包括嗜睡、失眠、昼夜睡眠节律紊乱、睡眠呼吸暂停、不宁腿综合征和周期性肢体运动障碍等。随着年龄的增长，老年人出现昼夜节律改变、睡眠时相前移、睡眠潜伏期延长，表现为睡眠时间缩短、深睡眠时间持续减少、睡眠片段化、夜间觉醒次数增多、醒后难以入睡及早醒等，导致老年人睡眠质量显著下降。

二、评估要点

1. 睡眠潜伏期

睡眠潜伏期延长，代表睡眠质量不好。如果睡眠潜伏期超过30min，再结合睡眠时长、觉醒次数等指标就可以判定一个人是否患有失眠。

2. 睡眠时长

不同年龄阶段的人需要不同的睡眠时间，老年人一般需要7h左右。睡眠时长过长或者过短都不利于身体健康。

3. 离床次数

离床次数一般在5~6次，离床次数越少睡眠状态保持得越好，睡眠质量越好。离床次数超过6次以上，可判断为睡眠障碍。

4. 翻身次数

翻身次数过少或过多都是不利于健康的，正常人一般每晚翻身约20次。如果翻身次数太少会导致身体中某个部位因长时间受压迫会发生病变，比如身体两边不对称和手脚酸痛等；翻身次数太多不仅会影响睡眠深度，还会导致落枕，带来颈椎疾病，使身体和大脑得不到充分的休息。因此，睡眠过程中要保证适当的翻身次数。

5. 体动次数

人在夜间睡眠时的体动次数与睡眠结构之间有着紧密的联系，频繁的体动会严重影响睡眠的深度和时长，进而导致睡眠质量下降。

6. 觉醒次数

夜间觉醒次数随着年龄的增长逐渐增多，从30岁到70岁会直线上升，从平均每晚0~1次增加到平均每晚4~5次，老年人在夜间的觉醒次数相对较多，如超过5次及以上，可判断为睡眠障碍。

三、照护措施

1. 睡眠方式

鼓励老年人白天适当运动，保持良好的精神状态，帮助老年人制定作息时间表，生活要有规律，白天减少小憩时间，以保证夜间睡眠。指导老年人应用良好的睡眠准备方法：按时就寝，睡前放松精神；避免兴奋因素，如刺激性电视剧、书；睡眠卧姿，要求冠心病患者宜采用头高脚低卧位。可减少回心血量，减轻心脏负荷，有利于心脏"休息"。亦可以采用半卧位，避免手置胸部，养成上床前温水泡脚习惯。

2. 合理饮食

晚餐应清淡，配汤类，可饮用温牛奶，不宜晚上饱餐，影响睡眠，睡前饮水量适中。避免饮茶、酒、咖啡、吸烟。

3. 睡眠环境

为老年人创造较为良好的睡眠环境。对老年人的居住间环境进行清洁，照护人员如果需要在老年人睡眠时进入居住间，需要穿软底鞋，在进行各项工作时应当将动作尽可能放轻，并在老年人夜间睡眠前，就将其他所需护理工具准备完好，合理安排护理时间。监护仪报警声尽量调低。

4. 用药护理

照护人员应当对老年人的药物应用进行严格记录，如果老年人需要服用对睡眠会造成影响的药物，则应当与医师商议，改变用药时间，尽可能避免在睡前服用。同时，如果老人存在睡眠困难、心理焦虑的症状,应用各种非药物改善睡眠的措施效果不明显时,可根据老年人睡眠障碍的程度及特点,在医生指导下使用合适的催眠药治疗。注意观察药物的不良反应,观察老年人睡眠的改善情况。对于夜尿增多的老年人,应加强对老年人的照护,预防出现跌倒和坠床,保证老年人安全。

5. 心理护理

心理疏导,多关心、安慰,缓解老人不良的情绪。鼓励老人与亲友、家庭成员多交谈,积极参加力所能及的社交活动。关心安慰睡眠障碍的老人,设身处地考虑每个老人的特殊需求,认真解释与睡眠有关的卫生知识,稳定情绪,消除顾虑,使其保持平衡的心态,以促进老年人的睡眠。也有些睡眠障碍是因心理冲突与人际关系紧张所致,比如子女、婆媳、夫妻关系不和等,可以指导老人采用一些改善人际关系的技巧,如用心、平等地与他人交流,改变不良的人际交往方式。同时也要告诉家属,要了解老人的个性特点、文化程度,尊重老人,改善人际关系。成功的心理疏导可以使老人离开药物治疗,达到恢复正常睡眠的状态。

6. 睡眠行为干预

协助老年人开展有利于睡眠的行为训练,包括自我放松训练和刺激控制疗法。自我放松训练时,指导老年人轻轻躺在床上,两手轻轻放在身体两侧,手心向上,用腹式呼吸(深而慢,呼气时腹部凹陷、吸气时腹部隆起)的方法调节呼吸,把注意力集中在一只手上,感受到全身的气流和血流都流向这只手,指导感觉这只手变得沉重,然后用这种方法练习身体其他部位的注意力,但避免练习头颈部。刺激控制疗法的主要原理为建立失眠者与睡眠之间的条件反射,从而刺激机体形成正常的睡眠模式。具体操作方法:只有在出现睡意时才上床,上床后不做与睡眠无关的事情,如看电视、想烦心的事情等,如在卧床后20min仍不能入睡,则下床去另一房间做些轻微的活动,直至产生睡意才回到床上(如果短期内仍不能入睡,则不厌其烦地重复去其他房间做些事情,直至产生睡意)。

【本节小结】

睡眠是人体基本生理需求之一。睡眠障碍不但会影响老年人的生活质量,还会导致其他身心健康问题的出现。本节重点介绍了老年人睡眠障碍可能出现的症状及评估要点,并提出相应的照护方法。希望通过本节的学习,护理员能够尽早关注老年人睡眠障碍的问题,并做好护理。

【考点提示】

(1)老年人每日需要睡眠时常大约为10h。　　　　　　　　　　　　　　(　　)

(2)老年人晚餐一定要吃好吃饱。　　　　　　　　　　　　　　　　　　(　　)

(3)老年人为了更好地助眠,应该提前服用助眠药。　　　　　　　　　　(　　)

(4)照护过程中应当多与老人聊天疏导,缓解其不良情绪。　　　　　　　(　　)

答案:(1)×　　(2)×　　(3)×　　(4)√

(张茜)

第十二章　安宁疗护

随着老龄化社会的发展,终末期的老年人需要面对疾病的折磨和死亡,如何提高其终末期的生活质量,达到"优死",安宁疗护起着重要的作用。本章将通过安宁疗护的概念、伦理道德、照护者的职责、终末期患者的心理特点和需求、其症状控制和芳香治疗6个方面的内容对终末期患者的照护进行介绍。

【学习目标】

(1)了解安宁疗护的概念。

(2)了解安宁疗护的伦理道德。

(3)了解芳香疗法的应用。

(4)熟悉照护者的职责。

(5)掌握终末期患者的心理和需求。

(6)掌握终末期症状的照护措施。

第一节　安宁疗护的概念

一、安宁疗护的定义

原义:欧洲中世纪时代,用作朝圣者或旅行者中途休息、重新补足体力的驿站,称为Hospice,后来其义引申为指帮助那些濒临死亡的人,又译为"临终关怀",其主要内容为安宁护理。

现代定义:安宁疗护是一种组织化的医护方案,注重团队精神照顾,为临终患者及家属提供缓解及支持性的照顾。

WHO的定义:对没有治愈希望的病患所进行的积极而非消极的照顾,对疼痛及其他症状的控制,是为了尽可能提升患者和家属的生活品质到最好的程度。

二、安宁疗护的目的和内容

(一)目的

1. 主要目的

提高临终患者在临终阶段的生存质量,达到"优死"的目的。

2. 最终目的

安宁护理除服务于患者外,还在改变我们所处社会的文化与价值。

(二)内容

1. 姑息治疗

(1)提供缓解疼痛和其他令人痛苦的症状的医疗服务。

(2)将死亡作为一个正常的过程。

(3)整合患者的精神心理和心灵层面的姑息治疗为一体。

(4)提高生活质量,综合身体、心理、社会和精神方面的护理。

(5)利用跨学科团队解决垂死患者及其家人的多方面需求,包括如果需要的话,提供丧亲咨询。

(6)姑息性治疗肯定生命,既不加速也不推迟死亡。

（7）提高生活质量，有效地干预疾病的过程。

（8）适当的姑息治疗和支持性环境，可以提高患者和家人的生活质量和健康。

2. 临终关怀

（1）身关怀：通过医护人员及家属的照顾减轻患者病痛，再配合天然健康饮食，提升身体能量。

（2）心关怀：通过理念的建立减轻恐惧、不安、焦虑、埋怨、牵挂等心理，令患者安心、宽心，并对未来世界（指死后）充满希望及信心。

（3）灵性关怀（佛教认为是道业关怀）：回顾人生，寻求生命意义，或多半通过宗教学的方式建立生命价值观，如永生、升天堂、往西方极乐世界等。

三、临终关怀的意义

1. 维护尊严，提高老年临终者的生存质量

目前，较多的临终老年人在生命的最后一段日子里，不是在舒适、平静中度过，而是处于现代医疗技术、麻醉以及药物的控制下，身上插着各种管子，在接受各种侵入性治疗的同时，内心充满了恐惧、痛苦和无奈。临终关怀则为临终老年人及家属提供心理上的关怀与安慰，缓解心理上的恐惧，维护尊严、提高生命质量，使逝者平静、安宁、舒适地抵达人生的终点。因此，临终关怀是满足老年人"老能善终"的最好举措。

2. 安抚亲友，解决老年人家庭照料的困难

临终关怀将家庭成员的工作转移到社会，社会化的老年人照顾，尤其是对临终老年人的照顾，不仅是老年人自身的需要，同时也是临终家属和子女的需要。对于一些家庭，特别是低收入的家庭来说，临终关怀可以让老年人走得安详，让临终家属摆脱沉重的医疗负担和心理枷锁，使他们更好地投身到自己的事业中去，免受社会的谴责。因此，临终关怀是解决临终老年人家庭照料困难的一个重要途径。

3. 节约费用，优化利用医疗资源

临终关怀不追求猛烈的、可能给患者增添痛苦的或无意义的治疗，对于那些身患不治之症且救治无效的患者来说，接受临终关怀服务可以减少大量的甚至是巨额的医疗费用，如果将这些高额费用转移到其他有希望救助的患者身上，它将发挥更大的价值。同时建立附设的临终关怀机构，即综合医院内的专科病房或病区，不仅可以解决目前大多数医院利用率不足、造成资源闲置浪费的问题，又可以综合利用医院现有的医护人员和仪器设备。因此，临终关怀为节约医疗资源、有效利用有限的资源提供了可能。

4. 转变观念，真正体现人道主义精神

推广临终关怀是一场观念上的革命。一方面，教育人们要转变死亡的传统观念，无论是临终者、家属，还是医护人员，都要坚持唯物主义，面对现实，承认死亡。另一方面，承认医治对某些濒死患者来说是无效的客观现实，通过临终关怀来替代卫生资源的无谓消耗，合理分配、利用有限的卫生资源，以保证卫生服务的公平性和可及性，从实质上体现了对患者及大多数人真正意义上的人道主义精神。因此，临终关怀不仅是社会发展与人口老龄化的需要，也是人类文明发展的标志。

第二节　安宁疗护的伦理道德

一、安宁护理基本原则

（1）有利原则。有利原则包括"不伤害"的反面义务（不应该做的事）和"确有助益"的正面义务（应该做的事）。

（2）尊重原则。尊重患者的自主权、知情同意权、保密权和隐私权。

（3）告诉事实的伦理原则。患者有获得病情的权利。

（4）公正原则。

（5）注重生命质量原则。

（6）互助原则。

（7）诚实尽职原则。

二、常见的伦理议题与困境

1. 常见的伦理议题

（1）安乐死与自然死。

（2）心肺复苏术与急救不急救。

（3）不予与不愿撤除维持生命治疗。

（4）预立指示与患者自决权。

2. 常见的伦理困境

（1）伦理环境的影响：对于安宁护理，整个医疗保健系统还没有形成一个统一的、积极的伦理大环境。

（2）不告知患者晚期癌症的真相。

（3）营养的供给对癌末期患者往往是难以承受的负担，反而会影响其生命质量。

（4）"治愈"及"追求生活质量"的目标冲突。

（5）药物使用的困扰。

（6）偏重生命的数量与注重生命的质量冲突。

三、安宁疗护实施人员的素质要求

（1）尊重人性的素质。

（2）道德情绪的素质。

（3）护理技能的素质。

（4）具有心理护理能力和语言沟通能力。

（5）具有团结协作、乐于奉献的精神。

第三节　照护者的职责与角色

（1）优良的沟通可以更好地建立护患关系，并促进信任和关怀的联系性，由于患者和家属提出的大多数抱怨都集中在不良的交流上，特别是与生命有限的一些疾病情况，不良的交流会使关怀的质量、患者及家属的康复，以及家属面对丧亲产生负面的影响。

（2）用合适的方式，根据个体化的需求向患者及家属提供他们真正希望得到的信息。对患者住院期间疾病的每一个阶段所做的关怀和治疗向家属做好充分的解释，以便让家属觉得他们也在出一份力。当患者临终时，也应该向患者做好治疗上的解释，让他们更好地接受。

（3）强调患者和照护者之间的平等，体现出相互的尊重，而不是存在等级观念。

（4）让家属参与住院患者的关怀，当患者住院时，家人的陪伴往往被认为是最重要的，应该不限制时间地鼓励和给予探视，并且让家属共同参与到临终关怀中，比如喂饭和清洁护理。

（5）以照料为中心。对临终患者来讲，治愈希望已变得十分渺茫，而最需要的是身体舒适、控制疼痛、生活护理和心理支持，因此，目标以由治疗为主转为对症处理和护理照护为主。

（6）维护人的尊严，患者尽管处于临终阶段，但个人尊严不应该因生命活力降低而递减，个人权利也不可因身体衰竭而被剥夺，只要未进入昏迷阶段，仍具有思想和感情，照护者均应维护和支持其个人权利；如保留个人隐私和自己的生活方式，参与医疗护理方案的制定，选择死亡方式等。

（7）提高临终生活质量，有些人片面地认为临终就是等待死亡，生活已没有价值，患者也变得消沉，对周围的一切失去兴趣。临终关怀则认为，临终也是生活，是一种特殊类型的生活，所以正确认识和尊重患者最后生活的价值、提高其生活质量是对临终患者最有效的服务。

（8）共同面对死亡。有生便有死，死亡和出生一样是客观世界的自然规律，是不可违背的，是每个人都要经历的事实，正是死亡才使生显得有意义。而临终患者只是比我们早些面对死亡的人。死赋予生以意义，死是一个人的最终决断，所以，我们要珍惜生命、珍惜时间，要迎接挑战、勇敢面对。

第四节　终末期患者的心理特点和需求

一、临终老年人的心理特点

老年人临终前的心理反应取决于他的人格特点、信仰、教育与有关的传统观念，也同他在病中所体验到的痛苦与不适程度、医护人员和家人对其关心的程度以及以前的生活状况、生活满意程度等有密切关系。临终老年人大多要经历否认、愤怒、协议、忧郁、接受等复杂的心理变化过程。除有以上各种心理体验外，还具有个性的心理特征。

1. 心理障碍加重

要细心体察老年人的心理变化，因人施护。有些临终老年人出现暴躁、孤僻抑郁、意志薄弱、依赖性增强、自我调节和控制能力差等表现。心情好时愿意和人交谈，心情不好时则沉默不语。口头上希望尽早结束痛苦，可当疾病反复、生命受到威胁时又表现出极强的求生欲望。遇到一些不顺心的小事就大发脾气，事后又后悔莫及、再三道歉。有的老年人甚至固执己见，不能很好地配合治疗护理，擅自拔掉输液管和监护仪。当进入临终期时，这些临终老年人身心日益衰竭，精神和肉体上忍受着双重折磨，感到求生不得、求死不能，这时的心理特点以忧郁、绝望为主要特征。

2. 思虑后事，留恋亲友

大多数老年人比较关心死后的遗体处理，是土葬还是火葬，是否被用于尸解和器官捐献移植。考虑家庭安排、财产分配。担心配偶的生活；子女、儿孙的工作、学业等问题。

二、临终老年人的心理护理

心理护理是临终老年人护理的重点。临终患者主要的心理问题是觉得自己成为他人负担，感觉失去尊严、生活的意义和目标，必须充分理解临终老年人的心理状态，满足其身心需要，使他们在安静舒适的环境中以平静的心情告别人生。给予老年人心理支持和精神慰藉，可以采取以下措施：

1. 触摸

触摸护理是大部分临终患者愿意接受的一种方法。护士在护理过程中，针对不同情况，可以轻轻抚摸临终老年人的手、胳膊、额头及胸、腹、背部，抚摸时动作要轻柔，手部的温度要适宜。通过对老年人的触摸能获得他们的信赖，减轻其孤独和恐惧感，增强老年人的安全感和温暖感。

2. 耐心倾听和诚恳交谈

认真、仔细地听老年人诉说，使其感到支持和理解。对虚弱无法言语交谈或听力障碍的老年人，可通过表情、眼神、手势表达理解和爱，并以熟练的护理技术操作取得老年人的信赖和配合。通过交谈，及时了解老年人真实的想法和临终前的心愿，尽量照顾老年人的自尊心，尊重他们的权利，满足他们的各种需求,减轻他们的焦虑、抑郁和恐惧,使其没有遗憾地离开人世。

3. 舒适的护理

为临终老年人提供温馨、安静、舒适的病房环境,建立良好的护患关系。尽量增加家属与老年人相处的时间,指导家属参与生活护理,营造家的氛围,使老年人获得安慰,保持安静、平和的心态。

4. 适时有度地展开死亡教育

尊重老年人的民族习惯和宗教信仰,根据老年人不同的职业、心理反应、性格、社会文化背景,在适当时机,谨言慎语地与老年人及其家属共同探讨生与死的意义,有针对性地进行精神安慰和心理疏导。帮助老年人正确认识、对待生命和疾病,使其从死亡的恐惧与不安中解脱出来,以平静的心情面对即将到来的死亡;尽管家属知道临终老年人首选的是舒适护理,但他们仍请求生命支持治疗,致力于延长临终者的生命。照护者应学习与患者家属建立相互依靠、相互合作的关系。告诉家属患者的病情进展情况,让家属参与治疗决策。对家属进行适当的死亡教育,当家属得知患者失去康复的希望时,除了做好家属的心理疏导外,做好临终者的生活护理、减轻患者的疼痛也是对家属的关怀和安慰。

第五节 症状控制

一、疼痛

疼痛的分类包括以下几种:

(1)急性疼痛。急性疼痛通常由组织损伤所导致,表现为突然发作,随着组织修复,疼痛可以很快减轻,直至完全缓解。急性疼痛并没有明确时长定义,但一般来说,急性疼痛可在3~6个月内恢复,急性疼痛的治疗重点在抑制伤害性疼痛传导通路。

(2)慢性疼痛。慢性疼痛是指持续存在的,甚至在损伤愈合后仍然持续存在的疼痛。当急性病变愈合后,疼痛仍持续存在,超过一个月或持续数月,或数月内反复发作,或病灶不可能好转或治愈,这就变成了慢性疼痛。

(3)爆发痛。在癌症患者的疼痛治疗中,爆发痛是区分于背景痛的一种疼痛,它指的是疼痛在急性或慢性疼痛相对控制良好的情况下,出现疼痛暂时性的增加。活动诱发的疼痛是一种典型的爆发痛,其与某种经常进行的活动或因素有关,如移动增加了椎体转移灶的疼痛。这种爆发痛的发作取决于事件,因此不易被控制。

【评估要点】

(1)了解癌痛发生的部位及范围:有无放射性疼痛及牵扯性疼痛,放射部位等。其中躯体疼痛的定位较明确,内脏器官疼痛则难以准确定位。

(2)癌痛强度评估:首选以患者的主诉为依据,癌痛强度评定作为全面检查和全面评估的一部分,至少应包括当前疼痛强度、过去24h内大部分时间所感受的疼痛强度。准确评估疼痛强度是有效止痛治疗的前提,临床上常用的评估量表有数字分级量表(NRS)、面部表情评分量表、主诉疼痛程度分级量表(VRS)等。

(3)癌痛发作的时间及频率:因为治疗策略的不同,癌痛评估过程中还应了解疼痛发作时间及频率,是持续性疼痛、周期性疼痛、间断发作性疼痛还是突发性疼痛。突发性疼痛的治疗策略不同于慢性持续性疼痛,如果患者的疼痛表现为慢性持续性疼痛与发作性突发性疼痛两者兼有,应该在使用长效镇痛药物持续给药的同时,备用短效即缓释性镇痛药,以利于充分缓解疼痛。

（4）仔细询问疼痛的性质特征：对疼痛的诊断非常重要。例如，神经病理性疼痛相关的疼痛性质介绍有很多种：烧灼样痛、电击样痛、穿透样痛、闪电样痛、麻木样痛、痒刺痛、麻刺痛、轻触痛、撕裂痛、爆裂痛、钻痛、刀刺样痛、刀戳样痛、刀割样痛、束带样痛、摩擦痛、放射痛、冷痛。躯体疼痛临床大多表现为刺痛、锐痛、针刺样痛、刺骨痛、钻痛、压痛、跳痛或酸痛。内脏器官的疼痛常表现为挤压痉挛样疼痛、绞痛、尖锐痛、胀痛、牵拉痛、钝痛–游走性痛。

（5）影响癌痛发作的因素

使疼痛加重的因素：全身不适、失眠、乏力、焦虑、孤独、社会隔离、恐惧、愤怒、悲观抑郁、厌倦等。可减轻疼痛的因素：改善睡眠、获得理解、放松精神、缓解其他症状、积极主动活动、减轻焦虑、改善情绪等。

（6）癌痛对心理情绪及生活质量的影响

中度或重度疼痛会干扰和影响患者的生活质量。在评估癌痛的同时，还应该评估癌痛对患者生活质量的影响，包括疼痛对生理方面、心理方面、精神方面、社会活动和交往的影响。睡眠异常和抑郁是疼痛对生活质量最常见的影响。睡眠异常可表现为睡眠时间缩短、入睡困难、易醒、早醒等一种或多种情况。患者出现严重抑郁，尤其是在癌痛治疗控制情况下抑郁症状仍持续存在时，患者应接受抗抑郁药和（或）心理学专科治疗。

（7）癌痛相关既往史及治疗史

详细了解患者止痛治疗的用药情况，评估是否为阿片类制剂耐药患者，除此之外还需细化了解患者癌痛治疗史，包括镇痛用药的种类、药物剂型、药物剂量、给药途径、用药间隔、止痛治疗效果及不良反应等。

【照护要点】

（1）遵医嘱使用止痛药物，规律、足量使用药物，而且预防性使用比治疗性止痛的效果更好。

（2）对无法口服止痛药者，可选用皮肤贴片、舌下含化、静脉或肌内注射等方法给予止痛药。除止痛药外，还可采用其他方法缓解疼痛，如音乐疗法、注意力分散法、自我暗示法、针灸法等。

（3）注意评估止痛后的效果，同时注意观察止痛药物的不良反应，如恶心、呕吐、便秘和尿潴留，以及最严重的不良反应——呼吸抑制等。并及时向医护人员进行汇报，以便采取有效的应对措施。

（4）芳香疗法：用精油或纯露涂抹、吸闻来改善患者的身体与心理状态，缓解其疼痛，让患者感受到爱和关怀。

二、呼吸困难

【评估要点】

（1）呼吸频率、节律，有无分泌物阻塞。

（2）氧饱和度变化、神志变化。

【照护要点】

（1）及时吸出痰液和口腔分泌物。

（2）当患者呼吸表浅、急促、困难或有潮式呼吸时，立即给予吸氧。

（3）病情允许时可适当取半坐卧位或抬高头与肩。

（4）有的患者由于快速呼吸加上焦虑而引起喘息，可根据医嘱应用抗焦虑剂，必要时使用吗啡降低呼吸速率。

（5）开窗或使用风扇通风对缓解呼吸困难有一定帮助。

（6）对张口呼吸者，用湿巾或棉签湿润口腔，用护唇膏滋润嘴唇，老年人睡着时用薄湿纱布遮盖口部，能避免口腔黏膜干燥、痰痂形成。

三、恶心，呕吐

【评估要点】

（1）呕吐的诱因。

（2）呕吐物的色、质、量、气味及伴随症状。

【照护要点】

（1）及时清理呕吐物，更换床单，避免不良刺激。

（2）出现前驱症状时，立即协助患者侧卧或是坐起，防止呕吐物误吸。

（3）呕吐后协助患者漱口，清洁口腔。

（4）剧烈呕吐时暂时禁食。

（5）安抚患者，分散注意力，缓解其紧张焦虑。

四、谵妄

【评估要点】

（1）评估谵妄发生的诱因：环境，药物等。

（2）评估觉醒程度、意识状态、注意力、思考能力。

【照护要点】

（1）保持环境安静、舒适，避免刺激。

（2）观察镇静药物的不良反应，如呼吸抑制等。

（3）尽量避免使用约束用具，以免加重患者的恐惧感和不适感。

（4）保护患者，避免发生意外跌倒或是坠床。

（5）鼓励亲友家属陪伴，做好患者安抚工作。

五、严重出血

【评估要点】

（1）血液的色、质、量。

（2）血压、神志的变化。

（3）皮肤的颜色、温度、湿度。

【照护要点】

（1）呕血、咯血者，头偏向一侧，防止窒息，出血严重者予以禁食。

（2）用深色毛巾擦去血迹,防止鲜血刺激家属和患者,引起恐惧。

（3）及时清理口鼻、呼吸道残留的血液。

（4）便血者做好臀部皮肤护理。

（5）密切观察出血情况,如出血量、颜色、皮肤颜色、皮肤温度等。

（6）密切观察患者的生命体征,如脉搏、血压、呼吸的变化。

（7）做好家属解释及安抚工作,使家属做好思想准备。

第六节　芳香疗法在安宁疗护中的应用

一、芳香疗法的时代旅程

芳香疗法是种古老的方法,这个名字源自拉丁文"Aromatherapy",结合了"aroma"（香味、芳香）及"therapy"（疗法、疗愈）,指的是精炼、萃取天地间各种芳香植物精华,利用其不同特性与能量来调整身体状况,使其和谐、平衡,进一步激发人类与生俱来的自愈能力,促进身心灵健康。通过熏香、吸嗅、外敷按摩、浸泡沐浴等多种途径,经由呼吸或皮肤等方式吸收进入体内,以达到舒缓情绪压力、消毒杀菌、祛除疾病、促进人体身心健康的一种自然疗法。法国化学家盖特佛斯（Gatte fosse）在1928年将其研究成果发表于科学刊物上,首先运用此名称作为芳香疗法的起缘,并发展出精油在医疗上应用的准则。其后有法国医师珍·法涅（Dr.Jean Valnet）在第二次世界大战使用植物精油来治疗受伤的士兵,以及玛格丽特·摩利（Marguerite Maury）使用按摩法作为治疗及美容的基础,结合了中国医学、印度医学等理论,发展出整体性芳香疗法,使芳香疗法广受欢迎并成为家喻户晓的名词。 但在传统中医中,相传神农氏尝百草所得的《神农本草经》,涵盖了大约300种植物的相关知识,李时珍的《本草纲目》 则记载了两千多种药材（植物）、八千多种配方,这两本著作可是现代"中医"的根本。神农氏与李时珍所记述的几种精油的属性与用法,直到今天仍和我们所认识的基本相符,也可理解为芳香疗法是传统中医的分支。中国人的生活一直与芳香植物息息相关,如传统节庆端午节使用艾熏剂,里面就有苍术、艾叶和白芷等香料。据现代科学研究,用艾熏剂对室内进行烟熏确能杀灭和抑制多种病菌,它对呼吸道传染病有一定的预防效果。

二、芳香疗法的使用方法和作用机制

由于精油是由天然植物的根、茎、叶、花和果实等部位提炼而成的芳香物质,含有各种不同的天然化学物质,成分主要有酸类、醛类、醇类、酯类、酮类、酚类和萜类。医学研究发现,精油分子进入皮肤及微血管后具有抗炎、抗菌、抑菌、抗癌、止痛、扩张脑血管等功效,可以作为天然的药物。 精油的使用方法包括口服法、芳香吸入法、精油按摩法、 精油漱口法、精油伤口护理法、精油冷热敷法、精油沐浴法等。芳香疗法有两类作用机制和途径 : 第一类是芳香透皮吸收,即具有良好渗透性的精油活性成分通过 皮肤及黏膜快速进入机体血液循环,作用于靶器官后随代谢排出体外;第二类则是芳香吸入,即通过人体鼻腔嗅球细胞和神经传导将精油分子传入大脑边缘系统,刺激中枢神经系统合成与释放激素、神经递质等,对人体神经系统具有双向调节作用,从而使个体的情绪状态得到积极的调控。

三、植物用于芳香疗法的标准

（1）用于芳疗上的精油来源于植物,还必须是具有疗愈功效的药用植物,并不是每一种植物都可以用来萃取为精油的,其中又以提炼作为芳疗使用的精油最为严谨。

（2）除了这些植物必须是有机植物外（就是在栽种过程中不能添加农药及杀虫剂）,提炼的精油还必须通过质谱仪和气象层析仪（GC/MS）测试,化学成分比例必须合乎标准值,才能归类于芳疗精油。

四、精油的萃取方式

1. 蒸馏法

蒸馏法是萃取芳香复合物（精油）最常见的方式。蒸汽首先会贯穿植物，高温蒸汽与适度压力能让植物中的微细液囊释放精油。

2. 冷压法

不同于蒸馏，"冷压"顾名思义其过程并不需要高温，而是透过压力完成，像野橘、柠檬、佛手柑和葡萄柚都是以冷压方式自表皮萃取。

五、芳香疗法在安宁疗护中的应用

安宁疗护主要是遵循人文理念，尊重患者生命价值，减轻患者痛苦，提高生命质量，使患者能够有尊严地离开人世。其目的不是为了治愈疾病、延长患者生存时间，而是为了提高患者生命质量，使患者和家属身心舒适。补充和替代医学（complementary and alternative medicine，CAM）指独立于现代西医之外的传统医学、民间医疗的统称。近年来，CAM的地位得到广泛提升，美国超过63%肿瘤患者将CAM作为抗肿瘤的辅助治疗手段。芳香疗法是CAM常见的方式之一，芳香疗法作为补充疗法不仅可以调节情绪、改善失眠症状，还可以止吐、缓解癌痛及减少癌症相关疲劳症状。随着人们对安宁疗护需求的增加，以非药物治疗方式提高患者的舒适度受到了广泛关注。

1. 恶心、呕吐

美国肿瘤护理学会（Oncology Nursing Society, ONS）在管理恶心、呕吐的循证实践中提供了药物治疗方法和非药物治疗方法相结合的措施，推荐芳香疗法和按摩作为恶心、呕吐管理的非药物学方法，并建议使用佛手柑、薄荷及生姜减轻患者的恶心、呕吐反应，并提高其生活质量。除此之外，芳香吸入疗法被认为可影响边缘系统，包括杏仁核和海马体，促进有益的情感联系。末期患者还可以选择野橘、柠檬类精油，用喷雾方式来改善病房空气，提高患者的舒适度。

2. 疼痛

疼痛是癌症患者最常见、最难以忍受的症状之一，其发生率在新诊断患者中约为25%，在晚期患者中为60%~80%。在患者的治疗过程中严重地影响了患者的疾病康复以及其整体的治疗体验。目前，控制癌症患者的疼痛仍以三阶梯止痛治疗为主，但止痛药存在成瘾性、耐药性等不良反应。大量文献证明，实芳香疗法联合治疗性按摩或芳香疗法联合三阶梯止痛法，其缓解疼痛的效果优于单一使用芳香疗法或单独采用三阶梯止痛法。如何有效地控制癌痛一直是临床实践中有待探索的难题。而芳香疗法除了对情绪健康的影响外，还可以提供非阿片类药物替代或辅助疼痛管理，为癌痛控制提供了新的方法。薰衣草芳香疗法可调节术后降低阿片类药物需求的有效性，乳香芳香疗法针对接受化疗和放射治疗的患者其镇痛作用明显，乳香也是中药治疗癌症患者疼痛的常用药物之一。

3. 癌因性疲乏（cancer-related-fatigue, CRF）

癌因性疲乏是一种痛苦的、持续的、主观上的疲惫感或乏力感，与近期活动量及活动强度不成比例，与癌症或癌症治疗有关，并常伴有功能障碍。癌因性疲乏可表现为虚弱、全身衰退、嗜睡、疲劳等症状，不仅会加重病情，还会增加经济负担，降低患者生活质量。实施芳香疗法与按摩干预，将天竺葵、薰衣草、佛手柑复方精油加入基底油中予以背部按摩，有效改善了疲劳度。芳疗配合中医按摩能够促进皮肤新陈代谢及肌肉松弛，利于患者身心放松，增加舒适度，最终改善机体疲劳感。

4. 睡眠质量

由于疾病本身及其疼痛、疲劳等因素，癌症患者的睡眠质量较差，芳香疗法在改善睡眠问题方面被认为是一种有效的干预措施。薰衣草是属于唇形科家族的成员，含有乙酸芳樟酯、芳樟醇。吸入后，精油通过肺部和鼻气管黏膜被吸收，向嗅觉系统传递信号，刺激大脑分泌神经递质γ-氨基丁酸。γ-氨基丁酸具有镇静、抗焦虑以及精神放松作用,从而调节睡眠障碍。如果薰衣草还不能让患者入眠,还可以尝试效果更强大的岩兰草精油,可以在入睡前香薰或者用精油做脚底按摩。

5. 心理方面

嗅吸精油的香气可舒缓压力,平衡情绪,调节行为反应。大脑中边缘系统具有调节情绪、记忆及行为等功能,当人体吸入气味时,气味分子作用于鼻腔上部的嗅觉细胞,并传导到大脑的嗅觉区,嗅觉区对刺激的反应引导出记忆中枢系统的记忆,进一步刺激边缘系统调节身体运动神经、自主神经、中枢神经系统、内分泌系统及大脑皮质功能,从而起到改善情绪、镇静催眠作用,或是产生镇定、放松、愉悦或者兴奋的效果。

一般来说,癌症患者在得知自己罹患癌症之后,伴随而至的会有否认、愤怒、抑郁、忧郁、沮丧、恐惧、担忧、不信任、冷漠等负面情绪,甚至会有自杀、自残等伤害自己的念头或行为。嗅觉具有引发强烈情绪和记忆的作用,通过芳香气味化学分子一连串的作用,引起记忆、学习、情绪的连串反应,使患者激素改变而使心境转换、情绪稳定。对于精油的选择,一般大树类、花朵类或果实类的精油是患者较易接受的,大树类精油的"泥土味"有安定神经的助眠效果,让人使用后产生"落地生根"的稳定感觉,此外,如果再加上花朵类与果实类的精油,如依兰、玫瑰、茉莉等也会让患者更愉快一点。

六、芳香疗法的使用心得和展望

芳香疗法在安宁疗护的应用重点并不局限在精油的选择方面,并非哪一种精油最好,一朵鲜花、一颗苹果、一片落叶甚至一个刚出炉的面包都可以是芳香疗法在养老照护与安宁疗护应用上的素材。以人为本、以使用者为中心,使用者能够接受的才是最好的。芳香疗法只是技能,只是介质,芳香疗法是照护的方法,更是一种心法,让被照护者有舒适安宁的感受才是目的,切勿本末倒置。对于精油的使用需要严格遵守精油的使用原则,充分了解各种精油的特性与应用范围,注意精油的剂量、纯度、给药途径和精油的相互作用。不同个体对精油的敏感度不同,肤质敏感的人,使用芳香疗法前需做皮肤敏感测试。使用前应与医疗团队充分沟通,确保用油与用药的安全与一致性;同时在选用精油时,应以纯植物性的精油为主,使用时需要稀释至百分之一的浓度,才能避免对皮肤产生伤害或与药品产生化学作用发生副作用。

随着现代社会的发展及人们对自然回归的需求,芳香疗法逐渐被运用到照护或一般生活中,在照护工作中,将芳香疗法作为一种辅助手段将会有效提高被照护者的舒适质量与生活质量,它的天然性和功能的广泛性都预示着它有着很广阔的前景。它不仅能够提高人们的舒适感,解决患者存在的许多健康问题,而且安全,不良反应少,操作简便,对现代人普遍存在的亚健康状况有明显的改善。目前,芳香疗法在临床应用中还存在许多的局限性,还有许多芳香疗法的效果功能仍有待于更多的科学验证。因此,如何指导在临床中更加安全、科学地使用芳香疗法,是广大安宁疗护工作者需要持续探索并思考的问题。

【考点提示】

(1) 安宁疗护的目的是延长生命,提高生活质量。　　　　　　　　　　　(　　)

(2) 临终关怀是以照料为中心的一种照护服务。　　　　　　　　　　　(　　)

(3) 对临终患者的轻抚触摸,可以增患者的安全感。　　　　　　　　　(　　)

(4) 大家都忌讳死亡这个话题,所以死亡教育没有意义。　　　　　　　(　　)

(5) 癌性疼痛应在无法忍受时用止痛药。　　　　　　　　　　　　　　(　　)

(6) 谵妄的患者易发生意外,应首选约束带约束。　　　　　　　　　　(　　)

(7) 芳香治疗可以减轻癌症的不适症状。　　　　　　　　　　　　　　(　　)

答案:(1)×　(2)√　(3)√　(4)×　(5)×　(6)×　(7)√

(徐蓓莉　王峥)

参考文献

[1] 张奎松, 李荣军.老年人呼吸系统临床特点及护理[J].临床医药文献电子杂志, 2017, 4(13):2517.

[2] 刘幼硕, 吴春华.老年人呼吸系统解剖生理学改变与呼吸系统疾病[J].中华老年医学杂志, 2004(08):77-79.

[3] 林晓影.老年人的生理特点及营养支持的研究进展[J].食品安全质量检测学报, 2019, 10(19):6598-6602.

[4] De Boer A, Ter Horst G J, Lorist M M.Physiological and psychosocial age-related changes associated with reduced food intake in older persons[J].Ageing Res Rev, 2013, 12(1):316-328.

[5] 张红霞, 邵蓓, 王柳清, 等.大脑老化与神经再生和卒中[J].中国卒中杂志, 2013, 8(02):147-152.

[6] 李增烈.谁把大脑推向老化[J].家庭科学·新健康, 2022(5):22-23.

[7] Wyss-Coray T.Ageing, neurodegeneration and brain rejuvenation[J].Nature, 2016, 539(7628):180-186.

[8] 刘晓颖, 王佳贺.老年维生素D缺乏合并骨质疏松症研究进展[J].实用老年医学, 2020, 34(04):320-322.

[9] Cruz-Jentoft A J, Bahat G, Bauer J, et al.Sarcopenia: revised European consensus on definition and diagnosis[J].Age Ageing, 2019, 48(1):16-31.

[10] Furutachi S, Miya H, Watanabe T, et al.Slowly dividing neural progenitors are an embryonic origin of adult neural stem cells[J].Nat Neurosci, 2015, 18(5):657-665.

[11] 刘甜芳, 杨莉萍.中国老年心理问题的现状、原因及社区干预[J].中国老年学杂志, 2019, 39(24):6131-6136.

[12] 孙丽萍.老年患者心理问题原因及对策[J].实用医技杂志, 2019, 26(08):1070.

[13] 陈秀秀.老年慢性病患者心理特点及护理对策[J].心理月刊, 2018(12):2

[14] 曹红京, 郑莉萍, 郭海玲.养老机构老人心理特点与应对策略.中华现代护理杂志[J], 2019, 25(34):4523-4526.

[15] 陈兴云.老年患者的心理特点及沟通方法[J].临床合理用药杂志, 2010, 3(07):114-115.

[16] 侯赛宁, 杨晓梅, 杨静, 等.老年人护理沟通服务评价量表的开发及信效度检验[J].护理学杂志, 2022, 37(11):14-17.

[17] 单良倩钰.养老机构护理员沟通技巧探究[J].黑龙江人力资源和社会保障, 2022(06):112-114.

[18] 中国营养学会.中国居民膳食指南(2022)[M].北京.人民卫生出版社, 2022.

[19] 李劲, 翁素珍.养老护理员规范化培训教程[M].上海.上海交通大学出版社, 2020.

[20] 谢纯青, 张耀文, 张科, 等.不同增稠剂对口咽期吞咽障碍患者渗漏误吸的影响[J].中国康复医学杂志, 2020, 35(3):283~287.

[21] 薄琳, 武鎏, 陈宝玉, 等.老年人口腔管理的最佳证据总结.护理学杂志[J], 2021, 36(11):43~46.

[22] 徐凤华.戴用活动义齿老年患者口腔护理的方法及技术[J].全科口腔医学电子杂志, 2019, 6(32):138.

[23] 窦祖林.吞咽障碍评估与治疗[M].2版.北京:人民卫生出版社, 2017.

[24] 吴梦余, 于卫华, 戈倩, 等.运动干预对衰弱老人跌倒、步态和平衡能力影响的 Meta 分析[J].循证护理, 2018, 4(11):966~972.

[25] 中国康复医学会循证康复医学工作委员会,中国康复研究中心/中国康复科学所康复信息研究所,兰州大学循证医学中心,等.慢性阻塞性肺疾病临床康复循证实践指南[J].中国康复理论与实践2021.27(1).15~26.

[26] 于普林.老年医学[M].2版.北京:人民卫生出版社,2017.

[27] 化前珍,胡秀英.老年护理学[M].4版.北京.人民卫生出版社,2018.

[28] 李静,范利,华琦,等.中国老年高血压管理指南2019[J].中华老年多器官疾病杂志,2019,18(2):81-106.

[29] 戴秋艳.老年高血压合并心房颤动患者的抗凝治疗思考[J].世界临床药物,2019,40(07):453-460.

[30] 江雄辉,钟淑萍.高血压健康管理方案对老年高血压患者治疗依从性的作用[J].深圳中西医结合杂志,2019,29(16):198-199.

[31] 钱湛,林觐民.高血压患者饮食管理的最佳证据总结[J].循证护理,2022,8(02):157-161.

[32] 李静.国家基层高血压防治管理指南2020版[J].中国医学前沿杂志(电子版)[J],2021,13(04):26-37.

[33] LEROITH D, BIESSELS G J, BRAITHWAITE S S, et al.Treatment of diabetes in older adults: an endocrine society clinical practice guideline [J].J Clin Endocr Metab, 2019, 104(5):1520-1574.

[34] TAN S J, LI W, WANG J X.Effects of six months of combined aerobic and resistance training for elderly patients with a long history of type 2 diabetes [J].J Sport Sci Med, 2012, 11(3):495-501.

[35] MORRISON S, COLBERG S R, MARIANO M, et al.Balance training reduces falls risk in older individuals with type 2 diabetes [J].Diabetes Care, 2010, 33(4):748-750.

[36] DEN KAMP C M O, LANGEN R C, HAEGENS A, et al.Muscle atrophy in cachexia: can dietary protein tip the balance? [J].Curr Opin Clin Nutr, 2009, 12(6):611-616.

[37] MARKOVA M, PIVOVAROVA O, HORNEMANN S, et al.Isocaloric diets high in animal or plant protein reduce liver fat and inflammation in individuals with type 2 diabetes [J].Gastroenterology, 2017, 152(3):571-585.

[38] SHUKLA A P, DICKISON M, COUGHLIN N, et al.The impact of food order on postprandial glycaemic excursions in prediabetes [J].Diabetes Obes Metab, 2019, 21(2):377-381.

[39] 马琰,林伟,张明晖,等.优质护理对阿尔兹海默症患者认知功能障碍及生活能力的效果[J].中国医药导报2018,15(04):156-159.

[40] FEART C, SAMIERI C, RONDEAU V, et al.Adherence to a mediterranean diet, cognitive decline, and risk of dementia [J].Jama-J Am Med Assoc, 2009, 302(6):638-648.

[41] 张甜怡,姚金兰,钱敏才,等.1例阿尔兹海默症伴多系统萎缩患者的护理体会[J].中西医结合护理(中英文),2019,5(06):172-173.

[42] BOURS G J, SPEYER R, LEMMENS J, et al.Bedside screening tests vs.videofluoroscopy or fibreoptic endoscopic evaluation of swallowing to detect dysphagia in patients with neurological disorders: systematic review [J].Journal of Advanced Nursing, 2009, 65(3):477-493.

[43] 郭小叶.个性化护理干预在脑栓塞伴发阿尔兹海默症患者中的护理效果评价[J].中外女性健康研究,2018,(17):164-174.

[44] 赫晓慈,宁文杰,田素斋,等.阿尔兹海默症患者吞咽障碍护理干预的研究进展[J].中国护理管理,2015,15(04):429-432.

[45] 潘素兰.早期介入康复训练及护理对脑卒中后患者并发吞咽功能障碍的影响[J].护理实践与研究,

2012, 9(11):40-41.

[46] 沈月娟.坠积性肺炎的预防和护理效果分析[J].世界最新医学信息文摘, 2017, 17(90):226.

[47] 韦红艳, 黄晓萍, 梁琳莉, 等.坠积性肺炎的预防及治疗研究进展[J].世界最新医学信息文摘, 2019, 19(92):89-90.

[48] 王爱平, 孙永新.医疗护理员培训教程[M].北京: 人民卫生出版社, 2020.

[49] 郑洁皎, 高文.老年病康复指南[M].北京.人民卫生出版社, 2020.

[50] 徐波, 陆箴琦.癌症疼痛护理指导[M].北京.人民卫生出版社, 2017.

[51] 方婷, 马红梅, 王念, 等.芳香疗法应用研究进展[J].护理研究, 2019, 33(23):4093-4095.

[52] 戴安, 左吉玲, 王雪, 等.芳香疗法在癌症患者护理中的研究进展[J].牡丹江医学院学报, 2020, 41(5):127-129.

[53] 张慧荣, 姜宏宁, 安海燕, 等.芳香疗法在安宁疗护中对老年恶性肿瘤患者临终期生命质量的影响[J].北京医学, 2021, 43(451):340-343.

[54] 黄仁杰.芳香疗法在养老照护与安宁疗护的应用[J].神州, 2022(22):234-235.=-

[55] 张旭莲.芳香疗法在癌症患者症状管理中的应用进展[J].上海医药, 2022, 43(2):35-38.

[56] 刘文艳, 吴炜炜.老年睡眠障碍与衰弱的相关性研究进展[J].中国康复理论与实践, 2020, 26(12):1435-1438.

[57] 林瑞勉.综合护理干预对老人院老年人睡眠质量的影响[J].世界睡眠医学杂志, 2018, 2(5):242-244.

[58] 张玲娟, 张雅丽, 皮红英.实用老年护理全书[M].上海: 上海世纪出版有限公司, 上海科学技术出版社, 2019.

[59] 王爱平, 孙永新.医疗护理员培训教程[M].北京: 人民卫生出版社, 2020.

[60] 孙红, 尚少梅.老年长期照护规范与指导[M].北京: 人民卫生出版社, 2018.

[61] 毛慧娜, 王莉慧.护理员基础知识与技能[M].北京: 化学工业出版社, 2014.

[62] 周新怡, 王晴晴, 黄珍珍, 等.老年人应对慢性疼痛的研究现状[J].现代医学与健康研究, 2019, 5(2):5-7.

[63] 王婷, 刘耘.老年人慢性疼痛的现状及护理干预进展[J].现代医药卫生, 2019, 35(1):79-81.

[64] TARAKCL E, ZENQINLER Y, KAYA-MUTLU E.Chronic pain, depression symptoms and daily living independency level among geriatrics in nursing home[J].AGRI, 2015, 27(1):35-41.

[65] 张韵, 狄海波, 吴育红, 等.意识障碍患者营养支持的研究进展[J].全科护理2022, 20(5): 600—604.

[66] 李冬霞, 万立, 陈妙玲, 等.意识障碍评估方法应用现状及其分析[J].中国康复医学杂志, 2021, 36(6): 747-751.

[67] 吴薇, 严丹凤, 寿宇雁.老年住院患者吞咽障碍的现状及影响因素分析[J].当代护士, 2020, 6, 27(17):130-132.

[68] 华锋凯, 玉铭, 龚献莲, 等.脑卒中吞咽障碍评估及进食护理研究进展[J].护理研究, 2022, 36(4):691-694.

[69] 潘红宁, 曹美玲.老年护理学[M].3版.南京: 凤凰科学技术出版社, 2020.

第四篇

以孕产妇为主要服务对象的医疗护理员

第十三章 孕产妇的生理变化特点

妊娠是胚胎和胎儿在母体内发育成长的过程,自从末次月经第1日算起,妊娠期约40周(280日)。妊娠是育龄女性的一段特殊生理过程,当受精卵开始着床以后,女性的身体为了满足胎儿生长发育的需要,就开始发生一系列的改变。发生改变的系统主要包括母体生殖、血液循环、泌尿、呼吸、消化、内分泌等系统,在分娩或停止哺乳后,这些系统才会慢慢地恢复至孕前的生理状态。由于各器官的生理变化会使孕妇感到不适,并有可能会带来一定的风险。本章主要介绍妊娠期母体的变化,有助于护理员识别妊娠期女性生理性改变及病理性症状,并及时做出处理。

第一节 妊娠期母体的变化

【学习目标】

(1)熟悉妊娠期母体各系统的生理性变化。

(2)掌握生理性宫缩与临产的区别。

【知识要点】

1. 概述

在妊娠期,对于孕妇及其家庭而言,需要经历一个生理和心理的适应过程,护理员应该为产妇提供有帮助的信息,帮助她们在这一阶段做好过渡,为新生儿的出生做好准备。

2. 目的

通过学习了解妊娠期母体的变化,有助于护理员帮助孕妇做好妊娠期管理,及早发现胎儿或母亲的高危因素,并对症处理,保障母婴安全。

3. 安全提示

(1)妊娠期的生理正常值与疾病的诊断值均不同于非孕期。

(2)高危妊娠的孕产妇更加要提高警惕,遵医嘱规律产检。

(3)在孕期要正确识别妊娠的正常生理现象,知晓需要急诊就医的情况。

(4)在孕晚期知晓生理性宫缩与临产的区别。

一、生殖系统的变化

1. 子宫

子宫是孕期变化最大的器官,随着妊娠的进展,胎儿、胎盘及羊水的形成和发育,子宫体逐渐增大变软。未妊娠成年女性子宫重50~70g,容量约5mL。妊娠后子宫体逐渐增大、变软,至妊娠足月时,子宫的体积大小为35cm×25cm×22cm,重量约1100g,增加近20倍,容量约5000mL,增加约1000倍。

自妊娠12~14周起,增大的子宫超出盆腔,子宫可出现不规律、无痛性的生理性收缩。子宫在整个孕期均有收缩,孕早期可能由各种原因导致先兆流产,但也可能是子宫对外来的"异体"产生的排斥反应。不少孕妇主诉下腹阵阵酸胀,但无出血,妊娠继续。孕中晚期,子宫有不规律的、强度较轻的宫缩,以夜间比较多见。如果这种宫缩没有逐渐加强并使宫颈管缩短,则属于生理性宫缩,也称希克宫缩。有报道称这种宫缩有利于胎儿肺脏的发育。孕晚期由于这种宫缩加强可引起一些不适而产生"假临产"，那么在孕晚期怎样去识别一些真正的临产信号，及时医院就诊呢？真正的临产宫缩是：间隔时间不大于5min，持续时间30s以上，宫缩的强度逐渐增强，通过的阴道检查会发现，伴有子宫颈的缩短、宫口的打开及胎头的下降。孕晚期如果遇到羊水破裂、阴道大量出血等情况时，要及时到医院急诊就医。

妊娠期应该注意子宫位置变化带来的局部或全身的功能变化。首先，如子宫位置后屈，则膀胱由于受到宫颈峡部前倾的压迫，可出现排尿困难，甚至尿潴留。其次，孕晚期由于盆腔左侧被乙状结肠及直肠占据，子宫多数呈轻度右旋状态，因而可压迫右侧输尿管而诱发肾盂肾炎。孕妇仰卧时，子宫向后倒向脊柱及邻近的大血管，压迫下腔静脉和主动脉而出现仰卧位低血压综合征。因此，孕晚期主张左侧卧位。临产后由于规律宫缩向前的挤压作用，即使平卧位也不会发生低血压。

2. 子宫颈和峡部

宫体与宫颈之间的子宫峡部未妊娠时长约1cm，临产后可伸展至7~10cm，形成子宫下段，成为产道的一部分；宫颈自妊娠早期逐渐变软，呈紫蓝色。宫颈管内腺体肥大，分泌黏稠的黏液堵塞宫颈管，形成黏稠黏液栓，富含免疫球蛋白，可防止细菌侵入宫腔。在临产以后，首先变短和消失的就是宫颈管，然后是宫口的扩张，随着宫颈管的消失，附着于宫颈管的黏液栓也会自然地随阴道分泌物而排出体外。

3. 阴道

妊娠期阴道黏膜变软，阴道壁皱襞增多；阴道上皮细胞糖原增加，乳酸含量增多，阴道pH值降低，pH值为3.6~6.0，保持酸性，不利于病菌生长。阴道黏膜变软，有利于伸展、扩张。阴道分泌物增多，呈白色糊状，水肿充血呈紫蓝色，有利于分娩时胎儿通过。在妊娠晚期，常常会有产妇自觉大量的分泌物瞬间分泌，可浸湿衣物，怀疑羊水破裂而就诊，经过pH试纸及妇科检查发现，可能是阴道分泌物而非羊水破裂。

4. 外阴

妊娠期外阴部充血，皮肤增厚，大小阴唇色素沉着，大阴唇内血管增多及结缔组织松软，故伸展性增加，在分娩时，外阴部的会阴联合体通常会延伸至3~7cm长，有利于分娩时胎儿通过。妊娠晚期，在医生的指导下进行会阴体的按摩，会增加会阴体的弹性及韧性，从而在分娩时减少会阴体的损伤，提高产妇的产后生活质量和满意度。妊娠时因增大的子宫压迫，盆腔及下肢静脉血回流障碍，部分孕妇可有外阴或下肢静脉曲张，产后多自行消失。

5. 卵巢和输卵管

卵巢略增大，因受绒毛膜促性腺激素刺激成为妊娠黄体。妊娠黄体于妊娠10周前产生雌、孕激素，以维持妊娠。黄体功能在妊娠10周后由胎盘取代。妊娠期输卵管伸长，但肌层并不增厚，黏膜上皮细胞变平，有时可见蜕膜细胞。

6. 子宫胎盘

胎盘生长于胎儿和母体之间，是维持胎儿宫内生长发育的重要器官，具有物质交换、防御、合成和免疫的功能。

（1）物质交换：包括气体交换、物质营养的供应，以及排出胎儿的代谢产物。

（2）防御功能：是有限的，作为防御屏障，大部分的病毒和药物可以通过胎盘影响胎儿，因此，所有在孕期使用的药物，不可随意按照个人意愿进行，要到正规的医院进行检查，遵医嘱用药，以确保母婴的安全。

（3）合成作用：滋养细胞能够合成多种激素酶和细胞因子，对维持正常妊娠有重要作用。

（4）免疫功能：胎儿对母体来说是同种半异体移植物，正常的妊娠母体能够融入不排斥胎儿。

随妊娠的进展，血流灌注逐渐增加，从孕10周时50mL/min增至孕足月的450mL/min。血流灌注量的多少取决于母体和胎盘两方面的多种因素,如母体血压、血黏稠度、子宫张力、羊水量多少,以及胎盘自身的有效血管面积等。

二、乳房的变化

乳房受雌、孕激素影响,妊娠早期乳腺开始增大、充血,孕妇自觉乳房发胀是孕早期的常见表现。乳头增大变黑,易勃起。乳晕颜色加深,其上较多皮脂腺肥大,形成的散在结结状突起称"蒙氏结节"。孕晚期轻轻挤压乳头,可有少许淡黄色稀薄液体溢出,称为初乳。过度刺激乳头可致子宫收缩。妊娠期间一般无乳汁分泌,产后胎盘娩出后,进入产褥期,乳汁开始分泌。

三、血液的变化

孕期由于血液稀释,红细胞计数约为$3.6×10^9/L$,血红蛋白约为$110g/L$。妊娠期白细胞计数增加,一般为$(5～12)×10^9/L$,有时可达$15×10^9/L$,临产及产褥期白细胞计数也显著增加,一般$(14～16)×10^9/L$,有时可达$25×10^9/L$,主要为中性粒细胞增多。妊娠期血液处于高凝状态,易形成血栓,产后需注意预防血栓形成。

四、循环系统的变化

妊娠期由于增大的子宫压迫,膈肌上抬,心脏向左上前方移位,心率增加10～15次/分。心排血量自妊娠10周逐渐增加,至妊娠32～34周达高峰,34周后略有减少,持续至分娩。心排血量增加为孕期循环系统最重要的改变,在临产后第二产程亦显著增加,因此,妊娠32～34周、分娩期和产后3天内是心力衰竭发生的高危时期。

妊娠早期及中期血压偏低,妊娠24～26周后血压轻度升高;一般收缩压无变化,舒张压轻度降低,使脉压稍大。妊娠晚期孕妇仰卧位可导致血压下降,形成仰卧位低血压综合征。因此,妊娠中晚期应鼓励孕妇侧卧位休息。

五、泌尿系统的变化

妊娠期间,由于孕妇及胎儿代谢产物增多,肾血浆流量(RPF)及肾小球滤过率(GFR)增高;仰卧位时尿量增加,因此夜间排尿次数增多。由于GFR增加的同时肾小管对葡萄糖的重吸收能力未相应增加,因而常出现生理性糖尿,约50%的孕妇可发现尿糖阳性,应注意和妊娠期糖尿病相鉴别。妊娠中期,肾脏轻度增大,肾盂及输尿管扩张,尤以右侧输尿管扩张明显,可出现肾盂积水、肾盂肾炎,以右侧多见。妊娠早期可出现尿频,妊娠晚期部分孕妇因子宫或胎头压迫膀胱,持续时间过长可引起膀胱水肿、黏膜出血,甚至会出现尿瘘。

六、呼吸系统的变化

在妊娠期,呼吸系统的改变主要表现为胸廓、呼吸方式及肺功能的改变。子宫增大,膈肌活动度减小,但胸廓活动度相应增加,故以胸式呼吸为主。受雌激素影响,上呼吸道黏膜增厚,轻度充血、水肿,易发生上呼吸道感染。耗氧量增加,膈肌上升,使呼吸深大,但呼吸次数不增多。从孕早期开始,呼吸频率无明显变化,但是,潮气量增加,每分通气量增加,每分钟摄氧量增加。孕期一些孕妇感到气短,想喘大气,可以解释为由于潮气量增加,使血中二氧化碳分压下降所致生理性呼吸困难。

七、消化系统的变化

妊娠期受雌激素影响,齿龈肥厚,容易充血、水肿、出血。少数孕妇出现妊娠齿龈瘤,产后自然消失,由于妊娠期部分药物可通过胎盘传输给胎儿,牙齿的治疗有出血、感染的风险,因此建议孕产妇在妊娠前及时治疗牙齿疾患,以免妊娠期带来痛苦和不便。

受孕激素影响,胃内容物易反流到食管下部,产生胃烧灼感,胃排空时间延长,易出现上腹部饱满感,胃肠道的蠕动减弱、胃排空时间及肠道运输时间均延长,易造成便秘。增大的子宫压迫静脉,下肢静脉和盆腔静脉血液回流受阻,易造成痔疮。

妊娠期肝脏无明显增大。肝功能检查正常，胆囊的功能有明显改变，胆囊排空时间延长，有较多的残余量，使胆汁淤积、黏稠，容易发生胆石症和胆囊炎。有研究显示，在我国南方地区，妊娠期肝内胆汁淤积症（ICP）的发病率相当高，原因有待研究，可能和孕期雌激素水平升高有关。

八、内分泌系统的变化

妊娠7周，催乳素分泌开始增多，足月分娩前达高峰。催乳素促进乳腺发育，为产后泌乳做准备。妊娠期间促甲状腺激素分泌增加，甲状腺水平于孕8周开始增加，妊娠18周达高峰，但由于和甲状腺结合蛋白结合，血中甲状腺激素并不升高，不表现为甲亢。

促性腺激素分泌减少，催乳素、促甲状腺激素和促肾上腺皮质激素、促黑素细胞刺激激素、糖皮质醇、醛固酮、甲状腺激素等的分泌增多；部分妊娠妇女皮肤色素沉着，阴毛和腋毛增多、增粗。

九、皮肤的变化

妊娠期促黑素细胞刺激激素分泌增多，导致孕妇的乳头、乳晕、腹白线、外阴等处出现色素沉着。部分孕妇在面颊部出现蝶状褐色斑，称为妊娠黄色斑，产后逐渐消退，但有时不能完全消失。妊娠期间腹部皮肤张力增大，皮肤的弹力纤维断裂，呈多量紫色或淡红色不规律平行略凹陷的条纹，称为妊娠纹，见于初产妇。旧妊娠纹呈银色光亮，见于经产妇。

十、新陈代谢的变化

孕妇的基础代谢率在妊娠中晚期开始升高，孕期体重增加平均为12.5kg，母亲孕前体重和孕期增加体重的多少与胎儿大小有关，所以孕妇在孕期要注意控制体重的过多、过快增长。

妊娠期胎盘产生的胰岛素抵抗物质增加，建议孕妇要控制碳水化合物的摄入，不然容易导致妊娠期糖尿病。妊娠期肠道吸收脂肪的能力增加，血脂比孕前增加约50%，糖原储备少，当能量消耗多时，孕妇易发生酮症酸中毒。妊娠期蛋白质的需要量明显增加，如果蛋白质储备不足，血浆蛋白减少，易出现水肿，所以孕期应摄入多量的高质量蛋白。

妊娠期胎儿的生长发育需要大量的钙，其中80%是在妊娠最后3个月内，因此妊娠中晚期应注意加强饮食中钙的摄入，必要时补充钙剂。妊娠期铁的需求主要在妊娠晚期，每日6~7mg，多数孕妇铁的储备量不能满足需要，需要在妊娠中晚期开始补充铁剂，以满足胎儿和孕妇的需求。

十一、骨骼、关节及韧带的变化

妊娠次数过多、过密且不注意补充维生素D和钙，能引起骨质疏松。骨盆韧带及椎骨间关节、韧带松弛，可使部分孕妇自觉腰骶部及肢体疼痛不适。部分孕妇耻骨联合松弛，分娩导致耻骨明显疼痛，活动受限，产后可以恢复。妊娠晚期孕妇重心前移，为保持身体平衡，孕妇头部与肩部应向后仰，使腰部向前挺，形成孕妇的典型姿势，因此在妊娠期及哺乳期要注重钙的补充。

【本节小结】

妊娠期，为了适应胎儿生长发育的需要，在胎盘产生的多种激素的参与下，孕妇体内各器官和系统均发生变化。了解这些变化，有助于护理员正确识别妊娠期生理变化，及时识别异常征象，有利于产科医师进行鉴别诊断并做出正确的处理。

【考点提示】

（1）对于妊娠晚期，建议的睡眠姿势是左侧卧位。　　　　　　　　　　　　　　　（　）

（2）妊娠期血液呈低凝状态。　　　　　　　　　　　　　　　　　　　　　　　（　）

（3）产后7d内是孕妇容易发生心理衰竭的时期。　　　　　　　　　　　　　　　（　）

（4）妊娠过程中，产妇易形成痔疮。　　　　　　　　　　　　　　　　　　　　（　）

（5）在孕晚期出现20min一次宫缩时不需要急诊就医。　　　　　　　　　　　（　　）

答案：（1）√　　（2）×　　（3）×　　（4）√　　（5）√

第二节　产褥期母体的变化

【学习目标】

（1）了解产褥期母体消化、内分泌、免疫、血液和循环、泌尿系统及腹壁的变化。

（2）熟悉产褥期母体泌乳系统的变化。

（3）掌握产褥期母体生殖系统的变化。

【知识要点】

1. 概述

伴随着新生儿的出生，产妇进入产褥期后，她的生理和心理都会发生一系列复杂的变化，同时该阶段也是产妇身体恢复的重要阶段。

2. 目的

识别产妇产褥期正常的生理变化现象，做好产褥期的保健工作，对广大妇女的产后生活质量有着至关重要的作用。

3. 安全提示

（1）产褥期除了注重产妇生理上的变化，其心理问题也不容忽视。

（2）传统的坐月子方式存在诸多不合理的现象，要讲究科学。

一、生殖系统的变化

1. 子宫

胎盘娩出后，子宫逐渐恢复至正常未孕状态，共需要6~8周时间，医学上称之为子宫复旧。其主要生理学、组织学变化为子宫体肌纤维缩复，子宫内膜再生，以及宫体整体组织结构缩小等。分娩结束时，在脐下1~2横指处能够触摸到子宫底，以后由于肥大的肌纤维缩小，水肿及充血现象消失，子宫逐渐缩小。下降的速度大约每天1.5cm左右，产后4~5d达脐耻间中点，10~14d降入盆腔，在腹部已不易被触及，6~8周后恢复到未孕时的大小。子宫逐渐恢复的过程受诸多因素的影响，比如分娩的方式、胎产次、喂养的方式、产后修养的情况等。

产后随子宫蜕膜（特别是胎盘附着处蜕膜）的脱落，含有血液、坏死蜕膜的组织经阴道排出，称为恶露，恶露排出的这个过程是漫长的，根据排出的颜色、时间和内容的不同大致可以分为三种情况：

第一种情况，量比较多，颜色为鲜红色，排出的组织含有少量胎膜、坏死蜕膜组织、大量红细胞、坏死蜕膜及少量胎膜，持续时间3~4d，内含血较多，称"血性恶露"。

第二种情况，颜色淡红，排出的组织含有较多坏死蜕膜组织、宫颈黏液、阴道排液及少量红细胞、细菌及白细胞，持续时间10d左右，称为"浆液恶露"。

第三种情况，颜色呈白色，排出组织为大量白细胞、坏死蜕膜组织、表皮细胞及细菌等，持续时间2~3周，称为称"白色恶露"。

正常恶露有血腥味但无臭味，如果出现有异味或者血性恶露持续时间久且量比较多的情况，要及时到医院就医。

2. 宫颈

初产妇和经产妇的宫颈未孕时在外观形态上有所不同,初产妇宫颈外口为圆形,经产妇为"一"字形横裂。分娩后,初产妇的宫颈形态会由未产或产前的圆形宫颈外口,变为"一"字形横裂(已产型)外口,原因是在分娩时初产妇的子宫颈外口在3点及9点处,一般无法避免会发生轻度的裂伤。子宫颈产后恢复需要的时间大约为4周左右,才能完全恢复至愈合状态。

3. 阴道

分娩结束后,阴道及其周围的组织会出现不同程度的水肿,在产后3周,当水肿和丰富的血供逐渐减退时,阴道黏膜皱襞重新恢复。但是阴道将保持松弛,阴道紧张度恢复期漫长不定,通常直至产褥期结束也不能完全恢复到孕前强度。产后尽早开展盆底康复训练,最简单的就是我们常说的"缩肛运动",能够帮助阴道功能的早日康复。

4. 外阴

外阴周围由于孕产期雌激素、孕激素及催乳素等激素的综合作用,于分娩前后将变得极大松弛并轻度水肿,有利于胎儿及胎盘娩出。自胎儿娩出后,外阴水肿消退将于产后第2~3d开始,缓慢且不定期。研究发现,其消退漫长或与产妇体内不同激素水平间的相互消长和逐步平衡需要一定时间相关。在自然分娩后,会阴会有不同程度的裂伤或创伤,如果缝合的材料为可吸收性羊肠线,一般不需要拆线,如果为丝线缝合,需要专业的医生在产后3~5d给予拆线。由于会阴血液循环丰富,将愈合较快,但仍需做好清洁卫生及护理工作,继续观察及预防感染。处女膜将在分娩时被撕裂,被多重组织取代,形成残缺痕迹,称为处女膜痕。

5. 盆底组织

分娩过程中,胎头长时间压迫、扩张母体盆底肌肉和筋膜,将使其过度伸展而导致弹性下降,并有可能导致部分肌纤维断裂。若无严重损伤,盆底组织张力将于产后1周内逐渐恢复,水肿和淤血亦能迅速消失;但若盆底肌肉和筋膜发生严重损伤,例如撕裂而又未能及时修补,则很可能会造成肌纤维恢复不良、盆底松弛的情况,其后遗症则会造成阴道前后壁膨出和子宫脱垂等。产褥期过早参加重体力劳动、便秘、多次分娩或分娩间隔过短,均可影响盆底功能恢复。产褥期女性根据自身的身体状态,适宜地进行产后康复操锻炼和盆底功能锻炼,可促进盆底组织的恢复。

二、泌乳系统的变化

在妊娠期,乳房就发生了变化,妊娠晚期可由乳房挤出少量黄色清水样乳汁,称为"初乳",产褥期在妊娠期的基础上发生改变,为哺乳做好准备。产妇在胎盘娩出后,催乳素发挥作用,即开始分泌乳汁,宝宝的吸吮是乳汁不断分泌的关键。产后7d内所分泌的乳汁都称为初乳,量少、蛋白质含量高,含免疫球蛋白。产后7~14d的乳汁称为过渡乳,乳量有所增加,含脂肪最高,蛋白质含量降低。产后14天~9个月的乳汁为成熟乳,蛋白质含量更低,但每日泌乳总量多达700~1 000mL。产后10个月以后的乳汁为晚乳。正常情况下,产后2~3d,乳房进一步增大、充血,皮肤紧胀,表面静脉扩张,但有时亦会形成硬结并使产妇产生疼痛感。严重情况下,产妇乳腺管阻塞,乳汁排出不畅,形成"淤乳"。"淤乳"的产生主要原因之一是乳房充血影响了血液及淋巴的回流而导致的极端堵塞现象。

乳汁的质量与产妇身体状况、饮食、生活习惯及精神状态有密切关系。营养充足、生活规律、精神愉快是促进乳汁分泌的有利因素。科学合理的产后早期运动和形体训练,不仅能促进子宫复旧,预防痔疮、张力性尿失禁、膀胱直肠膨出、腰骶痛等产后并发症,还可恢复腹部肌肉紧张度,并对防止哺乳期后乳房下垂、预防产后肥胖有非常明显的效果,能满足现代女性爱美的心理需要。

三、消化系统的变化

妊娠期胃肠道平滑肌肌张力和蠕动力均减退,收缩力降低,在产后恢复正常大约需要2周的时间,胃酸分泌减少,在产后恢复的时间大约需要1~2周。孕妇生产后,于数日内食欲欠佳是由于延续了妊娠期的胃肠缓慢蠕动水平,多数属正常现象,口味表现为好喜汤食、流食等。另外需注意,由于产妇产后腹壁及盆底肌肉松弛,肌肉活动少,肌张力变弱,也是容易发生便秘的主要原因之一。

四、内分泌系统的变化

分娩后,内分泌系统的各项激素也开始慢慢地恢复至未孕时的状态,雌激素、孕激素、垂体催乳激素等含量、水平及相互间平衡的调节时长因人而异。雌激素、孕激素水平急剧下降,1周后降至未孕时水平,不哺乳产妇通常在产后6~10周左右月经将会复潮,产后10周左右排卵周期将重现。与之相呼应,持续哺乳的产妇月经复潮时间将延迟,有的产妇哺乳期间停经,恢复排卵则推迟至产后4~6个月。若产妇恢复月经较晚,则首次复潮周期很有可能将会排卵。因此,产妇身体恢复良好,即使是哺乳期间,亦或迟或早会具有受孕的可能,要做好避孕工作。

五、免疫系统的变化

妊娠期母体免疫系统已较平时非孕期发生了重大变化,孕妇体内会产生大量免疫抑制物和抗父系细胞毒抗体,用于保护胎儿不受排斥。至妊娠晚期,孕妇血液中IgG浓度将较妊娠中期减少约15%,然而此时补体、嗜中性粒细胞数、单核细胞数却在增加,可以理解为免除胎儿受排斥,以及将为生产的到来做好准备。另外,妊娠期母体胎盘和胎膜还将产生很多免疫抑制因子,亦为了维持局部免疫抑制状态,保护胎儿。

六、血液和循环系统的变化

1. 凝血系统

妊娠晚期,孕妇血液中血小板数量会下降,但在产褥期将很快回升。此时,血液循环系统在产褥早期(产后72h内)即处于高凝状态,即凝血酶原、凝血活酶系统浓度或功能增强,血液纤维蛋白原含量升高。产褥早期产妇处于这种高凝状态对防止产后出血是相当有利的,但其危害之处在于容易诱发血栓。

2. 血容量

妊娠期孕妇血容量将增加,然后将于产后2~3周恢复至未孕状态。但在产后72h内(产褥早期),由于子宫——胎盘循环停止和子宫缩复,将导致大量血液从子宫进入产妇体循环,导致产妇下肢静脉血流量增加,血液将进一步被稀释,利尿作用会增强。同时,亦是由于产妇腹腔瞬间排空及大量血液从子宫进入母体循环的原因,此时心脏负担将加重,心搏出量将增加35%左右。此种情况下,一般正常产妇可以耐受,但心脏病患产妇则容易诱发心力衰竭,需时刻关注,甚至监护。

七、泌尿系统的变化

产后,妊娠期母体内潴留的大量水分主要由肾排出,因而产后1周尿量明显增多。妊娠期发生的肾盂及输尿管生理性扩张于产后2~8周恢复。子宫复旧的代谢产物经肾排出,因此产后尿中氨基酸、肌酸、肌酐等明显增多,约需一周恢复正常。在分娩过程中,由于膀胱受压,导致膀胱黏膜充血、水肿、肌张力低,对膀胱内压的敏感性降低,加上会阴伤口疼痛,以及不习惯卧床排尿等因素,产妇容易发生尿潴留。

八、腹壁的变化

腹部皮肤可能存在由于怀孕膨胀而导致的部分弹力纤维断裂的情况,以及腹直肌分离等创伤,是导致产后腹壁松弛、皮肤皲裂的主要原因之一,并且恢复缓慢。腹壁紧张度的恢复一般需要在产后6周之后才能初步完成。皮肤皲裂恢复至外观无痕所需时间因人而异,个别或将需要漫长的恢复期。母体孕期下腹正中线附近经常会出现色素沉着,消退则一般将在分娩后腹部皮肤收缩时开始。腹壁受增大子宫的影响,部分弹性纤维断裂,腹直肌呈不同程度分离。产后腹壁明显松弛,腹壁紧张度下降,在产后6~8周逐步恢复。

九、产妇心理变化

分娩结束后的母亲,心理处于脆弱和不稳定的状态,她的情绪比较容易受到各种因素的影响,特别是初为人母的初产妇,有着不一样的心理感受,情绪复杂,有兴奋、情绪高涨、幸福感、满足感等乐观派,也有压抑、焦虑、烦躁、失望等悲观派。究其原因,可能是胎儿娩出后身体上的排空感让她们感到不适应;可能是出生的新生儿与自己想象的样子有差距;可能是作为母亲的责任心与自己现有的能力不足形成冲突;可能是家人注意力的转移让自己感到失落;可能与产妇自身的性格和心理特征有关。研究认为这是一种社会心理性疾病,不良的情绪不仅影响乳汁的分泌,影响新生儿的生长发育,也影响产妇自身的身体恢复,严重者会发生产褥期精神障碍。在我国,有21.5%~61.1%的产妇经历过产后情不稳和抑郁症。如果没有早期发现和及时治疗,可能产生严重后果,甚至导致产妇自杀。

据研究统计,大多数产妇心理状况完全恢复或者说母亲角色完全转换成功,大约需要6~8周之后才能达到心情舒畅、开心坚韧、稳定乐观的程度。所以,预防孕产妇心理疾患的发生、发展,以及对孕产妇心理、生理的呵护,合理完善的医护措施就显得尤为重要。预防是公认的对付产后抑郁综合征的主要法宝之一。特别是丈夫、家庭的支持和关怀,家庭和睦、亲友扶持和鼓励等是预防、治疗产后抑郁综合征的必须参与因素,不可缺少。

【本节小结】

妊娠期,为了适应胎儿生长、发育的需要,在胎盘产生的多种激素参与下,孕妇体内各器官和系统均发生变化。了解这些变化,有助于护理员正确识别妊娠期生理变化,及时识别异常征象,有利于产科医师进行鉴别诊断并做出正确处理。

【考点提示】

(1)产后第三天出现的鲜红色的恶露称之为血性恶露。　　　　　　　　(　　)

(2)产后为了促进盆底肌的早日恢复,应尽早进行缩肛运动锻炼。　　　　(　　)

(3)宝宝的吸吮是产后乳汁不断分泌的关键。　　　　　　　　　　　　(　　)

(4)产褥期的时间一般为4周。　　　　　　　　　　　　　　　　　　(　　)

(5)产后7d内分泌的乳汁称为初乳。　　　　　　　　　　　　　　　(　　)

答案:(1)√　(2)√　(3)√　(4)×　(5)×

第十四章　孕产妇日常照护

围生期是指怀孕28周到产后1周这一分娩前后的重要时期。产褥期是指从胎盘娩出至全身各器官除乳腺外恢复至正常未孕状态所需的时间，通常为6周，是产妇身体与心理恢复的关键时期，即俗称的"坐月子"。在这段时间内，产妇应该以休息为主，调养好身体，促进全身器官各系统尤其是生殖器官的尽快恢复。

第一节　围生期和产褥期的照护

【学习内容】

协助孕产妇擦身。

【学习目标】

(1)了解围生期和产褥期妇女的常见症状。

(2)熟悉围生期和产褥期妇女的照护。

(3)熟悉产褥期疾病的预防和护理。

(4)熟练掌握协助孕产妇擦身的方法。

【知识要点】

1. 概述

清洁是人的基本需求之一，是维持和获得健康的重要保证。通过清洁可清除身体表面的微生物及其污垢，防止微生物繁殖，促进血液循环，预防感染和并发症的发生。

2. 目的

使产妇在产褥期内能够得到正确及有效的个人卫生指导及专业指导，更好地度过产褥期。

3. 安全提示

(1)注意水温适宜，避免水温过烫导致烫伤。

(2)动作轻柔。

(3)饭后半小时后操作。

(4)擦身后要及时穿衣盖被，避风保暖。

一、围生期常见症状

(1)尿频、尿急、夜尿增多：常发生在妊娠后3个月，多因增大的子宫压迫膀胱引起。

(2)便秘：为妊娠期常见症状。

(3)痔疮：通常发生在妊娠28～36周，是由于妊娠期间盆腔组织松弛，增大的子宫压迫下腔静脉，使直肠肛门之间血流不畅引起。

(4)水肿：下肢及外阴静脉曲张是由于妊娠期下肢静脉压升高，血液回流受阻引起。

(5)下肢肌肉痉挛：多发生在孕中、晚两期，夜间多见。

（6）贫血。

（7）腰背痛。

（8）仰卧位低血压综合征：孕晚期长时间平卧，增大的子宫压迫下腔静脉，影响血液回流，子宫血液灌注减少，会诱发胎儿窘迫。

（9）白带增多：多在妊娠初期及末期白带明显增多，需排除外阴阴道念珠菌病、滴虫阴道炎、细菌性阴道病。

（10）失眠。

二、围生期照护措施

1. 尿频、尿急、夜尿增多

（1）若无任何感染征象不必处理，孕妇无须减少液体摄入来缓解症状。

（2）若影响睡眠，可合理调整晚餐后的饮水量和饮水时间。

（3）若出现尿痛、排尿困难、血尿等表现，需通知医护人员处理。

2. 便秘

（1）清晨一杯温开水，多吃易消化、纤维素含量高的蔬菜和水果等。

（2）每日适当活动，养成定时排便的习惯。

（3）不可擅自使用轻泻剂，如果便秘严重可及时通知医护进行处理。

3. 痔疮

（1）多吃富含纤维素的蔬菜，多喝水，禁辛辣食物。

（2）适当运动，避免便秘和增加腹压。

（3）可温水坐浴，促进血液循环，缓解局部肿胀。

4. 水肿

（1）多吃富含蛋白质的食物。

（2）避免孕妇久站久坐，时常变换体位。

（3）适当活动小腿肌肉或休息时适当垫高下肢。

（4）采取左侧卧位。

（5）可穿弹力袜，促进下肢静脉回流。

（6）会阴部有静脉曲张者，保持局部清洁，衣裤宽松，避免摩擦，预防感染。妊娠期生理性水肿经休息后多可消退或减轻，如下肢明显凹陷性水肿伴随下肢疼痛、血压增高或出现头晕、头痛症状，应警惕出现妊娠期高血压疾病、肝肾功能异常、下肢静脉血栓等情况，要及时反馈给医护人员。

5. 下肢肌肉痉挛

（1）指导孕妇避免腿部着凉、劳累。

（2）妊娠5个月开始补充钙和维生素D，多参加户外活动。

（3）下肢痉挛发作时应背伸脚掌，拉伸抽搐肌肉，也可配合局部热敷和按摩缓解痉挛。

6. 贫血

（1）应多吃含铁丰富的食物，如血制品、肝脏、瘦肉 鸡蛋等，4～5个月后可遵医嘱补充铁剂，如硫酸亚铁等，宜饭后服用。

（2）食用富含维生素C的水果，促进铁元素的吸收。服用铁剂后大便颜色可能会变黑，或可能导致便秘或轻度腹泻，属于正常现象。

7. 腰背痛

（1）指导孕妇穿低跟、软底、舒适的鞋，站立、下蹲、托举物品、上下楼梯时保持上身直立，膝部弯曲，避免弯腰。

（2）适当活动锻炼腰背肌肉，孕晚期可佩戴腰带，减轻腹部重量。

（3）局部热敷可减轻症状。

8. 仰卧位低血压综合征

指导孕妇左侧卧位，避免长时间平卧或端坐。

9. 白带增多

（1）指导孕妇每日清洗外阴，减少分泌物刺激，但严禁冲洗阴道。

（2）选择透气性好的棉质内裤并经常更换。

（3）如外阴、阴道患有念珠菌病，注意预防妊娠期糖尿病，可应用制霉菌素栓剂治疗，用小苏打水清洗外阴。

10. 失眠

每日应坚持户外活动，规律作息，睡前按摩头部，温水泡脚，饮热牛奶等均有助于睡眠。

三、产褥期常见症状

（1）尿潴留：产后6h不能自主排尿，小腹胀满，称尿潴留。多见于初产妇或产程较长的产妇。

（2）尿失禁：产妇产后盆底组织松弛，耻骨尾骨肌群张力降低，咳嗽或用力时由于腹内压升高、压迫膀胱引起尿失禁。

（3）褥汗：产后最初几天，产妇总是出汗较多，特别是在睡眠时和初睡时，常见产妇衣服、被子都被汗水浸湿，医学上将此种生理现象称为褥汗。产后多汗并非病态，也不是身体虚弱的表现，一般数日内自行好转，不需特殊处理。

（4）会阴损伤、水肿、疼痛。

四、产褥期照护措施

1. 尿潴留

（1）在产后4～6h内，无论有无尿意，应让产妇主动排尿。

（2）可在产后短时间内让产妇多吃些带汤饮食，如喝红糖水，使膀胱迅速充盈，以此强化尿意。

（3）不习惯卧位排尿的产妇，可以坐起来或下床小便。

（4）用温开水清洗外阴部或用热水熏外阴部，以解除尿道括约肌经痉挛，诱导排尿反射。也可用迟缓的流水声诱导排尿。

（5）用热水袋外敷耻骨联合上方的膀胱部位，以改善膀胱的血液循环，消除水肿。如果使用以上方法产妇仍不排尿，则要让医护人员来处理。

2. 尿失禁

（1）产后在身体尚未复原之前，不宜过早地剧烈运动或用力过度，如提重物等。

（2）进行缩肛锻炼，先慢慢收紧盆底肌肉，再缓缓放松，每次10s左右，连续10次，每日进行数次，以不觉疲乏为宜。

（3）做憋尿动作。每天有意憋尿2次，每次10min。

3. 褥汗

（1）出汗后避免受凉伤风。

（2）内衣要经常换洗。

（3）更衣前用毛巾擦干身上的汗液，保持皮肤清洁卫生。

4. 会阴水肿、疼痛

（1）用50%硫酸镁热敷或用红外线灯泡（无红外线灯泡时可用高功率的普通灯泡）光照，2次/天，每次 20~30min, 有利于消肿, 减轻疼痛。

（2）如果会阴伤口疼痛且局部红肿、触痛、皮肤温度升高, 属伤口感染征象, 须用抗生素控制感染。

（3）若伤口硬而疼痛, 恶露基本排干净时, 可用高锰酸钾溶液或阴道洗剂坐浴, 2次/天, 每次15min, 有利于消肿, 促使硬结软化, 消肿解痛。

五、产褥期疾病预防与护理

1. 产褥感染

产褥感染是指分娩时及产褥期生殖道受病原体感染, 引起局部和全身的炎性变化。健康女性生殖道对细菌的侵入有一定的防御功能, 但产妇分娩后, 机体免疫力、抵抗力降低, 正常菌群失调, 阴道防御及自净能力降低, 均有可能引起感染。

（1）预防措施。

① 指导产妇注意卫生, 做到每天早晚刷牙, 餐后用温开水漱口; 勤用热水擦身或淋浴; 保持外阴清洁; 衣着适度, 勤换衣物。

② 为产妇营造温、湿度适宜、安静舒适的休养环境。冬季室温保持在18~22℃、夏季25~28℃为宜, 湿度保持在50%~60%为宜, 每日至少开窗通风30min, 保证空气新鲜、流通。

③ 提醒产妇注意休息, 适当增加营养, 以增强产妇的抵抗力。

④ 指导产妇尽早下床活动, 可有效避免下肢深静脉血栓的形成, 同时有利于促进子宫收缩和恢复, 有利于恶露的排出。

⑤ 告知产妇在产褥期应禁止性生活, 应于产后42天到医院进行妇科检查后确认生殖道完全恢复才可恢复性生活。

（2）护理方法。

① 如若发生产褥热, 应进食高热量、高蛋白、高维生素饮食, 保证足够的液体摄入。

② 不得随意使用退热剂, 应报告医务人员, 配合温水擦浴降温。

③ 定时挤奶维持泌乳, 做好会阴护理。

2. 急性乳腺炎

指乳腺的急性化脓性感染, 是引起产后发热的原因之一, 最常见于哺乳妇女, 尤其是初产妇。哺乳期的任何时间均可发生, 而哺乳初期最为常见。

（1）预防措施。

① 要保证产妇充足的休息, 保持心情舒畅, 保持情绪安定、乐观, 忌恼怒、忧郁。因为过度劳累或有不良精神刺激均可诱发或加重急性乳腺炎。

② 饮食宜清淡而富于营养, 如鲜藕、丝瓜、牛奶、鲫鱼汤、瘦肉汤等; 忌辛辣、刺激、油腻食物。因为油腻的食物会使乳汁变得浓稠, 造成乳腺导管的堵塞进而诱发急性乳腺炎。

③ 注意保暖, 防止感冒。因为外感风寒或过凉都会引起乳汁分泌不畅而造成堵塞, 进而诱发乳腺炎症。产妇如有感冒症状, 应多饮水。产妇出现发热、疼痛时, 可在医生指导下用药。

④ 定时哺乳, 并且要保持乳头清洁, 避免当风露胸喂乳。每次哺乳需吸尽乳汁, 若有积乳, 即用毛巾热敷, 然后尽量将乳汁排空。如果不能消除淤乳, 应及时到乳腺专科门诊治疗, 以免形成急性化脓性乳腺炎。

⑤ 乳头有破损或皲裂时, 可遵医嘱用药外擦患处。身体其他部位有化脓性炎症时, 应及时治疗, 以免炎症累及乳房。

⑥ 保持新生儿口腔卫生, 若发生口腔炎症须及时治疗, 不可让新生儿含乳而睡。

（2）护理方法。

① 对乳房交替进行冷热敷,冷敷缓解疼痛,热敷促进血液循环,调动发炎部位的抗感染物质发挥作用。

② 让乳汁淤积的一侧乳房频繁喂奶,如果喂奶时引起疼痛,就先喂健康侧,在感到泌乳反射出现时,迅速换到患侧乳房。

③ 不要因为乳腺炎而停止母乳喂养。因为停止哺乳不仅影响新生儿喂养,还会增加乳汁淤积的机会。

3. 产后便秘

产妇产后饮食如常,但大便数日不行或排便时干燥疼痛、难以解出者,称为产后便秘,是最常见的产后病之一。与产妇卧床时间长、活动少,肠蠕动减弱,过量摄入少渣高蛋白食物,少吃水果、蔬菜,体内缺乏促进肠蠕动的纤维素,由于会阴伤口疼痛、不敢用力排便有关。

(1)预防措施。

① 产妇在分娩后应适当地活动,不能长时间卧床。一般顺产后6~8h产妇可坐起,在床上翻身,产后24h可下床活动。

② 平时应保持精神愉快、心情舒畅,避免不良的精神刺激,因为不良情绪可使胃酸分泌量下降,减慢肠胃蠕动。

(2)护理方法。

① 叮嘱产妇多饮水,促进肠蠕动,有利于大便排泄。

② 多吃纤维多的食品,如红薯、芹菜等。

③ 多吃水分多的食品,如梨等富含水分的水果。

④ 多吃能够促进肠蠕动的食品,如蜂蜜、香蕉、芋头、苹果等。

⑤ 多吃富含有机酸的食品,如酸奶有帮助消化与通便的功能,可适量饮用。

⑥ 多吃含脂肪酸的食品,如花生米、松仁、黑芝麻、瓜子仁等。

⑦ 若便秘严重,产妇通过自我调节无法缓解时,可在肛门塞入开塞露或甘油,局部润滑通便。

【技能要求】

一、协助孕产妇擦身

1. 目的

掌握擦身操作流程,协助孕产妇完成擦身,保持孕产妇皮肤的清洁卫生。

2. 操作准备

(1)环境准备:室内环境清洁,温度适宜(室温26℃)。

(2)请无关人员回避,保护孕产妇隐私。

(3)护理员准备:着装整齐,洗净双手。

(4)物品准备:洗脸毛巾1条,擦身毛巾1条,脸盆1个,热水等。

(5)准备换洗衣物:内衣1套、床单1件、被套1件等。

3. 操作流程

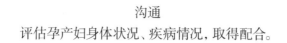

沟通
评估孕产妇身体状况、疾病情况,取得配合。

↓

擦身前准备
将温水(45℃)倒入盆中(1/2~1/3满),关好门窗,拉好隔离帘。

↓

协助擦身
按眼、鼻、耳、颈部、胸部、乳房、腹部、手臂、腋下、背部、臀部、腿部、脚部和会阴的顺序分别用不同的毛巾对产妇的相应身体部位进行擦身。

↓

擦身结束
(1)产妇身体各部位擦洗结束后,帮其换好干净内衣裤,并更换床单位被套。 (2)整理换洗衣物及清洗用品等。

↓

整理用物、洗手

4. 评分标准

项目	项目总分	质量要求	标准分
工作准备	10	室内环境清洁,温度适宜	2
		护理员着装整齐,洗净双手	2
		清退无关人员,保护孕产妇隐私	2
		用物准备齐全	4
沟通	10	评估孕产妇身体状况及基本情况方法正确	6
		语言柔和恰当,态度和蔼可亲	4
擦身前准备	10	水量适宜	3
		水温适宜	3
		物品摆放位置合理,安全	4
协助擦身	50	擦身姿势正确	15
		擦身部位正确	15
		观察孕产妇反应,提供生活护理	15
		注意保暖	5
擦身结束	6	更换干净内衣裤	3
		更换床单位被套	3
整理用物	4	用物处理正确,环境整洁	2
		操作后洗手	2
熟练程度	10	动作轻巧、稳重、准确、安全	10

5. 注意事项、异常情况及处理

(1)每次只暴露正擦洗的部位,待一个部位擦洗结束后,立即用被子盖好,再暴露下一个部位,以保证产妇不受凉。

(2)动作要轻柔。

(3)清洗孕产妇手脚时,可直接将其放在水里清洗。

(4)清洗会阴部时,要用专用的盆和毛巾;根据产妇身体状况也可让她自己冲洗。

【本节小结】

围生期及产褥期是孕产妇必经的重要时期。本节介绍了围生期及产褥期孕产妇的身体变化及常见症状和相关处理方法。希望通过本节的学习,护理人员能够对围生期及产褥期孕产妇发生的常见症状有所了解,能够及时发现孕产妇出现的不适症状,并提供适当的帮助,使孕产妇安全舒适地度过围生期及产褥期,调养好身体,促进全身器官尤其是生殖器官的尽快恢复。

【考点提示】

(1)顺产后8h内需提醒产妇排尿。　　　　　　　　　　　　　　　　　　　　　　(　　)

(2)尿频、尿急、夜尿增多常发生在妊娠后3个月。　　　　　　　　　　　　　　　(　　)

(3)便秘发生后应及时使用轻泻剂缓解便秘情况。　　　　　　　　　　　　　　　　(　　)

(4)产妇发生急性乳腺炎后应让乳汁淤积的一侧乳房频繁喂奶。　　　　　　　　　　(　　)

(5)擦身时室温应在26℃,水温应在45℃。　　　　　　　　　　　　　　　　　　(　　)

答案:(1)×　　(2)√　　(3)×　　(4)√　　(5)√

第二节　多胎妊娠孕妇的照护

【学习目标】

(1)了解什么是多胎妊娠。

(2)熟悉多胎妊娠的临床表现。

(3)掌握多胎妊娠的照护要点。

【临床表现】

1. 早孕反应

多胎妊娠孕妇的早孕反应一般比较严重,持续时间相对较长。

2. 子宫体积

一般多胎妊娠孕10周后,孕妇子宫体积大于单胎妊娠,至孕24周后增长更迅速。

3. 呼吸困难

孕晚期,由于增大的子宫使膈肌上抬,孕妇常伴有呼吸困难。

4. 下肢水肿及静脉曲张

孕晚期,由于过度增大的子宫逐渐压迫下腔静脉及盆腔,使下肢及腹壁水肿,下肢及外阴阴道的静脉曲张。

5. 妊娠期并发症

包括流产、妊娠期高血压疾病、羊水过多、妊娠期肝内胆汁淤积症、胎膜早破、胎盘早剥、早产等。

【照护要点】

1. 营养指导

指导孕妇摄入足够营养，保证母婴需要。鼓励孕妇少量多餐，孕早期宜清淡饮食、易于消化，进食富含碳水化合物及铁、钙、叶酸的食物；孕中晚期增加鱼、蛋、瘦肉等优质蛋白的摄入；增加富含钙质、铁的食物，以满足机体的需求；注意蔬菜、水果的摄入，防止便秘的发生；注意体重管理，建议在合理饮食的基础上，增重16~18kg为宜。

2. 休息与活动

多胎妊娠的孕妇易发生流产、胎膜早破、早产等并发症，因此，多胎妊娠的孕妇需注意休息，保证充足的睡眠；尤其28周后应避免体力活动，根据工作性质适当减轻工作量。休息时可抬高下肢，卧床时以左侧卧位为宜，有利于子宫及胎盘的供血，促进胎儿的生长发育。减少公共场所的活动，防止跌倒等意外事件的发生。

3. 自我监护

多胎妊娠孕妇需做好产检工作，密切关注血压及尿蛋白变化，观察血胆酸及肝功能变化，一旦出现妊娠期高血压疾病或妊娠肝内胆汁淤积症的症状应及早治疗；妊娠28周后，每天早、中、晚餐后各数一小时胎动，每个胎儿分别计数胎动，5min之内的胎动合并记为1次，每小时合并胎动次数不少于3次，12h的胎动超过30次即为正常，若胎动有异常，应及时通知医护人员。

4. 临产前护理

应保证产妇足够的摄入量及睡眠，保持良好体力。多产妊娠阴道分娩的概率小，帮助孕妇做好手术的精神和身体准备，准备好产妇用品和新生儿用品，包括洗漱用品、卫生纸、卫生巾、内衣裤、新生儿包被、尿不湿、衣服、奶瓶、奶粉等。严密观察宫缩及产程进展，如出现规律宫缩，阴道血性分泌物等，应及时通知医护人员。如阴道突然有液体流出，应立即嘱孕妇平卧并通知医护人员。

5. 分娩后护理

多胎妊娠会导致子宫过度膨胀，分娩后子宫收缩乏力，护理员应当协助医护人员密切观察产妇子宫收缩情况和阴道出血情况，有异常须及时告知医护人员。临床上对于多胎妊娠多采取剖宫产方式结束妊娠，对于可以进行母乳喂养的新生儿，护理员在术后应当耐心协助产妇取舒适的体位进行哺乳，教会产妇多胎哺乳的技巧。多胎妊娠分娩，如新生儿因早产等原因导致母婴分离，护理员应当协助产妇进行产后手挤奶或吸奶器吸奶，维持泌乳。

【考点提示】

(1)多胎妊娠一定会早产。 （ ）

(2)人类辅助生殖技术的开展使多胎妊娠的发生率明显升高。 （ ）

(3)多胎妊娠的孕妇妊娠并发症的发生率升高。 （ ）

(4)指导孕妇保持良好生活方式，合理膳食，适当运动，控制体重增长在合理范围内。 （ ）

(5)多胎妊娠孕妇的早孕反应相对严重，持续时间长一些。 （ ）

答案：(1)×　(2)√　(3)√　(4)√　(5)√

第三节　产褥期卫生指导

【学习内容】

会阴清洁和坐浴。

【学习目标】

（1）了解产褥期妇女专业护理内容。

（2）熟悉产褥期妇女日常个人卫生的指导方法。

（3）熟练掌握协助产妇会阴清洁的操作方法。

（4）熟练掌握协助孕产妇坐浴的操作方法。

【知识要点】

1. 概述

护理人员对产妇日常个人卫生的专业护理和正确指导有助于产妇早日恢复正常、健康的身体，更好地度过产褥期。

2. 目的

可以保持会阴及肛门部清洁，去除异味，使产妇舒适，有效预防或减少泌尿系统的逆行感染。

3. 安全提示

（1）天冷时注意保暖，清洁时动作轻柔，注意保护隐私。

（2）会阴清洁时严格按照顺序进行，清洗肛门时不能同时清洗其他地方。

（3）对留置导尿的产妇，避免清洁会阴时导致导管滑脱。

一、产褥期产妇日常个人卫生的指导

1. 温度要适宜

室内温度一般以冬季18~22℃、夏季25~28℃为宜。冬天注意保温预防感冒；夏天不要捂得太严，因为产妇体内的热量散发不出去，可能会导致中暑。可以使用空调和加湿器调节房间的温度和湿度，保持安静。

2. 空气要新鲜

有不少人认为产妇不能见风，见风会得"产后风"（产褥热）。因而将产妇房间的门窗紧闭，床头挂帘；产妇则裹头扎腿，严防风袭。其实，产褥热多是由产妇生殖器官里的致病菌造成的，一般是由于消毒不严格的产前检查或产妇不注意产褥期卫生等引起的。

如果室内空气混浊，卫生环境差，很容易使产妇、新生儿患上呼吸道感染，甚至导致产妇中暑。所以，产妇的房间不论冬夏窗户都可以常开，每天2次，每次15~20min，保持室内空气新鲜，但一定避免风直接吹向产妇。产妇的房间不要放花卉和有芳香气味的植物，以免引起新生儿和产妇过敏。

3. 经常洗澡

一般来说，如果分娩顺利，又无剖宫产、发热或其他疾病，产妇于产后2~3d即可洗澡。如果产后过于虚弱或发热，腹部或外阴伤口未愈合，可由家人协助用温水擦身，不要淋浴。产妇最好采取淋浴的方式洗澡，不要坐浴，以免污水进入阴道引起感染。

不论洗澡或擦身，室温都应适宜。夏季一般室温即可，冬季以26~28℃为宜。水温也要合适，夏季水温略高于体温即可，冬季应稍高些，一般在42℃左右。每次洗澡的时间不宜过长，5~10 min即可。浴后要迅速擦干，穿好衣服，以免受凉。

在产褥期，产妇也应经常洗头、梳头，这不仅能去除头发中的灰尘、污垢，让头发保持清洁卫生，还能刺激头皮，促进局部皮肤的血液循环，提神醒脑，满足头发生长所需的营养。洗头时，水温以37℃左右为宜。可用指腹轻轻按揉头皮，洗完后立即将头发擦干并用吹风机吹干，避免着凉，引起头痛。一般来说，产妇产后头发较油，也容易掉头发，所以不要使用太刺激的洗发用品。

4. 早晚刷牙

产妇在产褥期需要进食大量糖类、高蛋白食物等,容易损害牙齿,引起口臭、口腔溃疡等。刷牙能清除口腔中的腐物、酸物等,从而保护牙齿,保持口腔健康。

除了每天早晚用温水刷牙外,产妇还要做到饭后漱口。另外,还可用具有清洁、消毒作用的含漱剂在漱口或刷牙后含漱,每次15mL左右,含1~2min,3~5次/天。含漱后 15~30 min内不要再漱口或饮食,以便药液能充分发挥清洁、杀菌的作用。

产妇可选择专为特殊人群刷牙用的软毛牙刷,刷牙时要用温热水刷,避免冷水刺激,且里外都要刷,用力不要过大、过猛。

5. 经常换洗衣服

分娩后,产妇的皮肤排泄功能旺盛,在睡眠和初醒时更多,汗液会经常浸湿衣服、被褥。再加上乳房淌奶、恶露排出等,容易污染内裤、被褥,所以产妇坐月子期间要经常换洗衣服。

产后第一周内,产妇的内衣、内裤等要天天更换,1周以后也要勤换、勤洗。被罩、床单等也要勤换洗,保持清洁、干燥。换下来的衣物要注意洗净汗渍、血渍、奶渍等。乳汁留在衣物上久了,会变成酸性物质损害织物纤维,所以产妇的内衣裤最好选用吸水性强的棉织品,且要宽松柔软,易于散热。

坐月子期间,产妇不要穿紧身的内衣入睡,最好柔软宽大的睡衣,这样可使皮肤血流通畅,减少刺激。而且,产妇睡觉时不要左侧卧,这样心脏容易受压,影响血液循环。应保持右侧卧,让肢体自然屈曲,全身得到放松,利于消除疲劳和保持气血通畅。

需要注意的是,更换衣物要避免着凉、感冒,但也不要因害怕感冒而不换衣服。产妇在产褥期和其他时间一样,要养成清洁卫生的好习惯。

二、产褥期专业护理的指导

1. 会阴清洁

通过会阴清洁,可以保持产妇会阴及肛门部位的清洁,促进产妇的舒适和会阴伤口的愈合,防止生殖系统、泌尿系统的逆行感染。清洁前,护理员先告知产妇会阴清洁的目的和方法,而后在产妇臀下垫一个防水垫或棉布垫,将会阴洗盘放在床边,小心擦洗。一般需要擦洗3遍,第一遍自耻骨联合一直向下擦至臀部,先洗净一侧后同样擦洗另一侧,再自阴阜向肛门擦净中间。自上而下、自外向内,初步擦净会阴部的污垢、分泌物和血等。第二遍的顺序为自内向外,或以伤口为中心向外擦洗。擦洗时应注意最后擦洗肛门,并将擦洗后的湿巾丢弃。第三遍的顺序跟第二遍相同。必要时可根据实际情况增加次数。最后用干纱布擦干。擦洗结束后,为产妇更换会阴垫,并整理好床铺。

2. 坐浴

坐浴是借助水温与药液的作用,促进局部组织的血液循环,增强抵抗力,减轻外阴局部的炎症及疼痛,使创面清洁,有利于组织的恢复。需要注意的是,产妇臀下垫一个防水垫或棉布垫后,妇女如果不是为了治疗的目的,建议不要使用坐浴的方法。

【技能要求】

协助孕产妇坐浴

1. 目的

掌握会阴清洁的操作流程,保持孕产妇会阴部清洁,促进舒适,预防和减少生殖系统、泌尿系统逆行感染。

2. 操作准备

(1)环境准备:室内环境清洁,温、湿度适宜。请无关人员回避,拉上隔帘,保护孕产妇隐私。

（2）护理员准备：着装整齐，洗净双手。

（3）物物品准备：坐浴盆1个、30cm高的坐浴架1个、无菌纱布2块、水温计1个、温开水、速干手消毒液、配制溶液2 000mL（1∶5 000 高锰酸钾溶液、0.02%聚维酮碘溶液）。

3. 操作流程

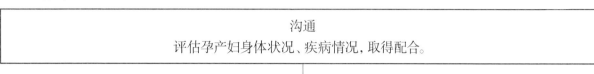

沟通
评估孕产妇身体状况、疾病情况，取得配合。

↓

坐浴前准备
将配置好的坐浴液倒入坐浴盆中，1/2～1/3满，置于坐浴架上。

↓

协助坐浴
协助孕产妇全臀和外阴部浸泡于溶液中，一般持续20min。

↓

坐浴结束
结束后用清洁小毛巾蘸干外阴部，协助孕产妇上床休息，取舒适体位。

↓

整理用物、洗手

4. 评分标准

项目	项目总分	质量要求	标准分
工作准备	10	室内环境清洁，温、湿度适宜	2
		护理员着装整齐，洗净双手	2
		清退无关人员，保护孕产妇隐私	2
		用物准备齐全	4
沟通	10	评估孕产妇身体状况及基本情况方法正确	6
		语言柔和恰当，态度和蔼可亲	4
坐浴前准备	10	坐浴液配置正确	3
		水温适宜	3
		物品摆放位置合理、安全	4
协助坐浴	50	孕产妇浸泡姿势正确	5
		孕产妇浸泡部位正确	10
		孕产妇浸泡时间正确	20
		观察孕产妇反应，提供生活护理	10
		注意保暖	5
坐浴结束	6	清洁小毛巾蘸干外阴	3
		协助孕产妇休息，取舒适体位	3
整理用物	4	用物处理正确，环境整洁	2
		操作后洗手	2
熟练程度	10	动作轻巧、稳重、准确、安全	10

5. 注意事项、异常情况及处理

（1）月经期妇女，阴道流血者。产后7d内的产妇禁止坐浴。

（2）孕产妇坐浴前先排空膀胱；将外阴及肛门周围擦洗干净。

（3）坐浴溶液应严格按比例配置，浓度过高容易造成黏膜损伤，浓度太低影响治疗效果。

（4）水温在41～43℃。不能过高，以免烫伤皮肤。

（5）应注意观察孕产妇的反应，为其提供生活护理。如有异常，停止坐浴。

（6）注意保暖，以防受凉。

【本节小结】

产褥期是个重要而特殊的时期，产妇在这段时间里，身体和精神都很容易疲劳，容易遭到各种疾病的侵袭。本节介绍了产褥期产妇日常个人卫生专业护理的指导。希望通过本节的学习，护理人员能够对产褥期产妇进行正确的卫生指导，使产妇在产褥期间得到正确的护理，最大限度地恢复健康。

【考点提示】

（1）产妇产后每日需要定时开窗通风。 （ ）

（2）产后第一周内，产妇的内衣裤不需要每天更换。 （ ）

（3）产妇睡觉时应保持平卧，让肢体自然屈曲，全身得到放松，利于消除疲劳和保持气血通畅。

（ ）

（4）会阴清洁一般需要擦洗3次。 （ ）

（5）坐浴时水温应在41～43℃。 （ ）

答案：（1）√ （2）× （3）√ （4）√ （5）√

第四节 围生期营养

【学习目标】

（1）了解孕中晚期妇女饮食中需要增加什么，增加多少。

（2）熟悉产前如何饮食有助于顺产。

（3）掌握产房里需要准备什么食物。

（4）掌握产后一周的饮食特点。

（5）了解乳母合理饮食十要点。

一、孕中晚期饮食

自孕中期开始，胎儿生长加快，孕妇在均衡膳食的基础上需每天增加奶类，动物性食物，如鱼、禽、瘦肉、蛋等，满足其对优质蛋白质、钙、磷、锌、维生素A等营养素和能量增加的需要；适当增加主食，部分用全谷物和豆类、薯类代替，有利于控制血糖、防治便秘、增加B族维生素等的摄入。

1. 蛋白质需要量

孕妇对蛋白质的需要量在孕早期与未怀孕时相同，为每天50～60g，孕中期每天增加15g，孕晚期每天增加30g。

每100g食物的蛋白质含量（可食部分）如表4-14-4-1所示。

表4-14-4-1 每100g食物蛋白质含量

猪肉（瘦）	20.3	鸡肉	19.3	鲈鱼	18.6	对虾	18.6	牛奶	3.0	面条	8.3	鲜玉米	4.0
牛肉（瘦）	20.5	鸡蛋	12.7	带鱼	17.7	河虾	16.8	酸奶	2.5	稻米	7.4	红薯	1.1
猪肝	19.3	鸭肉	15.5	三文鱼	17.2	基围虾	18.2	奶酪	25.7	馒头	7.0	红小豆	20.2
羊肉（瘦）	20.5	鸡心	15.9	小黄鱼	17.9	鲍鱼	12.6	黄油	1.4	米饭	2.6	绿豆	21.6
豆腐	8.1	黄豆	35	豆腐干	57.7	腐竹	44.6	豆浆	1.8	素鸡	16.5	烤麸	20.4

2. 碳水化合物的需要量

需要给孕妇提供充足的能量，碳水化合物作为主要的能量物质，孕妇的需要量为135～175g/d。碳水化合物还可帮助孕妇预防酮症，稳定血糖水平。

常见食物所含碳水化合物的量（g），如表4-14-4-2所示。

表4-14-4-2 常见食物碳水化合物含量

馒头50g	熟面条75g	面包35g	玉米棒200g	红薯100g	土豆100g	米饭100g
24	18	20	21	24	17	26
芋艿100g	山药100g	小米粥100g	麦片25g	熟板栗50g	橙子200g	苏打饼干25g
15	12	8	16	23	16	19

孕期每天选择谷薯类的量（g），如图4-14-4-3所示。

表4-14-4-3 孕妇每天选择谷薯类的量（g）

	全谷物和杂豆类	薯类
孕中期	75～100	75～100
孕晚期	75～150	75～100

3. 孕中晚期，还需要关注的那些营养元素

（1）铁。补铁可防治贫血，可增强孕妇的抵抗力；可让宝宝体内有足够的铁元素储备。孕妇的膳食中需增加含铁丰富的食物，如红肉（瘦猪肉、牛腱）、红色的动物内脏（猪肝、猪心、鸡心）等，且这类食物中铁的吸收、利用率高。但考虑食品的安全性问题，动物肝脏宜每周摄入1～2次，每次20～50g（约1/2～1个草鸡蛋大小）。

如贫血到一定程度，需遵医嘱补充铁剂。

（2）碘。孕妇如无因甲状腺问题而控碘，需摄入足够的碘，以促进胎儿大脑和神经系统的发育。建议日常烹饪食物时使用碘盐，每周进食1～2次富含碘的海产品，如海带、紫菜、裙带菜、贝类、海鱼等。

（3）钙。胎儿骨骼生长需要足够的钙，如孕妇的膳食中钙供应不足，就需要动员自身骨骼中的钙而增加罹患骨质疏松的风险。孕妇每天需摄入1 000mg的钙，因此建议每天饮奶量达500mL，选用深绿色的蔬菜、豆制品、小鱼、小虾等含钙丰富的食物。增加钙的吸收，维生素D不可或缺，可每天在户外活动20～30min。常见的含钙食物搭配如表4-14-4-4所示。

如孕妇饮奶量不足，可服用钙制剂；如户外活动少或冬季光照不够，可服用维生素D制剂。

图4-14-4-4 常见含钙食物搭配

食物种类	食用量	钙含量/mg
牛奶	500ml	540
豆腐	100g	127
虾皮	5g	50
蛋类	50g	30
绿叶类	200g	180
鱼类	100g	79
合计		1005

（4）DHA。对宝宝的大脑和视网膜发育有益。鱼类中含丰富的DHA，建议孕妇每周食用2~3次，如三文鱼、鳕鱼、鲈鱼、鳗鱼、带鱼等，但要熟食。

对鱼肉过敏或不爱食用者，建议选择藻类来源的DHA补充剂。

每100g食物所含的DHA含量如表4-14-4-5所示。

表4-14-4-5　每100g食物所含DHA含量

三文鱼1100mg	小黄鱼235mg	鲈鱼446mg	鲢鱼100mg
银鳕鱼720mg	带鱼　483mg	河鳗471mg	鲷鱼88.5mg

二、产前饮食

原则：吃饱、吃好，为分娩这场马拉松赛做好能源储备。

1. 慢消化淀粉

进食一些粗杂粮，能进行更好的糖原储备，且能提供丰富的B族维生素，帮助分娩时碳水化合物转化为体能。

2. 继续补钙

钙可缓解分娩时神经和肌肉的紧张，孕妇还是应该继续进食奶制品或钙片。

3. 友情提示

少吃气味较重的食物，如大蒜、韭菜、洋葱等，以避免分娩时排气、排便的味道。

三、产时饮食

产房里除了医院的餐饮，还需要准备些什么呢？

1. 甜甜的高能量（不适合糖尿病产妇）

如巧克力、小蛋糕、小甜品、甜饮料等，含糖量高，可以快速地给产妇提供能量。

2. 易消化的能量

粥、烂面条、馒头、面包等淀粉类食物，消化吸收快，少量多次进食，可持续地为产妇提供能量。

3. 可以喝的能量

功能饮料如红牛，能为产妇快速补充能量、缓解疲劳，一般在进食20~30min后开始显效。

4. 分娩时进食注意事项

（1）吃得方便：食物大小合适、一伸手就可以放进产妇的嘴里；或是流质、半流质的食物，产妇头一偏就可以用吸管吸食。

（2）抓住时机：每次进食选择上次疼痛稍停的时机，立即进食；进食时量要小，防止吸入性窒息。

四、产后饮食

产后三天饮食宜清淡，产妇的奶管尚未通畅，禁多食含油脂高的荤汤；3d以后可以逐渐加些荤汤，这时奶管逐步通畅。产后第一餐应首选易消化、营养丰富的清淡食物，如米糊、小米粥、稀饭、烂面、蛋花汤、蛋羹，逐渐过渡至软食、普食。

剖宫产后，腹胀、用力解便会加重伤口疼痛，因此饮食应注意以下几个方面：

（1）少食易腹胀、产气多的食品，如牛奶，黄豆、豆浆等豆制品，红薯、紫薯等薯类，洋葱，卷心菜，西蓝花等；也不宜边吃饭边说话，以免吞入大量空气。

（2）有便秘倾向的产妇，应少食油炸、辛辣、燥热食品，如辣椒、胡椒、芥末等。

五、乳母饮食

其实，母乳喂养有利于产妇更好地恢复身材。

产妇每天分泌乳汁600~800mL，每天需要比孕前额外增加500kcal能量的补给，以及蛋白质、钙、维生素等营养物质的补充。

1. 乳母饮食的十要点

（1）食物多样，但不过量，少量多餐。每天5～6餐（3个正餐+2～3个加餐），最好每餐有汤、水，因产妇出汗较多并分泌乳汁，需要足够的水分。

（2）增加优质蛋白质。比孕前增加约80～100g的鱼、禽、蛋、瘦肉，每天总量为220g，部分用大豆及其制品替代。选择瘦肉，如瘦猪肉、瘦牛肉（牛腱），鸡、鸭肉去皮吃。

（3）经常选用粗杂粮和薯类，如小米、紫米、玉米、红豆、红薯、山药等，增加膳食纤维、维生素和矿物质摄入。

孕期有妊娠糖尿病的产妇，应注意少吃甜食，用粗杂粮代替部分精细米、面，适当锻炼，定期复查血糖。

（4）吃各种各样蔬菜水果。保证每天摄入蔬菜500g，水果200～400g，多选用深色的蔬菜、水果。如觉口感偏凉，可用温热的水浸一下或煮成水果羹。

（5）食用含铁丰富的食物，如瘦的猪、牛、羊肉等。配菜选用西蓝花、青椒等维生素C丰富的蔬菜，以促进产妇吸收更多铁质。

减少影响铁元素吸收的食物，如浓茶和咖啡；煮杂粮粥、饭，打豆浆之前，杂粮、豆子用温水泡，煮前弃去泡的水；烹饪蔬菜前，如菠菜，用沸水焯一下；少吃油腻食物，建议采用蒸、煮、炖等低油烹饪方式。

（6）每天需补钙1 000mg。相当于比孕前增加200mL的牛奶，使饮奶总量达到每日400～500mL。如不能喝奶或喝得少，建议补充400～500mL钙剂。平时多选用深绿色蔬菜、豆制品、小鱼等含钙较丰富的食物。

为增加钙的吸收和利用，乳母还应补充维生素D或经常户外散步、晒晒太阳。

（7）适当增加维生素A的摄入。可每周食用1～2次动物肝脏，每次少量，约20～50g，如鸡肝、猪肝等。如不吃内脏，也可食用其他食物如全脂奶类、鸡蛋，以及含类胡萝卜素、丰富的深绿色叶菜和黄橙色的蔬菜和水果。

（8）适当增加碘的摄入。如无须控制碘，烹饪食物时可用碘盐，或每周可吃1～2次海带、紫菜、淡菜等海产品。

（9）清淡适宜。调味料葱、姜、蒜、辣椒、咖喱、酒等要少于一般人的量；盐少放，味精不放；可用番茄、炒熟的芝麻、花生等天然调味。

（10）不宜过分忌口。除了明确对身体无益的、吃了后可能会过敏的、以前从来没吃过的这类食物。

注意食品卫生，远离污染，不食未煮熟的鱼类、禽肉类；宜当顿煮当顿吃。

2. 友情提示

（1）母乳喂养过程中，如宝宝有过敏并加重，妈妈需留意自己的饮食，找出可能导致宝宝过敏加重的食物，尽量避免。常见过敏食物有牛奶、鸡蛋、坚果等（注：每位妈妈和宝宝的体质不同，过敏食物也会不同，如找不到原因或过敏比较严重，建议找医生诊断）。

（2）少食用味道重的食物，如大蒜、蒜苗等，食物烹饪少用香料，因为产妇摄入这些食料后，宝宝可能不会喜欢乳汁的味道。

3. 月子食谱举例

菜名	食物名称	数量/g
早餐:		
花卷	花卷	40
蛋花粥	大米	10（未煮前）
	嫩菜叶	100
	鸡蛋	50
牛奶	牛奶	200
早餐后点心:		
薏米红枣汤	薏米	15
	红枣	5
水果	猕猴桃	100
午餐:		
米饭	稻米	90
青椒鸡	青椒	50
	鸡脯肉	50
红烧鲈鱼	鲈鱼	75
炒生菜	生菜	150
海带排骨汤	海带	50
	胡萝卜	50
	肋排骨	40
午餐后点心:		
馒头	馒头1小个	20
酸奶	酸奶	100
水果	橙子	150
晚餐:		
红豆饭	红豆	25
	大米	75
青菜蘑菇	青菜	200
	蘑菇	25
盐水牛腱	牛腱	75
虾仁豆腐	豆腐	80
	虾仁	50
番茄鸡蛋汤	番茄	100
	鸡蛋	30
晚餐后点心:		
海参小米粥	干海参	10
	小米	25
水果	苹果	100

【本节小结】

　　孕期和哺乳期合理营养对母子双方的近期和远期健康都产生至关重要的影响。本节介绍了孕中晚期、哺乳期妇女需要增加哪些营养元素，以及增加的量。通过本节内容的学习，护理员能够指导孕、产妇在住院期间，如临产前、临产时、产后，给她们及家属正确的饮食指导。

【考点提示】

　　(1)产妇刚生好宝宝，第一天就给她一碗蹄膀汤催催奶。　　　　　　　　　　　　( )

　　(2)孕妇贫血，多吃猪肝，每次吃满满一盘。　　　　　　　　　　　　　　　　( )

　　(3)产后不能吃生冷的食物，包括水果。　　　　　　　　　　　　　　　　　　( )

　　(4)除了三文鱼、鳕鱼，鲈鱼和带鱼里也含有丰富的DHA。　　　　　　　　　　( )

　　(5)维生素D可帮助钙的吸收。　　　　　　　　　　　　　　　　　　　　　　( )

　　答案：(1)×　　(2)×　　(3)×　　(4)√　　(5)√

第五节　母乳喂养

【学习内容】

协助产妇挤奶和催乳。

【知识要点】

1. 概述

纯母乳喂养是指除了使用母乳外不添加任何食物和饮料，包括水(除药物、维生素、矿物质滴剂外)。世界卫生组织和联合国儿童基金会一致推荐：婴儿6个月内的纯母乳喂养是最佳的喂养方式，并在添加辅食的基础上持续母乳喂养到2岁或更长时间。

2. 目的

加强产妇对母乳喂养的认识；提高产妇母乳喂养的知识水平；帮助产妇熟练掌握母乳喂养的方法和技巧；提高纯母乳喂养率及母乳喂养成功率。

3. 安全提示

(1)新生儿母乳喂养过程中应全程专人看护，两侧床栏处于拉起状态。

(2)喂养过程中应随时观察新生儿的呼吸情况、含接姿势、吞咽情况。

【学习目标】

(1)了解纯母乳喂养的概念。

(2)熟练掌握母乳喂养的方法和技巧。

(3)熟悉母乳喂养中的常见问题及处理方法。

(4)熟练掌握挤奶、催乳方法。

一、母乳喂养的方法和技巧

1. 哺乳前的准备工作

(1)在母乳喂养前，先给新生儿换清洁尿布，避免在哺乳时和哺乳后给新生儿换尿布，避免因来回翻动引起新生儿吐奶。

（2）根据产妇需要准备好哺乳枕或靠垫、脚踏凳等。

（3）哺乳前协助产妇清洁双手，准备好热水和毛巾，用温水毛巾清洁乳房。

（4）乳房过胀时应先挤掉少许乳汁，待乳晕发软时开始哺喂。

（5）协助产妇采取正确的哺乳姿势，避免引起身体不适。

2. 正确的哺乳姿势

正确的哺乳姿势就是让产妇和新生儿在整个哺乳过程中都感觉舒适，产妇应处在放松、舒适的体位（坐、卧、立均可）抱好婴儿，在哺乳时可以运用靠垫或枕头来支撑自己或婴儿。

（1）抱婴儿的正确做法：

① 婴儿的头枕于妈妈的臂弯中，婴儿的头、脖子与身体成一直线。

② 让婴儿身体转向妈妈，婴儿的腹部贴于妈妈的腹部，婴儿脸面对产妇的乳房，鼻子正对乳头。

③ 如果是新生儿，不仅要托着婴儿的头和肩膀，还要托住臀部（见如图4-14-5-1）。

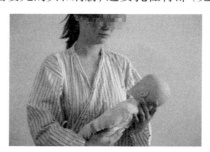

图4-14-5-1　婴儿的正确抱法

（2）产妇母乳喂养体位。

① 摇篮式哺乳法：产妇的一只手托住婴儿的头、肩部及臀部，使婴儿身体转向产妇，婴儿腹部贴于产妇腹部，在产妇手臂下方空隙处可以垫靠垫或枕头支撑，用另一只手支撑着乳房。协助产妇背部紧靠椅背，两腿自然下垂，脚下垫踩脚凳，这种体位可以使产妇哺乳方便而且舒适（见图4-14-5-2），此体位适用于足月婴儿。

② 橄榄球式哺乳法：产妇将婴儿放在一侧胳膊下方，用枕头托住婴儿的身体和头部，产妇的手托住婴儿的枕部、颈部和肩部。婴儿面向产妇，婴儿头部靠近产妇的胸部，让他（她）的嘴能接触到产妇的乳头、完成哺乳。此法适用于双胞胎、婴儿含接有困难、母亲乳腺管阻塞的情况，有利于产妇观察婴儿，在婴儿吃奶的时候可以调整位置。该方法与摇篮式相似，如图4-14-5-3所示。

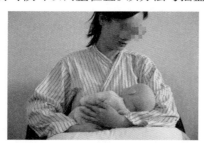

图4-14-5-2　摇篮式哺乳法

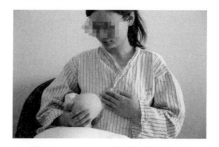

图4-14-5-3　橄榄式哺乳法

③ 交叉式哺乳法：该方法与摇篮式相似，产妇环抱婴儿的手臂换成哺乳侧乳房对侧的手臂，用前臂托住婴儿的身体，婴儿的头枕在产妇的手上（见图4-14-5-4），产妇的手在婴儿的耳朵或更低一点的水平托住婴儿的头部、颈部和肩部，用枕头帮助托住婴儿的身体（见图4-14-5-5），用乳房同侧的手托起乳房。此体位适用于早产儿或含乳困难的婴儿。

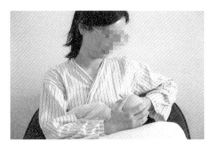

图4-14-5-4　交叉式哺乳法-1

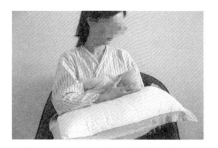

图4-14-5-5　交叉式哺乳法-2

④ 卧位式哺乳法：产妇侧卧位，头枕在枕头边缘，一只手臂放在枕头旁，背后垫枕头，斜靠躺卧，婴儿侧卧位，头不要枕在产妇手臂上（见图4-14-5-6）。此体位适用于剖宫产术后、正常分娩后、夜间哺乳。

⑤ 半躺式哺乳法：产妇半躺在床或沙发上，婴儿腹部朝下趴在产妇的身上，头稍侧向一边（见图4-14-5-7）。该哺乳姿势又称为"生物养育法"，产妇和婴儿都会释放所有本能和反射，使哺乳更加轻松和愉快。

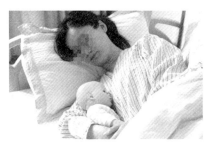

图4-14-5-6　卧位式哺乳法

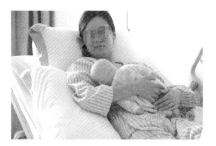

图4-14-5-7　半躺式哺乳法

3. 婴儿正确的含接姿势

产妇用手托住乳房，用乳头轻轻碰触婴儿的上唇，刺激婴儿的寻觅反射，等婴儿嘴张得很大，很快地抱婴儿靠近乳房（并非移动产妇的身体），让婴儿同时含住乳晕与乳头，含接姿势正确有以下表现：

（1）婴儿张大嘴巴，含住大部分乳晕。

（2）婴儿下唇向外翻，下巴紧贴乳房。

（3）婴儿的嘴唇在乳房上呈密闭状态，舌头呈勺状环绕乳房。

（4）婴儿吸吮时，面颊鼓起呈圆形。

（5）婴儿有节奏的"深而慢"地吸吮，中间停顿咽奶，可听到婴儿吞咽声音。

（6）产妇乳头不感觉疼痛。

4. 托住乳房的正确姿势

手掌微握，拇指张开，示指和其他手指合拢并排，贴在乳房下的胸壁上，拇指轻轻地放在乳房的上方，产妇的手不应离乳头太近，否则会妨碍婴儿的含接（见图4-14-5-8）。

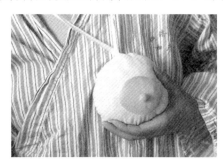

图4-14-5-8　正确托乳姿势

5. 母乳喂养成功的措施

母乳喂养时应坚持母婴早接触、早吸吮、早开奶。

（1）早接触：新生儿娩出后半小时内让婴儿与母亲有皮肤接触，接触时间不少于30min，皮肤接触时，新生儿与母亲应有目光交流。

（2）早吸吮：产后30min内的接触及早吸吮可练习、巩固吸吮反射、觅食反射及吞咽反射，让婴儿得到初乳。

（3）早开奶：就是在母婴第一次接触时，让新生儿吸吮母亲的乳头，进行开奶。

6. 照护措施

（1）正常阴道分娩，婴儿娩出后应常规彻底清除呼吸道分泌物，立即擦干全身的羊水，保暖；断脐后，将新生儿裸放在母亲的胸前（让新生儿与母亲胸前皮肤直接接触），母亲双手搂住新生儿，如图4-14-5-9所示。在其上方盖上毛巾或婴儿小被（见图4-14-5-10）。产床床头抬高至30°，当宝宝有觅食反射时，帮助其含住乳头，尽早开始第一次喂奶。

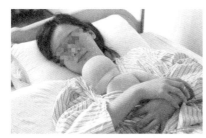 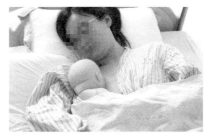

图4-14-5-9　搂住新生儿　　　　　图4-14-5-10　第一次喂奶

（2）剖宫产的新生儿，可以在新生儿断脐后穿好衣服，让新生儿与母亲贴贴脸、拉拉手，进行局部皮肤接触；术后与母亲一起回到母婴同室病房，把新生儿衣扣解开，尿布取下，露出胸腹与母亲进行直接皮肤接触，母亲用手抱住新生儿，接触30min，有吸吮反射时帮助其含住乳头，进行吸吮。

（3）母婴同室：分娩后，如果母亲与婴儿都没有什么异常，婴儿可一直待在母亲的身旁，以利于母乳喂养的成功。

（4）按需哺乳：不规定喂奶的时间和次数，产妇感觉乳房胀满或婴儿有觅食反射时，按照婴儿的需求和产妇的需求进行哺乳。

（5）不要给6个月以内的婴儿喂母乳以外的食品。

二、母乳喂养中的常见问题与处理

1. 产后最初几天新生儿含接困难

（1）肿胀的乳房会让乳头显得更加平坦，不利于婴儿含住，可稍挤出一些乳汁，使乳晕变软，然后再用C形手法托住乳晕处，使乳晕连同乳头被婴儿含吮，在口腔内形成一个易于吸吮的"长奶头"。

（2）哺乳时先吸吮平坦一侧的乳头，婴儿饥饿时吸吮力强，易吸住乳头和大部分乳晕；母亲应取摇篮式或橄榄球式喂哺姿势，以便较好地控制婴儿头部，从而易于固定吸吮部位。

（3）若吸吮未成功，可用抽吸法使乳头突出后再次吸吮。

（4）哺乳结束可继续在两次哺乳间隙佩戴纠正乳头凹陷的纠正罩。

（5）注意事项：暂时吸吮未成功的婴儿，切忌使用橡皮乳头，以免引起乳头错觉，给吸吮成功带来更大困难。母亲应每日挤乳8次或以上，用小杯或小勺喂养，同时继续纠正乳头并训练婴儿吸吮乳头。

2. 纠正凹陷的乳头

（1）分娩后可以使用乳头矫正器，或可以用连接管连接两个注射器，适合乳头大小的一个拔除针栓

（见图4-14-5-11），扣在乳头上，抽拉另一端的针筒，利用负压吸出凹陷的乳头（见图4-14-5-12）。如果有吸奶器，可以先用吸奶器把乳头吸出一点儿，再让婴儿含接或暂时使用乳盾进行含接，待乳头被婴儿吸出一点后再将乳盾取下让婴儿直接含接（见图4-14-5-13）。

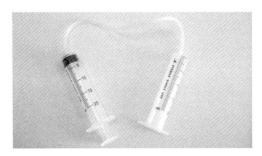

图4-14-5-11　拔除针栓

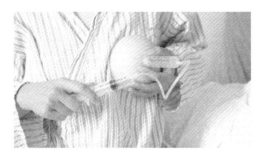

图4-14-5-12　吸出凹陷乳头

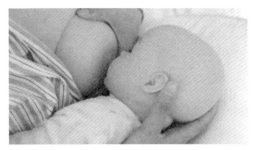

图4-14-5-13　待乳头吸出给婴儿喂奶

（2）乳头伸展练习：将两拇指平等地放在乳头两侧，慢慢地由乳头向两侧外方拉开，牵拉乳晕皮肤及皮下组织，使乳头向外突出。随后将两拇指分别放在乳头上、下侧，由乳头向上、下纵向拉开。此练习重复多次，做满15min，2次/天。

（3）乳头牵拉练习：用一手托乳房，另一手的拇指和中、示指抓住乳头向外牵拉，重复10~20次，2次/天。

3. 乳房胀痛

多因乳房过度充盈及乳腺管阻塞所致。产后半小时内应尽早开始促进乳汁分泌；确保婴儿正确的含接姿势，做到充分有效地吸吮并鼓励按需哺乳；哺乳前热敷、按摩乳房，促使乳腺管畅通；两次哺乳期间冷敷. 产妇穿戴合适的具有支托作用的乳罩，可减轻乳房充盈时的下坠感；婴儿吸吮力不足时，可延长哺乳时间，增加哺乳次数；若因乳房过度肿胀，婴儿无法吸吮时，应将乳汁挤出喂哺婴儿。

4. 乳汁不足

与产妇营养、情绪、睡眠及健康状况密切相关。要增加乳量，首先做到早吸吮，早开奶，按需哺乳，帮助母亲树立母乳喂养的信心。同时保证母亲有足够的睡眠、丰富的营养和稳定的情绪，实行母婴同室。

5. 漏奶

易发生在刚开始哺乳的几周中，主要表现为产妇在开始一侧哺乳时，另一侧乳房会漏奶；不喂哺时，乳房也会自动流出大量的乳汁，是由于乳汁分泌充足、乳汁分泌量和婴儿需求之间不协调引起，可用一块小毛巾或防溢乳垫垫在胸罩内，并经常更换。

6. 乳头皲裂

由于婴儿含接姿势不良造成乳头局部破损，产妇感到乳头疼痛。应纠正婴儿的含接姿势，注意乳头的清洁卫生，哺乳前先湿热敷乳房和乳头3~5min，并按摩乳房；增加哺乳的次数，缩短每次哺乳的时间。轻者可继续哺乳，先喂健侧乳房，再喂患侧乳房。如果产妇因疼痛不能哺乳时，用吸奶器吸出乳汁喂哺婴儿或使用乳头罩间接哺乳。每次哺乳后，挤出少许乳汁涂于皲裂的乳头和乳晕上，短暂暴露使乳头滋润,有利于伤口愈合。

【技能要求】

一、协助产妇挤奶

1. 目的

掌握挤奶操作流程,协助产妇排空乳房,刺激泌乳,采集乳汁喂养婴儿;解除乳胀,减轻疼痛;保持乳腺管通畅;在母婴分离时保持泌乳。

2. 操作准备

照护者准备:衣帽整洁,洗手,戴口罩。

环境准备:温度适宜,拉隔离帘,清退无关人员,保护产妇隐私。

物品准备:毛巾1条,脸盆、温水(40~45℃)、已消毒的手动或电动吸奶器。

3. 操作流程

```
┌─────────────────────────────────────────────┐
│                  沟通解释                      │
│  评估产妇乳房肿胀情况,告知挤奶必要性,取得配合。  │
└─────────────────────────────────────────────┘
                      │
                      ▼
┌─────────────────────────────────────────────┐
│                  挤奶前准备                    │
│ (1)协助产妇取舒适体位,露出乳房。               │
│ (2)用温毛巾清洁双侧乳房。                      │
│ (3)用温毛巾环绕包住乳房,露出乳头。            │
│ (4)湿热敷双侧乳房3~5min。                     │
│ (5)拉好隔离帘。                              │
└─────────────────────────────────────────────┘
                      │
                      ▼
┌─────────────────────────────────────────────┐
│                  协助挤奶                      │
│ (1)用小鱼际按顺时针方向螺旋式按摩乳房。         │
│ (2)照护者一手托起乳房,另一手将拇指和示指相应放在乳晕上 │
│ 下方距乳头根部2cm处,集奶器放在乳头下方(见图4-14-5-14)。│
│ (3)用拇指和示指指腹向胸壁有节奏地下压、挤、松开。 │
│ (4)沿着乳头压挤所有乳窦。                     │
│ (5)用同样方法挤另一侧乳房。                    │
│ (6)挤奶结束后留少许乳汁涂在乳头和乳晕上。       │
└─────────────────────────────────────────────┘
                      │
                      ▼
┌─────────────────────────────────────────────┐
│                  挤奶结束                      │
│ 协助产妇穿好衣服,将挤出的奶盖好,写明日期和挤奶结束时间, │
│ 放在4C°冰箱保留(24h后弃用)。                  │
└─────────────────────────────────────────────┘
                      │
                      ▼
┌─────────────────────────────────────────────┐
│                整理用物,洗手。                 │
└─────────────────────────────────────────────┘
```

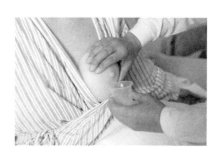

图4-14-5-14 协助挤奶

4. 评分标准

项目	项目总分	质量要求	标准分
工作准备	10	室内环境清洁,温、湿度适宜	2
		护理员着装整齐,洗净双手	2
		清退无关人员,保护产妇隐私	2
		用物准备齐全	4
沟通	10	评估患者身体状况及乳胀方法正确	6
		语言柔和恰当,态度和蔼可亲	4
挤奶前准备	10	协助产妇取舒适体位,用温毛巾清洁双侧乳房	3
		用温毛巾环绕包住乳房,露出乳头	3
		湿热敷双侧乳房3~5min	4
协助挤奶	50	用小鱼际按顺时针方向螺旋式按摩乳房	5
		一手托起乳房,另一手将拇指和示指相应放在乳晕上下方距乳头根部2cm处,集奶器放在乳头下方	15
		用拇指和示指指腹向胸壁有节奏地下压、挤、松开	15
		沿着乳头压挤所有乳窦	5
		用以上同样方法挤另一侧乳房	10
挤奶结束	6	挤奶结束后留少许乳汁涂在乳头和乳晕上	2
		将挤出的奶盖好,写明日期和挤奶结束时间	2
		放在4℃冰箱保留(24h后弃用)	2
整理用物	4	整理用物、协助产妇穿好衣服,注意保暖及保护产妇隐私	4
熟练程度	10	动作轻巧、稳重、准确、安全	10

5. 注意事项

(1)挤奶前让产妇喝两杯水且尽量放松。

(2)使用吸奶器吸奶应严格消毒,避免母婴继发感染。

(3)挤奶过程中切忌不可用力过猛,以免损伤乳房皮肤,造成疼痛。

(4)不可用手指直接挤压乳房,而是要向乳晕处的胸壁挤压。

(5)禁止挤压乳头和牵拉乳头,母亲身体略向前倾,用手将乳房托起,乳头对准储奶杯。

(6)每次排空乳汁时,应尽可能将乳窦内乳汁全部排空。

(7)吸乳器杯罩或漏斗及按摩护垫放置时应紧贴于乳房;负压调节应从最低负压刻度开始,若出现乳房或乳头疼痛,应停止吸引。

二、协助产妇催乳

1. 目的

掌握简单的按摩催乳操作流程,协助产妇按摩乳房,促进乳汁分泌。

2. 操作准备

(1)照护者准备:衣帽整洁,洗手,戴口罩。

(2)环境准备:温度适宜,拉隔离帘,清退无关人员,保护产妇隐私。

(3)物品准备:毛巾1条,脸盆、温水(40~45C°)、医用冷敷贴或冷毛巾。

3. 操作流程

沟通解释

评估产妇泌乳情况，告知催乳目的，取得配合。

↓

催乳前准备

（1）协助产妇取舒适体位，露出乳房。

（2）用温毛巾清洁双侧乳房。

（3）用温毛巾环绕包住乳房，露出乳头。

（4）湿热敷双侧乳房3~5min。

（5）拉好隔离帘。

↓

协助催乳

（1）小鱼际按摩乳房手法：一手托住乳房，用另外一手小鱼际的侧面按摩乳房的硬节处。顺时针向乳头方向推打、震荡，促进乳腺管通畅（见图4-14-5-15）。

（2）梳理乳房手法：双手拖住乳房，从乳根部向乳头方向梳理乳房，刺激乳根、乳腺和乳头（见图4-14-5-16）。

（3）按摩双乳手法：在把乳房往中间推时，尽量让两个乳头靠近，通过这种方法，让乳房基底部比平时更多地活动起来（见图4-14-5-17）。

（4）按摩乳房手法：四指从乳房底下横着托住，产妇需把两个胳膊肘向内收紧，让胸部挺起来，然后像揉面团似的揉动乳房（见图4-14-5-18）。

（5）疏通乳腺手法：

① 用拇指和示指向胸壁方向依次挤压所有乳窦，排出堆积在乳窦及腺体内早期分泌的乳汁（前奶）凝固体。

② 待乳窦变软后，再沿乳腺管向乳头方向挤压乳房，挤压时避免用力揉乳房（见图4-14-5-19）。

（6）挤乳手法：一手托住一侧，用另一手在对侧沿乳腺管向乳头方向挤压，排出乳汁，使乳腺管呈喷射状射奶，达到按摩催乳的效果（见图4-14-5-20）。

↓

催乳结束

协助产妇穿好衣服，注意保暖及保护产妇隐私，用冷毛巾或医用冷敷贴包裹乳房，避开乳头、乳晕，以减轻乳房水肿。

↓

整理用物，洗手。

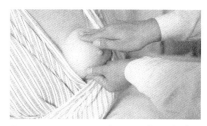

图4-14-5-15　小鱼际按摩乳房手法

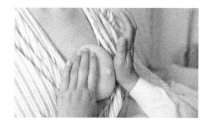

图4-14-5-16　梳理乳房手法

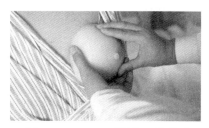

图4-14-5-17　按摩双乳手法

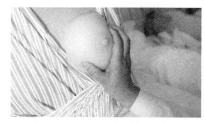

图4-14-5-18　按摩乳房手法

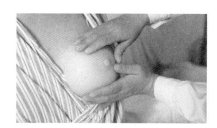

图4-14-5-19　疏通乳腺手法

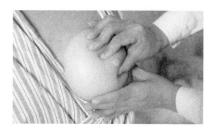

图4-14-5-20　挤乳手法

4. 评分标准

项目	项目总分	质量要求	标准分
工作准备	10	室内环境清洁、温、湿度适宜	2
		护理员着装整齐, 洗净双手	2
		患者体位舒适、稳定	2
		用物准备齐全	4
沟通	10	评估患者身体状况及泌乳量方法正确	6
		语言柔和恰当, 态度和蔼可亲	4
催乳前准备	10	协助产妇取舒适体位、露出乳房, 注意保护产妇隐私	5
		用温毛巾清洁双乳, 用温毛巾环绕包住乳房, 露出乳头	5
催乳过程	50	小鱼际按摩乳房手法正确	10
		梳理乳房手法正确	10
		按摩双乳手法正确	10
		疏通乳腺手法正确	10
		挤乳手法正确	10
催乳结束	5	用冷毛巾或医用冷敷贴包裹乳房, 避开乳头、乳晕, 以减轻乳房水肿	5
整理用物	5	整理用物、协助产妇穿好衣服, 注意保暖及保护产妇隐私	5
熟练程度	10	动作轻巧、稳重、准确、安全	10

5. 注意事项

（1）产妇生产6h后方可按摩乳房。

（2）按摩前先用热毛巾热敷乳房15min。

（3）动作要有节律性, 揉动方向以顺时针为主。

（4）每侧15min, 幅度不可过大, 切忌用力挤压。

（5）乳房根部有硬块时, 要先将乳头方向硬块排出, 依次向根部进展, 循序渐进, 使乳根、乳腺管都通畅。

（6）催乳结束冷敷乳房, 减轻乳房水肿。

【本节小结】

母乳喂养技能是产科护理员照顾产妇的基本技能。本节着重介绍了母乳喂养的方法和技巧, 以及母乳喂养过程中遇到相关问题的解决方法。希望通过本节内容的学习, 护理员能够掌握母乳喂养的基本方法和挤奶、催奶的操作方法, 能够帮助产妇成功进行母乳喂养。

【考点提示】

（1）母乳喂养体位应是婴儿颈部扭曲着吸奶。　　　　　　　　　　　　　　　　（　　）

（2）婴儿含接乳房的姿势是婴儿的口只需含住乳头。　　　　　　　　　　　　　（　　）

（3）挤奶的目的是协助产妇排空乳房, 刺激泌乳, 保持乳腺管通畅, 在母婴分离时保持泌乳。（　　）

（4）催乳注意事项是每侧用力按摩15min后用力挤压乳房。　　　　　　　　　　（　　）

（5）纯母乳喂养是指除了使用母乳外不添加任何食物和饮料。　　　　　　　　　（　　）

答案:（1）×　（2）×　（3）√　（4）×　（5）√

第六节　辅助生殖围生期护理

【学习目标】

(1)了解辅助生殖技术的定义。

(2)掌握辅助生殖妊娠期间的照护要点。

一、辅助生殖技术的定义

人类辅助生殖技术(assisted reproductive technology, ART)是指对配子、胚胎或者基因物质体内外系统操作而获得新生命的技术。

人工授精是指将男性精液通过非性交的方式由人工注入女性生殖道内,使精子和卵子在体内自然受精而达到妊娠目的。

体外受精—胚胎移植(IVF—ET),俗称"试管婴儿",是指将不孕夫妇的精子和卵子取出,在体外完成受精和胚胎的早期发育,然后将早期胚胎放回女方的子宫内,使胚胎继续发育、生长直至足月分娩。

人类辅助生殖技术在一定程度上解决了不孕夫妇的生育问题,随着人类辅助生殖技术的发展和应用,越来越多的不孕夫妇使用ART技术孕育子女,因此,我们需要对ART妊娠的孕妇做好积极的护理照护,重视围生期的保健及照护,减少妊娠期发生并发症的风险。

二、辅助生殖妊娠孕早期照护要点

(1)需注意产妇有无阴道流血及腹痛,定期进行规范产检,了解孕产史及不孕病史。

(2)指导孕妇保持良好的生活方式:

① 适当的休息与活动。

② 保持身心健康,调节好心理状态。

③ 均衡饮食及营养,以高蛋白、高维生素饮食,遵医嘱补充维生素及叶酸等。

④ 避免接触有毒有害的物质及环境,包括放射线、高温、铅、汞、苯、砷、农药等;减少接触宠物,避免弓形虫感染。

⑤ 遵医嘱定期去医院随访,以确定宫内妊娠及了解胎儿发育情况。

⑥ 遵医嘱使用药物,避免自行服用可能影响胎儿正常发育的药物。

(3)早孕反应的照护。

① 饮食多样化,少量多餐,合理安排食物,荤素搭配保证营养比例,避免油腻,多吃高纤维、高蛋白食物。

② 每日适当活动,如散步、孕妇瑜伽等合适的锻炼。

③ 保持口腔的清洁,可使用盐水或漱口液漱口。

④ 孕吐严重者需及时就医。

三、辅助生殖妊娠孕中期照护要点

(1)孕中期后期需了解孕妇有无宫缩等情况;遵医嘱做各项产前筛查、妊娠期糖尿病筛查、宫颈管长度及形态等检查。

(2)指导孕妇继续保持良好的生活方式,保持身心健康;均衡饮食及营养,以高蛋白、高维生素饮食,遵医嘱补充铁、钙、维生素及叶酸等;注意体重管理,防止营养不良及营养过剩,适当运动,以控制体重增长在合理范围内。

四、辅助生殖妊娠孕后期照护要点

（1）注意事项：注意有无腹痛、阴道流血、阴道流液情况，有无头晕、眼花等情况；注意孕妇是否存在妊娠期并发症。

（2）指导孕妇继续保持良好的生活方式，保持身心健康；均衡饮食及营养，少食多餐，以高蛋白、高维生素饮食，遵医嘱补充铁、钙、维生素及叶酸等，防止营养不良及营养过剩；适当运动，以控制体重增长在合理范围内。

（3）指导患者了解相关分娩知识，了解产程相关临床表现，掌握产褥期知识，包括母乳喂养及新生儿护理知识。

（4）遵医嘱及时完成辅助生殖相关随访，告知产妇孕期身体情况、分娩情况及新生儿身高、体重、有无健康问题及出生缺陷等情况。

【考点提示】

（1）人工授精就是体外受精。　　　　　　　　　　　　　　　　　　　　（　）

（2）妊娠早期避免接触有毒有害物质及环境，包括放射线、高温、铅、汞、苯、砷、农药等；减少接触宠物，避免弓形虫感染。　　　　　　　　　　　　　　　　　　　　　　　　　　（　）

（3）孕妇要定期规范产检，遵医嘱自我观察，注意是否存在妊娠并发症。　（　）

（4）指导孕妇保持良好生活方式，合理膳食，适当运动，控制体重增长在合理范围内。　（　）

（5）人类辅助生殖技术能够解决所有不孕夫妇的生育问题。　　　　　　　（　）

答案：（1）×　（2）√　（3）√　（4）√　（5）×

第十五章　产科常见疾病及并发症的临床特点和照护

妊娠期常见疾病及并发症,包括妊娠期高血压疾病、妊娠期糖尿病、前置胎盘、胎膜早破、妊娠合并心脏病、产后出血、羊水异常及早产。可伴有全身多器官功能损害或衰竭,严重影响母婴健康,及时发现临床症状及了解并发症临床特点,对产妇围生期安全有着重大意义。

第一节　妊娠期高血压疾病

【学习目标】

(1)了解什么是妊娠合并高血压疾病,妊娠合并高血压疾病对孕妇及胎儿的影响。
(2)熟悉妊娠合并高血压疾病的临床表现。
(3)掌握妊娠合并高血压疾病的照护要点。
(4)掌握给产妇擦身、漱口及更换衣服的技巧。

一、临床表现

1. 妊娠期高血压

妊娠期首次出现收缩压不低于140mmHg和(或)舒张压不低于90mmHg,并于产后12周内恢复正常;尿蛋白(−);孕妇伴有上腹部不适或者血小板减少。收缩压不低于160mmHg和(或)舒张压不低于110mmHg,为重度高血压。

2. 子痫前期

妊娠20周后出现收缩压不低于140mmHg和(或)舒张压不低于90mmHg,伴有下面任一项:

(1)尿蛋白不小于0.3g/24h或尿蛋白/肌酐比值不小于0.3,或随机尿蛋白不小于1个"+"

(2)无尿蛋白但伴有任何一项脏器或系统受损。

3. 子痫

在子痫前期的基础上,孕妇出现不能用其他原因解释的抽搐,甚至昏迷,称为子痫。孕妇发病前常有子痫前期的症状,然后出现抽搐。子痫抽搐进展迅速,通常表现为全身强直阵挛性癫痫或昏迷。发病时,孕妇先表现为眼球固定、瞳孔散大、瞬间头扭向一侧、牙关紧闭,续而口角及面部肌肉颤动;几秒钟后迅速出现全身及四肢肌肉强直,双手紧握、双臂屈曲,发生强烈的抽动。抽搐时孕妇呼吸暂停、面部青紫、口吐白沫,持续1~1.5s,抽搐强度减弱,全身肌肉放松,随即深长吸气后呼吸恢复。抽搐过程中孕妇易发生唇舌咬伤、摔伤甚至骨折等创伤。

4. 慢性高血压并发子痫前期

慢性高血压孕妇妊娠20周前无尿蛋白,20周后出现尿蛋白不小于0.3g/24h或随机尿蛋白不小于(+);或妊娠20周后尿蛋白明显增加,或出现血压进一步升高等上述重度子痫前期的任何一项表现。

5. 妊娠合并慢性高血压

既往存在高血压或在妊娠20周前发现收缩压不低于140mmHg和(或)舒张压不低于90mmHg,妊娠期无明显加重;或妊娠20周后首次诊断高血压并持续到产后12周以后。

二、照护要点

1. 休息与睡眠

孕妇应适当减轻工作量，保持环境安静，光线暗淡，保证充足的睡眠（不小于10h/天）。休息时以左侧卧位为宜，以改善子宫胎盘的血液循环。限制陪护和探视人数，治疗护理操作应尽量集中进行。床旁备急救用品。

2. 间断吸氧

以增加血氧含量，改善全身主要脏器和胎盘的氧供。

3. 饮食指导

指导孕妇合理饮食，摄入足够蛋白质（大于100g/d）、蔬菜，补充维生素、铁和钙剂。水肿的孕妇要低盐饮食。

4. 密切观察孕妇及胎儿状况

监测孕妇体重、血压，及时询问孕妇有无头痛、眼花、上腹不适等症状，指导孕妇学会自数胎动，每天进行20min电子胎心监测，判断宫内胎儿的储备能力，监测孕妇生命体征，协助孕妇进行尿蛋白测定，如有异常须及时报告医务人员。

5. 用药注意事项

记录孕妇的血压变化，以协助医护人员调整降压药的剂量。硫酸镁是目前治疗妊娠期高血压疾病的首选解痉药物。如果应用硫酸镁治疗，应监测孕妇的血压，注意观察硫酸镁中毒症状：① 膝反射必须存在；② 呼吸次数不低于16次/分；③ 尿量每小时不少于17mL或每24h不少于400mL。如发现有异常须及时报告医护人员。

6. 其他

（1）一旦发生子痫抽搐，立即呼叫医护人员，保持患者呼吸道通畅，使其头偏向一侧，随时清理呼吸道分泌物及呕吐物，同时把孕妇置于头低侧卧位，在上、下臼齿间放置一缠好纱布的压舌板，以防唇、舌咬伤。在昏迷期间，禁止一切饮食和口服药。观察记录抽搐发生次数、持续时间、间歇时间。

（2）妊娠期高血压产妇易发生产后出血，终止妊娠后除密切观察生命体征和临床症状外，尤其要注意子宫复旧和阴道流血情况，如月经量过多应报告医护人员。术后要及时按摩产妇双下肢，协助产妇床上活动，注意多喝水，预防深静脉血栓的发生。

（3）告知孕妇保持愉快心情对预防疾病发展的重要性。协助孕妇合理安排休息时间，使其不感到紧张劳累，又不单调乏味，精神放松，积极配合治疗和护理。

【技能要求】

一、擦身

1. 目的

掌握擦身操作流程，协助孕产妇完成擦身，保持孕产妇皮肤的清洁干燥。

2. 操作准备

（1）环境准备：室内环境清洁，温度适宜（室温26℃）。

（2）请无关人员回避，保护孕产妇隐私。

（3）护理员准备：着装整齐，洗净双手。

（4）物品准备：洗脸毛巾1条，擦身毛巾1条，脸盆1个，热水等。

（5）准备换洗衣物：内衣1套、床单1件、被套1件等。

3. 操作流程

```
┌─────────────────────────────────────────────────┐
│                     沟通                          │
│      评估孕产妇身体状况、疾病情况，取得配合。           │
└─────────────────────────────────────────────────┘
                        ↓
┌─────────────────────────────────────────────────┐
│                   擦身前准备                        │
│  将水温(45℃)倒入盆中，1/2~1/3满，关好门窗，拉好隔离帘。  │
└─────────────────────────────────────────────────┘
                        ↓
┌─────────────────────────────────────────────────┐
│                   协助擦身                         │
│  按眼、鼻、耳、颈部、胸部、乳房、腹部、手臂、腋下、背部、臀部、│
│  腿部、脚部和会阴的顺序分别用不同的毛巾对产妇相应身体部位    │
│  进行擦身(见图4-15-1-1)。                           │
└─────────────────────────────────────────────────┘
                        ↓
┌─────────────────────────────────────────────────┐
│                   擦身结束                         │
│  (1)产妇身体各部位擦洗结束后，帮其换好干净内衣裤，并更换   │
│  床单位被套。                                      │
│  (2)整理换洗衣物及清洗用品等(见图4-15-1-2)。          │
└─────────────────────────────────────────────────┘
                        ↓
┌─────────────────────────────────────────────────┐
│                整理用物，洗手。                      │
└─────────────────────────────────────────────────┘
```

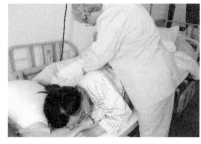

图4-15-1-1　协助擦身

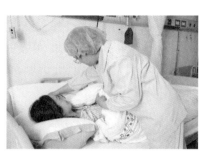

图4-15-1-2　整理衣物用品

4. 评分标准

项目	项目总分	质量要求	标准分
工作准备	10	室内环境清洁，温度适宜	2
		护理员着装整齐，洗净双手	2
		清退无关人员，保护孕产妇隐私	2
		用物准备齐全	4
沟通	10	评估孕产妇身体状况及基本情况方法正确	6
		语言柔和恰当，态度和蔼可亲	4
擦身前准备	10	水量适宜	3
		水温适宜	3
		物品摆放位置合理，安全	4
协助擦身	50	擦身姿势正确	15
		擦身部位正确	15
		观察孕产妇反应，提供生活护理	15
		注意保暖	5
擦身结束	6	更换干净内衣裤	3
		更换床单位被套	3
整理用物	4	用物处理正确，环境整洁	2
		操作后洗手	2
熟练程度	10	动作轻巧、稳重、准确、安全	10

5. 注意事项

(1)给产妇擦身时，注意保持室温适宜，水温也要合适。

（2）擦身时间不宜过长，一般5~10min即可。

（3）擦身时拉隔离帘，注意保护产妇的隐私。擦身时暴露局部，不要暴露全身。

二、漱口

1. 目的

掌握漱口操作流程，去除口臭、口垢，使孕产妇舒适，保持口腔正常功能。

2. 操作准备

漱口杯（内盛水，冬天用温水）、吸管、弯盘或小脸盆、干毛巾或纸巾。

3. 操作流程

工作准备
（1）室内环境清洁，温度适宜。
（2）护理员着装整齐，洗净双手。
（3）清退无关人员，保护孕产妇隐私。

↓

用物准备
漱口杯（内盛水，冬天用温水）、吸管、弯盘或小脸盆、干毛巾或纸巾。

↓

漱口前准备
（1）取半卧位或坐位。
（2）干毛巾或纸巾围于下颌和前胸。
（3）弯盘置于床上小桌板或用手托住（见图4-15-1-3）。

↓

协助漱口
（1）协助孕产妇持漱口杯或经吸管吸水，漱口后吐出。
（2）询问孕产妇感受。
（3）协助孕产妇取舒适卧位。
（4）完成操作，流程合理（见图4-15-1-4、图4-15-1-5、图4-15-1-6）。

↓

给予指导。

↓

整理用物、洗手。

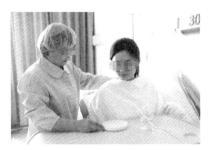

图4-15-1-3　漱口前准备

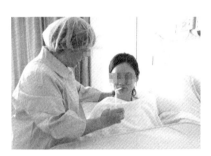

图4-15-1-4　协助漱口

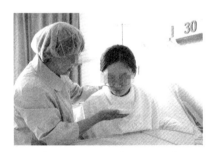

图4-15-1-5　漱口后吐出

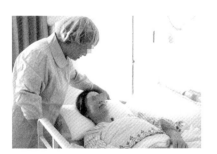

图4-15-1-6　协助孕妇取舒适卧位

4. 评分标准

项目	项目总分	质量要求	标准分
工作准备	6	室内环境清洁,温度适宜	2
		护理员着装整齐,洗净双手	2
		清退无关人员,保护孕产妇隐私	2
用物准备	6	漱口杯(内盛水,冬天用温水)、吸管、弯盘或小脸盆、干毛巾或纸巾	6
沟通	10	向孕产妇解释,表述自然,内容贴切	6
		语言柔和恰当,态度和蔼可亲	4
漱口前准备	10	取半卧位或坐位	3
		干毛巾或纸巾围于下颌和前胸	3
		弯盘置于床上小桌板或用手托住	4
协助漱口	48	协助孕产妇持漱口杯或经吸管吸水,漱口后吐出	12
		询问孕产妇感受	12
		协助孕产妇取舒适卧位	12
		完成操作,流程合理	12
指导孕产妇	6	告知孕产妇正确的漱口方法	3
		更换床单位被套,避免呛咳或误吸	3
整理用物	4	用物处理正确,环境整洁	2
		操作后洗手	2
熟练程度	10	动作轻巧、稳重、准确、安全	10

5. 注意事项

(1)漱口用水尽量使用温水,除早晚漱口,还要做到饭后漱口。

(2)漱口水也可以用具有清洁、消毒作用的含漱剂。

三、衣裤更换技巧

1. 目的

掌握更换衣裤操作流程,使孕产妇舒适,建立良好的卫生习惯,使身体尽快康复。

2. 操作准备

(1)关门窗,避免对流,温度适宜(冬季室温26~28℃为宜)。

(2)护理员着装整齐,洗净双手。

(3)清退无关人员,保护孕产妇隐私。

3. 操作流程

> **用物准备**
> 清洁、合适的衣裤。

↓

> **沟通解释**
> (1)向孕产妇解释,表述自然,内容贴切。
> (2)语言柔和恰当,态度和蔼可亲。

↓

操作过程

（1）脱开襟上衣：解开纽扣，脱去一侧衣袖并协助翻身侧卧，将一侧上衣掖于孕产妇身下，至另一侧协助翻身后脱下同侧衣袖，整理衣服。

（2）脱套头衫：将上衣拉至胸部，协助孕产妇一侧手臂上举，顺势脱出一侧衣袖，同法脱去另一侧衣袖，再一手托起孕产妇头颈部，另一手将衣服从头上脱出。

（3）穿开襟上衣：协助孕产妇穿好一侧衣袖，翻身侧卧，将另一侧衣服平整掖于身下，协助平卧，从另一侧下拉出衣服，穿好另一侧衣服，扣好纽扣，整理衣服。

（4）穿套头衫：辨清衣服前后，从衣服袖口处穿入到衣服的下摆，手握住孕产妇的手腕，将衣袖轻轻向其手臂套入，同法穿好另一侧衣袖，再将衣领口从孕产妇头部套入，整理衣服。

（5）脱裤子：协助松开裤带，一手托腰骶部，另一手将裤腰向下退至臀部至膝部之间，然后一手托膝部，另一手拉下裤子。同法脱下另一侧裤子。

（6）穿裤子：护理员一手从裤管口伸入到裤腰口，轻捏孕产妇脚踝；另一手将裤管向其大腿方向提拉，同法穿好另一侧裤管，向上提拉至臀部，再提拉裤腰到腰部，系好裤带，整理裤子。

操作后处理

（1）整理床单位。

（2）协助躺卧舒适。

整理用物、洗手。

4. 评分标准

项目	项目总分	质量要求	标准分
工作准备	6	关门窗，避免对流，温度适宜（冬季室温26～28℃为宜）	2
		护理员着装整齐，洗净双手	2
		清退无关人员，保护孕产妇隐私	2
用物准备	6	清洁、合适的衣裤	6
沟通解释	10	向孕产妇解释，表述自然，内容贴切	6
		语言柔和恰当，态度和蔼可亲	4
操作过程	56	脱开襟上衣：解开纽扣，脱去一侧衣袖并协助翻身侧卧，将一侧上衣掖于孕产妇身下，至另一侧协助翻身后脱下同侧衣袖，整理衣服	10
		脱套头衫：将上衣拉至胸部，协助孕产妇一侧手臂上举，顺势脱出一侧衣袖，同法脱去另一侧衣袖，再一手托起孕产妇头颈部，另一手将衣服从头上脱出	10
		穿开襟上衣：协助孕产妇穿好一侧衣袖，翻身侧卧，将另一侧衣服平整掖于身下，协助平卧，从另一侧下拉出衣服，穿好另一侧衣服，扣好纽扣，整理衣服	10
		穿套头衫：辨清衣服前后，从衣服袖口处穿入到衣服的下摆，手握住孕产妇的手腕，将衣袖轻轻向其手臂套入，同法穿好另一侧衣袖，再将衣领口从孕产妇头部套入，整理衣服	10
		脱裤子：协助松开裤带，一手托腰骶部，另一手将裤腰向下退至臀部至膝部之间，然后一手托膝部，另一手拉下裤子，同法脱下另一侧裤子	8
		穿裤子：护理员一手从裤管口伸入到裤腰口，轻捏孕产妇脚踝，另一手将裤管向其大腿方向提拉，同法穿好另一侧裤管，向上提拉至臀部，再提拉裤腰到腰部，系好裤带，整理裤子	8
操作后处理	6	整理床单位	3
		协助躺卧舒适	3
整理用物	6	脏衣裤处理正确，环境整洁	3
		操作后洗手	3
熟练程度	10	动作轻巧、稳重、准确、安全	10

5. 注意事项

(1)产妇的皮肤排泄功能旺盛,加上乳房淌奶、恶露排出等,应经常更换衣服。

(2)产妇的衣服应使用吸水性强、宽松柔软的棉织品。

(3)更换衣服时注意保护隐私,避免着凉。

(4)衣服更换后应保持平整,保持产妇舒适,避免产生皮肤压痕。

(5)遇产妇双上肢有补液通路的,应在护士指导下进行衣服的更换。

【本节小结】

妊娠期高血压是妊娠期特有的疾病,严重影响母婴健康,是孕产妇和围生儿患病及死亡的主要原因。本节着重介绍了照护妊娠高血压孕产妇的知识和操作要点,希望护理人员能对妊娠高血压的常见症状有所了解,掌握操作技能,使孕产妇得到心理和生理的支持。

【考点提示】

(1)妊娠高血压综合征的基本病变是全身小动脉痉挛。 ( )

(2)妊娠期高血压患者护理措施是让孕妇正常工作,保证睡眠6~7h。 ( )

(3)应用硫酸镁治疗妊娠高血压综合征患者时,呼吸不应少于16次/分。 ( )

(4)应用硫酸镁治疗妊娠高血压综合征患者时,应注意尿量每24h不少于400mL。 ( )

(5)妊娠高血压综合征的产妇分娩后要仔细观察其阴道出血情况。 ( )

答案:(1)√ (2)× (3)√ (4)√ (5)√

第二节 妊娠合并糖尿病

【学习目标】

(1)了解什么是妊娠合并糖尿病,妊娠合并糖尿病对孕妇及胎儿的影响。

(2)熟悉妊娠合并糖尿病的临床表现。

(3)掌握妊娠合并糖尿病的照护要点。

一、临床表现

1. 妊娠期

由于血液稀释,胰岛素相对不足,主要表现为多饮、多食、多尿、体型肥胖,孕妇感到子宫增大快,胎儿大,全身乏力、全身瘙痒或阴道外阴瘙痒。凡有糖尿病家族史、孕妇体重大于90kg、死胎或巨大儿史、本次妊娠胎儿偏大或羊水过多者,应警惕合并糖尿病的可能。

2. 分娩期

子宫收缩导致体内消耗大量糖原,产妇进食减少,易出现盗汗、头晕、心慌、面色苍白、饥饿等低血糖症状。

3. 产后

由于胎盘排出及全身内分泌激素逐渐恢复至非孕水平,使抗胰岛素的水平迅速下降,易出现高血糖及低血糖的症状。

二、照护要点

（1）对于高危人群,平时注意低盐、低脂饮食,适度运动,避免体重增长过快,24~28周需做75g口服葡萄糖耐量试验。如果异常,需请产科医生、营养科医生、内分泌科医生共同制定诊疗方案。

（2）指导孕妇充分休息、适当运动、合理饮食。饮食应定量、定时,以达到正常血糖水平而孕妇又无饥饿感最佳。忌糖饮食,少食碳水化合物较多的土豆、洋葱等,多选用大豆制品、玉米面等。可以吃但必须限量的水果有苹果、梨等。饮食要多样化,使之符合平衡饮食的需求。

（3）向孕妇及其家属介绍妊娠合并糖尿病的有关知识,讲解降糖治疗的必要性和孕期血糖控制稳定的重要性及孕期保持心情舒畅是最好的胎教,取得孕妇及家属的积极配合。

（4）协助监测血糖,记录饮食和血糖变化,尽量控制空腹血糖在5.3mmol/L以下,餐后2h血糖在6.7mmol/L以下。如果应用胰岛素治疗,剂量应根据血糖变化和孕周增加及时调整,产后及时调整胰岛素用量,将胰岛素减至产前的1/3左右。

（5）指导胰岛素使用有关知识。胰岛素注射部位有上臂外侧、大腿前外侧、腹部,采用皮下注射法。在餐前注射剂量要准确,防止发生低血糖反应,如孕妇出现心悸、出汗、手抖等症状时,应考虑到低血糖的可能,立即测血糖,嘱患者喝糖水或进食。

（6）产后及术后要关注产妇出血情况;鼓励支持产妇尽可能母乳喂养,至少坚持6个月;新生儿注意喂养,监测血糖,观察新生儿呼吸,如有呻吟、吐沫、萎靡不振等及时报告医护人员。

【本节小结】

妊娠合并糖尿病如控制不当可造成许多严重并发症。特别是在胚胎发育的关键时期,血糖控制不当可造成胎儿畸形、先天性疾病甚至流产。指导孕产妇正确控制血糖,注意饮食及合适的运动休息,降低母婴并发症的发生,改善孕产妇的心理状态,对提高孕产妇的生活质量有重要意义。

【考点提示】

（1）妊娠期糖尿病对胎儿、新生儿的影响是容易发生新生儿高血糖的表现。　　　　（　　）
（2）妊娠糖尿病的高危因素有肥胖、家族糖尿病史、有死胎或巨大儿史。　　　　　（　　）
（3）患者空腹血糖的合适目标值为小于3mmol/L。　　　　　　　　　　　　　　（　　）
（4）妊娠合并糖尿病需孕晚期估计胎儿成熟度。　　　　　　　　　　　　　　　　（　　）
（5）确诊妊娠期糖尿病的实验室检查是空腹血糖及糖耐量试验。　　　　　　　　　（　　）
答案:（1）×　　（2）√　　（3）√　　（4）×　　（5）√

第三节　羊水量异常

【学习目标】

（1）了解什么是羊水量异常,羊水量异常对孕妇及胎儿的影响。
（2）熟悉羊水量异常的临床表现。
（3）掌握羊水量异常的照护要点。

一、临床表现

1. 急性羊水过多

多发生于妊娠20～24周，由于羊水量急剧增多，在数日内子宫急剧增大，横膈上抬，孕妇出现呼吸困难，不能平卧，甚至出现唇、指（趾）、甲床呈现青紫。孕妇表情痛苦，腹部因张力过大而感到疼痛，食量减少。孕妇下肢及外阴部水肿、静脉曲张。子宫明显大于妊娠周数，胎位不清。

2. 慢性羊水过多

多发生于妊娠晚期，多数孕妇能适应，腹部膨隆、腹壁皮肤发亮、变薄，触诊时感到皮肤张力大，胎位不清。

3. 羊水过少

胎动时感觉腹痛，检查时感觉宫高、腹围小于同期正常妊娠孕妇，子宫的敏感度较高，轻微的刺激即可引起宫缩，临产后阵痛剧烈，宫缩不协调，宫口扩张缓慢，产程延长。

二、照护要点

（1）注意饮食、休息。孕妇要注意高蛋白、低脂、低盐、低糖饮食，少食多餐，可以减少糖尿病、高血压等妊娠疾病对孕妇体内羊水的影响。羊水过多者应摄取低钠饮食，多吃蔬菜、水果，保持大便通畅。

（2）及时发现孕妇胎膜早破、胎盘早剥和脐带脱垂的征象，发现异常情况要及时报告医护人员。

（3）指导孕妇尽量卧床休息，采取左侧卧位，抬高下肢，压迫症状明显者可取半卧位。及时巡视，解决好孕妇的需求，协助孕妇做好日常生活护理。

（4）适量运动可促进孕妇和胎儿的代谢，羊水减少的孕妇可通过左侧卧位等方法增加羊水。嘱咐孕妇自我监测胎动，如有异常及时报告医护人员。

（5）嘱咐孕妇注意孕晚期的自我监测。孕晚期需要每日关注胎动情况，如果胎动减少，则需要及时进行检查。如果感觉短时间内出现呼吸困难、腹部快速增大、影响休息及活动等，则需要警惕羊水过多。

（6）鼓励孕妇说出内心的担忧，在倾听过程中予以及时、恰当的反馈，了解孕妇的需求，尽可能满足。帮助孕妇积极应对病情的变化，增加孕妇的信心，减轻孕妇的焦虑。必要时可以报告医护人员，提供专业的心理辅导。

【本节小结】

妊娠期羊水量异常，对母儿健康都有较大的影响，孕妇及家属对此存在着不同程度的认识不足和知识缺乏，往往造成死胎死产、产妇分娩时大出血等，危及母儿生命。临床照护工作中对羊水过多、羊水过少的产妇应做出正确的评估，并对孕妇及家属做好健康教育，取得理解，让他们配合治疗。

【考点提示】

（1）羊水过少是指妊娠足月时羊水量少于300mL。 （ ）

（2）羊水过多指凡在妊娠任何时期内羊水量超过2 000mL。 （ ）

（3）羊水充满羊膜腔内无论多少都属正常。 （ ）

（4）羊水过多临床表现是胎位容易触清、胎心清晰易听。 （ ）

（5）羊水过多者的护理措施中包括指导孕妇低钠饮食，防止便秘。 （ ）

答案：（1）√ （2）√ （3）× （4）× （5）√

第四节　前置胎盘

【学习目标】

(1)了解什么是前置胎盘,前置胎盘对孕妇及胎儿的影响。

(2)熟悉前置胎盘的临床表现。

(3)掌握前置胎盘的照护要点。

一、临床表现

典型症状是妊娠晚期或临床时发生无诱因、无痛性反复阴道流血,偶有发生于妊娠20周者。前置胎盘出血前无明显诱因,实际出血量与阴道出血量相符。出血量过多可导致胎儿宫内窘迫或胎死宫内。

二、照护要点

(1)前置胎盘孕妇应保证休息,减少活动与刺激,绝对卧床休息,取左侧卧位,避免妊娠子宫压迫下腔静脉,从而使子宫及胎盘的血流量更优良,改善胎盘的血液循环。对孕妇进行必要的腹部检查时,动作一定要轻柔,切忌阴道检查、肛门指诊和灌肠。提前做好急诊剖宫产和大出血的抢救准备工作。阴道出血停止后,经过观察和评估,孕妇可适当下地进行活动,动作宜慢。

(2)指导孕妇均衡营养尤其重要,饮食要合理搭配,以高蛋白、高热量、高纤维素、富含铁剂的食物为主;每天要保证水分的充足摄入。均衡营养不但可以供给孕妇充分的营养,保证胎儿的健康发育,还可以纠正和预防贫血,并且能增强孕妇的免疫力及降低长期卧床而引起的便秘。

(3)指导孕妇学会自数胎动,每天进行20min电子胎心监测,判断宫内胎儿的储备能力,监测孕妇生命体征,有异常及时报告医务人员。

(4)观察孕妇面色、口唇颜色,询问有无头晕情况,以防隐性出血的发生。观察阴道有无出血,出血的量、颜色,保留会阴垫;如有活动性出血,要及时报告医务人员。要加强巡视,以防止孕妇在熟睡中发生大出血。

(5)前置胎盘孕妇常因出现阴道反复出血的情况而焦虑不安,多有失眠多梦、没有食欲、沉默寡言等症状。故要与孕妇多沟通、多交流,鼓励孕妇保持积极乐观的心态,树立治愈的信心。

(6)产后注意保持外阴清洁,消毒外阴,注意观察产妇的体温、脉搏、呼吸,如有异常,立即报告医生。

【本节小结】

前置胎盘的主要症状是妊娠晚期发生无诱因的无痛性阴道流血,是妊娠晚期出血的主要原因之一,是严重威胁母儿生命安全的并发症。在保证孕妇安全的前提下,临床上根据孕周及出血量的多少,采取不同的治疗方法,并给予相应的照护。

【考点提示】

(1)前置胎盘诊断成立的孕周是妊娠28周后。　　　　　　　　　　　　　　　　　(　　)

(2)前置胎盘的典型临床表现是阴道出血量与贫血程度不成比例。　　　　　　　　(　　)

(3)前置胎盘典型症状是妊娠晚期无痛性反复阴道流血。　　　　　　　　　　　　(　　)

(4)与前置胎盘的发生关系最小的因素是受精卵发育迟缓。　　　　　　　　　　　(　　)

(5)前置胎盘发生产后出血的原因是子宫下段肌组织收缩力差。　　　　　　　　　(　　)

答案:(1)√　(2)×　(3)√　(4)×　(5)√

第五节　胎膜早破

【学习目标】

(1)了解什么是胎膜早破,胎膜早破对孕妇及胎儿的影响。

(2)熟悉胎膜早破的临床表现。

(3)掌握胎膜早破的照护要点。

一、临床表现

多数孕妇可感觉到有较多液体突然从阴道流出或无法控制的"漏尿",多为无色、清亮液体。腹压增加(如用力咳嗽、打喷嚏、手持重物、用力排便等)时阴道流液量增加。少数孕妇仅感到外阴较平时湿润,无腹痛及其他先兆。

若伴羊膜腔感染,可表现为阴道流出液体有臭味、体温升高、脉搏增快、胎心率增快、宫底有压痛等。

二、照护要点

(1)胎膜早破孕妇要绝对卧床,采取平卧位并抬高臀部,禁止下床走动,避免脐带脱垂,同时可以减缓羊水流出速度,防止胎儿因羊水过少导致宫内缺氧。

(2)在照护孕妇时动作要轻柔,减少对腹部的刺激。及时发现孕妇的生活需要,协助孕妇做好各种生活护理,如洗漱、进食、穿脱衣服、大小便等。

(3)胎膜早破孕妇易发生宫内感染,需监测孕妇生命体征,若发生孕妇体温升高、脉搏变快、阴道分泌物有异味、子宫敏感性增加等异常情况,须及时报告医护人员。

(4)指导孕妇保持外阴清洁,每日擦洗会阴2次,指导孕妇在每次大小便后做好会阴护理,使用吸水性好的消毒会阴垫,勤换会阴垫,保持清洁干燥,避免不必要的肛门及阴道检查。

(5)记录破膜时间,若破膜超过12h,应及时告知医护人员,需预防性使用抗生素预防感染。若使用催产素引产,可协助医护人员记录宫缩间隔时间和持续时长。

(6)向孕妇及其家属讲解胎膜早破的注意事项,减轻或消除孕妇及其家属的紧张和恐惧心理。

三、技能要求

协助孕产妇会阴护理。

1. 目的

掌握会阴护理的操作过程,保持孕产妇会阴、肛门部位清洁,促进舒适,防止生殖道、泌尿道逆行感染。

2. 操作准备

(1)环境准备:室内环境清洁,温度适宜。

(2)请无关人员回避,拉上隔离帘,保护孕产妇隐私。

(3)护理员准备:着装整齐,佩戴口罩,洗净双手。

(4)物品准备:洁净容器1个、清洁毛巾1块或湿巾1包、洁净手套1副,水温计1个,温开水(38~41℃),速干手消毒液、一次性防水床垫1张。

3. 操作流程

```
┌─────────────────────────────────────────────────────────────────────┐
│                              沟通                                      │
│           告知孕产妇会阴护理操作的目的和方法, 取得配合。                 │
└─────────────────────────────────────────────────────────────────────┘
                                   ↓
┌─────────────────────────────────────────────────────────────────────┐
│                            体位准备                                    │
│  在产妇臀下垫一次性防水床垫; 协助脱对侧裤腿, 盖在近侧腿部, 帮助孕产妇取屈膝仰卧位, 两腿分 │
│  开, 暴露外阴。                                                        │
└─────────────────────────────────────────────────────────────────────┘
                                   ↓
┌─────────────────────────────────────────────────────────────────────┐
│                         会阴护理操作流程                               │
│  (1)第一遍顺序: 阴阜→大腿内上1/3→大阴唇→小阴唇→尿道口及阴道口→会阴部→肛门, 初步清除 │
│  会阴部的分泌物和血迹。                                                 │
│  (2)第二遍顺序: 阴阜→尿道口及阴道口→小阴唇→大阴唇→大腿内上1/3→会阴部→肛门。          │
│  (3)第三遍顺序: 同第二遍。                                             │
│  (4)每擦洗一个部位更换毛巾面或更换一块湿巾。                            │
└─────────────────────────────────────────────────────────────────────┘
                                   ↓
┌─────────────────────────────────────────────────────────────────────┐
│                            操作后处置                                  │
│      结束后蘸干外阴部, 更换一次性床垫, 协助孕产妇穿好裤子, 盖好被子, 取舒适体位。    │
└─────────────────────────────────────────────────────────────────────┘
                                   ↓
┌─────────────────────────────────────────────────────────────────────┐
│                         整理用物、洗手 。                              │
└─────────────────────────────────────────────────────────────────────┘
```

4. 评分标准

项目	项目总分	质量要求	标准分
工作准备	10	室内环境清洁, 温度适宜	2
		护理员着装整齐, 佩戴口罩, 洗净双手	2
		清退无关人员, 拉分隔帘, 保护孕产妇隐私	2
		用物准备齐全	4
沟通	10	告知孕产妇会阴护理操作的目的和方法, 取得配合	6
		语言柔和恰当, 态度和蔼可亲	4
协助产妇体位	10	一次性床垫安放正确	3
		产妇体位摆放正确	3
		物品摆放位置合理, 安全	4
会阴清洁操作	45	第一遍: 由外向内、自上而下、先对侧后近侧, 按照阴阜→大腿内上1/3→大阴唇→小阴唇→尿道口及阴道口→会阴部→肛门的擦洗顺序。初步清除会阴部的分泌物和血迹。(每遗漏一个部位扣2分)	15
		第二遍由内向外、自上而下、先对侧后近侧, 按照阴阜→尿道口及阴道口→小阴唇→大阴唇→大腿内上1/3→会阴部→肛门的擦洗顺序。每擦洗一个部位更换毛巾面或一块湿巾。(每个部位未更换毛巾面或湿巾扣2分)	15
		第三遍擦洗顺序同第二遍	15
操作结束	10	外阴清洁无潮湿	3
		更换清洁一次性床垫	3
		协助产妇穿衣裤, 取合适体位	4
整理用物	5	用物处理正确, 环境整洁	3
		操作后洗手	2
熟练程度	10	动作轻巧、稳重、准确、安全	10

5. 注意事项, 异常情况及处理

(1) 操作前, 放平床位, 应抬高孕产妇床头15°, 保持头高臀低位, 避免擦洗时污染的液体流入阴道引起上行感染。

(2) 水温在38~41℃, 以免引起孕产妇不适; 天冷时注意保暖, 以防着凉。

(3) 操作时用力适度, 动作要轻柔。

(4) 分泌物多者可重复上述步骤, 直至清洁。

(5) 操作时注意观察羊水、阴道分泌物的颜色、质地、量, 若发现异常, 须及时向护士汇报。

(6) 如有留置导尿, 应避免过度牵拉引起产妇不适或尿管脱落, 需由尿道口处向远端清洁尿管, 要妥善固定, 保持通畅, 避免打折扭曲。

【本节小结】

胎膜早破是产科临床常见的产前并发症。胎膜具有包裹羊水和保护胎儿的功能。胎膜早破可引起一系列产科并发症, 危害母婴安全, 本节着重介绍了胎膜早破的临床表现和照护要点, 护理员只有熟悉胎膜早破的病因才能采取正确的照护。

【考点提示】

(1) 胎膜早破是指妊娠32周前胎膜破裂。　　　　　　　　　　　　　　　　　　(　　)

(2) 发生胎膜早破早期最主要的症状是有较多液体从阴道流出。　　　　　　　　(　　)

(3) 胎膜早破患者应采取仰卧位。　　　　　　　　　　　　　　　　　　　　　(　　)

(4) 胎膜早破的护理有记录破膜时间, 注意观察羊水的性状和颜色, 卧床休息, 抬高臀部, 超过12h尚未临产时遵医嘱给予抗生素。　　　　　　　　　　　　　　　　　　　　　　　(　　)

(5) 胎膜早破的并发症有前置胎盘。　　　　　　　　　　　　　　　　　　　　(　　)

答案: (1) √　　(2) √　　(3) ×　　(4) √　　(5) ×

第六节　妊娠合并心脏病

【学习目标】

(1) 了解什么是妊娠合并心脏病, 对孕妇及胎儿的影响。

(2) 熟悉妊娠合并心脏病的临床表现。

(3) 掌握妊娠合并心脏病的照护要点。

一、临床表现

根据孕妇病情将心脏功能分为4级:

(1) I级: 一般体力活动不受限。

(2) II级: 一般体力活动稍受限, 活动后心悸、轻度气短, 休息时无症状。

(3) III级: 一般体力活动显著受限, 休息时无不适, 轻微工作即感不适、心悸、呼吸困难, 或既往有心力衰竭史者。

(4) IV级: 不能进行任何体力活动, 休息时仍有心悸、呼吸困难等心力衰竭表现。

心衰的早期表现为: 轻微活动即有心慌、胸闷、气短, 脉搏在110次/min以上, 呼吸在24次/min以上, 肺底部可听到少量持续性湿啰音等。较严重时表现为：咳嗽、咯血及粉红色泡沫样痰、唇面青紫、颈静脉怒张、下肢明显水肿、静卧休息时呼吸脉搏仍快、肺底部有持续性湿啰音及肝脾肿大、压痛等。严重时表现为：端坐呼吸，口周颜面青紫更重，心动过速等。

二、照护要点

（1）指导孕妇清淡饮食，进食高蛋白、高维生素、低盐、低脂食物，多吃水果及蔬菜，预防便秘。还可以适当补充钙、铁、锌等微量元素。如有水肿应限制经口入量，每日不超过1 500mL。要尽量帮助孕妇养成健康生活规律，减少妊娠紧张、焦虑、不安等负面情绪，保证充足的休息，提高孕期保健效果。

（2）为孕妇营造良好的休息环境，每天需要睡眠10h以上，采用左侧卧位或者半卧位等相对舒服的姿势。保持情绪稳定，避免过度劳累。产后3d内，容易发生心力衰竭，应继续卧床并观察心率、呼吸、血压等变化。

（3）指导孕妇掌握自我监护技巧，如每天测心率、呼吸、称体重、记摄入量及尿量，以及时胎动计数等。若出现咳嗽、咯粉红色泡沫痰等症状，应及时报告医务人员。

（4）产后72h内严密监测生命体征，取半卧位或左侧卧位，保证充足休息。

（5）胎儿娩出后迅速放置沙袋压迫宫底，防止因腹压骤降诱发心衰。

（6）在心功能允许时，鼓励早期下床适度活动。心功能Ⅰ～Ⅱ级的产妇可以母乳喂养，但应避免劳累，指导其正确执行母乳喂养过程；心功能Ⅲ级或以上者不宜母乳喂养，应及时给予回奶。不宜妊娠者行绝育术，未行绝育术者应严格避孕。

（7）指导孕妇保持外阴清洁，每日擦洗会阴2次，指导孕妇在每次大小便后做好会阴护理，使用吸水性好的消毒会阴垫，勤换会阴垫，保持清洁干燥，勤换内裤，预防感染。

（8）指导孕妇及家属掌握妊娠合并心脏病的相关知识，避免诱发因素，必须遵医嘱按时用药，减轻其心理恐惧感，注意观察产妇情绪的变化，避免情绪异常激动而发病。促进亲子互动，避免产后抑郁发生。

【本节小结】

妊娠合并心脏病是围生期严重的妊娠并发症，在妊娠、分娩及产褥期均可加重心脏负担而诱发心力衰竭。发生心力衰竭可因缺氧引起子宫收缩，发生早产或引起胎儿宫内发育迟缓和胎儿窘迫，甚至胎死宫内。为了降低孕产妇和围产儿的死亡率，应正确评估母体和胎儿情况及动态观察心脏功能，积极预防和治疗各种引起心力衰竭的诱因，适时终止妊娠，减少心力衰竭的发生，尽量延长孕周达到母儿健康安全的目的。

【考点提示】

（1）妊娠合并心脏病最常见的类型是先天性心脏病。　　　　　　　　　　　　　（　　）

（2）妊娠合并心脏病胎儿娩出后，应在产妇腹部放置沙袋加压。　　　　　　　　（　　）

（3）妊娠合并心脏病易发生心力衰竭。　　　　　　　　　　　　　　　　　　　（　　）

（4）妊娠合并心脏病的孕产妇中，先兆心衰的表现是发热。　　　　　　　　　　（　　）

（5）心功能Ⅰ～Ⅱ级，无心衰史及其他并发症，对她的母乳喂养建议是绝对不可以。（　　）

答案：（1）√　　（2）√　　（3）√　　（4）×　　（5）×

第七节　胎盘早剥

【学习目标】

(1)了解什么是胎盘早剥,胎盘早剥对孕妇及胎儿的影响。

(2)熟悉胎盘早剥的临床表现。

(3)掌握胎盘早剥的照护要点。

一、临床表现

1. 阴道出血

阴道出血量与疾病严重程度不成正比,易发生贫血甚至休克。

2. 腹痛

多为妊娠晚期突发的持续性剧烈腹痛,伴有或不伴有阴道出血。发生在后壁的剥离,多表现为腰背部疼痛,腹部压痛不明显。

3. 子宫收缩和子宫压痛

严重者子宫呈板状,宫缩间歇宫体不能松弛。压痛明显,胎位触不清,胎心异常或消失。

二、照护要点

(1)有胎盘早剥的高危因素存在时,应警惕胎盘早剥的发生,告知孕妇绝对卧床休息,建议左侧卧位,定期间断吸氧。应密切观察产妇及胎儿情况,及时发现病情变化。对于妊娠中晚期孕妇突发剧烈腹痛,伴有血压下降、面色苍白、大汗淋漓等情况,要高度重视,及时告知医护人员。

(2)发生胎盘早剥如需要抢救,应安慰孕妇和家属,保持镇定,听从医护人员的安排。

(3)产后加强营养,积极纠正贫血,密切观察孕妇生命体征、面色、尿量,注意阴道流血、子宫收缩情况,协助早期识别产后出血。保持会阴清洁、使用消毒垫,防止感染,必要时保留称重,以评估出血量。

(4)根据孕妇身体情况给予母乳喂养指导,如产后母婴分离,应注意做好乳房护理,保持正常泌乳。

(5)关注产妇精神状态,给予生活照护的同时给予精神安慰。

(6)向孕产妇及家属宣传预防保健知识,避免多产、多次刮宫、引产等引起的宫内感染,告知妊娠期高血压疾病及慢性肾炎的孕妇,应加强孕期保健,防止外伤,避免性生活,避免长时间仰卧位。

【本节小结】

胎盘早剥可以引起严重的母婴并发症,因此尽早识别是改善预后的关键,剖宫产是大多数胎盘早剥终止妊娠的最终方式。

【考点提示】

(1)发生胎盘早剥如需要抢救,应安慰孕妇和家属,听从医护人员的安排。　　　　　( )

(2)胎盘早剥的阴道出血量越多,说明病情越危重。　　　　　　　　　　　　　( )

(3)胎盘早剥是妊娠中晚期出血最常见的原因之一。　　　　　　　　　　　　　( )

(4)胎盘早剥会增加孕产妇得糖尿病的概率。　　　　　　　　　　　　　　　　( )

(5)腹部柔软是胎盘早剥孕妇的临床表现。　　　　　　　　　　　　　　　　　( )

答案:(1)√　　(2)√　　(3)√　　(4)×　　(5)×

第八节　早　产

【学习目标】

（1）了解早产的原因。

（2）熟悉早产的临床表现特点。

（3）熟练掌握早产患者的照护方法。

一、临床表现

主要表现是子宫收缩。最初表现为不规则宫缩，常伴有少许阴道流血或少许血性分泌物，之后可发展为规律有效的宫缩，使宫颈管逐渐消失和宫口扩张。

二、照护要点

（1）先兆早产的孕妇反复出现宫缩和阴道出血，绝对卧床休息是首当其要的，特别是胎膜早破的患者，应抬高臀部，避免发生脐带脱垂，可以在床上左右翻身侧睡，尽量以左侧卧位为主。做好会阴护理工作，保持会阴部的清洁干燥。

（2）指导孕妇自我监护，教会孕妇正确计数胎动的方法，每天数3次胎动，每次数一个小时，告诉正常胎动为3~5次/h，胎动频繁或过少均要引起重视。注意观察阴道出血量、子宫收缩情况及胎心变化，如果阴道有流血、流液、流血块，或出现心悸、气急、恶心、腹痛、腹胀、腰酸等不适症状时，要主动告知医护人员。

（3）先兆早产的主要治疗为抗感染、抑制宫缩、促胎肺成熟，应了解常用药物的作用和不良反应，协助医护人员观察药物的不良反应，一旦出现立即报告医生。

（4）鼓励产妇摄入高蛋白、高热量、高维生素、易消化富含铁质的食物，保证营养的摄入，尽量避免饮食辛辣刺激的食物，少量多餐。同时辅以富含纤维素的新鲜蔬菜水果，多饮开水，避免因卧床休息、活动量减少、肠蠕动减慢而造成便秘和小便不畅，更有利于保胎治疗。

（5）长期卧床保胎的孕妇无法下床活动，加上保胎药物和孕妇本身循环系统的影响，会感觉燥热难耐。在病情允许的情况下，护理员要帮助孕妇更换床上用品和衣物，并帮助孕妇擦身、洗头等，保持床单位整洁、舒适。与孕妇多沟通交流，主动了解孕妇需求，尽量满足其需要，还要多和家属沟通，争取家属的理解和配合，使孕妇以愉悦的心情接受治疗。

（6）产后如果母婴同室，做好早产儿的护理，出生后立即保暖，加强观察，加强喂养，防止新生儿低血糖、呼吸窘迫综合征及感染的发生。如产后母婴分离，应注意做好乳房护理，保持正常泌乳。

【本节小结】

随着医疗技术的发展和孕产妇综合素质的提高，早产儿的抢救成功率和先兆早产保胎的成功率在上升，这不仅需要孕产妇拥有坚定的信念和信心，还需要护理人员对孕产妇从心理、环境、治疗等各个方面做到全方位的护理。

【考点提示】

（1）如果宫缩越来越频繁或出现腹痛症状，则早产的可能性大，需及时告知医护人员。　　　（　）

（2）定期产前检查是预防早产的有效方法之一。　　　（　）

（3）早产是指妊娠满28周至不足38周之间的分娩者。　　　（　）

（4）正常胎动为7~10次/h，出现频繁或过少胎动要引起重视。　　　　　　　（　）

（5）产后如果母婴同室，做好早产儿的护理，出生后立即保暖，加强护理。　（　）

答案：（1）√　　（2）√　　（3）√　　（4）×　　（5）√

第九节　产后出血

【学习目标】

（1）了解什么是产后出血。

（2）熟悉产后出血的临床表现。

（3）掌握产后出血患者的照护要点。

一、临床表现

产后出血指产妇顺产后24h内生殖道出血超过500mL，或剖宫产后失血超过1000mL。主要表现为胎儿娩出后阴道流血、失血性休克、严重贫血。所有患者出血多时都有休克症状，如心悸、头晕、出冷汗、面色苍白、脉细弱、血压下降等。因产后出血原因不同，临床表现也有所不同。

（1）子宫收缩乏力：是产后出血最常见的原因，常表现为胎盘娩出后阴道大量出血，色暗红，子宫软，轮廓不清。

（2）软产道裂伤：多为胎儿娩出后阴道立即出现流血，色鲜红。隐匿性软产道裂伤常伴阴道疼痛或肛门坠胀感，而阴道流血不多。

（3）胎盘因素：多在胎儿娩出后数分钟阴道出现大量流血，色暗红。

（4）凝血功能障碍：胎儿娩出后阴道出血持续，且血液不凝。

二、照护要点

（1）产妇回到病房后，护理员应该了解术中或产中是否有出血多或其他异常情况，如果有胎盘粘连、胎盘植入、胎盘残留或其他高危因素，如妊娠期高血压、巨大儿、子宫肌瘤切除术、瘢痕子宫、多胎妊娠等，一定要注意产后出血的发生。

（2）除观察产妇生命体征外，还要观察面色及神志的变化。如血压下降、脉率升高、面色或睑结膜苍白，应及时报告医护人员。

（3）重视产妇的主诉，如口渴、会阴、肛门坠胀疼痛等。鼓励产妇多饮水，协助产妇及时排尿。尽早进行母婴接触、早吸吮，促进子宫收缩，减少出血。

（4）产褥期禁止盆浴，观察恶露的量、颜色、气味、持续时间及会阴伤口情况，保持会阴清洁，做好会阴护理。

（5）正常情况下产后子宫缩复成球状，阴道流血少于月经量。如果子宫软，流血量多，及时报告医护人员，并协助记录出血量。所有带血的卫生纸和护理垫都要保留，必要时称重，评估出血量。

（6）保持室内空气清新，指导产妇进食高蛋白、富含维生素饮食。陪伴在产妇身旁，给予安慰、关心，以增加其安全感。

（7）如果需要输血治疗，注意输血反应。如果发现产妇出现寒战、血压下降、皮肤瘙痒等情况应及时报告医护人员。

三、技能要求

（一）协助产后排尿跌倒预防

1. 目的

掌握产后排尿跌倒预防操作流程，协助产妇下床、行走、正常排尿，预防产后第一次下床排尿晕厥造成的跌倒。

2. 操作准备

纸巾、防滑鞋子。

3. 操作流程

沟通解释

评估产妇膀胱充盈情况，告知排尿必要性，取得配合。

↓

排尿前准备

（1）房间光线明亮，地面清洁干燥，无障碍物。

（2）将鞋子放置在合适位置。

（3）确保卫生间无人使用。

（4）清退无关人员，保护患者隐私。

↓

协助排尿

（1）取合适的体位，先取半卧位1min，无头晕等不适再更换体位，坐床沿1 min，无不适表现（见图4-15-9-1）。

（2）着防滑鞋子，站立1min，再由护理员扶助如厕，如有头晕等不适，立即停止活动（见图4-15-9-2）。

（3）全程由护理员进行搀扶，直至坐在便器上（见图4-15-9-3）。

（4）如厕过程中，护理员观察产妇的面色、表情等情况，如有不适，立即停止活动。

（5）排尿过程中，不要催促产妇，要给其充分的空间和信心，如有需要，可以采取一些帮助排尿的措施，如听水声、吹口哨、热敷等。

↓

排尿结束

协助产妇做好清洁卫生工作，穿好衣服，全程陪同，协助产妇回病床休息。

↓

整理用物，洗手

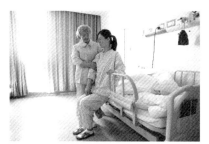 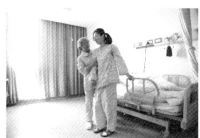 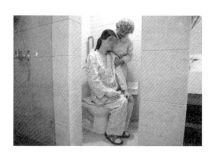

图4-15-9-1　取合适体位　　　图4-15-9-2　穿防滑鞋站立　　　图4-15-9-3　搀扶坐上便器

4. 评分标准

项目	项目总分	质量要求	标准分
工作准备	10	室内环境清洁,温、湿度适宜	2
		护理员着装整齐,洗净双手	2
		清退无关人员,保护产妇隐私	2
		用物准备齐全	4
沟通	10	评估患者身体状况及膀胱充盈方法正确	6
		语言柔和恰当,态度和蔼可亲	4
排尿前准备	10	光线明亮,地面清洁无障碍物	3
		卫生间无人使用	3
		鞋子摆放位置合适	4
协助排尿	50	取合适的体位,先取半卧位1min,无头晕等不适再更换体位,坐床沿1 min,无不适表现	15
		着防滑鞋子,站立1min,再由护理员扶助如厕,如有头晕等不适立即停止活动	10
		全程由护理员进行搀扶,直至坐在便器上	10
		如厕过程中,护理员观察产妇的面色、表情等情况,如有不适,立即停止活动	10
		排尿过程中,不要催促产妇,要给其充分的空间和信心,如有需要可以采取一些帮助排尿的措施,如听水声、吹口哨、热敷等	5
排尿结束	6	协助产妇做好清洁卫生工作	2
		穿好衣服	1
		全程陪同,协助产妇回病床休息	3
整理用物	4	整理用物、整理好床单位、鞋子,注意保暖及保护产妇隐私	4
熟练程度	10	动作轻巧、稳重、准确、安全	10

5. 注意事项

(1)如产妇有产后出血、生命体征异常、贫血等异常情况,遵医嘱暂缓下床,由护理人员协助床上排尿,无异常再督促产妇尽早下床小便。

(2)因产后膀胱持续充盈会影响子宫收缩,护理人员应在产妇回病房后2~4h内及时督促产妇排尿,并在排尿过程做好准备和协助工作。

(二)更换产后护理垫

1. 目的

保持会阴清洁干燥,避免逆行感染,同时评估恶露、会阴伤口情况。

2. 操作准备

(1)环境准备:室内环境清洁,温、湿度适宜。请无关人员回避,拉上隔帘,保护产妇隐私。

(2)护理员准备:着装整齐,洗净双手。

(3)物品准备:产后护理垫1包、一次性床垫1张、清洁湿巾1包、洁净手套1副,速干手消毒液。

3. 操作流程

```
┌─────────────────────────────────────────┐
│                  沟通                     │
│     评估产妇身体状况、疾病情况,取得配合。      │
└─────────────────────────────────────────┘
                     ↓
┌─────────────────────────────────────────┐
│                更换前准备                  │
│   用物拆包装,合理放置于床头柜,戴洁净手套。     │
└─────────────────────────────────────────┘
                     ↓
┌─────────────────────────────────────────┐
│                 协助更换                   │
│ 协助产妇松解衣裤及卫生巾系带,观察恶露色、质、量,取下卫生 │
│ 巾。取湿巾清洁会阴部,顺序: 阴阜—会阴(中—左—右—中)— │
│ 肛门(见图4-15-9-4)。                      │
│ 协助产妇侧卧,更换一次性床垫(见图4-15-9-5)。   │
└─────────────────────────────────────────┘
                     ↓
┌─────────────────────────────────────────┐
│                 更换结束                   │
│ 结束后协助产妇穿裤子,取舒适体位休息。恶露量多时保留卫生 │
│ 巾称重。                                  │
└─────────────────────────────────────────┘
                     ↓
┌─────────────────────────────────────────┐
│              整理用物、洗手                 │
└─────────────────────────────────────────┘
```

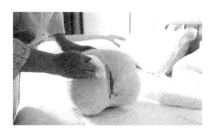

图4-15-9-4　清洗会阴

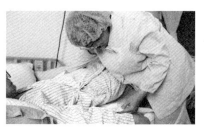

图4-15-9-5　更换床垫

4. 评分标准

项目	项目总分	质量要求	标准分
工作准备	10	室内环境清洁,温、湿度适宜	2
		护理员着装整齐,洗净双手	2
		清退无关人员,保护孕产妇隐私	2
		用物准备齐全	4
沟通	10	评估产妇身体状况及基本情况方法正确	6
		语言柔和恰当,态度和蔼可亲	4
更换前准备	10	用物拆包装,合理放置于床头柜	5
		戴洁净手套	5
协助更换	50	协助产妇松解衣裤及卫生巾系带	5
		观察恶露色、质、量	10
		湿巾清洁会阴部顺序正确	20
		协助产妇侧卧,更换一次性床垫	10
		注意保暖	5
更换结束	6	恶露量多时保留卫生巾称重	3
		协助孕产妇穿裤子,取舒适体位	3
整理用物	4	用物处理正确,环境整洁	2
		操作后洗手	2
熟练程度	10	动作轻巧、稳重、准确、安全	10

5. 注意事项、异常情况及处理

（1）产妇护理垫应当及时更换，避免细菌潮湿导致会阴部感染及伤口愈合不良。

（2）选用产妇专用卫生巾及湿巾，避免消毒剂浓度过高导致黏膜损伤。

（3）协助产妇翻身时应当注意安全，拉起床挡。

（4）应注意观察恶露的色、质、量，有异常及时告知医护人员，必要时协助称重评估出血量。

（5）操作中动作轻柔，注意保暖，以防受凉。

（三）乳头皲裂的处理

1. 目的

保护乳头，促进局部皲裂愈合，避免逆行感染，发展为乳腺炎。

2. 操作准备

（1）环境准备：室内环境清洁，温、湿度适宜。请无关人员回避，拉上隔帘，保护产妇隐私。

（2）护理员准备：着装整齐，洗净双手，戴口罩。

（3）物物品准备：清洁毛巾、温水、乳头修护霜、乳头保护罩。

3. 操作流程

| 沟通 |
| 评估孕产妇身体状况、疾病情况，取得配合。 |

| 操作前准备 |
| 准备温水毛巾，温度适宜。 |

| 乳头皲裂处理 |
| 协助产妇松解上衣，暴露乳房。取温水毛巾清洁及温热敷乳房和乳头。
（1）方法一：手挤乳汁，均匀涂抹于皲裂乳头，待干2min（见图4-15-9-6）。
（2）方法二：涂抹羊脂膏、乳头修护霜于乳头皲裂处（见图4-15-9-7）。 |

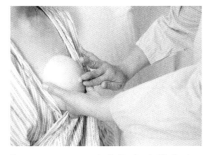

图4-15-9-6　治疗乳头皲裂方法一

| 操作结束 |
| 结束后协助产妇穿好衣服，必要时可用乳头保护罩隔开衣物与皲裂乳头，取舒适体位。 |

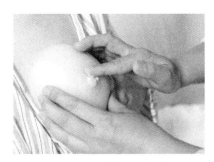

图4-15-9-7　治疗乳头皲裂方法二

| 整理用物、洗手 |

4. 评分标准

项目	项目总分	质量要求	标准分
工作准备	10	室内环境清洁,温、湿度适宜	2
		护理员着装整齐,洗净双手	2
		清退无关人员,保护产妇隐私	2
		用物准备齐全	4
沟通	10	评估产妇身体状况及基本情况方法正确	6
		语言柔和恰当,态度和蔼可亲	4
操作前准备	10	准备温水毛巾	5
		温度适宜	5
乳头皲裂处理	50	协助产妇松解上衣,暴露乳房	10
		取温水毛巾清洁及温热敷乳房和乳头	10
		方法一:手挤乳汁,均匀涂抹于皲裂乳头,待干2min	10
		方法二:涂抹羊脂膏、乳头修护霜于乳头皲裂处	10
		注意保暖	10
操作结束	6	必要时可用乳头保护罩隔开衣物与皲裂乳头	3
		协助孕产妇取舒适体位	3
整理用物	4	用物处理正确,环境整洁	2
		操作后洗手	2
熟练程度	10	动作轻巧、稳重、准确、安全	10

5. 注意事项、异常情况及处理

(1) 避免使用消毒剂清洁乳头,易造成乳头刺激与损伤。

(2) 每次哺乳后挤出一滴乳汁涂抹于乳头及乳晕上,有利于乳头破损的修护,也可以使用乳头修护霜,但再次哺乳前应当用清水将乳头上的油膏擦干净。

(3) 哺乳时先吸吮健侧乳房,如果两侧乳房都有皲裂,先吸吮较轻的一侧,注意含接姿势正确,并经常变换姿势,以减轻婴儿用力吸吮时对乳头的刺激。

(4) 如疼痛程度严重,可暂时将乳汁挤出或吸出,用小杯或小勺喂给婴儿。

(5) 注意保暖,以防受凉。

【本节小结】

产后出血的处理可分为预警期、处理期和危重期,早期发现并发出预警对产后出血的救治工作有着至关重要的作用,膀胱的充盈程度对子宫收缩情况有着重要的影响,产后及时排尿对预防尿潴留和产后出血有着重要的作用。

【考点提示】

(1) 产后出血指胎儿娩出后24h内,剖宫产后失血超过500mL。　　　　　　　　　　(　　)

(2) 尽早进行母婴接触、早吸吮,可以促进子宫收缩,减少产后出血。　　　　　　(　　)

(3) 多胎妊娠更容易发生产后出血。　　　　　　　　　　　　　　　　　　　　　(　　)

(4) 宫缩乏力是引起产后出血最常见的原因。　　　　　　　　　　　　　　　　　(　　)

(5) 血压升高是休克的表现。　　　　　　　　　　　　　　　　　　　　　　　　(　　)

答案:　(1)×　(2)√　(3)√　(4)√　(5)×

第十六章　沟通交流

孕产期妇女的情绪、心理会因为各种原因而波动比较大。护理者的倾听、安慰、沟通都有利于孕产妇的身心健康，同时也能及早地发现孕产妇的心理问题，尽早干预，从而保证母婴健康。

第一节　产妇的心理变化特点

【学习目标】
(1)了解孕产妇在围生期引起心理变化的因素。
(2)掌握孕产期各个阶段心理变化特点。

一、妊娠早期心理特点

震惊和矛盾：当女性发现怀孕时，不管计划内或意外怀孕，基本上每个产妇都会产生震惊。那些计划内怀孕者大多是伴随着欣喜，而意外怀孕者则是惊讶，并因此产生了矛盾心理。有些孕妇可能因为事业、家庭、教育或社会原因不能生产，也可能因为在妊娠时使用药品、生病、酗酒、抽烟、有致畸原因等，害怕胎儿发育不成熟而产生矛盾心理。此外，因为身体激素的变化，孕妇会发生呕吐、恶心、食欲不振、睡眠障碍、乳胀、轻微腹胀等一些生理改变，所以从知道怀孕开始就会产生不安，担心腹内胎儿的安全，或者出现莫名的抑郁与不安。

二、妊娠中期产妇的心理特点

接纳和期待：随着妊娠的不断发展，孕妇的心态也出现了转变，怀孕初期出现的身体异常情况已经慢慢减轻，饮食与睡眠也恢复到了正常水平，肚子慢慢凸起，同时也能够感受到了胎动，这对孕妇来说是个很大的抚慰，对妊娠失败的恐慌也骤减，取而代之的是更多的快乐与自豪感。在这时期，孕妇常常会和亲人、好友们分享着妊娠的快乐，并表达出对宝宝的期待，也常常会以抚摸、与家人交谈的行为表现对新生儿的情感。她们开始更注重胎儿健康，主动询问孕产知识、注意进食与良好的生活习惯、进行产检、积极倾听权威人士的意见，并准备新生儿用物、计划宝宝的未来等。这个阶段，孕妇的依赖性开始提高，需要更多的重视，特别是老公和父母的体谅与关怀，可以让她们有安全感。这个时期也是孕妇学习分娩、母乳喂养、新生儿护理知识的好时机，是孕妇心理上的黄金时期。

三、妊娠晚期产妇的心理特点

焦虑与害怕：妊娠晚期胎儿快速成长，孕妇体重增加迅速，身体外观改变比较明显，活动时也开始显得笨重，容易出现便秘、疲倦、睡眠障碍等，这些问题会使孕妇重新感到焦虑。孕期并发症的出现概率也大大提高，如水肿、妊娠期高血压、糖尿病等，会增加孕妇心理压力。同时孕妇开始为分娩和胎儿是否健康而担心，对家人及丈夫的依赖更为凸显，希望得到更多的关心。这期间孕妇情绪容易不稳定，容易产生紧张不安、哭泣、抑郁、易于激惹等不良情绪。

四、产褥期产妇的心理特点

产褥期女性的心理通常经历3个时期：依赖期、依赖–独立期、独立期。

1. 依赖期

在产后的前三天。产妇会因生育过程而使身体损耗过大，通常需要卧床休息，因此需要家属的照顾，对家属的依赖性较强。

2. 依赖-独立期

产后的3~14d。产妇能有相对自主的活动,并学会照顾自己的小孩,可以独立完成喂奶。但这一时期较易产生抑郁,原因可能与分娩后产妇情感较软弱、太多的父母责任、艰苦的孕育环境与生育过程,以及相应激素长期处于较低水平相关。这一抑郁的心境加之护理新生儿的辛苦,会令产妇极度疲惫,进而加剧抑郁。

3. 独立期

产后2周至1个月。此阶段产妇、父母、小孩已经形成了一个全新的体系,建立了全新的生命状态。产妇能慢慢适应母亲角色,身体也恢复正常,夫妻能够一起分担欢乐与责任,并逐渐回归至生育之前的家庭生活。

第二节　产妇心理问题

【学习目标】

(1)了解孕产妇在围生期主要的心理问题。

(2)掌握孕产期各个阶段相关护理对策。

一、妊娠期妇女心理问题

1. 焦虑

孕妇出现恶心、呕吐、睡眠障碍等各种身体不适时,其焦虑情绪会愈发严重。

该阶段的护理主要以改善或减少身体不良反应为重点,从而减轻产妇的心理恐惧与压力因素。约有半数以上的孕妇在妊娠早期有不同程度的恶心现象,少数孕妇有呕吐现象。以清晨居多,也有一天多次的。这与怀孕相关的激素增多密切相关。有临床实验表明,该现象与孕妇的不安心情有关。

护理前应先确认妊娠的情况,再进行相应的缓解措施。护理时要判断孕妇呕吐的严重程度,较轻时不需要特别护理即可自动减轻。呕吐严重时,可进无异味的清淡食物,减少诱发原因,症状大多能够消除。应尽量避免空腹情况,少食油炸、甜腻食品,病情可以好转。此外,还应适当指导孕妇休息、放松、适度运动,保证精神愉悦和定期流通环境空气,保持居室空气清新。必须明确的是,防止第一次呕吐的出现和发病时间的把握是关键,因为呕吐如果形成了惯性,则很难克服。一旦情况严重甚至会连续出现,必须及时可就诊,按医嘱服用药物,以缓解情况,并格外注意增加产妇每日必需的营养物质。

2. 产前抑郁

年龄、教育水平、家庭收入、妊娠并发症、夫妻关系等因素,均与产前抑郁的发生有关。中晚期孕妇出现失眠的风险将会升至68%~80%,长期情绪障碍及失眠也易引起产前抑郁。

护理员应该通过启发孕妇讲出自己对孕妇生长发育不顺利的心情状况,从而消除思想顾虑,以快乐的心态度过怀孕期。护理员可告诉孕妇怀孕妊娠后机体生理改变情况,并把怀孕中晚期心理异常反应的主要类型告诉她们,对其进行心理疏导,使其在第一时间去医院处理各种自己感觉异常的状况。也可将既往顺利分娩的典型孕产妇案例介绍给孕妇,促使其提高生育自信,关怀孕妇的心态与生活,多陪同孕妇活动等。

二、产褥期妇女心理问题

孕产妇的产后问题由从轻到严重,包含了产后情绪不良、产后抑郁、产后精神病等。产后抑郁症是目前发病率较高的疾病,是指女性在生产后出现以抑郁及焦虑为主要特征的心理障碍疾病,病程漫长,可维持整个产褥期甚至更长时间。

1. 产后抑郁的症状

主要症状为容易疲倦、抑郁、紧张、容易落泪、哭泣、轻微情感障碍并伴随焦虑等。其特点是产妇常处在情绪不愉快的阶段,常因一时的兴奋而泪流不止,病程一般不长,通常24h后便能恢复如常,亦有可能连续数日,主要症状为不喜欢讲话、食欲下降、失眠、不安、焦虑、心情不稳、暴躁、精神不能专注。焦虑和压抑之间是相互依存关系。

2. 诱发产后抑郁的相关因素

(1)心理因素:生育是一个正常的生理事件,但因为孕妇没有准确的了解,常常有焦虑、害怕的心态,主要原因有宝宝性别是否如你所期望、宝宝是不是出现健康问题、剖宫产的剧烈阵痛、是否顺利生产等。由于怕自己不能适应即将所要担任的妈妈工作,照顾宝宝要从头练起,巨大的精神压力,容易导致情感失调、人际关系敏感、情绪化等,从而造成身心抑郁、不安,最后演变为心理障碍。

(2)身体原因:生产中的疾病、滞产、难产、剖宫产等,都是不容忽视的问题。分娩产生的痛苦与不适、劳累、睡眠模式的改变,摄入的营养不够,容易形成焦虑或恐惧感,造成母体的心理与身体应激增加、身心失调,最后引起产后忧郁症。

(3)家庭影响:孕妇生产后雌激素和孕激素含量急剧下降,其内在的敏感度和脆弱性使心情起伏相当大,此时期更应受到父母特别是老公的关心和帮助。如对孩子性别的过度重视、家庭冷漠、居住环境不良等也是易导致产后抑郁的风险因素。

(4)社会影响:有过不良产史的孕妇,由于经历了反复流产、畸形儿、死胎以及死产宝宝,通常在精神状态上易产生压力,发生不安、失眠、情绪暴躁等表现,导致产后情绪低落,最后发生精神疾病导致产后抑郁。

(5)其他原因:产妇曾有过抑郁病史或近亲抑郁遗传病史,以及产前性格内向、易于紧张或敏感多疑等易感的性格特点。

3. 护理对策

(1)环境:生产后的产妇心理会有比较大的落差,熟悉、温馨、舒适的环境可以缓解产妇的不良情绪,对产妇恢复有积极的帮助。因此产休的环境要尽可能温馨、舒适,可以在产妇觉得放松、安全的地方,同时可以播放轻柔舒缓的音乐,有利于产妇放松心情。

(2)健康宣教:母婴知识的缺乏也会使产妇产生焦虑的情绪,护理人员应积极主动地与产妇进行交流,通过多种途径进行产后的相关宣教,使产妇及家属了解产后身体的生理变化,以及产后身体恢复时相关问题的应对方法。家属也应观察产妇的情况,当产妇持续出现情绪低落、兴趣缺乏时要及时就医,以免耽误病情。

(3)家庭的支持:刚刚生产后的产妇对于家庭成员的依赖增强,产妇无法照顾好新生儿及自己的日常生活,这时家属应多与产妇进行沟通交流,了解产妇的想法,尽可能满足产妇的需求,从而改善产妇负面的心理情绪。其中,丈夫对产妇的关心尤为重要,经常拥抱、给予肯定、一同照顾新生儿都能减轻产妇焦虑的情绪。家属也可多多鼓励产妇与其他新手妈妈进行沟通、交流,分享彼此怀孕、生产、育儿的想法,这样不仅使产妇增加了倾诉对象,也可使产妇在育儿的过程中得到多方面的帮助,从而减轻焦虑情绪。同时,家属应帮助产妇建立自信心,缩小产妇的心理落差,使产妇能感受到家人对自己的关心、理解和支持。

(4)母乳喂养:对于照护新生儿,护理人员应该尊重产妇的决定,从而减轻产妇的压力。对于想要母乳喂养的产妇,应该指导产妇掌握正确的哺乳姿势,婴儿的含接姿势、哺乳方式、哺乳时间等,帮助其树立母乳喂养的信心。护理员可告知产妇遇到喂养问题时,可以从哪些机构寻求到帮助,从而减轻产妇因母乳喂养问题而产生焦虑不安的情绪。

(5)产后恢复：产妇产后的体态恢复情况，影响着产妇的情绪。评估产妇的病情情况，尽早帮助产妇进行产后恢复训练，通过恢复体型、增加产妇的身体素质及自信心、使其保持愉悦的心情，加快产妇的快速康复。

(6)沟通交流：护理员及时了解产妇的需求，多与其沟通交流，使产妇的负性情绪可以得到快速有效的消除，帮助产妇实现社会角色的转型，正视身份的转变，承担相应责任。护理人员应做好产妇的心理疏导工作，从而避免其产后抑郁问题的出现，保障产妇及其家庭的生活质量。

【本节小结】

妊娠和生产不仅使女性的生理发生了巨大的变化，还容易使孕产期妇女产生各种负面的心理反应，如产前抑郁、产后忧郁、产后抑郁、产后精神病。孕产妇的心理健康状况不但会直接影响其身体的健康状况，而且会加大婴幼儿发生健康问题的可能性，影响婴幼儿健康教育与心理适应能力等。因此，尽早发现孕产妇的心理问题，及时疏导、治疗，可帮助孕产妇保持身心健康。

【考点提示】

(1)不管是计划内或是计划外的怀孕，孕妇都会很高兴地接受。　　　　　　　　　　（　　）

(2)产前的孕妇不会出现很大的情绪波动，所以我们不必太在意她的心理问题。　　（　　）

(3)产褥期女性的心理通常经历3个时期：依赖期、依赖-独立期、独立期。　　　　（　　）

(4)容易落泪、哭泣可能是孕产妇抑郁的症状。　　　　　　　　　　　　　　　　（　　）

(5)对于孕产妇心理上来说，专业的医生指导比家庭的关怀更为重要。　　　　　　（　　）

答案：(1)×　　(2)×　　(3)√　　(4)√　　(5)×

参考文献

[1] 范玲，吴连方.妊娠期各重要系统的生理变化[J].中国实用妇产与产科杂志，2004，20（6）：341-342.

[2] 关怀，尚丽新.妊娠期母体生理变化及保健[J].人民军医，2016，59（2）：203-204.

[3] 蒋萌，林建华.妊娠期血液系统生理变化[J].实用妇产科杂志，2016，32（9）：641-643.

[4] 丁炎，李笑天.实用助产学[M].北京：人民卫生出版社，2018.

[5] 王爱平，孙永新.医疗护理员培训教程[M].北京：人民卫生出版社，2020.

[6] 佘纳，喻思红，邱小燕，等.产褥期母亲心理生理变化及临床表现研究概述[J].世界最新医学信息文摘，2018，18（38）：131-133.

[7] 莫洁玲，王玉琼.母婴护理学实践与学习指导[M].北京：人民卫生出版社，2017.

[8] 秦瑛.北京协和医院妇产科护理工作指南[M].北京：人民卫生出版社，2016.

[9] 张红卫.多胎妊娠围生期护理研究进展[J].护理研究，2014（24）：2954-2955.

[10] 中国营养学会.中国居民膳食指南[M].北京：人民卫生出版社，2016.

[11] 黄荷凤.实用人类辅助生殖技术[M].北京：人民卫生出版社，2018.

[12] 邢兰凤，朱依敏.辅助生殖技术护理专科实践[M].北京：人民卫生出版社，2018.

[13] 崔焱.儿科护理学[M].第5版.北京：人民卫生出版社，2015.

[14] 祝琳娜，祝孟琴.细致化护理管理模式在妊娠高血压患者护理中的应用[J].河南医学研究，2022，31（4）：747~750.

[15] 魏碧蓉.助产学[M].第2版.北京：人民卫生出版社，2018.

[16] 周英凤，章孟星，李丽，等.《妊娠期糖尿病临床护理实践指南》推荐意见专家共识[J].护理研究，2020，34（24）：4313-4318.

[17] 赵洁.羊水异常的治疗及护理[J].妇儿健康导刊，2020，10（6）：61，69.

[18] 周巧丽.妊娠合并前置胎盘的临床观察与护理[J].护士进修杂志，2018，33（8）：746-747.

[19] 单娟.胎膜早破护理中应用循证护理的临床体会[J].中国急救医学，2017，37（z1）：126-127.

[20] 褚乾.妊娠合并心脏病的护理进展[J].饮食保健，2021（13）：297.

[21] 徐志红，徐爱群，曾蔚越.早产的定义和分类[J].实用妇产科杂志，2005，21（11）;643-644.

[22] 黄晨美.先兆早产的护理[J].健康必读（中旬刊），2010（8）：43.

[23] 章婵.先兆早产保胎期间孕妇的心理特征和护理措施[J].现代诊断与治疗，2017，28（17）：3330-3331.

[24] 段涛.产后出血[J].现代妇产科进展，2007，16（3）：161-173.

[25] 林丽娟.产后出血的预防[J].母婴世界，2017（7）：80.

[26] 吴洁梅.产后出血的防治[J].中国医药指南，2014（15）：383-384.

[27] 安力彬，陆虹.妇产科护理学[M].6版.北京：人民卫生出版社，2017.

[28] 孕产妇心理健康管理专家共识（2019年）[J].中国妇幼健康研究，2019，30（7）：781-786.

[29] 安力彬，陆虹．妇产科护理学[M]．6版．北京：人民卫生出版社，2017：109-110.

[30] 杨慧霞，狄文．妇产科学[M]．北京：人民卫生出版社，2016.

[31] 叶爱梅，李子军，周丽萍，等．妊娠早期恶性呕吐对焦虑的影响[J]．浙江医学，2021，43（8）：879-881.

[32] 苏比努尔 艾力，杨晓，郑婕，等．妊娠早期孕妇症状群及其影响因素[J]．解放军护理杂志，2021，38（9）：24-28.

[33] 施娟．心理干预治疗对早中期妊娠孕妇失眠的疗效分析[J]．世界睡眠医学杂志，2021，8（3）：477-478.

[34] 朱冉旭，鲍喜燕，范娟，等．产前抑郁症影响因素分析[J]．中国计划生育学杂志，2020，28（6）：807-810，814.

[35] 赵琦，王靖，林启萍，等．高危妊娠孕妇集体心理干预效果评价[J]．护理学杂志，2019，34（8）：7-10.

[36] 张超丽．心理护理干预对孕产妇妊娠结局及产后抑郁状态影响分析[J]．实用临床护理学电子杂志，2020，5（43）：121，125.

[37] 程玉敏．产后抑郁症患者心理评估及其危险因素[J]．国际精神病学杂志，2020，47（3）：550-552，556.

[38] 李存芳．心理护理对自然分娩产妇产后抑郁症状、功能恢复及母乳喂养的效果[J]．临床医药文献电子杂志，2018，5（69）：100.

[39] 王颖，王玉琼．孕妇妊娠各期抑郁发生状况的纵向研究[J]．解放军护理杂志，2020，37（7）：6-10.

[40] 孙丽君．产褥期心理疏导对产妇心理状态及母乳喂养的影响[J]．心理月刊，2021，16（9）：150-151，165.

第五篇

以新生儿患者为主要服务对象的医疗护理员

第十七章　新生儿的特点及生长发育

本章通过四节内容,对新生儿的特点、特殊的生理现象和状态、正常新生儿的生长发育及新生儿的睡眠进行了系统的介绍。新生儿的特点包括外观特点和解剖特点,解剖特点包括新生儿呼吸系统、循环系统、消化系统、泌尿系统、血液系统、神经系统、体温调节、能量及体液代谢、免疫系统的特征性表现。重点介绍了正常新生儿特征性表现的相关知识,以及相关的护理要点,这些内容对于新生儿专科护理员日常工作的开展非常重要,能够提升护理员对新生儿的了解,及时发现新生儿异常的表现,使其得到及时的处理。

第一节　新生儿的特点

【学习目标】

(1)熟悉正常新生儿各系统的生理特点。

(2)掌握正常新生儿的护理要点。

【知识要点】

1. 概述

新生儿指从脐带结扎开始到整28天内的婴儿。正常新生儿指出生时胎龄满37周,不足42周,出生体重在2 500~3 999g,无病理状况的新生儿。

2. 目的

了解正常新生儿各系统的生理特点,区别异常体征,及时发现异常,及时处理。

一、正常新生儿的特点

1. 外观特点

正常新生儿外貌足月成熟,神态自若。正常足月儿肤色红润、皮下脂肪丰满,毳毛细少,头发分条清楚;头占全身比例1/4,耳壳软骨发育好,耳舟成形;乳腺结节大于4mm、平均7mm;足纹遍及整个足底;指、趾甲达到或超过指(趾)端;男婴睾丸已降至阴囊内,阴囊皱纹多,女婴大阴唇遮盖住小阴唇。

2. 呼吸系统

正常足月儿出生时,呼吸系统已具备建立和维持呼吸活动的条件,在胎儿12周时已有微小的呼吸运动,32周时已具有类似于成熟肺泡的结构,肺表面活性物质在34~35周胎龄时显著增多,到足月时更为丰富。胎儿肺内充满肺液,出生时经产道挤压约1/3肺液由口鼻排出,肺内遗留的液体有利于在第一次呼吸时使肺泡容易张开,然后肺液在生后数小时内由肺血管及淋巴系统吸收和转运。正常新生儿呼吸频率较快,约为40~50次/分,主要靠膈肌运动,呈腹式呼吸。如持续超过60~70次/分,称为呼吸急促,常由呼吸系统或其他系统疾病所致。新生儿呼吸道管腔狭窄,黏膜柔嫩,血管丰富,纤毛运动差,易致气道阻塞、感染、呼吸困难及拒乳。

早产儿呼吸浅快不规则,易出现周期性呼吸及呼吸暂停或青紫。呼吸暂停是指呼吸停止大于20s,伴心率小于100次/分及发绀。其发生率与胎龄有关,胎龄越小,发生率越高,且常于出生后第1天出现。因肺泡表面活性物质少,易发生呼吸窘迫综合征。由于肺发育不成熟,易因高气道压力、高容量、高浓度氧与炎性损伤而致支气管肺发育不良,即慢性肺疾病。

3. 循环系统

正常新生儿出生后血液循环动力学发生显著变化:

(1)脐带结扎后,胎盘—脐血循环终止。

(2)随着呼吸建立和肺膨胀,肺循环阻力下降,肺血流增加。

(3)从肺静脉回流到左心房的血量显著增加,体循环压力增高,使卵圆孔关闭。正常新生儿心率安静时为120~140次/分。血压的正常值范围为收缩压50~90mmHg,舒张压30~65mmHg,脉压25~30mmHg。

4. 消化系统

足月儿出生时吞咽功能已经完善,但新生儿的胃呈水平位,食管下端括约肌较松弛,幽门括约肌较发达,易发生溢乳。新生儿消化道面积大,肠管壁较薄、通透性高,有利于吸收初乳中的免疫球蛋白,故母乳喂养小儿血中的IgG、IgA及IgM浓度较牛乳喂养者高。但肠腔内毒素也容易进入血液循环,带来肠道感染,甚至有坏死性小肠炎的可能。足月儿出生后12~24h内排墨绿色胎粪,3~4d内转为过渡性大便。若出生后24h仍不排胎粪,应检查是否有肛门闭锁或其他消化道畸形。

5. 泌尿系统

新生儿出生时,肾已具有成人数量相同的肾单位,但生理功能尚不成熟。表现为肾小球滤过率低,浓缩功能差,不能迅速有效地处理过多的水和溶质,易发生水肿或脱水的症状。新生儿出生时肾小球滤过率(GFR)仅为成人的1/4~1/2,到1岁可达成人水平。肾排除过剩钠的能力低,易出现钠潴留和水肿。处理碱的负荷能力不足,易出现代谢性酸中毒。排磷能力也差,牛奶喂养的新生儿血磷偏高,使血钙降低,出现低钙血症。肾小管对糖的回吸收能力亦低,尿糖可呈阳性。

女婴尿道短仅1cm,且接近肛门,易发生细菌感染,男婴尿道虽长但若有包茎、积垢后也可引起上行感染。泌尿系统的异常都可导致尿路感染的发生。

大多数新生儿在出生后24h内开始排尿,少数在48h内排尿,正常尿量为每小时1~3mL/kg,每小时尿量小于1.0mL/kg为少尿,每小时小于0.5mL/kg为无尿。一周内日排尿可达20次。出生前几天的尿放置有褐色沉淀,是由于尿中含尿酸盐较多所致,新生儿尿渗透压平均为240mmol/L,相对密度为1.006~1.008。

6. 血液系统

新生儿血容量约占体重的10%,为80~100mL/kg。出生时红细胞可达(6~7)×10⁹/L,足月儿出生时血红蛋白140~200g/L,新生儿血红蛋白中胎儿血红蛋白占70%~80%,出生5周后下降至55%,以后逐渐被成人型血红蛋白替代。出生第1天的白细胞计数可达18×10⁹/L,第3天开始明显下降,第5天接近婴儿值,1周时平均水平为12×10⁹/L。白细胞分类计数的变化特点主要体现在中性粒细胞与淋巴细胞比例上,以中性粒细胞为主。出生第1天中性粒细胞百分比为67%±9%,淋巴细胞百分比为18%±8%。随着白细胞总数的下降,生后4~6d出现中性粒细胞与淋巴细胞占比第1次交叉,两者比例基本相等,之后中性粒细胞百分比又逐渐上升,淋巴细胞百分比下降,至4~6岁时出现第二次交叉。由于胎儿肝脏维生素K储存量少,凝血因子Ⅱ、Ⅶ、Ⅸ活性低,故新生儿娩出后应常规注射维生素K,预防出血。

7. 神经系统

新生儿脑相对大,占体重的10%~12%(成人为2%),但脑沟、脑回仍未完全形成。脊髓相对较长,其末端位于第3、4腰椎下缘。足月儿大脑皮质兴奋性低,睡眠时间长,觉醒时间一昼夜仅为2~3h。大脑对下级中枢抑制较弱,且锥体束、纹状体发育不全,常出现不自主和不协调动作。

新生儿出生后即呈现下列各种无条件反射(原始反射),如觅食、吸吮、伸舌(置少许食物于口腔前部,新生儿伸舌推出食物)、吞咽、恶心、拥抱及握持反射等。由于锥体束发育不成熟,腹壁反射及提睾反射可呈阴性。

（1）拥抱反射：新生儿仰卧位，拍打床面后其双臂伸直外展，双手张开，然后上肢屈曲内收，双手握拳呈拥抱状姿势。

（2）觅食反射：用手指触摸新生儿口角周围皮肤，头部转向刺激侧并张口将手指含入。

（3）吸吮反射：将乳头或奶嘴放入新生儿口内，出现有力的吸吮动作。

（4）握持反射：将物品或手指放入新生儿手心，新生儿会立即将其握紧。

正常情况下，上述反射出生后数月消失。如新生儿期这些反射减弱或消失或数月后仍不消失，常提示有神经系统疾病。

8. 体温调节

新生儿出生时体温调节中枢已经发育，但尚不成熟，容易受外界环境变化的影响而发生体温异常。新生儿皮下脂肪薄，体表面积相对较大，容易散热。寒冷时无颤抖反应，主要靠棕色脂肪代偿产热。新生儿出生后环境温度显著低于宫内温度，散热增加，如不及时保暖，可发生低体温、低氧血症、低血糖和代谢性酸中毒或寒冷损伤。如环境温度过高、进水少及散热不足，使体温增高，可发生脱水热。新生儿正常体表温度为36.0~37.0℃，正常核心（直肠）温度为36.5~37.5℃。适宜的环境温度（适中温度）对新生儿至关重要。适中温度是指使机体代谢、氧及能量消耗最低并能维持正常体温的环境温度。新生儿室温一般应维持在22~24℃，早产儿室温度维持在24~26℃，相对湿度维持在55%~65%。

9. 能量及体液代谢

新生儿基础热量消耗为50kcal/千克体重，加之活动、食物特殊动力作用、大便丢失和生长需要等，每天共需热量约100~120kcal/千克体重。初生新生儿体内含水量占体重的65%~75%或更高，且与出生体重及日龄有关，出生体重越低，日龄越小，含水量越高，故新生儿需水量因出生体重、胎龄、日龄及临床情况而异。出生后第1天需水量为每日60~100mL/千克体重，以后每日增加30mL/千克体重，直至每日150~180mL/千克体重。出生数天内的新生儿由于丢失较多的细胞外液中的水分，胎脂脱落、胎粪排出等可导致出生体重下降4%~7%，即称为"生理性体重减轻"，体重丢失不应超过出生体重的10%，出生后10天左右可恢复到出生体重。早产儿体重恢复的速度较足月儿慢。

10. 免疫系统

新生儿特异性免疫和非特异性免疫功能均不成熟，唯有免疫球蛋白G可以通过胎盘由母体获得，使新生儿对一些传染病具有免疫力而不被感染。非特异性免疫是在生物进化过程中形成的，主要由物理屏障（包括皮肤黏膜、血-脑脊液屏障和单核-吞噬细胞系统等）、生化屏障（胃酸等）、吞噬细胞（包括粒细胞和单核细胞等）与一些体液因子（包括补体、溶菌酶等）组成，是新生儿抵抗病原微生物入侵的第一道防线。新生儿皮肤角质层薄嫩，屏障作用差，容易破损，极易成为病原微生物入侵的途径。血中补体水平低，缺乏趋化因子，IgA和IgM不能通过胎盘，因此新生儿易被细菌感染，尤其是革兰氏阴性杆菌。同时，分泌型IgA缺乏，易发生呼吸道和消化道感染；血脑屏障发育未完善，易患细菌性脑膜炎。

二、正常新生儿的护理

1. 呼吸道管理

新生儿给予舒适的体位，保持气道的通畅。仰卧位时，避免颈部的过度后仰或前屈；俯卧位时，使新生儿头面部偏向一侧，避免遮住口鼻。在新生儿睡眠状态下，避免放置俯卧位，俯卧位必须在有护理员看护的情况下进行，防止发生意外。

2. 注意保暖

对于足月新生儿，室温保持在22~24℃，相对湿度保持在55%~65%。

3. 预防感染

工作人员进入新生儿室前，必须洗手，更换室内鞋及工作服，必要时戴口罩和帽子。在接触新生儿前必须洗手，做好手卫生。工作人员患感染性疾病时应隔离，以防交叉感染。

4. 合理喂养

鼓励母乳喂养。正常足月儿在生后半小时即可抱给母亲喂乳，以促进乳汁分泌，并鼓励按需哺乳。无法母乳喂养者根据医嘱选择适宜配方奶，按时、按量哺喂。哺乳时注意奶头、奶孔大小的选择，避免呛奶发生。每次喂奶后将新生儿竖抱，伏于护理者肩头，轻拍其背部，让其嗝出咽下的空气，然后取右侧卧位，以防溢奶而引起窒息。

【本节小结】

熟悉正常新生儿的特点是护理员照顾新生儿的基本理论知识。本节着重介绍了新生儿呼吸系统、循环系统、消化系统、泌尿系统、血液系统、神经系统、体温调节、能量及体液代谢、免疫系统的特点，同时针对正常足月新生儿的护理进行了总结，希望通过本节内容的学习，护理员能够根据新生儿的特点给予正确的护理支持及病情观察。

【考点提示】

（1）足月新生儿室内温度应该维持在22~24℃。　　　　　　　　　　　　　　（　）

（2）进入新生儿室，需要更换室内工作服及鞋子。　　　　　　　　　　　　　（　）

（3）每一位新生儿都会出现"生理性体重下降"。　　　　　　　　　　　　　　（　）

（4）正常情况下，拥抱反射、觅食反射、吸吮反射、握持反射在出生后数月消失。（　）

（5）大多数新生儿在出生后48h内排尿，正常尿量为每小时1~3mL/千克体重，每小时尿量小于1mL/千克体重为少尿，每小时小于0.5mL/千克体重为无尿。　　　　　　　　　　　　　　　　（　）

答案：（1）√　（2）√　（3）√　（4）√　（5）×

第二节　新生儿特殊生理现象

【学习目标】

熟悉新生儿特殊的生理现象。

【知识要点】

正常新生儿出生后可出现一些特殊的生理现象和状态。多数新生儿只出现这些特殊表现中的一种或几种，都属于正常范围。正常新生儿的这些表现可短时期内存在，也可持续终生，并不影响正常生长发育。

一、新生儿特殊生理现象

1. 生理性体重下降

新生儿出生后2~4d，由于脱离了浸泡在羊水中的湿环境，皮肤上的水分逐渐挥发，呼吸时的水分损失和胎粪小便的排出，早期摄入量较少，所以体重非但不增加，反而有所减轻。这种现象称为生理性体重下降。一般在出生后3~4d最明显，但体重下降不超过出生体重的10%。出生后5d左右可恢复到出生体重。低出生体重的早产儿生理体重下降持续时间较长，恢复到出生体重需要2~3周或更长。在出生体重恢复后，新生儿体重就应该逐渐增长。

2. 生理性黄疸

新生儿易发生黄疸，其中大部分黄疸是生理性的，其发生与新生儿胆红素代谢特点密切相关，但有不少因素可致病理性黄疸。值得注意的是，一些新生儿血清总胆红素数值即使在"生理性黄疸"所定义的值以下，但也出现了神经系统后遗症，因此临床的实际病情观察至关重要。足月儿生理性黄疸多在出生后2～3d出现，第4～6d达高峰，血清总胆红素小于204μmol/L（12mg/dl），结合胆红素小于25μmol/L（1.5mg/dl），生后2周内消退。如黄疸在生后24h内出现，黄疸程度超过生理性黄疸范围，每天血清总胆红素上升值大于85μmol/L（5mg/dl），黄疸消退时间延迟，结合胆红素增高等，应视为病理性黄疸（参见第五篇第十九章第一节新生儿黄疸）。

3. 皮肤特殊表现

（1）胎脂：新生儿出生时，皮肤上覆盖一层灰白色胎脂，有保护皮肤的作用。胎脂是由胎儿皮脂腺分泌的脂性物质，以保护皮肤免受羊水浸软。胎脂的多少有个体差异，一般早产儿胎脂最多，足月儿次之，过期产儿最少。胎脂若成黄色，提示有黄疸、宫内窘迫或过期产存在。出生后的胎脂有保护皮肤免受感染和保暖作用，但皱褶处的胎脂可刺激皮肤引起褶烂，对腋下、腹股沟、颈下等皱褶处积聚较多的乳白色黏稠胎脂要用消毒纱布蘸油揩去，生后数小时，胎脂能被皮肤吸收。

（2）生理性红斑及粟粒疹：生理性红斑在新生儿出生后1～2d内出现，原因不明，皮疹呈大小不等、边缘不清的斑丘疹，散布于头面部、躯干及四肢。婴儿无不适感。1～2d可自然消退。新生儿鼻尖、鼻翼、颜面部可见米粒大小的黄白色皮疹，称为"粟粒疹"，为皮脂腺堆积所致，脱皮后可自然消退。过期产儿不出现生理性红斑。

（3）青记：一些新生儿在背部、臀部、腰部及大腿部常有青蓝色或蓝绿色色斑，此为特殊细胞色素细胞沉着所致，俗称青记或胎生青痣。青记的大小可以是长数厘米，也可融合成片，此为正常新生儿的一种先天性皮肤色素沉着，随年龄增长而渐退，多数在2～3岁消退，个别7～8岁才自然消失。

（4）毛细血管瘤：又称草莓状血管瘤，可以发生在正常新生儿，也可发生在2～3个月的小婴儿期。血管瘤大小如米粒或草莓状，突出皮肤表面，颜色鲜红，常分布于头、面、颈、肩、躯干及四肢，呈单个或多发性。在1岁内有逐渐增大趋势，1岁后多稳定，如无外来损伤，一般6～7岁内均可消退。斑状血管瘤是最多见的一种毛细血管瘤，发生率可达50%，出生时即存在。多发于后颈部、前额中央及上眼皮处。直径约数cm，又称松红，大多在数月后逐渐消退。

4. 口腔特殊表现

（1）"马牙"和"螳螂嘴"：在口腔上颚中线和齿龈部位，有黄白色、米粒大小的小颗粒，是由上皮细胞增生和角化堆积或黏液腺分泌物积留形成，俗称"马牙"或称"板牙"。"马牙"不影响吃奶，不需要治疗，数周后可自然消退。"螳螂嘴"指新生儿口腔两侧颊部各有一隆起的脂肪垫，该脂肪垫可以促使口腔负压增加，有利于吸吮乳汁。两者均属正常现象，不可挑破，以免发生感染甚至发生败血症而危及生命。

（2）额外齿：正常新生儿可出现额外齿，常在乳牙的下门牙位置上萌出1个或多个易位切牙，该牙松动易落，无轴质。数月后自动脱落，自行不能脱落者，如喂养困难则可以拔出。

（3）舌系带：正常新生儿舌系带有个体差异，可薄可厚，可紧或松。有时舌系带虽然过短过厚，但一般并不影响吸乳动作，部分新生儿日后可逐渐延长。不能延长者在婴儿开始说话时，采用手术方式延长舌系带。

5. 乳腺肿大和假血经

男女新生儿均可发生乳腺肿大，在出生后4～7d出现，如蚕豆或核桃大小，无红、痛、热，大小不一，单侧或双侧，有的甚至还会有少许乳汁分泌。这主要是受母体内分泌的影响所致，生后1～2周，新生儿体内激素水平逐渐降低,最后全部分泌并排出体外,乳房肿大现象会自然消退,基本在2~3周消退。无须治疗,切忌挤压,以免引起乳腺组织发炎。新生儿假月经是指新生女婴生后5~7d阴道有少量血性分泌物,这是新生儿的一种生理现象,称为"假月经"。这一现象也是由于来自母体的雌激素中断所致,出血量很少,一般经过2~4d后即可自行消失。如果阴道出血量较多、持续时间较长,应考虑是否为新生儿出血性疾病。

二、新生儿特殊生理现象的护理

(1)新生儿皮肤柔嫩,角质层薄而富于血管,局部防御能力差,易受损伤,再加之免疫功能不足,皮肤黏膜屏障功能较差,常受到各种因素的影响,易患各种皮肤病。这就要求新生儿护理人员对新生儿的皮肤、黏膜进行细心的观察,对不同的皮肤疾患采取相应的护理对策。

(2)胎脂因其有保护作用,一般不主张生后即给新生儿洗澡,容易造成低体温,可推迟24h以后进行。胎脂的去除方法,可用消毒软纱布蘸温开水擦除。

(3)观察皮肤黄疸消退的情况。如果出生3d后出现但10d后尚不消退或是生理黄疸消退后又出现黄疸,以及生理黄疸期间黄疸明显加重,如皮肤金黄色遍及全身,应及时诊治。护理员在护理过程中需要注意黄疸消退的时间,及时告知医护人员。

(4)粟粒疹一般新生儿4~6个月时会自行吸收,千万不要去挤,否则会引起局部感染。红斑属正常生理变化,无须治疗,通常1~2d内自行消退,千万不要给新生儿随便涂抹药物或其他东西,因其皮肤血管丰富,吸收和透过力强,若处理不当则会引起接触性发炎。

(5)口腔的特殊生理现象,护理过程中注意观察,一般情况下无须特殊处理。

(6)乳腺肿大切忌挤压,以免引起乳腺组织发炎。

【本节小结】

熟悉新生儿特殊的生理现象和状态,掌握这些生理现象的表现,如何观察处理。希望通过本节内容的学习,护理员能够针对新生儿特殊的生理现象,给予正确的护理支持及病情观察。

【考点提示】

(1)足月儿生理性黄疸在生后2~3d出现。 ( )

(2)新生儿在出生时,皮肤上覆盖一层灰白色胎脂,有保护皮肤的作用。 ( )

(3)"螳螂嘴"指新生儿口腔两侧颊部各有一隆起的脂肪垫,该脂肪垫可以促使口腔负压降低,不利于吸吮乳汁。 ( )

(4)新生儿发生乳腺肿大时,需要挤出乳腺内的液体。 ( )

(5)"马牙"会影响吃奶,需要拔除。 ( )

答案:(1)√ (2)√ (3)× (4)× (5)×

第三节 新生儿生长发育

【学习目标】

(1)了解新生儿的分类。

(2)熟悉婴幼儿正常的生长发育指标。

(3)熟悉新生儿神经发育、视觉发育、听觉发育、味觉及嗅觉发育的特点。

【知识要点】

体格发育是新生儿发育中的一个重要组成部分,神经系统发育和感知觉的发育是新生儿成长过程中是否偏移正常的评估内容,了解正常发育的里程碑,促进新生儿发育。

1. 新生儿分类

(1)根据出生时胎龄分类,分为足月儿、早产儿和过期产儿(见表5-17-3-1)。

表5-17-3-1 新生儿胎龄分类

分类名称	胎龄定义/周
足月儿	$37^{+0} \sim 41^{+6}$(260~293d)
早期足月儿	$37^{+0} \sim 38^{+6}$
完全足月儿	$39^{+0} \sim 40^{+6}$
晚期足月儿	$41^{+0} \sim 41^{+6}$
早产儿	小于37(小于260d)
晚期早产儿	$34^{+0} \sim 36^{+6}$
中期早产儿	$32^{+0} \sim 33^{+6}$
极早产儿	$28^{+0} \sim 31^{+6}$
超早产儿	小于28
过期产儿	不小于42^{+0}(不小于294d)

(2)根据出生体重分类,分为正常出生体重儿、低出生体重儿、极低出生体重儿、超低出生体重儿和巨大儿(见表5-17-3-2)

表5-17-3-2 新生儿胎龄分类

分类名称	出生体重/g
正常出生体重儿	2 500~3 999
低出生体重儿	小于2 500
极低出生体重儿	小于1 500
超低出生体重儿	小于1 000
巨大儿	不小于4 000

2. 新生儿体格发育

体格发育是新生儿生长发育中的一个重要组成部分。一般常用的指标为体重、身长、头围,必要时测量胸围和腹围,用于判断新生儿的成熟度和营养状态。新生儿出生体重与胎次、胎龄、性别及宫内营养状况有关。平均男婴出生体重为3.3kg,女婴为3.2kg。新生儿出生时平均身长50cm,头围平均33~34cm,胸围平均32cm。新生儿出生后至第28天,整个新生儿期体重平均每天增加25~30g。

(1)体重测量:健康足月儿体重约3 000~3 500g,可通过与胎龄相关的体重增长评估新生儿的营养状况。

(2)身长测量:准确测量身长需要有效固定的测量工具,新生儿保持仰卧位,头部接触固定的挡板,躯体和双腿尽量伸展,保持平直,记录结果。将体重、身长和头围绘制在性别合适的生长图上,观察是否在正常胎龄的范围内,以及头围、身长、体重的比例是否均衡。

(3)头围测量:用卷尺测量从枕骨到额骨的最大直径,绕过前额,在眼睛上面,经过枕骨最突出的部位。如果头围稍微大于或者小于标准值,应重新核对头围的测量。脑积水是头围增大的常见原因,考虑脑积水时要定期监测头围。

(4)胸围测量:一般胸围没有作为常规测量值,但它是评价身体比例的指标。在新生儿仰卧位时环绕乳头进行测量。足月新生儿胸围在前6个月内比头围小1~2cm。

3. 新生儿神经发育

人类的脑发育从胚胎形成一直延续到出生后，从结构完备到功能完善，是一个复杂连续的动态过程。在胎儿期，神经系统的发育领先于其他各系统，新生儿脑重已达成人脑重的25%左右，此时神经细胞数目已与成人接近，但其树突与轴突少且短。出生后脑重量的增加主要是神经细胞体积增大和树突的增多、加长，以及神经髓鞘的形成和发育。神经髓鞘的形成和发育约在4岁完成。脊髓随年龄而增长。握持反射应于3个月时消失。3~4个月前的新生儿张力较高，2岁以下儿童巴宾斯基征阳性亦可为生理现象。

4. 新生儿视觉发育

眼睛的发育从孕22d开始，孕10~26周胎儿的眼睑都是闭合的，眼睑睁开代表功能上的成熟。正常足月新生儿生后就有完整的视觉传导通路，可以对光刺激做出眨眼反射，能短暂注视人脸或鲜艳的物品，眼睛能对光或眼前20cm左右鲜艳的红球有明确的追随动作，目光可转动90°左右，即视觉定向反应。出生后第2个月可协调地注视物体，开始有头眼协调。3~4个月时喜看自己的手，头眼协调较好，直到出生后6个月至1年才完全发育完善。

5. 新生儿听觉发育

胎儿在宫内22~24周时就可听到母亲、父亲的声音，胎儿对这些声音特别熟悉，而且能够区分家人和陌生人的声音。正常足月新生儿的听阈已达成人水平，约为25~30dB，听觉传导通路的功能也较为完善。出生时鼓室无空气，听力差，出生后3~7d听觉已良好。新生儿对听觉的反应主要在于声音的强度，4 000Hz左右的声音就会引起新生儿的反应，而且新生儿对高音调的声音比较敏感，因此当男性声音和女性声音同时存在时，新生儿往往会转向女性声音。新生儿能对外界声音刺激做出反应，如停止啼哭、终止正在进行的动作等。新生儿对低频、低调的声音表现出安静，对高频、高调的声音表现出警觉和焦虑。新生儿4岁时听觉发育已经完善。

6. 新生儿味觉和嗅觉发育

足月儿出生时已具有较好的嗅觉和味觉，能自动寻找母乳，能对不同浓度的糖水或不同味道的配方奶（如较涩的水解蛋白配方奶）表现出不同的吸吮强度和吸吮量。当舌接触苦味或酸味时，表现出皱眉、闭眼、张口等不悦动作，甚至拒绝吸吮和吞咽。3~4个月时的新生儿能区分愉快与不愉快的气味，7~8个月时开始对芳香气味有反应。

7. 新生儿皮肤感觉

新生儿皮肤感觉包括触觉、痛觉、温度觉及深感觉。触觉是新生儿与外界交流的主要方式。孕7周时胎儿触觉即开始发育，是最早发育的感觉系统。胎儿在子宫羊水中的规律运动，形成了对触觉、压力、温度的感觉，其中面部、口周和手部的发育更为完善，因此出生后觅食反射、吸吮反射、握持反射都很正常，对寒冷能做出哭吵或寒战等反应。新生儿喜欢被拥抱的感觉，对于哭闹的新生儿，最好的体位应该是将其靠在母亲的肩膀上。新生儿已有痛觉，但较迟钝，出生后第2个月起才逐渐改善。新生儿出生时温度觉也很灵敏。

【本节小结】

熟悉正常新生儿的生长发育和神经生理功能特点，希望通过本节内容的学习，护理员能够在护理新生儿的过程中，促进新生儿的发育。

【考点提示】

（1）健康足月儿体重3 000~3 500g。　　　　　　　　　　　　　　　　　　　　（　　）

（2）足月儿出生时嗅觉和味觉不成熟。　　　　　　　　　　　　　　　　　　　　（　　）

（3）触觉是最早发育的感觉系统。 （　　）

（4）触觉是新生儿与外界交流的主要方式。 （　　）

（5）新生儿喜欢被拥抱的感觉，对于哭闹的新生儿，最好的体位应该是将其靠在母亲的肩膀上。

（　　）

答案：（1）√　（2）×　（3）√　（4）√　（5）√

（陆春梅）

第四节　新生儿睡眠

【学习目标】

（1）了解新生儿的行为状态。

（2）掌握新生儿睡眠的重要性。

（3）处理异常睡眠问题。

【知识要点】

（1）新生儿的6种行为状态：安静睡眠状态，活动睡眠状态，瞌睡状态，安静觉醒状态，活动觉醒状态，哭的状态（参见本篇第二十一章第一节新生儿互动）。

（2）新生儿睡眠时间，新生儿一天有16~20h是在睡眠中度过的，这些睡眠均匀分布在6~7个睡眠觉醒周期。

（3）一般情况下，新生儿是不用枕头的。新生儿的头几乎与肩宽相等，脊柱尚未形成生理弯曲，平躺时背和后脑勺处在同一个平面上，侧卧时也基本能保持平稳，不需要枕头。而新生儿颈部很短，枕枕头后头部被垫高，反而影响孩子的呼吸和吞咽，所以不宜使用枕头。

【技能要求】

1. 目的

创造良好的新生儿睡眠环境。

2. 操作准备

（1）环境准备：新生儿房间的室温应保持在22~24℃，寒冷的冬季要注意保暖，夏季则应注意通风和降温。湿度应保持在50%~60%。保持房间内阳光充足，但要避免强光直射孩子面部。夜间睡眠时光线不能太强烈，尽量营造一个柔和而安静的环境。

（2）睡眠准备：正常情况下，大部分新生儿是采取仰卧睡觉姿势，因为这种睡觉姿势可使全身肌肉放松，对新生儿的心脏、胃肠道和膀胱的压迫最少。但是，仰卧睡觉时，因舌根部放松并向后下坠，会影响呼吸道通畅，此时应密切观察新生儿的睡眠情况。对于侧卧睡的新生儿，应适时调整左右方向，以免造成偏头现象。新生儿不提倡俯卧位睡姿，容易发生意外窒息。可以选择一些轻柔的音乐帮助新生儿睡眠。

（3）被褥等寝具对新生儿的睡眠会产生直接影响，新生儿的褥子最好用白色或其他浅色棉布做罩，并用棉花填充。新生儿的被子也应该用浅色的全棉软布或全棉绒布做里和面，内衬新棉花。

3. 注意事项,异常情况及处理

(1)新生儿的睡眠同成人一样是深度睡眠与浅睡眠相互交替的,但是又和成人不同的是,新生儿年龄越小,浅睡时间相对越长,新生儿在浅睡眠期有各种动作,如睁眼、吸吮、翻身、啼哭,有时还会抬头张望,但这些动作大多是无意义的。所以,不要因为有一点动静就给予新生儿过多的护理或关照,可静静地等待5min以上,再做出反应,有时过多的呵护反而会打扰新生儿的正常睡眠,不利于新生儿的正常生理发育。

(2)由于新生儿大脑功能的发育还很不完善,对白天和黑夜没有什么概念,因此会把"生物钟"搞错,出现日夜颠倒的现象。处理这个异常情况的方法:不要在白天刻意营造安静的环境,该做什么操作就做什么操作,不需要刻意压低声音;不要听见新生儿一哭就抱,一抱就喂,一喂就睡,这样的话,新生儿自然就没了白昼与黑夜的区分了。夜间入睡时不宜通宵开灯,要给新生儿养成白天清醒、夜间睡觉的生活习惯。

【本节小结】

睡眠是新生儿的6种行为状态之一,是新生儿最主要的生活方式,本节着重介绍了新生儿睡眠的要点,希望通过本节内容的学习,护理员能够掌握新生儿的睡眠环境、睡姿、处理异常的新生儿睡眠问题,确保新生儿有良好的睡眠。

【考点提示】

(1)通常情况下新生儿睡眠时不需要枕头。　　　　　　　　　　　　　　　　　　　( )

(2)新生儿与成人不同,没有深浅睡眠的分别。　　　　　　　　　　　　　　　　　( )

(3)新生儿大脑功能的发育还很不完善,不容易出现日夜颠倒。　　　　　　　　　　( )

(4)新生儿有6种行为状态。　　　　　　　　　　　　　　　　　　　　　　　　　( )

(5)夜间睡眠状态时要通宵开灯,以便观察新生儿状态。　　　　　　　　　　　　　( )

答案:(1)√　(2)×　(3)×　(4)√　(5)×

第十八章　新生儿日常照护

本章介绍了新生儿室的环境、新生儿的包裹方法，新生儿穿衣的步骤，新生儿体位安放，新生儿正确的安抚方式和安全的抱姿。还介绍了如何给新生儿沐浴，新生儿的抚触袋鼠式护理对新生儿的好处，母乳喂养及人工喂养的特点等。

第一节　新生儿室环境

【学习目标】
（1）掌握新生儿室内温度及湿度的要求。
（2）掌握新生儿需要的最佳环境。

【知识要点】
新生儿病房内温、湿度适宜，安静温和的光线强度，环境噪音强度低，有利于新生儿的生长发育。

一、新生儿室的环境要求

1. 整体外观

新生儿室无论从家具、颜色搭配和灯光来说都应完全是家庭的感觉，灯要配有调暗的旋钮。装修内饰需要耐腐蚀、易清洁、防滑，墙面与地面选择吸收噪音的材质。

2. 新生儿室环境温、湿度

足月儿室内温度保持在22~24℃，早产儿房间室温保持在24~26℃，室内的湿度保持在55%~65%。可在室内放置温湿度计，可根据温、湿度的变化随时调节。

3. 新生儿室的灯光

新生儿应睡眠于黑暗幽静的环境下。暖箱内的早产儿可以加罩一个暖箱罩，光线要根据新生儿的个体发育情况进行调整，确保所有的光线不直接照在新生儿的脸上。照护光疗中的新生儿时，要给新生儿使用眼罩，在光疗结束后，一定要先关掉治疗灯，再轻轻取掉眼罩，帮助新生儿从强光中恢复过来。

4. 新生儿室的声音

为新生儿创造和保持一种安静、祥和的环境。患儿周围使用吸音材料，使环境的背景音量控制在最小；环境声音强度应低于50dB，暂时性增强时不应超过70dB。

5. 视觉

谨慎选择新生儿暖箱和小床周围新生儿可视区域内的物品。看到舒适的物品会使新生儿越来越舒服，应暂时收起刺激性强的玩具和色彩反差比较大的图画。照护人员和父母熟悉的脸是对新生儿最有价值的。应尽量避免在小床或暖箱壁上挂很多复杂图案的玩具，也不要让新生儿的视觉空间充满了仪器设备，或者一无所有。

6. 嗅觉

新生儿躺在小床或暖箱中时要处于熟悉的、舒适的嗅觉环境。移去新生儿照护区域所有有毒有害以及不舒适的味道（譬如香水、尼古丁、发胶的味道）。

7. 味觉

要避免有毒的味觉,如咸的、苦的或酸的常存在于新生儿的味觉区域,可以持续提供来自母亲乳汁的熟悉味道;若没有母亲乳汁,可适当地提供糖水的甜味。

8. 触觉

要避免一切容易擦破/刮破皮肤的、锋利的、硬的、黏的物理刺激或化学试剂刺激,照护人员应该避免大幅度的照护动作,避免突然、粗鲁的翻身动作或更换尿布等其他操作。床上用物和照护用的材料都应适合新生儿的个体发展、适合新生儿的皮肤。

二、不良的环境刺激对新生儿的影响

(1)新生儿比胎儿暴露在更多的高频声音下。噪音会干扰新生儿的睡眠,增加其心率,导致其周围血管收缩;突发的噪音可导致新生儿血氧饱和度降低、哭泣、烦躁、颅内压升高、生长激素水平降低等。

(2)受光线刺激的早产儿视网膜病变概率会上升,深睡期时间短,无法建立昼夜节律,体重增加缓慢,互动时无法睁开双眼。较暗的背景光线可以减少快速动眼的睡眠,并增加深睡眠的时间,也便于眼睛睁开和增加清醒期的时间。

(3)新生儿室内消毒水、酒精、去黏剂、橡胶手套或者工作人员身上的香水等气味,会引起新生儿的嗅觉刺激,新生儿可能为了避开这样的刺激而表现出心跳加速及呼吸的改变。

【本节小结】

本节着重介绍了新生儿室环境要求及不良环境刺激对新生儿的影响。希望通过本节内容的学习,护理员能够在各项操作之间采用持续的、安静的、放松的、轻柔的动作,维持新生儿各系统的稳定。

【考点提示】

(1)足月儿室内温度应保持在25~26℃。 ( )

(2)新生儿室内声音应低于50dB。 ( )

(3)较暗的背景光线可以减少快速动眼的睡眠。 ( )

(4)照护人员应该避免大幅度的照护动作,避免突然、粗鲁的翻身动作或更换尿布等其他操作。

( )

(5)受光线的刺激,早产儿视网膜病变的概率会上升。 ( )

答案:(1)× (2)√ (3)√ (4)√ (5)√

(张丹)

第二节　新生儿体温

【学习目标】

(1)了解新生儿的体温特点。

(2)熟悉异常体温时的处理。

(3)掌握新生儿体温测量的方法。

【知识要点】

1. 新生儿体温特点

新生儿在出生时，体温调节中枢发育尚不成熟，特别是早产儿，体温的调控并不稳定，耐受外界环境变化的范围明显要比成人窄，容易受外界环境变化的影响而发生体温异常。与成人和儿童相比，新生儿的皮下脂肪薄，体表面积较大，容易散热，棕色脂肪少，产热低，靠自身很难维持正常体温。护理人员应加强新生儿的病情观察，及时发现体温的异常变化，采取恰当的护理措施，维持患儿体温的稳定。

2. 新生儿正常体温

新生儿的正常核心（直肠）温度为36.5~37.5℃，正常体表温度为36.0~37.0℃。

【技能要求】

1. 目的

监测新生儿体温的变化，及时发现体温异常，积极处理。

2. 操作准备

（1）环境准备：新生儿室温度保持在22~24℃，湿度保持在55%~65%，关闭门窗。

（2）人员准备：护理员服装整齐，洗净双手。

（3）物品准备：电子体温计、纱布、碘棉签、酒精棉片。

3. 操作流程

评估
评估患儿病情，选择测量部位，评估测量部位的皮肤情况，了解患儿上次体温的情况。

↓

测量体温
用纱布擦干患儿腋下汗液，将电子体温计放于其腋下，并屈臂过胸，观察体温计数值的变化，直至听到蜂鸣声时取出读数（见图5-18-2-1）。

↓

整理用物
整理患儿衣被，消毒电子体温计备用，洗手，记录体温，如有体温异常，立即上报并处理。

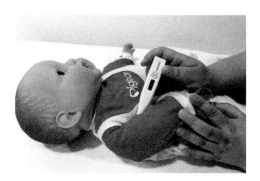

图5-18-2-1　测量腋下体温

4. 评分标准

项目	项目总分	质量要求	标准分
工作准备	15	室内温、湿度适宜, 注意保暖	5
		护理人员服装: 鞋帽整洁, 仪表大方, 举止端庄; 语言柔和恰当, 态度和蔼可亲; 洗净双手	5
		用物准备齐全, 检查体温计功能状态(电量及屏幕的显示)	5
评估	20	评估患者病情及意识	5
		选择测量部位: 新生儿测体温部位为腋下, 禁忌测量口温	5
		评估测量部位的皮肤状况	5
		了解患儿上一次体温的情况	5
测量体温	30	用纱布擦干患儿腋下汗液	10
		将电子体温计放于患儿腋下, 并屈臂过胸, 尽量贴紧皮肤	10
		观察体温计数值的变化, 直至听到蜂鸣声时取出读数	10
整理用物	25	整理患儿衣被, 安置患儿至舒适体位	5
		电子体温计用安尔碘棉签擦拭, 再酒精棉球脱碘	10
		洗手	5
		记录体温数值, 如有异常, 立即上报并处理	5
熟练程度	10	动作轻柔, 注意保暖, 操作熟练	10

5. 注意事项、异常情况及处理

（1）新生儿核心体温正常范围为36.5~37.5℃。新生儿腋窝温度与成人相比, 受腋窝周围棕色脂肪产热的附加影响, 产热的程度不同, 故测出的体温可低于、高于或等于直肠温度, 但不代表深部温度。一般情况下, 新生儿腋温可低于核心温度0.3~0.5℃。

（2）新生儿测量腋温显示低体温或高体温时, 需要再次测量直肠温度, 了解核心温度的情况。

（3）低体温的处理: 新生儿体温低于正常体温时, 可以给予包被保暖, 并且注意新生儿室的环境温度。若早产儿体温低于正常, 可以考虑给予暖箱保暖, 根据患儿出生体重及日龄设置暖箱的温度。30min后复测新生儿体温, 观察体温上升的情况。

（4）新生儿发热的处理: 体温大于39℃时应尽快降温, 防止惊厥发生。可给予物理降温。

① 加强散热: 松解患儿衣被, 注意对腹部保暖。

② 冷敷降温: 将冷水袋置于血管丰富处, 一般放置的部位是在前额、颈部、双侧腹股沟、腋窝等处。每次放置时间不宜超过20min。

③ 温水擦浴: 体温大于39.5℃时可给予温水擦浴, 擦浴水温32~34℃。擦浴部位为四肢、颈部、背部, 至双侧腋窝、腹股沟、腘窝等血管丰富处, 停留时间稍长, 达3~5min, 以助散热。新生儿忌用乙醇擦浴, 防止体温急剧下降。

【本节小结】

体温测量是护理员照顾新生儿的基本操作技能。本节着重介绍了新生儿体温测量的操作要点。希望通过本节内容的学习, 护理员能够掌握体温的操作方法, 能够掌握新生儿正常体温的范围、在新生儿出现体温异常时能够坦然应对, 熟练处理, 确保患儿安全。

【考点提示】

（1）通常情况下新生儿体温测量的部位是口腔。 （   ）

（2）早产儿的体温受环境温度的影响。 （   ）

（3）电子体温计在使用前和使用后需要进行消毒处理。 （   ）

（4）新生儿体温升高时，需要防止吹风，包裹毛毯。 （ ）

（5）新生儿忌用乙醇擦浴，防止体温急剧下降。 （ ）

答案：（1）×　（2）√　（3）√　（4）×　（5）√

（陆春梅）

第三节　新生儿包裹

【学习目标】

（1）了解新生儿包裹的原因。

（2）掌握新生儿的包裹方法。

【知识要点】

（1）新生儿出生后神经系统发育还不够完善，尤其是神经髓鞘尚未形成，若受到外来声音、摇动等刺激后，易发生全身惊跳反射，好似受到"惊吓"一样，睡觉时很容易惊醒，影响正常睡眠。对于刚出生的新生儿来讲，被柔软的小毯子或浴巾舒服地包裹起来，似乎回到了妈妈的子宫里，感到很安全，表现得更恬静。

（2）新生儿一个人睡觉，会像成人那样即使盖着被子也会感觉冷，将新生儿包裹起来，可以使他（她）在一个温暖的环境中沉睡。

（3）包被材质要选择纯棉、布材质，保暖、透气性好，颜色以浅色为主。

【技能要求】

1. 目的

使用正确的包裹方法使新生儿得到安全及舒适。

2. 操作准备

（1）环境准备：新生儿室温度保持在22~24℃，湿度保持在55%~65%，关闭门窗。

（2）人员准备：护理员服装整齐，洗净双手。

（3）物品准备：1m×1m的包裹被。

3. 操作流程

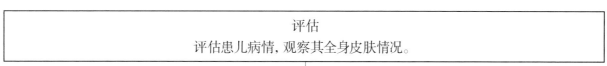

评估
评估患儿病情，观察其全身皮肤情况。

↓

包裹新生儿
（1）平放一张毯子，使之呈菱形的形状（见图5-18-3-1）。 （2）叠起上角，将新生儿放在毯子的顶部（见图5-18-3-2），使其肩膀刚好与折角齐平，让新生儿的左臂伸直，将左侧毯子塞入其右臂与躯干之间，反折被角下缘，兜住下肢，确保其下肢有一定的活动空间，让新生儿的右臂伸直，并将毯子右侧包裹覆盖在躯干上（见图5-18-3-3）。

↓

整理用物

整理患儿衣被,再次评估,确保包裹松紧合适。

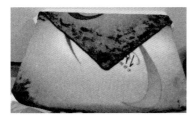

图5-18-3-1　毯子呈菱形

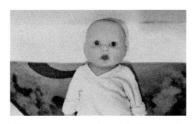

图5-18-3-2　新生儿躺毯子上

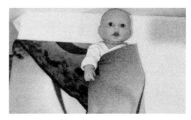

图5-18-3-3　毯子包裹

4. 评分标准

项目	项目总分	质量要求	标准分
工作准备	15	室内温、湿度适宜,注意保暖	5
		护理人员服装、鞋帽整洁;仪表大方,举止端庄;语言柔和、恰当,态度和蔼可亲;洗净双手	5
		用物准备齐全,包被大小合适	5
评估	20	评估新生儿皮肤情况	10
		选择合适的包裹毯	10
包裹	35	正确折叠包裹毯	10
		新生儿肩部与折角平齐	5
		被角反折,留有下肢伸直的空间	10
		确保包裹松紧适宜,并拢2~3根手指较为轻松地插入褪裸与新生儿的躯体之间	10
整理用物	20	整理包被,安置舒适体位	10
		洗手	10
熟练程度	10	动作轻柔,注意保暖,操作熟练	10

5. 注意事项

(1)包裹毯边缘必须做好包边处理,不可有线头,毯子要柔软、暖和。

(2)包裹的松紧度适宜,过紧或过松都会令新生儿感到不舒服,包被外面不可用约束带捆绑,这样不利于新生儿四肢自由活动,影响生长发育。

(3)包裹时,新生儿的下肢状态呈自然屈曲,不要强行拉直,以免影响其骨骼发育。

(4)季节和室温的不同,包裹方法也应不同。外出时,要注意新生儿颈部保暖。

【本节小结】

新生儿包裹是护理员照顾新生儿的基本操作技能。本节着重介绍了新生儿包裹的操作要点。希望通过本节内容的学习,护理员能够掌握包裹的操作方法,确保患儿安全。

【考点提示】

(1)新生儿包裹以2~3根手指较为轻松地插入褪裸与新生儿的躯体之间为宜。　　　　( )

(2)包裹时下肢时要强行拉直。　　　　( )

(3)通常情况下,新生儿不需要包裹。　　　　( )

(4)包裹新生儿要越紧越好,可用约束带在包裹毯外捆绑。　　　　( )

(5)季节和室温的不同,包裹方法也应不同。　　　　( )

答案:(1)√　(2)×　(3)×　(4)×　(5)√

第四节　新生儿穿衣

【学习目标】

(1)熟练掌握新生儿穿衣服的步骤。

(2)了解新生儿选择衣物的原则。

(3)掌握判断新生儿衣服是否适宜的方法。

【知识要点】

(1)新生儿穿的衣服简单、宽松、容易穿脱,材质一般都是纯棉的。上衣无领、斜襟、系带的和尚服为最佳,掩襟略宽过中线,在腹前或腋下系带,后襟应比前襟短1/3,以免尿便污染和浸湿。下身包尿布即可,下肢穿袜子避免受凉。

(2)新生儿皮肤娇嫩、四肢柔软、身体各个系统尚未发育成熟,穿脱衣服时要格外小心,动作要轻柔,一定要护住新生儿的头颈部。

(3)新生儿的末梢神经尚未发育完善,只依据手脚温度来判断新生儿的冷热是不正确的。新生儿穿衣要根据新生儿自己对环境温度的感知来确定。

【技能要求】

1. 目的

熟练地为新生儿穿衣。

2. 操作准备

(1)环境准备:新生儿室温度保持在22~24℃,湿度保持在55%~65%,关闭门窗。

(2)人员准备:护理员服装整齐,洗净双手。

(3)物品准备:干净的上衣。

3. 操作流程

```
┌─────────────────────────────────────┐
│              评估                    │
│   评估新生儿全身皮肤情况、体温。       │
└─────────────────────────────────────┘
                 ↓
┌─────────────────────────────────────┐
│              穿衣                    │
│ 将袖口收捏在一起,把新生儿的右手臂拉伸  │
│ 到衣袖中,将穿好的一侧衣服拉平,然后左   │
│ 手托起新生儿将衣服塞入背部,右手拉住     │
│ 新生儿右手臂,左手拉住新生儿的左手臂,    │
│ 将新生儿向右侧躺,然后依据穿右侧衣袖的   │
│ 方法穿左侧衣袖,将新生儿的衣服拉平       │
│ 后,将系带系于腹部或腋下(见图5-18-4-1)。│
└─────────────────────────────────────┘
                 ↓
┌─────────────────────────────────────┐
│            整理用物                  │
│      整理新生儿衣被,洗手。            │
└─────────────────────────────────────┘
```

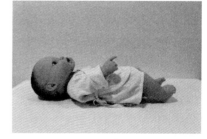

图5-18-4-1　系带在腹部或腋下

4. 评分标准

项目	项目总分	质量要求	标准分
工作准备	25	室内温、湿度适宜,注意保暖	10
		护理人员服装、鞋帽整洁;仪表大方,举止端庄;语言柔和、恰当,态度和蔼可亲;洗净双手	10
		用物准备齐全	5
穿衣	50	袖口收捏在一起	10
		拉手臂时把新生儿手指全部握在手中	15
		系带系在腹部或腋下	15
		衣服穿着平整	10
整理用物	15	整理新生儿衣被,安置新生儿舒适体位	15
熟练程度	10	动作轻柔,注意保暖,操作熟练	10

5. 注意事项

(1)穿衣袖时一定要将新生儿的手指全握在手中,防止误伤。

(2)穿衣袖的原则是拽衣服,而不是拽新生儿的手臂。

(3)注意是拉衣服,而不是拉新生儿。给新生儿穿脱衣服时动作要轻柔,要顺应其肢体的弯曲和活动方向,不能生拉硬拽,以免造成不必要的伤害。

(4)新生儿的衣服要随着环境温度的高低而增减,以不出汗为宜。一般情况下,新生儿的衣服要比成人多一件。

【本节小结】

新生儿穿脱衣服是护理员照顾新生儿的基本操作技能。本节着重介绍了新生儿穿脱衣的操作要点。希望通过本节内容的学习,护理员能够掌握帮助新生儿穿、脱衣服的操作方法,能够掌握判断新生儿衣服是否穿得过多或过少的方法。

【考点提示】

(1)新生儿穿衣服时不必注意衣服边是否锁边。　　　　　　　　　　　　　　( )

(2)给新生儿穿衣服时,上衣以无领、斜襟、系带的和尚服为最佳。　　　　　( )

(3)一般情况下,新生儿的衣服要比成人多一件。　　　　　　　　　　　　　( )

(4)新生儿穿衣时不必考虑肢体的弯曲和活动方向,怎么方便怎么穿。　　　　( )

(5)穿脱衣服时要格外小心,动作要轻柔,一定要护住新生儿的头颈部。　　　( )

答案:(1)×　(2)√　(3)√　(4)×　(5)√

第五节　新生儿体位

【学习目标】

(1)掌握三大卧位的要点。

(2)熟练摆放新生儿体位。

(3)了解"鸟巢"的使用。

【知识要点】

（1）新生儿体位护理指患儿休息和适应医疗需要采取的一种姿势，适当的体位护理对治疗疾病、减轻症状、进行各种检查、预防并发症、减少疲劳均起到积极作用。

（2）无论新生儿是仰卧位、俯卧位或侧卧位，都应持续支持和促进新生儿的生理体位。在护理新生儿的过程中会有多种体位的轮换，但始终要保证床头抬高15°～30°。肢体屈曲，髋部置于中线位不外旋，肩部向前，头部于中线位，双手可自由活动，可发展手—嘴综合能力（把手放在嘴边）。

（3）"鸟巢"可以为早产儿、新生儿保持舒适的体位提供支持，同时也给新生儿边际感，增加新生儿的安全感，减少其哭闹，减少其能量消耗，有助于新生儿的生长发育。

【技能要求】

1. 目的

保持新生儿舒适体位。

2. 操作准备

（1）环境准备：新生儿室温度保持在22～24℃，湿度保持在55%～65%，关闭门窗。

（2）人员准备：护理员服装整齐，洗净双手。

（3）物品准备：小床，"鸟巢"包被。

3. 操作流程

评估

评估患儿病情，选择合适的体位。

↓

摆放体位

（1）仰卧位：双上肢屈曲于胸前，手傍口旁，双下肢生理性屈曲，足底包裹于"鸟巢"边界中（见图5-18-5-1）。

（2）俯卧位：头偏向一侧，双上肢屈曲于胸前，手傍口旁，下肢屈曲于腹部下方，足底包裹于"鸟巢"边界中（见图5-18-5-2）。

（3）侧卧位：靠床侧上臂前伸，双上肢屈曲于胸前，手傍口旁，双下肢生理性屈曲（见图5-18-5-3）。

↓

整理用物

整理床单位，洗手记录。

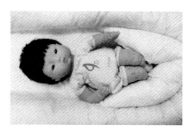
图5-18-5-1　仰卧位

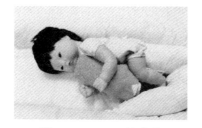
图5-18-5-2　侧卧位

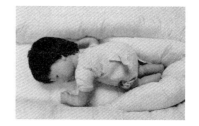
图5-18-5-3　俯卧位

4. 评分标准

项目	项目总分	质量要求	标准分
工作准备	15	室内温、湿度适宜, 注意保暖	5
		护理人员服装、鞋帽整洁; 仪表大方, 举止端庄; 语言柔和、恰当, 态度和蔼可亲; 洗净双手	5
		用物准备齐全	5
评估	20	评估患儿的病情及意识	5
		选择卧位方式	5
		评估患儿的皮肤状况	5
		了解患儿上一次体位的情况	5
摆放体位	30	头颈与躯干位于同一直线	10
		四肢生理性屈曲, 手傍口周	10
		足底包裹于"鸟巢"边界中	10
整理用物	25	整理患儿衣被, 安置患儿至舒适体位	5
		"鸟巢"舒适柔软	10
		洗手	5
		记录体位	5
熟练程度	10	动作轻柔, 注意保暖, 操作熟练	10

5. 注意事项、异常情况及处理

(1) 新生儿体位始终要保持头部中线位, 防止颅内压的波动, 防止斜头畸形的发生, 防止对脑发育造成影响。

(2) 仰卧位便于观察患儿的呼吸频率、面色、腹部情况, 方便治疗与操作。腰椎穿刺后及全身麻醉未醒时需要去枕平卧位。仰卧位时可以在肩下垫小毛巾使外耳道与肩部处于同一水平线, 使呼吸道打开。俯卧位可以提高氧合指数, 改善通气, 降低呼吸频率, 增加胸廓运动的同步性, 减少呼吸暂停的发生, 促进胃排空, 减少胃食管反流, 增加睡眠时间, 减少能量消耗。侧卧位可以增加患儿吸吮和抓握的机会, 喂奶后左侧卧位可预防胃食道反流, 右侧卧位有助于胃排空, 背部肿瘤或手术时也要给予侧卧位。

(3) 不舒适的体位会引起头部位置不对称, 可影响方向感和导致畸形头, 导致颈部和躯干过度伸展。四肢过度伸展会造成患儿压力、生理不稳定及能量的消耗。此外, 也可能导致髋部过度外旋和外展, 踝部过度内翻和外翻, 关节和肌肉过度伸展。护理员应及时纠正新生儿特别是早产儿的不舒适体位, 按需求给予其舒适的体位。

【本节小结】

新生儿体位的摆放是护理员照顾新生儿的基本操作技能。本节着重介绍了新生儿体位摆放的操作要点。希望通过本节内容的学习, 护理员能够掌握体位摆放的操作方法, 掌握新生儿有哪几种体位, 在实际中可以有的放矢, 造福新生儿。

【考点提示】

(1) 新生儿采取右侧卧位时有助于胃排空。   ( )

(2) 仰卧位可以降低呼吸暂停的频率。   ( )

(3) 不舒适的体位会引起头部位置不对称, 可影响方向感和导致畸形头。   ( )

(4) 侧卧位可以增加吸吮和抓握的机会。   ( )

(5) 足底可置于"鸟巢"边界外。   ( )

答案:(1)√ (2)× (3)√ (4)√ (5)×

第六节　新生儿安抚与抱姿

【学习目标】

（1）了解新生儿的需求。

（2）熟悉掌握安抚新生儿的方法。

（3）熟悉掌握新生儿的安全抱姿。

【知识要点】

（1）哭是新生儿6种行为状态之一，也是其提出各种要求和意愿的表达形式。护理人员通过察颜辨声来熟悉和了解孩子这种奇特的语言，根据哭声的高低、强弱、面部表情及手舞足蹈的程度来综合判断，细心观察，能正确地理解和寻找啼哭声所表达的真正含义，并给予适当的安抚方式，使新生儿得到满足及安全感。

（2）抱新生儿的方法有两种：手托法和腕抱法。新生儿全身都软绵绵的，尤其是颈部，还不能自己挺起来，因此一定要注意保护。

1. 安抚新生儿的五大技能：包、侧、嘘、摇、吮。

（1）包裹：胎儿在妈妈的子宫里是被紧紧包裹着的。新生儿包裹方式可参考第十八章第三节新生儿包裹。

（2）侧抱：刚刚出生的婴儿事实上还没有准备好迎接新的环境，对他（她）们来说，从子宫的温暖环境里出来就类似于让普通人类从树上掉下来，表现为哭闹不停。而把婴儿竖直抱起或侧抱则会让新生儿尽快安静下来。

（3）声音：胎儿在母体中的环境并不是非常安静的，包括母亲血管流动的"刷刷"声，母亲心脏跳动的声音、肠胃蠕动的声音、说话的声音等。新生儿耳膜较厚，对于成年人来说有点响的声音对新生儿来说可能刚好合适。可以为新生儿营造这种类似的声音环境，流水声或"白噪音"都可以达到类似的效果。对着新生儿的耳朵"嘘"声也让新生儿很受用，他（她）们可以从中获得安全感。

（4）摇晃：在妈妈的子宫里，无论妈妈在走路、坐着看电视，或是睡觉时翻身，新生儿的感觉就像在海上坐船一样舒适，因此，轻轻地摇晃会受到新生儿的喜欢。但注意，摇晃新生儿的幅度要小而慢，不适当地摇晃可能导致婴儿身体受到伤害甚至猝死。

（5）吮吸：新生儿在预产期前3个月就开始练习吮吸手指了。把手指放在婴儿的嘴巴里，或是给他（她）使用安抚奶嘴。吮吸不仅能够缓解新生儿的饥饿感，还会激活其大脑深处的镇静神经，将新生儿带入深沉的平静，让其进入满意的放松阶段。

2. 新生儿的抱姿

手托法、腕抱法比较适合新生儿，飞机抱可安抚肠绞痛的新生儿，高低位竖抱适合4个月以上的婴儿。

【技能要求】

1. 目的

满足新生儿的需求，让新生儿感觉舒适、安全。

2. 操作准备

（1）环境准备：新生儿室温度保持在22~24℃，湿度保持在55%~65%，关闭门窗。

（2）人员准备：护理员服装整齐，洗净双手，动作轻柔。

3. 操作流程

```
┌─────────────────────────────────────┐
│              评估                    │
│        辨识出新生儿的需求。          │
└─────────────────────────────────────┘
```

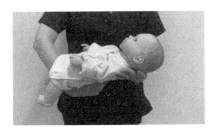

图5-18-6-1　手托法

```
┌─────────────────────────────────────┐
│            抱起新生儿                │
│ （1）手托法：一只手轻轻地放到新生儿的头下，用手掌包住新生儿 │
│ 的整个头部，注意要托住新生儿的颈部，支撑起其头部。稳定住 │
│ 新生儿的头部后，将另一只手从另一侧伸到新生儿的臀部下面， │
│ 包住新生儿的整个小屁屁，轻轻地抬高，让其靠近身体抱住（见图 │
│ 5-18-6-1）。                         │
│ （2）腕抱法：新生儿头部放在左臂弯里，肘部护着新生儿的头， │
│ 左腕和左手护住其背和腰部，右小臂从新生儿身上伸过，护着新 │
│ 生儿的腿部，右手托着新生儿的臀部和腰部（见图5-18-6-2）。 │
│ （3）飞机抱：用前臂挽住宝宝胸部和头部；确保孩子的脸朝外， │
│ 手臂支撑住其头部；用另一只手轻拍或安抚宝宝的背部（见图 │
│ 5-18-6-3）。                         │
└─────────────────────────────────────┘
```

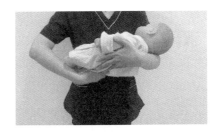

图5-18-6-2　腕抱法

```
┌─────────────────────────────────────┐
│            整理用物                  │
│   整理新生儿衣被，安置舒适体位，洗手。 │
└─────────────────────────────────────┘
```

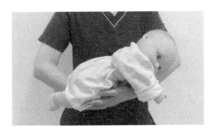

图5-18-6-3　飞机抱

4. 评分标准

项目	项目总分	质量要求	标准分
工作准备	10	室内温、湿度适宜，注意保暖	5
		护理人员服装、鞋帽整洁；仪表大方，举止端庄；语言柔和、恰当，态度和蔼可亲；洗净双手	5
评估	20	评估新生儿情况	10
		辨识新生儿的需求	10
安抚	50	给予正确的安抚方式	10
		扶起新生儿时头部不耷拉，抱其四肢不垂着	10
		整条前臂都要贴合住新生儿的身体，并支撑住新生儿的头、颈、背部和屁股	10
		手掌包住新生儿的屁股，新生儿的头就搁在肘窝处	10
		飞机抱时确保新生儿脸朝外	10
整理用物	10	整理新生儿衣被，安置其至舒适体位	5
		洗手	5
熟练程度	10	动作轻柔，注意保暖，操作熟练	10

5. 注意事项、异常情况及处理

（1）新生儿生长发育的特点是头大、头重、骨骼的胶质多、肌肉不发达、力量比较弱，如果抱姿不当，容易导致其脊柱受到损害，尽管这些损伤当时不易发现，但可能影响到新生儿将来的成长发育，所以在抱新生宝宝时要横着抱，不宜竖抱。如果想竖着抱宝宝，最好用手托住他的颈部，抱紧他，以防宝宝从包被中滑出。

（2）由于生理上的特点，新生儿的胃贲门肌肉较松弛，但幽门肌肉却很紧，在这种情况下，哺乳或喂食后如果将婴儿抱在怀中逗玩，则食物容易从贲门溢出，造成呕吐。

（3）不要以摇晃的方式哄新生儿睡觉，因为新生儿的头部特别脆弱，组织的发育也不完全，轻微的晃动可能会给他们带来严重的伤害，如脑损伤或脑出血的发生。

（4）新生儿的骨骼生长较快，如果长期抱在怀中，对孩子骨骼的正常成长极为不利。

【本节小结】

安抚与抱姿是护理员照顾新生儿的基本操作技能。本节着重介绍了新生儿安抚与抱姿的操作要点。希望通过本节内容的学习，护理员能够掌握安抚与抱姿的操作方法，确保患儿安全。

【考点提示】

（1）包裹可使新生儿得到安全感。　　　　　　　　　　　　　　　　　　　　（　）

（2）吮吸不能够缓解新生儿的饥饿感。　　　　　　　　　　　　　　　　　　（　）

（3）新生儿不宜采用竖抱。　　　　　　　　　　　　　　　　　　　　　　　（　）

（4）飞机抱可安抚肠绞痛的新生儿。　　　　　　　　　　　　　　　　　　　（　）

（5）"白噪音"会使新生儿感到不安。　　　　　　　　　　　　　　　　　　　（　）

答案：（1）√　　（2）×　　（3）√　　（4）√　　（5）×

（张丹）

第七节　新生儿口腔护理

【学习目标】

熟练掌握新生儿的口腔护理方法。

【知识要点】

1. 概述

（1）新生儿口腔较小，舌宽而短，血管丰富，黏膜柔嫩，易引起损伤。新生儿的唾液腺分泌较少，口腔干燥，不适当的擦拭口腔易引起黏膜的破溃，发生局部感染。口腔护理是新生儿护理工作的重要环节。

（2）口腔护理是指用生理盐水对舌、腭、颊等部位的清洁和保护。良好的口腔护理可以保持口腔清洁，预防感染，保持新生儿舒适。

2. 目的

保持口腔清洁湿润，预防发生感染。

3. 安全提示

（1）动作轻柔，遇到难以擦拭的附着物，不可强行擦拭，以免出血。

（2）奶前或奶后1h操作，防止新生儿呕吐。

【技能要求】

1. 目的

使口腔清洁、湿润，使新生儿舒适，预防口腔感染及其他并发症。

2. 操作准备

（1）环境准备：新生儿室温保持在22~24℃，湿度保持在55%~65%，关闭门窗。

（1）人员准备：护理员服装整齐，洗净双手。

（2）物品准备：生理盐水、棉签、小毛巾。

3. 操作流程

评估

评估新生儿口腔情况，查看其有无分泌物或口腔炎症。

↓

摆放体位

将新生儿头偏向一侧，颌下垫小毛巾（见图5-18-7-1）。

↓

清洁口腔

（1）用棉签蘸取生理盐水湿润口唇（见图5-18-7-2）。

（2）用一手拇指与示指轻捏新生儿两颊或下颌使其张口，另一手用棉签蘸取生理盐水依次擦拭口腔内两侧颊部、上颚、齿龈内面、齿龈外面、舌面（图5-18-7-3、图5-18-7-4）。

（3）观察新生儿口腔情况，查看有无分泌物或口腔炎症，如有异常及时报告医生和护士，根据医嘱，按时准确用药。

↓

整理用物

清洁脸部，整理床单位，置新生儿至舒适体位。整理用物、洗手、记录。

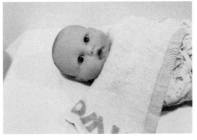

图5-18-7-1　颌下垫小毛巾

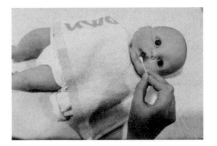

图5-18-7-2　润湿口唇

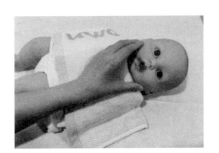

图5-18-7-3　拇示指轻捏两颊使张嘴

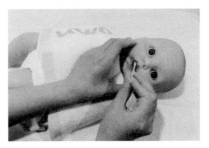

图5-18-7-4　擦拭口腔

4. 评分标准

项　目	项目总分	质量要求	标准分
工作准备	15	室内温、湿度适宜，注意保暖	5
		护理人员服装、鞋帽整洁；仪表大方，举止端庄；语言柔和、恰当，态度和蔼可亲；洗净双手	5
		用物准备齐全	5
评估	10	评估新生儿口腔情况，查看有无分泌物或口腔炎症	10
摆放体位	5	将新生儿头偏向一侧，颌下垫小毛巾	5
清洁口腔	40	用棉签蘸取生理盐水湿润口唇	10
		用一手拇指与示指轻捏新生儿两颊或下颌使其张口，另一手用棉签蘸取生理盐水依次擦拭口腔内两侧颊部、上颚、齿龈内面、齿龈外面、舌面	15
		观察新生儿口腔情况，如有异常，及时报告医生和护士，根据医嘱，按时准确用药	15
整理用物	20	清洁脸部，整理床单位，置新生儿舒适体位	10
		整理用物	5
		洗手、记录	5
熟练程度	10	动作轻柔、稳重、准确、安全	10

5. 注意事项

（1）擦洗一个部位更换一个棉签。棉签蘸取生理盐水不能过湿，防止水误入气管导致呛咳。

（2）如发现新生儿口腔黏膜异常，如口腔溃疡、鹅口疮等，应及时报告医生和护士。擦拭过程中要仔细观察其口腔情况，并遵医嘱用药。

（3）切忌擦拭、挑剔新生儿马牙，防止口腔糜烂引起感染，重者可引起败血症。

（4）及时丢弃特殊感染新生儿的用物，或先消毒再按常规进行清洁、消毒处理。

6. 异常情况及处理

（1）鹅口疮：表现为新生儿口腔黏膜上出现白色乳凝块样物，常见于颊黏膜、上下唇内侧、舌、齿龈、上颚等处，与奶斑相似。鹅口疮不易拭去，强行剥落后局部黏膜潮红、粗糙，因此不可反复强行擦拭。

（2）疱疹性口炎：表现为新生儿口腔黏膜充血、牙龈肿胀，舌、唇内侧、上颚、颊部出现小水泡，周围有红晕。口角、唇周也可发生疱疹。常伴有发热。

（3）口腔溃疡：表现为新生儿口腔黏膜充血、水肿，随即出现大小不等、边界清楚的糜烂面或溃疡，可融合成片。口腔各部位均可发生，常见于舌、唇内侧、颊面膜等，常伴有发热。

出现以上情况，均需及时通知医生及护士，根据医嘱尽早处理。

【本节小结】

口腔清洁是护理员照顾新生儿的基本技能。本节着重介绍了为新生儿清洁口腔的操作要点。希望通过本节内容的学习，护理员能够掌握口腔清洁的操作方法，能够为新生儿安全、有效地清洁口腔，预防感染，提升新生儿的舒适感。

【考点提示】

（1）擦洗过程中只要棉签没有明显脏就可以不用换。　　　　　　　　　　　（　　）

（2）遇到难以擦拭的附着物，不能强行擦。　　　　　　　　　　　　　　　（　　）

（3）棉签蘸取生理盐水不能过湿，防止水误入气管导致呛咳。　　　　　　　（　　）

（4）新生儿口腔护理需要擦拭口腔内两侧颊部、上颚、齿龈内面、齿龈外面、舌面。（　　）

（5）吃完奶后应该立刻做口腔护理。　　　　　　　　　　　　　　　　　　（　　）

答案：（1）×　　（2）√　　（3）√　　（4）√　　（5）×

第八节　新生儿眼部护理

【学习目标】

（1）掌握眼部清洁方法。

（2）掌握眼部用药方法。

【知识要点】

1. 概述

眼部护理就是为新生儿清洁眼睑、眼周，及时发现异常分泌物并处理，预防感染。

2. 目的

保持新生儿眼部清洁，预防感染。

3. 安全提示

（1）动作轻柔，有效固定新生儿，防止棉签损伤新生儿。

（2）做好感染新生儿的隔离和手卫生，并对新生儿所有用具进行严格消毒处理，及时丢弃或先消毒后再按常规进行清洗、消毒处理。

【技能要求】

1. 目的

清洁眼部，防止眼部感染，如结膜炎等。

2. 操作准备

（1）环境准备：新生儿房间温度保持在22~24℃，湿度保持在55%~65%，关闭门窗。

（2）人员准备：护理员服装整齐，洗净双手。

（3）物品准备：生理盐水、棉签、治疗药物。

3. 操作流程

评估
评估新生儿眼部情况，查看有无红肿或分泌物。

↓

清洁眼部
（1）一手固定新生儿头部，另一手用棉签蘸取生理盐水倾斜15°角从眼内眦向外眦清洁（见图5-18-8-1）。 （2）观察新生儿的眼部情况，查看有无红肿或分泌物，如有异常及时报告医生和护士。 （3）根据医嘱，按时准确用药。将新生儿头偏向患侧，一手拇指和示指将上下眼睑轻轻分开，另一手持眼药水滴入眼睑内；一手松开眼睑，让药液充分分布于结膜囊内（见图5-18-8-2）。

↓

整理用物
整理患儿衣被，安置舒适体位，洗手。

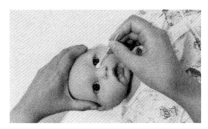

图5-18-8-1　从眼内眦向外眦清洁

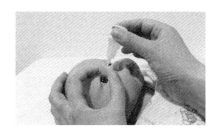

图5-18-8-2　滴眼药

4. 评分标准

项　目	项目总分	质量要求	标准分
工作准备	15	室内温、湿度适宜，注意保暖	5
		护理人员服装、鞋帽整洁；仪表大方，举止端庄；语言柔和、恰当，态度和蔼可亲；洗净双手	5
		用物准备齐全	5
评估	5	观察新生儿的眼部有无红肿或分泌物	5
眼部护理	50	一手固定新生儿头部，另一手用棉签蘸取生理盐水倾斜15°角从眼内眦向外眦清洁	20
		观察新生儿的眼部情况，查看有无红肿或分泌物，如有异常及时报告医生和护士	15
		将新生儿头偏向患侧，根据医嘱，按时准确用药	15
整理用物	20	清洁脸部，整理床单位，置新生儿舒适体位	10
		整理用物	5
		洗手、记录	5
熟练程度	10	动作轻柔、稳重、准确、安全	10

5. 注意事项

（1）一根棉签只能擦一次，直至擦拭干净。

（2）眼部护理前必须做好手卫生，预防感染。

（3）用药前应检查药液有效期，查看有无沉淀、变色等。

（4）用药后按住内眼角1~2min可以减少药液经鼻泪管被黏膜吸收引起不良反应。

（5）如为单侧眼有炎症，先清洁健侧眼部，再清洁患侧眼部，防止交叉感染。

6. 异常情况及处理

（1）结膜炎是急性传染性眼病，以细菌感染最多见，主要通过接触方式传染，表现为结膜充血，能在24h内扩散至整个结膜。常有脓性分泌物，睡眠时可结成痂，使上下眼睑缘黏着，睁眼困难。老发生异常应及时通知医生和护士，明确此病后，对新生儿进行隔离，遵医嘱使用抗生素滴眼液。

（2）新生儿泪囊炎主要由于鼻泪管不通畅，泪液和细菌积存在泪囊中导致感染引起。主要表现为溢泪，结膜囊有少许黏液脓性分泌物。除使用抗生素滴眼液外，需要按摩泪囊：在患侧的鼻梁侧由上向下顺序进行适度的泪囊区按摩，按摩时手指不要在皮肤上滑动或者搓动，而是用拇指紧贴皮肤，将力用于皮肤的泪囊区，由上而下地滑动与按摩。

出现以上情况，均需及时通知医生及护士，根据医嘱尽早处理。

【本节小结】

眼部护理是护理员日常照顾新生儿的基本技能。本节着重介绍了新生儿常见眼部炎症发生的原因及操作要点。希望通过本节内容的学习，护理员能够掌握眼部护理的操作方法，能够为新生儿安全清洁眼睛，预防感染。

【考点提示】

(1)结膜炎的主要传播方式是接触传播。 （ ）

(2)关于感染新生儿所有用具的处理,直接丢弃。 （ ）

(3)一根棉签只能擦一次,直至擦拭干净。 （ ）

(4)清洁眼部时,从外眼角擦向内眼角。 （ ）

(5)新生儿泪囊炎清洁眼睛时,应先清洁患侧眼部,再清洁健侧眼部。 （ ）

答案：(1)√ (2)× (3)√ (4)× (5)×

（何嘉燕）

第九节　新生儿耳部护理

【学习目标】

(1)了解耳部异常的表现。

(2)掌握新生儿耳部清洁的方法。

【知识要点】

1. 概述

新生儿耳郭软硬程度根据其成熟度而各有不同,且咽鼓管比较短、宽,且呈水平位,流入污水后容易引发炎症感染。另外,新生儿在初生几天内,耳道内仍有少量羊水残留,因此需要每天做好耳部护理。

2. 目的

了解耳部异常表现,便于早发现、早处理。

3. 安全提示

(1)将棉签伸入外耳道吸干水分时,要固定好新生儿头部,以免其乱动而发生意外。

(2)棉签伸入耳朵不宜超过1cm,稍做旋转即可吸干水。

【技能要求】

1. 目的

(1)清洁耳道分泌物,防止发生中耳炎。

(2)保持耳朵正常形态。

2. 操作准备

(1)环境准备:新生儿房间温度保持在22~24℃,湿度保持在55%~65%,关闭门窗。

(2)人员准备:护理员服装整齐,洗净双手。

(3)物品准备:棉签、棉球、生理盐水。

3. 操作流程

评估
评估新生儿的耳部情况,查看有无分泌物堵塞。

↓

耳郭周围皮肤护理

用棉签蘸取无菌生理盐水擦拭即可;胎脂较厚时可用棉签蘸无菌液状石蜡擦拭清洁。

↓

外耳道护理

如果新生儿的耳垢掉到了外耳道,可以用棉签将其擦拭出来;稀状耳垢可以蘸取无菌生理盐水擦拭。

↓

耳部给药

将新生儿侧卧,患耳朝上,用无菌棉签轻擦外耳道分泌物。然后一手牵引耳郭,一手以滴瓶或滴管将药液滴入耳道后壁3~5滴,轻压耳屏,使药液沿耳道壁缓缓流入耳内,新生儿保持原位5min左右(见图5-18-9-1)

↓

整理用物

清洁脸部,整理床单位,置新生儿舒适体位。整理用物、洗手、记录。

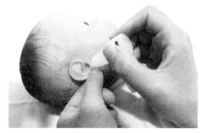

图5-18-9-1　耳内滴药

4. 评分标准

项　目	项目总分	质量要求	标准分
工作准备	15	室内温、湿度适宜,注意保暖	5
		护理人员服装、鞋帽整洁,仪表大方,举止端庄;语言柔和恰当,态度和蔼可亲;洗净双手	5
		用物准备齐全	5
评估	5	观察新生儿的耳部有无分泌物	5
耳郭周围皮肤护理	10	用棉签蘸取无菌生理盐水擦拭即可;胎脂较厚时可用棉签蘸无菌液状石蜡擦拭清洁	10
外耳道护理	20	如果新生儿的耳垢掉到了外耳道,可以用棉签将其擦拭出来;稀状耳垢可以蘸取无菌生理盐水擦拭。	20
耳部给药	20	将新生儿侧卧,患耳朝上,用无菌棉签轻擦外耳道分泌物。然后一手牵引耳郭,一手以滴瓶或滴管将药液滴入耳道后壁3~5滴,轻压耳屏,使药液沿耳道壁缓缓流入耳内,新生儿保持原位5min左右	20
整理用物	20	清洁脸部,整理床单位,置新生儿舒适体位	10
		整理用物	5
		洗手、记录	5
熟练程度	10	动作轻柔、稳重、准确、安全	10

5. 注意事项

(1)一般不建议进入新生儿耳道里清除耳垢,以免产生危险。

(2)沐浴时应该反折新生儿耳郭,堵住其耳道,防止污水流入。宝宝吐奶时,也要尽快擦净污渍,避免流入耳道内引起感染。

(3)当宝宝不明原因哭闹不安时,应观察是否存在耳部感染的问题。及时通知医生和护士,尽早处理。

(4) 新生儿耳郭柔软, 长期保持一种体位容易导致耳郭扁平或招风耳, 影响将来的美观。所以要经常变换睡姿, 可轻轻按摩耳郭, 保持正常形态。更换体位的同时, 分娩期残留在耳道内的羊水也能顺势流出。

6. 异常情况及处理

(1) 外耳湿疹: 在耳廓、耳后沟处或外耳道口、耳甲腔内出现红斑或粟粒样小丘疹, 伴有小水疱或脓疱。新生儿表现为摇头擦耳, 应及时通知医生和护士, 无感染时只需局部保持清洁干燥, 耳道湿疹并发感染时使用局部抗菌药物。

(2) 急性化脓性中耳炎: 是细菌进入鼓室引起的化脓性感染, 多继发于上呼吸道感染。鼻咽部分泌物进入鼓室, 是引起新生儿中耳炎最常见的途径。严重的外耳道炎, 鼓膜糜烂溃破可引起鼓室感染。血行感染最少见。因为耳痛, 患儿会摇头抓耳、哭闹不安。后期会有大量脓性分泌物从耳道内流出。

出现以上情况, 均需及时通知医生及护士, 根据医嘱尽早处理。

【本节小结】

由于新生儿咽鼓管短而且直, 容易积水、发生炎症。耳郭软, 不良睡姿会改变其正常形态, 影响美观及听力发育。因此, 耳部护理是日常照顾新生儿的重要环节。希望通过本节内容的学习, 护理员能够掌握耳部护理方法, 预防新生儿感染。

【考点提示】

(1) 将棉签伸入外耳道吸干水分时, 要固定好新生儿头部, 以免其乱动而发生意外。 （　）

(2) 清洁外耳道时, 棉签伸入耳朵不超过1cm为宜。 （　）

(3) 沐浴时为防止水流入耳道, 可以用手指堵住耳道。 （　）

(4) 新生儿耳部特点咽鼓管短且直, 耳道狭窄呈水平, 容易积水。 （　）

(5) 新生儿耳道容易积水, 因此要将棉签深入耳道里清除。 （　）

答案: (1) √　(2) √　(3) ×　(4) √　(5) ×

第十节　新生儿脐部护理

【学习目标】

(1) 熟悉新生儿脐部的特殊表现和处理方法。

(2) 掌握脐部日常护理方法。

【知识要点】

1. 概述

新生儿出生后, 在靠近宝宝的一端会留下脐带残端。由于脐带是被切断的, 所以存在创面, 在脐带干燥脱落前, 如果不做好清洁, 被细菌污染, 可使脐部发炎, 引起败血症甚至导致死亡。新生儿脐带剪断后, 残留的脐带会逐渐变黄、干化、再变黑, 然后整段自然脱落。如果残留端很短, 一般需要3~7d脱落; 如果残留端较长, 脱落的时间则会延长, 有的甚至需要1周多才能脱落。如果残留的脐带已干化变黑, 但却一直不脱落, 则应及时通知医生进行处理, 切不可自行剪断。

2. 目的

保持脐部清洁、干燥，预防感染。

3. 安全提示

（1）动作轻柔，脐带未脱落前勿强行剥落。

（2）做好感染新生儿的隔离和手卫生，并对新生儿所有用具进行严格的消毒处理，及时丢弃或先消毒后再按常规进行清洗、消毒处理。

【技能要求】

1. 目的

清洁脐部残端，并保持脐部干燥，预防感染。

2. 操作准备

（1）环境准备：新生儿室温度保持在22~24℃，湿度保持在55%~65%，关闭门窗。

（2）人员准备：护理员服装整齐，洗净双手。

（3）物品准备：75%酒精溶液、棉签。

3. 操作流程

评估

评估新生儿脐部情况，查看脐带残端是否脱落，有无红肿及分泌物。

↓

脐部护理

（1）脐带未脱落，可用左手轻提残端使根部暴露，右手用棉签蘸取消毒液环形消毒脐带根部（见图5-18-10-1）。

（2）脐带脱落后，左手拇指、示指沿脐周将脐部撑开，右手用棉签蘸取75%的酒精溶液，从脐带中心向外消毒1周即可（见图5-18-10-2）。

（3）若有脐部渗血或炎症应及时报告医生、护士，针对病因进行相应处理。

（4）将纸尿裤的边缘反折，暴露脐部。

↓

整理用物

清洁脸部，整理床单位，置新生儿舒适体位。整理用物、洗手、记录。

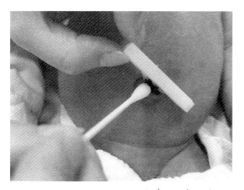

图5-18-10-1　环形消毒脐带根部

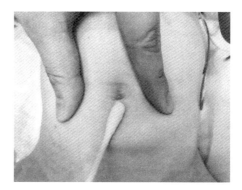

图5-18-10-2　消毒脐周

4. 评分标准

项 目	项目总分	质量要求	标准分
工作准备	15	室内温、湿度适宜，注意保暖	5
		护理人员服装、鞋帽整洁；仪表大方，举止端庄；语言柔和恰当，态度和蔼可亲；洗净双手	5
		用物准备齐全	5
评估	5	观察新生儿的脐部情况，查看脐带残端是否脱落，有无分泌物	5
脐部护理	50	脐带未脱落，可用左手轻提残端使根部暴露，右手用棉签蘸取消毒液环形消毒脐带根部	10
		脐带脱落后，左手拇指、示指沿脐周将脐部撑开，右手用棉签蘸取75%的酒精溶液，从脐带中心向外消毒1周。	15
		若有脐部渗血或炎症须及时报告医生护士，针对病因进行相应处理	15
		将纸尿裤的边缘反折，暴露脐部	10
整理用物	20	整理患儿衣物和床单位	10
		整理用物	5
		洗手、记录	5
熟练程度	10	动作轻柔、稳重、准确、安全	10

5. 注意事项

（1）一根棉签只能环形消毒脐窝一圈，直至擦拭干净无分泌物为止。

（2）常规每日消毒2~3次，直至脐带彻底脱落后干燥、无分泌物为止。

（3）在脐带脱落前应保持脐带干燥。

（4）避免摩擦。注意不要让纸尿裤及衣物摩擦脐带，以免导致破皮、出血。

6. 异常情况及处理

（1）肉芽肿：主要因断脐后脐孔创面受异物刺激（如爽身粉、血痂）或感染，在局部形成小的肉芽组织增生，并非肠黏膜组织，表面湿润，有少量黏液性或带脓血性分泌物，经数次硝酸银烧灼后可治愈。肉芽肿较大或护理不当继发脐周化脓性炎症不易治愈者，可手术切除。

（2）脐疝：如新生儿在哭闹时出现脐部膨出，膨出直径约1cm，用手指可轻轻还纳，则新生儿出现了脐疝。一般在1~2岁可以自愈，2岁以下可暂不处理。2岁以上如不闭合可考虑实施手术治疗。在平日护理中如发现脐疝膨出越来越大，或出现膨出嵌顿、婴儿剧烈哭闹，应立即通知医生。

（3）脐炎：（参见本篇第十九章第二节新生儿脐炎）。

出现以上情况，均需及时通知医生及护士，根据医嘱尽早处理。

【本节小结】

脐部护理是日常照顾新生儿的重要环节。本节着重介绍了脐部护理的操作要点。希望通过本节内容的学习，护理员能够掌握脐部护理方法，预防新生儿感染。

【考点提示】

（1）脐部残端一般出生后3~7d脱落。 （ ）

（2）脐部消毒清洁后将纸尿裤的边缘反折，暴露脐部。 （ ）

（3）脐带未脱落前不可以做清洁。 （ ）

（4）一根棉签只能环形消毒脐窝一圈，直至擦拭干净无分泌物为止。 （ ）

（5）只要没有渗血，就可以把脐带剥落。 （ ）

答案：（1）√ （2）√ （3）× （4）√ （5）×

第十一节　新生儿指甲护理

【学习目标】

掌握剪指甲的方法。

【知识要点】

1. 概述

新生儿指甲特别薄弱,生长速度快,皮肤娇嫩,随着新生儿活力加强,过长的指甲容易抓伤脸部皮肤。当他们学会把手放到嘴里,如果指甲里藏有污垢,就会把细菌带进口腔里影响健康。如果脚指甲过长,踢腿时趾甲与被褥摩擦,容易撕裂。因此,需要及时给新生儿剪指甲。

2. 目的

修剪过长的指(趾)甲,避免损伤新生儿皮肤,预防感染。

3. 安全提示

(1)使用钝头的、前部呈弧形的新生儿专用指甲剪。

(2)在新生儿安静且配合的时候剪,对于不配合的新生儿可在其熟睡时剪。

【技能要求】

1. 目的

修剪指甲,防止新生儿抓伤自己。清洁指甲污垢,防止感染。

2. 操作准备

(1)环境准备:新生儿室温度保持在22~24℃,湿度保持在55%~65%,关闭门窗。

(2)人员准备:护理员服装整齐,洗净双手。

(3)物品准备:新生儿指甲剪。

3. 操作流程

```
┌─────────────────────────────────┐
│            评估                  │
│       评估新生儿指甲情况。        │
└─────────────────────────────────┘
              ↓
```

┌───┐
│　　　　　　　　　指甲护理   │
│ (1)握住新生儿的手或脚,将其手指(脚趾)尽量分开。 │
│ (2)用一手的拇指和示指牢固地握住新生儿的手指(脚趾),另 │
│ 一手持指甲剪从甲缘的一端沿着指甲的自然弯曲轻轻地转动,将 │
│ 指甲剪成圆弧状(见图5-18-11-1)。   │
│ (3)清洁指尖。   │
└───┘

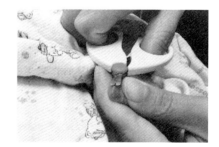

图5-18-11-1　指甲剪

```
              ↓
┌─────────────────────────────────┐
│            整理用物              │
│ 整理床单位,清理剪下的指甲,不遗留在身下。整理用物、洗手、 │
│ 记录。                           │
└─────────────────────────────────┘
```

4.评分标准

项 目	项目总分	质量要求	标准分
工作准备	15	室内温、湿度适宜,注意保暖	5
		护理人员服装、鞋帽整洁;仪表大方,举止端庄;语言柔和、恰当,态度和蔼可亲;洗净双手	5
		用物准备齐全	5
评估	5	评估新生儿指甲情况	5
指甲护理	50	握住新生儿的手,将其手指尽量分开。	20
		用一手的拇指和示指牢固地握住新生儿的手指,另一手持指甲剪从甲缘的一端沿着指甲的自然弯曲轻轻地转动,将指甲剪成圆弧状	20
		清洁指尖	10
整理用物	20	整理床单位,指甲勿压身下	10
		整理用物,清洗指甲剪	5
		洗手、记录	5
熟练程度	10	动作轻柔、稳重、准确、安全	10

5.注意事项、异常情况及处理

(1)指甲剪不能紧贴到指尖处,避免剪到指甲下的皮肤和甲床。如不慎剪伤,立即用棉球压迫止血,并通知医生和护士做进一步处理。

(2)剪好指甲后,用拇指腹逐个摸一下指甲断面有无方角或尖刺,若有则继续修剪成圆弧状,避免新生儿将自己划伤。

(3)剪好指甲后,指尖如有污垢应用水洗干净,以防感染。

【本节小结】

指甲护理是护理员照顾新生儿的基本技能。本节着重介绍了指甲护理的操作要点,希望通过本节内容的学习,护理员能够掌握指甲护理方法,预防新生儿抓伤脸部皮肤。

【考点提示】

(1)在新生儿安静且配合的时候剪,对于不配合的新生儿可在其熟睡时剪。　　　　　( )

(2)剪好指甲后,指尖如有污垢应用水洗干净,以防感染。　　　　　( )

(3)可以使用剪刀给新生儿剪指甲。　　　　　( )

(4)剪指甲时要紧贴甲床,尽量把指甲剪干净。　　　　　( )

(5)剪指甲时应从甲缘一端沿着指甲的自然弯曲转动,将指甲剪成圆弧状。　　　　　( )

答案:(1)√　(2)√　(3)×　(4)×　(5)×

第十二节　新生儿臀部护理

【学习目标】

(1)熟悉尿布皮炎分度和处理的方法(参见第十九章第六节新生儿尿布皮炎)。

(2)掌握臀部护理方法。

【知识要点】

1. 概述

新生儿皮肤娇嫩,皮肤防御功能差,机体免疫水平低,对周围环境较敏感,臀部、会阴及周围皮肤长时间受尿便的刺激,加上尿布包裹,形成潮湿而密闭的小环境。刚出生的新生儿又多处于仰卧位,污物容易积聚在皮肤紧贴和褶缝处,特别容易发生红臀。尤其是男性新生儿阴囊大而松弛,常伴有阴囊表皮破损。臀部护理旨在呵护宝宝皮肤,保持臀部的清洁干燥,预防红臀的发生,提升新生儿的舒适度。

2. 目的

保持臀部的清洁干燥,预防红臀的发生,提升新生儿的舒适度。

3. 安全提示

(1)动作轻柔,更换尿布时注意保暖。

(2)吸奶前或吸奶后1h进行操作,防止新生儿呕吐。

【技能要求】

1. 目的

保持臀部的清洁干燥,预防红臀的发生,增进新生儿的舒适度。

2. 操作准备

(2)环境准备:新生儿室温保持在22~24℃,湿度保持在55%~65%,关闭门窗。

(3)人员准备:洗手、戴手套。

(4)物品准备:大小合适的尿布或纸尿裤、柔湿巾、护臀膏、棉签。

3. 操作流程

评估

评估新生儿臀部皮肤情况,有皮肤问题及时通知医生及护士处理。

↓

清洁臀部皮肤

(1)解开尿布,一手提起新生儿双腿,另一手将尿布折起,使前半部清洁面遮住污染部分并垫于臀下(见图5-18-12-1)。

(2)用柔湿巾从前向后依次轻轻擦拭会阴部及臀部,若污物较多可反复用多块柔湿巾,直至擦净为止(见图5-18-12-2)。

(3)抽出脏尿布,将清洁尿布垫于腰下,放下新生儿双腿。

(4)用棉签将护臀膏均匀涂于臀部(见图5-18-12-3)。

(5)包好尿布,松紧适宜,以一指松为宜(见图5-18-12-4)。

↓

整理用物

整理床单位,置新生儿舒适体位,异物勿压身下。整理用物、脱手套、洗手、记录。

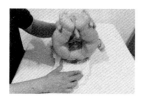 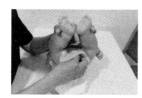 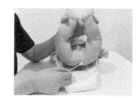 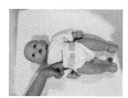

图5-18-12-1　打开尿布　　图5-18-12-2　从前向后擦拭　图5-18-12-3　涂护臀膏　图5-18-12-4　松紧适宜

4.评分标准

项 目	项目总分	质量要求	标准分
素质要求	5	服装、鞋帽整洁;仪表大方,举止端庄;态度和蔼可亲	5
用物准备	15	洗手、戴手套	5
		备齐用物、合理放置	5
		选择大小合适的尿布	5
臀部护理	50	解开尿布,一手提起新生儿双腿,另一手将尿布折起,使前半部清洁面遮住污染部分并垫于臀下	10
		用柔湿巾从前向后依次轻轻擦拭会阴部及臀部,若污物较多可反复用多块柔湿巾,直至擦净为止	10
		抽出脏尿布,将清洁尿布垫于腰下,放下新生儿双腿	5
		观察新生儿臀部皮肤情况,如有异常及时报告医生和护士	10
		用棉签将护臀膏涂于臀部	5
		包好尿布,松紧适宜,以一指松为宜	10
整理用物	20	整理床单位,置新生儿舒适体位,异物勿压身下	10
		整理用物	5
		脱手套、洗手、记录	5
熟练程度	10	动作轻柔、稳重、准确、安全	10

5.注意事项

(1)注意擦净皮肤的皱褶部分。

(2)注意观察新生儿大便形状、量及排便次数,如有异常及时通知医生和护士。

(3)观察肛周及臀部周围皮肤情况,如有皮肤破溃,遵医嘱给予对症处理。

6.异常情况及处理

如出现尿布皮炎,需及时通知医生及护士,根据医嘱尽早处理(详见本篇第十九章第六节新生儿尿布皮炎)。

【本节小结】

臀部护理是护理员照顾新生儿的基本技能。本节着重介绍了臀部护理操作要点。希望通过本节内容的学习,护理员能够掌握臀部护理方法,预防尿布皮炎的发生,增进新生儿的舒适度。

【考点提示】

(1)为防止新生儿呕吐,应在吸奶前或吸奶后1h进行臀部护理。　　　　　　　　　( )

(2)每次换尿布都需要用护臀膏保护臀部皮肤。　　　　　　　　　　　　　　　( )

(3)包裹尿布应越紧越好,防止尿布滑脱。　　　　　　　　　　　　　　　　　( )

(4)用柔湿巾擦时应从前向后依次轻轻擦拭会阴部及臀部。　　　　　　　　　　( )

(5)护理员可以一手只提起新生儿一条腿,使臀部离开床面即可。　　　　　　　( )

答案:(1)√　(2)√　(3)×　(4)√　(5)×

第十三节　新生儿尿布和纸尿裤的选择及使用

【学习目标】

(1)掌握尿布和纸尿裤的选择方法。

(2)掌握尿布和纸尿裤的使用方法。

【知识要点】

1. 概述

新生儿皮肤娇嫩,在尿布包裹下,如果臀部皮肤长时间受排泄物的刺激,易发生红臀。选择合适的尿布和纸尿裤,并正确使用,能有效预防尿布皮炎。

2. 目的

保持臀部皮肤清洁干燥,预防发生尿布皮炎。

3. 安全提示

(1)纸尿裤的表面不能含有刺激宝宝皮肤或引起皮肤过敏的成分。

(2)解开纸尿裤后需将粘扣反折,避免粘扣边缘划伤新生儿皮肤。

【技能要求】

1. 目的

保持臀部的清洁干燥,预防红臀的发生,增进新生儿的舒适度。

2. 操作准备(参见本章第十二节新生儿臀部护理)

3. 操作流程(参见本章第十二节新生儿臀部护理)

4. 评分标准(参见本章第十二节新生儿臀部护理)

5. 注意事项,异常情况及处理

(1)根据新生儿体重和体形,选择大小合适的型号,特别是腿部和腰部的松紧槽不能勒得过紧。

(2)尿布和纸尿裤要有较好的吸水性,能把尿液锁在中间,保持臀部干爽。

(3)选择表面柔软舒适、透气性好的,能排出臀部的闷热湿气而不会让尿液渗漏的纸尿裤,降低尿布皮炎的发生率。

(4)纸尿裤的粘贴要牢固,使用时能紧贴纸尿裤,且在解开纸尿裤后仍能重复粘贴。

(5)注意纸尿裤松紧以一指为宜,不可过松。纸尿裤平铺垫于腰下,大腿侧的边要翻出,保证尿布与大腿和腰部贴合,不留缝隙,否则易造成排泄物外溢。

(6)注意观察新生儿大便性状、量及排便次数,如有异常需要,应及时通知医生和护士。如有腹泻,应增加更换次数,减少排泄物对臀部皮肤的刺激。

(7)应确保男新生儿阴茎指向下方,避免尿液从尿片上方漏出。

【本节小结】

新生儿皮肤娇嫩,合适的尿布或纸尿裤有助于预防尿布皮炎。本节着重介绍了尿布或纸尿裤的选择和使用。希望通过本节内容的学习,护理员能够掌握选择和使用尿布和纸尿裤的方法,预防发生尿布皮炎,增进新生儿的舒适度。

【考点提示】

(1)只要根据新生儿月龄选择尿布大小即可。　　　　　　　　　　　　　　　( )

(2)解开纸尿裤后需将粘扣反折,避免粘扣边缘划伤新生儿皮肤。　　　　　　( )

(3)应确保男新生儿阴茎指向下方,避免尿液从尿片上方漏出。　　　　　　　( )

(4)纸尿裤松紧以一指为宜,不可过松。　　　　　　　　　　　　　　　　　( )

(5)腹泻新生儿不需要增加换尿布次数。　　　　　　　　　　　　　　　　　( )

答案:(1)×　　(2)√　　(3)√　　(4)√　　(5)×　　　　　　　　　　(何嘉燕)

第十四节 新生儿沐浴

【学习目标】

（1）掌握新生儿沐浴的方法。

（2）熟悉新生儿沐浴的注意事项。

（3）了解新生儿沐浴的好处。

【知识要点】

沐浴能够使新生儿皮肤保持清洁，及时清除胎脂，从而减少皮肤感染的发生；同时，沐浴能够让新生儿重新感受类似子宫内羊水包围的感觉，帮助新生儿舒缓情绪、放松心情、增强安全感；此外，沐浴时新生儿全身裸露，便于观察其四肢活动情况，若发现异常，须及时报告医生、护士。

【技能要求】

1. 目的

保持皮肤清洁，舒缓新生儿情绪，评估全身健康状况。

2. 操作准备

（1）环境准备：沐浴室温度保持在26~28℃，湿度保持在55%~65%，关闭门窗。

（2）人员准备：护理员服装整齐，洗净双手。

（3）物品准备：温度计、纱布、大毛巾、沐浴露、双氧水（过氧化氢）、护臀膏、尿布。

3. 操作流程

评估
评估患儿病情，测量并调节沐浴水温，移除衣物，评估全身皮肤情况。

沐浴
浸湿纱布，先洗头面部，避免水进入耳道（见图5-18-14-1、图5-18-14-2），再清洗胸腹部、上肢、背部、下肢，最后清洗会阴部。

整理用物
为新生儿穿好衣服，换好尿布，洗手，处理用物。

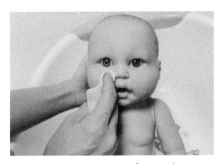
图5-18-14-1 清洗眼部

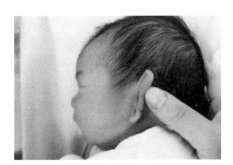
图5-18-14-2 反折外耳郭

4. 评分标准

项目	项目总分	质量要求	标准分
工作准备	15	室内环境清洁,温、湿度适宜	5
		护理员着装整齐,洗净双手	5
		用物准备齐全	5
评估	20	评估患者病情及意识	5
		移除患儿衣物	5
		评估全身皮肤状况	5
		调节并测量沐浴水温(38~40℃)	5
沐浴	40	再次确认水温后开始沐浴	5
		弄湿纱布,洗脸;托起头部,洗头,避免水进入耳道,身上污物多时可使用沐浴乳	10
		沐浴顺序:头面部、胸腹部、上肢、背部、下肢,最后清洗会阴部	25
整理用物	15	擦干患儿,更换尿布,穿好衣服	5
		洗手	5
		记录洗澡时间,如有异常,立即上报并处理	5
熟练程度	10	动作轻柔,注意保暖,操作熟练	10

5. 注意事项、异常情况及处理

（1）足月新生儿刚出生时皮肤表面pH值约为6.34,而后逐渐下降,出生后一月时的pH值约降至5。沐浴及其他的皮肤护理可改变皮肤的pH值。因此,应尽量选用中性的沐浴露或只用清水进行沐浴,以减少对皮肤表面pH值的影响。

（2）新生儿外耳道短、直,一旦进水很容易引起感染。因此,清洗头颈部时,要用手向内翻折耳郭,以避免水流入新生儿耳道内。如万一进水,应及时使用干棉签蘸干水分。

（3）最后清洗臀部,按照由前向后的方向进行单向清洗。对于女新生儿来说,应避免肛周污物流入阴道。

【本节小结】

沐浴是护理员照顾新生儿的基本操作技能。本节着重介绍了新生儿沐浴的操作要点。希望通过本节内容的学习,护理员能够掌握沐浴的操作方法,保持新生儿清洁,增进患儿的舒适度。

【考点提示】

（1）新生儿沐浴的水温范围是36~38℃。　　　　　　　　　　　　　　　　　　　　　（　　）

（2）清洗会阴部时应按照由前向后的方向进行单向清洗。　　　　　　　　　　　　　　（　　）

（3）适量选用中性沐浴露或清水进行沐浴。　　　　　　　　　　　　　　　　　　　　（　　）

（4）沐浴时耳朵万一进水,及时使用干棉签蘸干水分。　　　　　　　　　　　　　　　（　　）

答案:（1）×　　（2）√　　（3）√　　（4）√

第十五节　新生儿抚触

【学习目标】

（1）掌握新生儿抚触的方法。

（2）熟悉新生儿抚触的注意事项。

（3）了解新生儿抚触的好处。

【知识要点】

对于新生儿而言，皮肤至少占体重的13%，而成人皮肤仅占体重的3%。皮肤上遍布触觉感受器，触觉是新生儿与外界交流的最主要方式，其中面部、口周和手部的触觉感受发育更好。良好的触觉刺激可以帮助患儿舒缓情绪、增进食欲、缓解疼痛、促进生长发育。

【技能要求】

1. 目的

促进新生儿生长发育；改善睡眠质量；增加机体免疫力，促进消化功能，缓解焦虑情绪。

2. 操作准备

（1）环境准备：房间温度保持在26～28℃，湿度保持在55%～65%，关闭门窗。

（2）人员准备：护理员服装整齐，洗净双手。

（3）物品准备：尿片，替换的衣物，无刺激的抚触油，轻柔的背景音乐。

3. 操作流程

评估

评估新生儿病情、全身皮肤情况、行为反应。

↓

抚触

抚触的顺序：头面部→胸部→腹部→上肢→下肢→背部，如图5-18-15-1～图5-18-15-5所示。

↓

整理用物

为患儿穿上衣服，整理环境、用物、洗手。

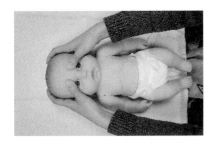　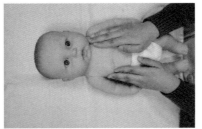　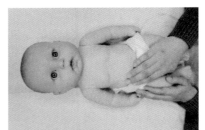

图5-18-15-1　头面部抚触　　图5-18-15-2　胸部抚触　　图5-18-15-3　腹部抚触

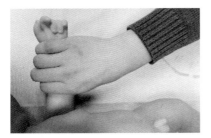　　　　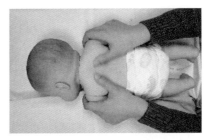

图5-18-15-4　四肢抚触　　　图5-18-15-5　背部抚触

4. 评分标准

项　目	项目总分	质量要求	标准分
工作准备	15	室内环境清洁,温、湿度适宜	5
		护理员着装整齐,洗净双手	5
		用物准备齐全,可播放轻柔的背景音乐	5
评估	15	评估新生儿病情及意识,选择两餐之间,最好在沐浴后、清醒时进行	5
		移除新生儿衣物	5
		评估全身皮肤完整性、脐部情况、健康状况和行为反应等	5
抚触	45	头面部:取适量抚触油,用双手拇指从前额正中处往外推压。眉头、眼窝、人中、下巴,同样用双手拇指往外推压	5
		胸部:双手放在两侧肋缘,右手向上滑向婴儿右肩,复原;左手向上滑向婴儿左肩,注意避开乳头	5
		腹部:用指尖在婴儿腹部按顺时针方向按摩,注意避开脐部	5
		手部:由上至下,采用捏、搓、揉等方式,轻柔地从上臂按摩至腕部,从近端至远端抚触手掌、手指,逐指抚触	10
		腿部:由上至下,采用捏、搓、揉等方式,轻柔地从大腿按摩至脚踝,从近端至远端抚触脚掌、脚趾,逐趾抚触	10
		背部: ①双手与脊椎成直角,从背部上端开始移向臀部 ②用食指和中指从尾骨部位沿脊椎向上抚触到颈椎部位 ③双手在两侧臀部做环形抚触	10
整理用物	15	穿衣,将新生儿抱回床单位,置新生儿舒适体位	5
		整理环境、用物,洗手	5
		观察及记录:新生儿体温、心率、呼吸、肤色	5
熟练程度	10	动作轻柔,注意保暖,操作熟练	10

5. 注意事项、异常情况及处理

（1）抚触过程中需观察新生儿体温、心率、呼吸、肤色;新生儿哭闹时,应暂停抚触,查找原因。

（2）按照顺时针的方向按摩,以利于新生儿胃肠消化。脐带还未脱落时,尽量不要碰到脐部。

（3）抚触时间根据新生儿的行为反应进行调整,并与新生儿睡眠—觉醒周期一致;干预时监测新生儿反应;制定个体化方案;避免对所有的早产儿进行抚触;鼓励父母参与,并帮助父母寻找最适宜的方法。

【本节小结】

抚触是护理员照顾新生儿的基本操作技能。本节着重介绍了新生儿抚触的操作要点。希望通过本节内容的学习,护理员能够掌握抚触的操作方法,提升新生儿的舒适度。

【考点提示】

（1）新生儿抚触的顺序是头面部→胸部→腹部→背部→上肢→下肢。　　　　　　（　）

（2）按摩腹部时应以顺时针方向进行。　　　　　　　　　　　　　　　　　　（　）

（3）从上至下,采用捏、搓、揉等方式按摩手部。　　　　　　　　　　　　　　（　）

（4）抚触时,保持房间温度24~26℃。　　　　　　　　　　　　　　　　　　（　）

（5）抚触过程中积极和宝宝进行眼神及语言的交流。　　　　　　　　　　　　（　）

答案:（1）×　（2）√　（3）√　（4）×　（5）√

第十六节　新生儿袋鼠式护理

【学习目标】

(1)掌握新生儿袋鼠式护理的方法。

(2)熟悉新生儿袋鼠式护理的注意事项。

(3)了解新生儿袋鼠式护理的好处。

【知识要点】

袋鼠式护理的益处："袋鼠式护理"又称"皮肤接触"，指在新生儿出生后不久即开始将其裸放在母亲或父亲裸露的胸前进行持续的皮肤接触，新生儿仅包裹尿布、戴帽子，使用母亲的衣服或毯子，将新生儿与大人一起包裹，使新生儿像在子宫内里一样与母亲亲密接触。在这一过程中，新生儿的生命体征更加平稳，处于睡眠的时间更多，心率慢而稳定，氧合和气体交换增加，有助于促进新生儿神经系统的成熟。

【技能要求】

1. 目的

促进亲子关系，缓解新生儿焦虑情绪，维持其生命体征的稳定，促进生长发育。

2. 操作准备

(1)环境准备：房间温度保持在26~28℃，湿度保持在55%~65%，关闭门窗，有围帘或屏风遮挡。

(2)人员准备：护理员服装整齐，洗净双手。

(3)物品准备：宽松的前开式长袍、毛毯、尿布、有靠背扶手和脚凳的躺椅、屏风(必要时)、溢乳垫(必要时)、帽子(必要时)。

3. 操作流程

```
┌─────────────────────────────────────────┐
│              评估                        │
│   评估新生儿病情、全身皮肤情况、行为反应等。  │
└─────────────────────────────────────────┘
                  ↓
┌─────────────────────────────────────────┐
│            袋鼠式护理                     │
│ 父/母靠在躺椅上，敞开衣襟，裸露胸部，脱去新生儿衣服，保留 │
│ 尿布，抱至家属怀中，包裹新生儿背部(见图5-18-16-1)。  │
└─────────────────────────────────────────┘
                  ↓
┌─────────────────────────────────────────┐
│            整理用物                      │
│   为新生儿穿上衣服，整理环境、用物、洗手。   │
└─────────────────────────────────────────┘
```

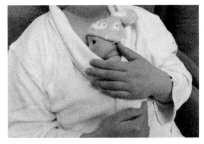

图5-18-16-1　袋鼠抱

4. 评分标准

项　目	项目总分	质量要求	标准分
工作准备	15	室内环境清洁，温、湿度适宜	5
		护理员着装整齐，洗净双手，指导家长严格按照七步洗手法进行手卫生消毒	5
		用物准备齐全，可播放轻柔的背景音乐	5
评估	5	评估新生儿病情、全身皮肤状况、行为反应等	5
袋鼠式护理	50	父/母亲斜靠于躺椅上，解开衣服的前襟，露出胸口皮肤	10
		脱去新生儿的衣服，仅保留尿布，必要时可为新生儿穿上小袜子、戴上小帽子	10
		将新生儿抱至父/母胸前，呈60°或90°俯卧于父/母亲的胸口	10
		使用毛毯或衣服环抱新生儿的背部	10
		监测新生儿的情况，并提供父/母亲所需要的协助	10
整理用物	20	将新生儿抱回床单位，置新生儿舒适体位	10
		与家长沟通、解释	5
		整理环境、用物、洗手、记录	5
熟练程度	10	动作轻柔，注意保暖，操作熟练	10

5. 注意事项、异常情况及处理

（1）进行袋鼠式护理的家属应穿着前开式、宽松、透气、吸汗的衣物。保持心情愉悦，身体舒适，无感冒或腹泻，身上（前胸）无皮疹或破损。

（2）在整个过程中，如果新生儿有任何不舒服的表现，应立即终止；如果新生儿入睡，头部下滑，需重新调整姿势；鼓励家长在进行袋鼠式护理时与新生儿说话，给予轻柔的抚触，增加彼此的互动。

（3）初次袋鼠式护理持续时间可以从10~15min开始，之后再逐渐增加时间，直至父母及患儿都满意为止（通常为30min~1h）。

【本节小结】

袋鼠式护理是护理员照顾新生儿的基本操作技能。本节着重介绍了新生儿袋鼠式护理的操作要点。希望通过本节内容的学习，护理员能够掌握袋鼠式护理的操作方法，鼓励家属进行袋鼠式护理，增进亲子关系的同时确保新生儿安全。

【考点提示】

（1）鼓励家长在进行袋鼠式护理时与新生儿说话，并给予轻柔的抚触。　　　　　　（　　）

（2）若家长有感冒、发烧或肠胃不适等感染症状时应马上暂停，以免传染给新生儿。　（　　）

（3）袋鼠式护理持续时间越长越好。　　　　　　　　　　　　　　　　　　　　　（　　）

（4）最好由妈妈进行袋鼠式护理而非爸爸。　　　　　　　　　　　　　　　　　　（　　）

（5）病情稳定的早产儿也可以进行袋鼠式护理。　　　　　　　　　　　　　　　　（　　）

答案：（1）√　（2）√　（3）×　（4）×　（5）√

第十七节　新生儿母乳喂养

【学习目标】

（1）掌握母乳喂养的不同姿势。

（2）熟练掌握如何评估有效吮吸。

（3）熟练掌握正确的含乳姿势。

（4）了解异常喂养姿势的可能原因及其校正方法。

【知识要点】

1. 概述

母乳喂养是将新生儿抱至母亲身边吸吮母乳的喂养方式，是新生儿生长发育的最佳选择。

2. 目的

正确的喂养姿势和含接，是促进母乳喂养的重要环节。

【新生儿母乳喂养】

1. 母乳喂养的优势

母乳喂养是将新生儿抱至母亲身边吸吮母乳的喂养方式，是新生儿生长发育的最佳选择。母乳中除含有生长发育所必需的营养物质外，还富含多种免疫活性物质、抗感染因子、激素、消化酶等配方奶中所缺乏的物质，能够促进新生儿消化系统的成熟、提高机体免疫力、促进神经系统发育。同时，母乳喂养的新生儿发生食物过敏的风险更低，成年后代谢性疾病的发生率也更低。

2. 母乳喂养的时长

世界卫生组织、联合国儿童基金会向全球的母亲倡议，在生命的最初6个月，应对宝宝进行纯母乳喂养。之后，为满足不断发展的营养需要，宝宝应获得营养充足和安全的辅助食品。同时，继续母乳喂养至两岁或两岁以上。

3. 母乳喂养的姿势

主要有摇篮式、橄榄球式、交叉式、侧卧式。

（1）摇篮式。在有扶手的椅子上坐直，将孩子抱在怀里，用前臂和手掌托着孩子的身体和头部。喂右侧奶时用左手托，喂左侧奶时用右手托。放在乳房下的手呈U形，不要弯腰，也不要探身，而是让孩子贴近母亲的乳房。这是早期喂奶的理想方式（见图5-18-17-1）。

（2）橄榄球式。如果产妇是剖宫产，或者乳房较大，这种方式比较合适。将孩子抱在身体一侧，胳膊肘弯曲，手掌伸开，托住孩子的头，让他（她）面对乳房，让孩子的后背靠着母亲的前臂。为了舒服起见，可以在腿上放个垫子（见图5-18-17-2）。

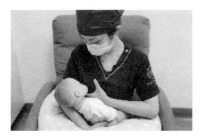

图5-18-17-1　摇篮式

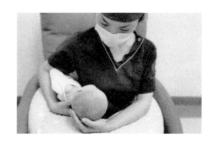

图5-18-17-2　橄榄球式

（3）交叉式。与第一种姿势类似，但喂右侧奶时用右手托，喂左侧奶时用左手托（见图5-18-17-3）。

（4）侧卧式。疲倦时可躺着喂奶。身体侧卧，让孩子面对母亲的乳房，母亲用一只手揽着孩子的身体，另一只手将奶头送到孩子嘴里。这种方式适合早期喂奶，也适合剖宫产的母亲（见图5-18-17-4）。

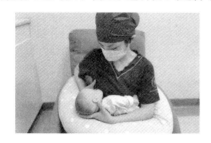

图5-18-17-3　交叉式

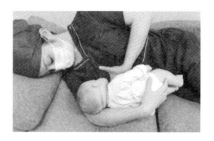

图5-18-17-4　侧卧式

4. 母乳喂养的姿势要点

（1）宝宝的头与身体呈一条直线。

（2）宝宝的身体贴近母亲。

（3）宝宝的脸贴近乳房，鼻子对着乳头。

（4）不仅要托住头部，还要托住臀部。

5. 如何建立正确的含乳姿势

摆好姿势，母亲用C字形的方法托起乳房。用乳头刺激孩子的口周围，使孩子建立觅食反射。当孩子的口张到足够大时，将乳头及大部分乳晕含在新生儿嘴中。

6. 含乳姿势的七个要点

（1）嘴张得很大（见图5-18-17-5）。

（2）下唇向外翻（见图5-18-17-6）。

（3）舌头呈勺状环绕乳晕。

（4）面颊鼓起呈圆形。

（5）宝宝口腔上方有更多的乳晕（见图5-18-17-7）。

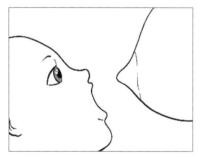

图5-18-17-5　嘴张得很大

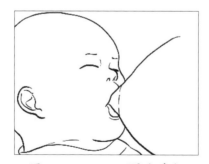

图5-18-17-6　下唇向外翻

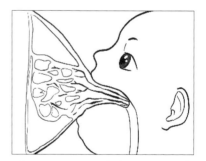

图5-18-17-7　宝宝口腔上方有更多的乳晕

（6）慢而深地吸吮，有时突然暂停。

（7）能看到吞咽动作或听到吞咽声。

7. 如何评估宝宝是否有效吸吮

能听到宝宝有明显的吞咽声音；宝宝每天排尿大于6次，排便4~6次，每天体重增长应大于15g。

【技能要求】

1. 目的

促进正确的含乳,保证母乳喂养期间母婴的舒适。

2. 操作准备

(1)环境准备:房间温度保持在22~24℃,湿度保持在55%~65%,关闭门窗。

(2)人员准备:护理员服装整齐,修剪指甲,洗净双手。

(3)物品准备:哺乳枕(必要时)。

3. 操作流程

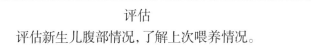

```
┌─────────────────────────────────────────────────────┐
│                       评估                           │
│        评估新生儿腹部情况,了解上次喂养情况。          │
└─────────────────────────────────────────────────────┘
                          ↓
┌─────────────────────────────────────────────────────┐
│                     母乳喂养                          │
│  将新生儿抱至母亲身边,指导母亲选择合适的抱姿,开始母乳喂养。│
└─────────────────────────────────────────────────────┘
                          ↓
┌─────────────────────────────────────────────────────┐
│                     整理用物                          │
│        整理新生儿衣被,洗手,记录喂奶时间。            │
└─────────────────────────────────────────────────────┘
```

4. 评分标准

项目	项目总分	质量要求	标准分
工作准备	15	室内温、湿度适宜,注意保暖	5
		护理员着装整齐,洗净双手;指导家长严格按照七步洗手法进行手卫生消毒	5
		用物准备齐全	5
评估	20	评估新生儿腹部状况	10
		了解新生儿上一次喂养的情况	10
母乳喂养	35	将新生儿抱至母亲身旁,选择合适的喂养姿势	15
		建立含乳,开始母乳喂养	20
整理用物	20	整理新生儿衣被,安置新生儿至舒适体位	10
		洗手	10
熟练程度	10	动作轻柔,注意保暖,操作熟练	10

5. 注意事项、异常情况及处理

(1)搬动新生儿时注意保护头颈同时托住臀部,动作要轻柔;注意不要捂住新生儿的口鼻;为保持新生儿口腔清洁,喂奶后可用棉签蘸温开水,擦拭口腔黏膜及舌苔。

(2)选择合适高度的座位,座位太低,使母亲膝部抬得过高;座位太高,母亲不容易将宝宝抱在平行于乳房的位置,身体容易前倾。可在母亲腿上放枕头,托住宝宝。

(3)选用合适的辅助支撑用品,如抱枕、哺乳枕等。当母亲坐姿前倾时,既紧张又不舒服,可选用抱枕垫于背后;对很小的宝宝,可指导母亲合理使用哺乳枕,从而用整个前臂而非手臂的弯曲部托住宝宝。

【本节小结】

母乳喂养是护理员照顾新生儿的基本操作技能。本节着重介绍了新生儿母乳喂养的姿势要点。希望通过本节内容的学习,护理员能够掌握母乳喂养的姿势方法,及时评估新生儿是否进行有效的吸吮,确保母乳喂养顺利建立。

【考点提示】

（1）搬动新生儿时注意保护头颈的同时托住臀部。 （　　）

（2）当母亲疲倦时可以选择侧卧位喂奶。 （　　）

（3）母乳喂养时宝宝含住大部分乳头即可。 （　　）

（4）配方奶喂养是新生儿最好的养育方式。 （　　）

（5）WHO建议新生儿纯母乳喂养至生后6个月。 （　　）

答案：（1）×　　（2）√　　（3）√　　（4）×　　（5）√

第十八节　新生儿人工喂养

【学习目标】

（1）掌握新生儿人工喂养的方法。

（2）了解各种新生儿配方奶的特点。

【知识要点】

在某些情况下母乳缺乏或母乳不足，只能选用配方奶进行喂养。

1. 足月儿配方奶的特点

适用于胃肠道功能发育正常的足月新生儿，或是胎龄大于34周且出生体重大于2kg、无营养不良高危风险的早产儿。与早产儿配方乳相比，足月儿配方乳含有较低的乳清蛋白/酪蛋白比值，较高的乳糖浓度，较低的中链甘油三酯、矿物质、维生素及微量元素。

2. 早产儿配方奶的特点

早产儿配方奶含有较高的蛋白质，优化的蛋白组成（乳清蛋白为主），较高的能量，适当比例的中链甘油三酯，同时强化了维生素、矿物质和微量元素。适用于对能量需求更大的早产儿使用。

3. 早产儿出院后的配方奶特点

这是一种营养成分介于早产儿配方奶和足月儿配方奶之间的配方奶，其成分的组成和含量既考虑到早产儿相对较高的营养需求和对特殊营养物质（钙、铁）的需求，同时也避免了因营养富集而可能导致的营养过剩。

【技能要求】

1. 目的

保证新生儿充足的营养来源。

2. 操作准备

（1）环境准备：新生儿房间温度保持在22~24℃，湿度保持在55%~65%，关闭门窗。

（2）人员准备：护理员服装整齐，洗净双手。

（3）物品准备：奶嘴、奶瓶、配方奶、饮用水、纱布巾或纸巾。

3. 操作流程

```
┌─────────────────────────────────────────────┐
│                    评估                       │
│         评估新生儿腹部情况,了解上次喂养情况。        │
└─────────────────────────────────────────────┘
                      │
                      ▼
┌─────────────────────────────────────────────┐
│                   人工喂养                     │
│  选择大小合适的奶瓶、奶嘴,按说明冲配好奶粉,手腕内侧试温  │
│  (见图5-18-18-1),纱布置于患儿颈部,             │
│  倾斜奶瓶,喂奶(见图5-18-18-2)。               │
└─────────────────────────────────────────────┘
                      │
                      ▼
┌─────────────────────────────────────────────┐
│                   整理用物                     │
│         整理新生儿衣被,洗手,记录喂奶时间。          │
└─────────────────────────────────────────────┘
```

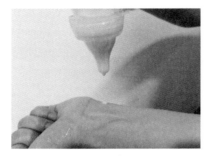

图5-18-18-1 手腕内侧试温

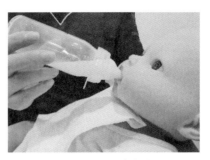

图5-18-18-2 奶嘴内充满奶液

4. 评分标准

项目	项目总分	质量要求	标准分
工作准备	15	室内温、湿度适宜,注意保暖	5
		护理员着装整齐,洗净双手;指导家长严格按照七步洗手法进行手卫生消毒	5
		用物准备齐全	5
评估	10	评估新生儿腹部状况	5
		了解新生儿上一次喂养的情况	5
人工喂养	55	选择大小合适的奶嘴,以奶瓶倒置时两奶滴之间稍有间隔为宜	10
		按照冲配要求调制配方奶	5
		纱布垫于新生儿的颈部	5
		加温好的奶用手腕内侧测试温度,并再次检查奶嘴孔大小是否合适	10
		将奶嘴送入新生儿口中,放于舌上,不要硬塞入口中	10
		将奶瓶倾斜,奶嘴内充满奶液(见图5-18-18-2)	5
		喂奶,并保持新生儿的头部和身体呈正中位	10
整理用物	10	擦净嘴角,整理新生儿衣被,安置新生儿舒适体位	5
		洗手	5
熟练程度	10	动作轻柔,注意保暖,操作熟练	10

5. 注意事项、异常情况及处理

(1)选择大小合适的奶嘴,避免过大或过小。开口过大容易引起呛咳、窒息;开口过小则会让新生儿吸吮费力、能量消耗大。开口应以奶瓶倒置时两奶滴之间稍有间隔为宜。

(2)每次喂奶前均应试奶温。可将乳汁滴几滴于手腕内侧处,试温,以不烫手为宜。喂奶时奶瓶斜度应使乳汁始终充满奶头,以免宝宝将空气吸入。同时,注意观察新生儿吸吮力、面色、呼吸状态、吸吮吞咽协调能力,有无呛咳、恶心、呕吐,若面色改变时需将奶嘴拔出轻拍其背部,休息片刻,待面色好转后再喂。

(3)哺乳后应将新生儿竖抱拍嗝。

(4)每次吃剩下的奶一定要倒掉,不能留到下一餐再吃。因为牛奶很容易成为细菌培养基,可导致新生儿腹泻或食物中毒。

【本节小结】

人工喂养是护理员照顾新生儿的基本操作技能。本节着重介绍了新生儿人工喂养的操作要点。希望通过本节内容的学习,护理员能够掌握人工喂养的操作方法,确保患儿营养的摄入。

【考点提示】

(1)奶嘴大小以奶瓶倒置时两奶滴之间稍有间隔为宜。　　　　　　　　　　　　　(　　)

(2)每次喂奶前都应用手背皮肤试温。　　　　　　　　　　　　　　　　　　　　(　　)

(3)奶瓶喂养时,奶嘴内应始终充满奶液。　　　　　　　　　　　　　　　　　　(　　)

(4)吃剩的奶可放到冰箱内,留到下一餐继续食用。　　　　　　　　　　　　　　(　　)

(5)喂奶时如新生儿口周青紫,面色发绀,应将奶嘴拔出轻拍背部,休息片刻待面色好转后再喂。

　　　　　　　　　　　　　　　　　　　　　　　　　　　　　　　　　　　　　(　　)

答案:(1)√　　(2)×　　(3)√　　(4)×　　(5)√

第十九节　新生儿配奶用品的清洁和消毒

【学习目标】

(1)了解新生儿常见配奶用品的特点。

(2)掌握新生儿配奶用品的清洁消毒方法。

【知识要点】

奶瓶和奶嘴是新生儿人工喂养过程中常用的配奶用品,尽管配奶用品的材质多样、种类丰富,但所有配奶用品使用前都应进行充分的清洁和消毒,保证其处于清洁无菌状态。

【学习内容】

1. 常见的奶瓶成分及特点

(1)玻璃奶瓶:除了强度不够、易碎之外,其他品质都优于塑料奶瓶。但塑料奶瓶有个最大的优点就在于其轻巧不易碎,可以让宝宝自己拿,可以出门时携带。所以,玻璃奶瓶主要还是适合小婴儿,父母在家亲自喂养时可以用。当宝宝长大些,想自己拿奶瓶时,塑料奶瓶就要开始派上大用场了。

(2)塑料奶瓶:材质一般有 PC(聚碳酸酯)、PP(聚丙烯)、PESU（聚醚砜)、PPSU(聚苯砜)。除了PC外其他都不含双酚。在对婴儿奶瓶的选购上,底色发黄的PPSU无论从安全性、耐温、耐水解和耐冲击等方面都是最好的。底色淡黄的PESU在耐水煮和冲击方面比PPSU差。PC含有双酚A(BPA 环境雌激素),会引起心脏病和糖尿病,在许多国家已经禁止PC用于婴儿食品容器。PC奶瓶目前在国内还有大量销售,有绝对的价格优势。由于广大父母对材料不太了解,常关注价格与外观。纯的PP是安全的,耐温一般在80℃

左右,耐温120℃以上的PP大多是改良型的,安全性会降低,冲击强度差,透明度差。PPSU、PC,质轻强度高,不易破碎,高度透明,性能都不错,不考虑价格因素的话,是首选。尤其PPSU,比PC更易洗、耐用,几近于玻璃。但是PPSU奶瓶价格相对较贵。选择时,爸妈可根据实际需要购买合适的材质。

2. 奶瓶的清洗

一定要用奶瓶刷清洗奶瓶,才能洗净附着在瓶壁上的奶汁,家长可选择奶瓶清洗剂来清洗奶瓶,这样更快捷、更高效、更安全。

3. 奶瓶的常见消毒方法

(1)煮沸消毒法:准备一个不锈钢的煮锅,里面装满冷水。水的深度要求是能完全覆盖奶瓶,使得所有已经清洗过的喂奶用具浸没在水中。不锈钢锅,须消毒奶瓶专用,不可与其他烹调食物混用。如果是玻璃的奶瓶可与冷水一起放入锅中,等水烧开后5~10min再放入奶嘴、瓶盖等塑胶制品,盖上锅盖再煮3~5min后关火,等到水稍凉后,再用消毒过的奶瓶夹取出奶嘴、瓶盖,待干了之后再套回奶瓶上备用。若是塑胶的奶瓶,则要等水烧开之后,再将奶瓶、奶嘴、奶瓶盖一起放入锅中消毒,约再煮3~5min即可,最后以消毒过的奶瓶夹,夹起所有的食具,并置于干净通风处,倒扣沥干。

(2)蒸汽锅消毒法:市面上有多种功能、品牌的电动蒸汽锅,家长可以依照自己的需要来选择,消毒的方式只需要遵照说明书操作,就可以达到消毒喂奶用具的目的。但需注意的是,使用蒸汽锅消毒前,仍需将所有的奶瓶、奶嘴、奶瓶盖等物品彻底清洗干净。

【技能要求】

1. 目的

保持新生儿配奶用品的清洁、卫生,避免细菌滋生。

2. 操作准备

(1)环境准备:清洁、明亮。

(2)人员准备:护理员服装整齐,洗净双手。

(3)物品准备:流动水、奶瓶刷、奶瓶清洗剂、消毒锅。

3. 操作流程

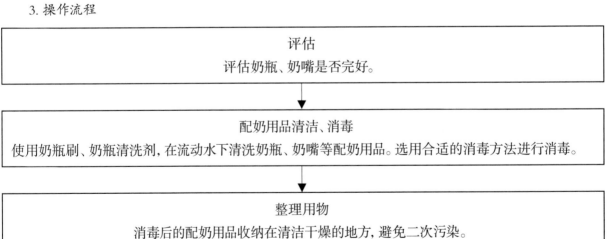

評估
评估奶瓶、奶嘴是否完好。

↓

配奶用品清洁、消毒
使用奶瓶刷、奶瓶清洗剂,在流动水下清洗奶瓶、奶嘴等配奶用品。选用合适的消毒方法进行消毒。

↓

整理用物
消毒后的配奶用品收纳在清洁干燥的地方,避免二次污染。

4.评分标准

项目	项目总分	质量要求	标准分
工作准备	20	室内光线明亮,适宜操作	5
		护理人员服装、鞋帽整洁;仪表大方,举止端庄;语言柔和、恰当,态度和蔼可亲;洗净双手	10
		用物准备齐全	5
评估	10	评估配奶用品是否完好	10
清洁	20	使用奶瓶刷在流动水下进行清洗	20
消毒	20	依据不同的材料,选用合适的消毒方法	20
整理用物	20	洗手	10
		待自然冷却后将奶瓶奶嘴取出,置于清洁干燥处	10
熟练程度	10	动作轻柔,注意保暖,操作熟练	10

5.注意事项、异常情况及处理

（1）奶瓶是宝宝的唯一"餐具",喂完一次就要清洁、消毒一次。或许有些新手妈妈会偷懒,觉得奶瓶洗干净了就不用消毒。实际上,奶瓶即使洗净,多少还会有残留的奶渍,营养丰富的奶渍最容易滋生细菌,导致宝宝肠道问题,因此一定要消毒。

（2）注意奶瓶上的耐温标示,如果不耐高温,最好使用蒸汽锅消毒。在煮沸中途加入新的消毒物件,需要在新加入物件煮沸后重新开始计时。

（3）已消毒24h后仍旧没有使用的配奶用品,须重新进行消毒后才能使用。

【本节小结】

配奶用品的消毒是护理员照顾新生儿的基本操作技能。本节着重介绍了常见奶瓶的材质及清洁消毒方法。希望通过本节内容的学习,护理员能够掌握奶瓶奶嘴的清洁消毒方法,确保患儿配奶用品的清洁安全。

【考点提示】

（1）PPSU材质质轻强度高,不易碎,不考虑价格因素的话是奶瓶的首选。　　　　（　）

（2）无明显奶渍的奶瓶使用流动水冲洗即可。　　　　（　）

（3）奶瓶用一次就要清洗消毒一次。　　　　（　）

（4）消毒后的奶瓶,只要保持清洁干燥,放多久都可以直接使用。　　　　（　）

（5）消毒奶瓶时温度越高越好。　　　　（　）

答案:（1）√　（2）×　（3）√　（4）×　（5）×

（季福婷）

第十九章　新生儿常见疾病的早期发现及照护

本章通过对新生儿常见疾病(包括新生儿黄疸、新生儿湿疹、新生儿脐炎、新生儿便秘、新生儿腹泻、新生儿尿布皮炎、新生儿打嗝、新生儿啼哭)的介绍,并着重介绍了新生儿光照疗法操作、新生儿按摩排便操作和新生儿拍嗝的操作技能要求。这些内容均与医疗护理员的日常工作息息相关,能够在一定程度上增强护理员对新生儿常见疾病相关知识的了解,提升护理员更好地为新生儿护理服务的能力。

第一节　新生儿黄疸

【学习目标】

(1)了解新生儿黄疸的定义。

(2)熟悉新生儿黄疸的评估内容。

(3)了解新生儿黄疸的疾病护理。

(4)掌握新生儿黄疸的技能要求(新生儿光照疗法操作)。

【知识要点】

(1)生理性黄疸是指除外各种病理因素,单纯由于新生儿胆红素代谢特点所导致的黄疸,无临床症状。

(2)新生儿黄疸的评估要点是黄疸的程度、神经系统的早期表现。

(3)疾病护理及注意点:①皮肤黄疸的观察;②光照疗法的护理。

(4)技能要求(新生儿光照疗法操作)。

一、疾病定义

新生儿黄疸是新生儿期一种常见的临床症状。

生理性黄疸是指除各种病理因素外,单纯由新生儿胆红素代谢特点所导致,无临床症状的一种黄疸。足月儿生后2~3d出现黄疸,4~5d达高峰,5~7d消退,最迟不超过2周,黄疸的程度较轻,先见于面部、颈部,巩膜亦可查见,然后发展至躯干及四肢。早产儿生后3~5d出现黄疸,黄疸程度较足月儿重,黄疸消退的速度较足月儿慢,可延长至2~4周。生理性黄疸一般不需要特殊的治疗,可自行消退。

新生儿黄疸出现下列情况之一时要考虑为病理性黄疸:

(1)生后24h内出现黄疸,TSB大于102.6μmol/L(6mg/dl)。

(2)足月儿TSB大于220.6μmol/L(12.9mg/dl),早产儿大于255μmol/L(15mg/dl)。

(3)血清结合胆红素大于26μmol/L(1.5mg/dl)。

(4)TSB每天上升大于85μmol/L(5mg/dl)。

(5)黄疸持续时间较长,超过2~4周,或进行性加重。病理性黄疸的原因甚多,胆红素产生过量、肝脏胆红素代谢和分泌减少、胆红素排泄异常、肠肝循环增加是造成新生儿高胆红素血症的主要环节。

二、评估要点

1. 黄疸的程度

（1）观察黄疸的程度：轻者仅限于面颈部，重者可延及四肢躯干部和巩膜，粪便色黄，尿色深。

（2）胆红素的测量：黄疸程度的判断不能仅依靠视觉，还应通过经皮胆或血清胆红素的测量。经皮胆红素（TCB）测量具有无创、操作简便的优点。经皮测量时（见图5-19-1-1），探头检测面应与患儿皮肤紧密垂直接触，常用测定部位包括额部（额眉弓连线中点）和胸部胸骨平第二肋间水平皮肤，严重高胆红素血症患儿的胆红素水平可能被忽视，因此，当患儿的胆红素水平大于14mg/dL时不推荐使用经皮测胆红素。血清胆红素水平是临床诊断最可靠的方法。

2. 神经系统

如患儿出现拒食嗜睡、肌张力减退等胆红素脑病的早期表现，要立即通知医生。

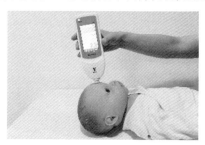

图5-19-1-1　经皮胆红素测量

三、疾病护理

（1）观察黄疸的程度：可见性黄疸首先出现在患儿的头部和脸部，然后从头至脚进展。四肢的皮肤特别是在掌部及足底表面最后被影响。轻者仅限于面颈部，重者可延及四肢躯干部和巩膜，粪便色黄，尿色深。

（2）皮肤的观察与护理：黄疸是本病的主要症状，随着病情的转归，黄疸应逐渐减退，若是进行性加重或出现烦躁、嗜睡，应及时通知医生，防止肝硬化的发生。由于血清胆红素的增高，经皮肤排泄刺激机体产生瘙痒，应保持患儿的皮肤清洁、床单位的整洁，及时修剪指甲，防止因皮肤抓伤引起的感染。

（3）营养状况的观察及喂养护理：观察患儿的胃纳情况、皮下脂肪厚度情况、体重情况，采取合理饮食。合理饮食可促进肝细胞的再生和修复，有利于肝功能的恢复，延缓疾病的进展。对于拒乳、呕吐、腹泻等胃肠功能紊乱的新生儿还应加强口腔护理和臀部护理。

（4）出血倾向的观察：注意患儿的前囟是否隆起、饱满，有无贫血貌，全身皮肤有无出血点。如发现针刺部位渗血不止、皮肤黏膜有出血点和瘀斑时，应及时通知医生。

（5）大小便的观察：巨细胞病毒的感染可导致胆管完全闭塞，大便颜色变浅呈陶土色，小便颜色变黄。护理中应密切观察患儿尿液的色、质、量，并及时留取标本。

（6）婴儿听力损害：早期干预除常规完成营养脑细胞药物的治疗外，可以给患儿定时播放音乐，或让其听母亲的心跳声，引导家属通过听觉刺激法促进患儿残余听力的恢复。

（7）光照疗法时护理。

① 注意黄染消退情况。光照疗法的作用部位在皮肤的浅层组织，故目测时皮肤黄染消退有时并不能代表胆红素下降的程度，如用经皮测胆红素仪来检测光照疗法患儿的胆红素时，不能在光照疗法结束就立即进行检测，应在光照疗法停止4~6h后再进行经皮胆红素检测，这时的检测结果比较准确。

② 光照疗法中要做好患儿的防护措施。使用眼罩保护视网膜；使用光疗尿布保护生殖系统；使用手套和脚套，防止抓伤；在骨隆突处使用透明敷贴，在光疗床周围使用棉套，预防摩擦造成的损伤和压力性损伤。

③光照疗法时由于光线的照射,患儿不显性失水增加,注意观察体温及箱内温、湿度,根据医嘱补充水分20mL/(千克体重·天)。

④光照疗法时因胆红素排泄及光照的刺激可能有短暂腹泻与皮疹,要保持患儿的皮肤清洁。光照疗法时,皮肤严禁涂润肤油,防止影响光照疗法的效果。当结合胆红素超过68.4μmol/L(4mg/dl)时,光照疗法可使皮肤呈青铜色(青铜症),但停止光照疗法后可逐渐恢复。

⑤光照疗法患儿需遵医嘱给予按摩排便,促进胎粪排出,解除新生儿便秘,以增加体重和进食量,预防和降低新生儿高胆红素血症的发生。

(8)喂养不当是早发型母乳性黄疸发生的重要原因之一,提倡母乳喂养,不仅可预防早发型母乳性黄疸,还因为初乳是天然的泻药,可以促进胎粪的排出,减少胆红素的吸收。母乳性黄疸需注意母乳喂养后有无复发。

【技能要求】

1. 目的

对高胆红素血症的患儿进行光照疗法,促进胆红素的排泄。

2. 操作准备

(1)环境准备:新生儿室温度保持在22~24℃,湿度保持在55%~65%,关闭门窗。

(2)人员准备:护理员服装整洁,洗净双手。

(3)物品准备:光疗箱、遮光眼罩、光照疗法尿布、敷贴、袜子、手套、指甲钳、纱布、光疗箱小床围、灭菌注射用水。

3. 操作流程

```
评估患儿皮肤颜色、皮肤的完整性。
        ↓
光疗箱接上电源预热,设置光疗箱温度32~34℃,罩光疗箱小床围
(见图5-19-1-2),光疗箱水槽内加入足量的灭菌注射用水。
        ↓
修剪指甲、清洁皮肤,四肢骨隆突处予透明敷贴保护性粘贴、戴
眼罩。使用光照疗法时,尿布以最小面积覆盖会阴部。脱去患儿
衣裤,使其裸体,穿好袜子和手套,防止光疗时因哭吵而损伤皮
肤或抓伤皮肤。
        ↓
将患儿置于光疗箱的中央(见图5-19-1-3),开启光照疗法灯,
记录开始时间。
        ↓
光照疗法结束,关闭光照疗法灯,给患儿取下眼罩,清洁全身皮
肤,并检查全身皮肤的完整性,穿衣、包裹。
        ↓
整理用物,光疗箱进行终末消毒,洗手,记录光照疗法的情况。
```

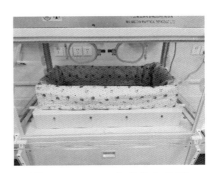

图5-19-1-2 光疗箱小床围

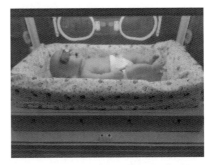

图5-19-1-3 患儿置于光疗箱的中央

4. 评分标准

项目	项目总分	质量要求	标准分
工作准备	10	新生儿室内温度保持在22~24℃,湿度保持在55%~65%,环境清洁	3
		护理员着装整齐,洗净双手	3
		用物准备齐全,光疗箱处于功能状态	4
光疗箱准备	10	检查光疗箱有无损坏、漏电、松脱,荧光灯有无破损,灯管有无不亮	4
		光疗箱水槽内加入足量的灭菌注射用水,光疗箱小床围	3
		连接电源,光疗箱预热至32~34℃	3
患儿准备	20	裸露患儿,评估患儿的皮肤颜色及皮肤的完整性	4
		修剪指甲,清洁皮肤	4
		四肢骨隆突处予透明敷贴保护性粘贴	4
		戴眼罩,使用光照疗法尿布以最小面积覆盖会阴部	4
		穿袜子和手套	4
光疗过程	20	光疗箱预热完毕,将患儿置于光疗箱小床中央	4
		记录光照疗法开始时间	4
		予心电监护,观察患儿病情变化,每4h测体温一次	4
		每2h更换体位1次	4
		每小时巡回1次,保持光疗箱的清洁	4
结束光疗	20	关闭光照疗法灯,取下眼罩,清洁全身皮肤	5
		检查全身皮肤的完整性,观察皮肤黄染消退情况	10
		核对患儿信息,给患儿穿衣、包裹	5
整理用物	10	整理用物,清洁光疗箱,终末消毒	5
		操作后洗手,记录	5
熟练程度	10	动作轻巧、稳重、准确、齐全	10

5. 注意事项、异常情况及处理

（1）合理设置光疗箱的温度,每4h监测体温一次,如发现心率加快,大汗淋漓等异常情况时,应及时测量体温。

（2）保证患儿奶量的摄入,若奶量不能完成者,及时汇报医生处理。光疗时不显性失水增加,需适当补充液体。

（3）光照疗法前先洗澡,清洁皮肤,皮肤表面避免使用油剂或粉剂。

（4）光照疗法期间每小时观察患儿一次,避免患儿过度哭吵,如有吐奶需及时处理。

（5）光照疗法时使用光照疗法眼罩保护患儿的眼睛,使用光照疗法尿布遮盖会阴部,巡视时注意检查眼罩及尿布佩戴情况。

（6）光照疗法中发热的处理:体温小于38℃时可下调光疗箱箱温,打开光疗箱侧窗散热,必要时暂缓光照疗法。体温大于38℃时可使用水袋或温水擦拭降温,擦拭部位选择腋窝、肘窝、腹股沟、腘窝等大血管流经处,避开心前区及腹部。

（7）皮疹的处理:轻者,停止光照疗法后皮疹多可自行消退,无须特殊处理。保持局部皮肤清洁干燥,可选用炉甘石洗剂进行局部涂抹。

【本节小结】

新生儿黄疸是新生儿最常见的疾病之一,光照疗法是治疗新生儿黄疸的直接措施。本节着重介绍了新生儿黄疸的疾病护理和光照疗法的操作要点。希望通过本节内容的学习,护理员能够掌握光照疗法的操作方法、注意事项,出现异常情况时能够及时处理,确保患儿安全。

【考点提示】

(1) 生理性黄疸足月儿生后2~3d出现黄疸,4~5d达高峰,5~7d消退。 ( )

(2) 新生儿黄疸出现生后24h内出现黄疸,TSB>6mg/dl,考虑为病理性黄疸。 ( )

(3) 母乳性黄疸应禁止母乳喂养。 ( )

(4) 经常日光浴有助于预防黄疸发生。 ( )

(5) 光照疗法时使用光照疗法眼罩保护眼睛,使用光照疗法尿布遮盖会阴。 ( )

答案:(1)√ (2)√ (3)× (4)√ (5)√

第二节　新生儿脐炎

【学习目标】

(1) 了解新生儿脐炎的定义。

(2) 熟悉新生儿脐炎的评估内容。

(3) 掌握新生儿脐炎的疾病护理。

(4) 掌握新生儿脐炎的技能要求(新生儿脐部护理操作)。

【知识要点】

1. 定义

脐炎主要是因为断脐时或出生后处理不当,脐残端被细菌入侵、繁殖所引起的急性炎症;也可能是脐血置管保留导管或换血时被细菌污染而导致发炎。

2. 新生儿脐炎的评估要点是脐炎程度的观察

脐部渗液严重的要注意脐部周围皮肤的评估,查看皮肤是否有红、肿等症状,是否有并发败血症和腹膜炎。

3. 疾病护理及注意点

(1) 掌握脐部渗血、渗液、化脓的正确处理方法。

(2) 注意观察脐部的周围皮肤。

(3) 注意潜在并发症的观察。

4. 技能要求

新生儿脐部护理操作。

一、疾病定义

脐炎主要是因为断脐时或出生后处理不当,脐残端被细菌入侵、繁殖所引起的急性炎症,也可能是脐血置管保留导管或换血时被细菌污染而导致发炎。任何化脓菌都能引起脐炎,最常见的是金黄色葡萄球菌,其次为大肠埃希菌、铜绿假单胞菌、溶血性链球菌等。

二、评估要点

1. 脐炎的程度

轻者脐轮与脐周皮肤轻度红肿,可伴少量浆液脓性分泌物,重者脐部及脐周明显红肿、发硬,脓性分泌物较多,常有臭味。慢性脐炎常形成脐肉芽肿,表现为一小的樱红色肿物,表面可有脓性溢液,经久不愈。病情危重者可形成败血症,并有全身中毒症状。

2. 皮肤完整性受损

脐部渗液会浸渍脐部周围皮肤,长期会造成皮肤溃烂。

3. 潜在并发症

如患儿发生发热、食欲缺乏,精神萎靡、烦躁不安等症状,应及时通知医生,考虑败血症可能,严重者可进展为腹膜炎。

三、疾病护理

(1)断脐应严格无菌,尤其做脐血管插管时,必须严格无菌。

(2)观察脐部有无渗液、渗血或脓性分泌物,如有渗液及渗血应及时用棉签蘸取3%过氧化氢进行擦拭,如有脓性分泌物,应先用棉签蘸取生理盐水擦拭,再根据医嘱给予抗感染药物治疗。

(3)脐带残端脱落后,应注意观察脐窝内有无樱红色的肉芽肿增生,若有,应及早处理。

(4)勤换尿布,保持脐部清洁、干燥,避免大小便污染,最好使用吸水、透气性能好的尿布。

(5)严格执行手卫生。

(6)进行脐部护理时须注意腹部保暖。

(7)如果脐带残端长时间不脱落,应观察断脐时是否结扎不牢,应考虑重新结扎。

四、技能要求

新生儿脐部护理操作参见本篇第十八章第十节。

【本节小结】

新生儿脐炎主要是因为断脐时或出生后处理不当,脐残端被细菌入侵、繁殖所引起的急性炎症,也可能是脐血置管保留导管或换血时被细菌污染而导致的发炎。本节着重介绍了新生儿脐炎的疾病护理。希望通过本节内容的学习,护理员能够掌握脐炎的护理方法、观察的注意点,及时了解患儿的病情变化,确保患儿安全。

【考点提示】

(1)脐炎主要是因为断脐时或出生后处理不当,脐残端被细菌入侵、繁殖所引起的急性炎症,也可能是脐血置管保留导管或换血时被细菌污染而导致发炎。　　　　　　　　　　　　　　　( )

(2)脐部有渗液及渗血应及时用棉签蘸取75%酒精进行擦拭。　　　　　　　　　　( )

(3)脐部有脓性分泌物,仅用棉签蘸取生理盐水擦拭即可。　　　　　　　　　　　( )

(4)轻度脐炎脐轮与脐周皮肤轻度红肿,可伴少量浆液脓性分泌物。　　　　　　　( )

(5)重度脐炎脐部及脐周明显红肿、发硬,脓性分泌物较少,常有臭味。　　　　　( )

答案:(1)√　　(2)×　　(3)√　　(4)√　　(5)×

第三节　新生儿湿疹

【学习目标】

(1)了解新生儿湿疹的定义。

(2)熟悉新生儿湿疹的评估内容。

(3)了解新生儿湿疹的疾病护理方法。

【知识要点】

1. 定义

新生儿湿疹（又称特应性皮炎）是由遗传和环境因素相互作用并通过免疫反应途径所致的皮肤损害，是最常见的过敏性疾病之一。

2. 评估要点

湿疹的存在形式和对皮肤造成的损害。

3. 疾病护理及注意点

（1）提倡母乳喂养，做好母乳喂养相关宣教。

（2）住院期间，避免预防性使用抗生素。正确使用类固醇类药物。

（3）保持皮肤清洁、干燥。

（4）保持适宜室温，环境中要最大限度地减少过敏原。

一、疾病定义

新生儿湿疹（又称特应性皮炎）是由遗传和环境因素相互作用并通过免疫反应途径所致的皮肤损害，是最常见的过敏性疾病之一。新生儿湿疹的主导因素包括食物、出汗、身体刺激（抓挠）等。

二、评估要点

湿疹的类型和对皮肤造成的损害。

（1）渗出型湿疹：多发生于肥胖有渗出性体质的婴儿。初起于两颊，发生红斑，境界不清，红斑上密集针尖大丘疹、丘疱疹、水疱和渗液。渗液干燥则形成黄色厚薄不一的痂皮，常因剧痒、搔抓、摩擦而致部分痂剥脱，显露有多量渗液的鲜红糜烂面。重者可累及整个面部及头皮。

（2）干燥型湿疹：常见于瘦弱的婴儿，为淡红色的暗红色斑片，密集小丘疹而无水疱，皮肤干燥无明显渗出，表面附有灰白色糠状鳞屑。常累及面部、躯干和四肢。慢性时亦可轻度浸润肥厚、皲裂、抓痕或结血痂。

三、疾病护理

（1）在新生儿喂养中提倡母乳喂养，新生儿早期的器官、特别是消化器官发育尚未成熟，功能未健全，而母乳中含丰富溶菌酶、补体、细胞因子甚至白细胞，都可促进婴儿免疫系统的成熟，有利于降低婴儿湿疹发生率。做好母乳喂养相关宣教。

（2）住院期间，避免预防性使用抗生素，对于湿疹的控制可以使用局部类固醇和他克莫司软膏（免疫抑制软膏，局部钙调神经磷酸酶抑制剂），使用类固醇时应注意用于面部、颈部等有经皮吸收（皮肤薄，容易吸收）的部位。

（3）严格执行手卫生。

（4）加强皮肤护理，及时沐浴，保持皮肤清洁、干燥。汗液刺激是重要的诱发因素，应做到勤洗澡，在去除汗液的同时，减少皮肤表面变应原和微生物的刺激。提倡5min短时间沐浴，以避免洗浴后的皮肤脱水。洗浴后擦拭皮肤无须完全干燥。

（5）指导家长给患儿选择棉质衣物及被褥，衣着应较宽松，保持干爽，避免过热和出汗。并让宝宝避免接触羽毛、兽毛、花粉、化纤等过敏物质，衣被不宜用丝、毛及化纤等制品。

（6）指导家长室温不宜过高，否则会使患儿的湿疹痒感加重，环境中要最大限度地减少过敏原，以降低刺激引起的过敏反应。家里不养鸟、猫、狗等宠物。室内要通风，不要在室内吸烟，室内不要放地毯，打扫卫生最好是湿擦，避免扬尘，或用吸尘器处理家里灰尘多的地方，如窗帘、框架等。

【本节小结】

新生儿湿疹（又称特应性皮炎）是由遗传和环境因素相互作用并通过免疫反应途径所致的皮肤损害，是最常见的过敏性疾病之一。新生儿湿疹的主导因素包括食物、出汗、身体刺激（抓挠）等。本节着重介绍了新生儿湿疹的疾病护理。希望通过本节内容的学习，护理员能够掌握湿疹的护理方法、评估的注意点，及时、正确地护理患儿，确保患儿安全。

【考点提示】

(1) 新生儿湿疹的主导因素包括食物、出汗、身体刺激（抓挠）。　　　　　　　（　　）

(2) 使用类固醇时应尽可能长时间内给药，连续给药。　　　　　　　　　　　（　　）

(3) 母乳有利于降低婴儿湿疹发生率。　　　　　　　　　　　　　　　　　　（　　）

(4) 新生儿可以穿丝绸的衣服，柔软、透气。　　　　　　　　　　　　　　　（　　）

(5) 湿疹渗出型多发生于肥胖有渗出性体质的婴儿。初起于两颊，发生红斑，境界不清，红斑上密集针尖大丘疹、丘疱疹、水疱和渗液。　　　　　　　　　　　　　　　　　　　（　　）

答案：(1)√　　(2)×　　(3)√　　(4)×　　(5)√

第四节　新生儿便秘

【学习目标】

(1) 了解新生儿便秘的基本定义。

(2) 熟悉新生儿便秘的评估方法。

(3) 了解新生儿便秘的疾病护理方法。

(4) 掌握新生儿便秘的技能要求（新生儿按摩排便操作）。

【知识要点】

1. 定义

便秘是新生儿期较常见的症状，是粪便（包括胎粪）在肠道内停留时间过久，以致干结，大便次数减少，排便困难。新生儿便秘大多数是功能性的，极少数有器质性疾病。

2. 评估要点

(1) 区别功能性便秘和器质性便秘。

(2) 新生儿便秘的主要临床表现为呕吐、腹部膨隆、排便不畅等。

3. 疾病护理及注意点

(1) 提倡母乳喂养，母乳不足时，指导积极泵乳，特别是泌乳高峰，同时指导产妇饮食均衡。

(2) 进行有效的腹部按摩热敷，配合按摩扩肛，促进排便。

(3) 人工通便的方法。

4. 技能要求

新生儿按摩排便操作。

一、疾病定义

便秘是新生儿期较常见的症状，是粪便（包括胎粪）在肠道内停留时间过久，以致干结，大便次数减少，排便困难。新生儿便秘大多数是功能性的，极少数有器质性疾病。足月新生儿90%在生后24h内排出第一次胎粪，余者多于36h内排出。任何不排胎粪的新生儿应考虑有肠梗阻可能，肠闭锁、肠狭窄、胎粪性肠梗阻、胎粪栓及乳块阻塞等均可导致便秘。约20%极低出生体重儿可在出生后24h内无胎粪排出。

二、评估要点

1. 功能性便秘和器质性便秘

（1）功能性便秘：主要病因是饮食原因，其他原因包括营养不良、脱水，摄入奶过量或者摄入奶不足。服用肠蠕动抑制药物或导泻药，如阿片类、抗胆碱能药物和神经节阻断剂（硫酸镁）等也会引起便秘。

（2）器质性便秘：主要病因有胃肠道结构异常，如肛裂、出血、脓肿；胃肠道平滑肌疾病，如硬皮病和皮肌炎、系统性红斑狼疮等；肠肌层神经节细胞异常，如巨结肠；腹肌缺乏；脊柱缺陷；代谢性和内分泌性疾病，如甲状腺功能减退、糖尿病等；神经源性和心理情况，如肌强直性营养不良等。

2. 新生儿便秘的主要临床表现

包括呕吐、腹部膨隆、排便不畅等，胎粪的排出延迟也会增加便秘的程度。

三、疾病护理

1. 饮食护理

对于人工喂养的患儿，配方奶经消化所含的皂钙较多，易引起大便干结，造成便秘。提倡母乳喂养，母乳不足时，可鼓励、指导积极泵乳，特别是在泌乳素分泌高峰时，坚持进行泵乳，以促进产妇乳汁分泌，因母乳蛋白质含量过高引起的新生儿便秘，要指导产妇饮食均衡，多吃蔬菜、水果、粗粮，多喝水或粥，汤要适量，饮食不要太过油腻。

2. 物理治疗的护理

（1）按摩腹部及热敷。操作者按摩前涂抹少许婴儿润肤油于掌心，按摩时注意用掌心按摩，四指并拢，以脐为中心由内向外顺时针方向轻柔按摩患儿腹部，每日2次，每次按摩5~10min，同时用手指指腹轻柔左侧腹部8~10次。按摩时间选择在两餐奶之间或喂奶后1h，按摩时抬高患儿头肩部30°~40°，以防胃内容物反流。操作过程中，操作者的手不要离开新生儿的皮肤，动作轻柔，并密切观察患儿反应，如出现哭闹、肤色改变、肌张力改变应暂停。按摩结束后，采用39~40℃的温水浸湿小毛巾，拧干至不滴水再敷于腹部，每次敷5min。热敷时注意避开脐部，并密切观察皮肤变化，以防烫伤，并保持热敷温度。腹部按摩及热敷均为非损伤性操作，简便易行，两者联合应用，作用相互叠加，可有效促进肠蠕动，有利于粪便彻底排出，减少腹胀和便秘。

（2）按摩扩肛。可以配合腹部按摩。操作者涂抹少许婴儿润肤油于大拇指和示指，在肛门处轻轻地按摩5~10min；同时进行扩张肛门的动作，3次/d，每次5~10min，这种方法能引起生理反应，从而减轻便秘，促进排便。

（3）人工通便。遵医嘱采用开塞露等灌肠通便。以开塞露灌肠为例，新生儿取膀胱截石位，放松肛门外括约肌，将开塞露前端封口剪开，用5mL注射器抽出并与6Fr胃管连接，排净空气后，润滑胃管轻轻插入肛门2~3cm，将药液缓慢注入直肠，注药同时缓慢退胃管，将药液全部注入直肠内，退出胃管。

四、技能要求

新生儿按摩排便操作。

1. 目的

对便秘患儿进行按摩排便，促进肠蠕动，缓解便秘。

2. 操作准备

（1）环境准备：新生儿室内温度保持在22~24℃，湿度保持在55%~65%，关闭门窗。

（2）人员准备：护理员服装整洁，洗净双手。

（3）物品准备：空针（2mL）、0.9%Nacl 10mL、液状石蜡、Fr6号胃管、尿布、湿巾纸。

3. 操作流程

```
┌─────────────────────────────────────────────────────────┐
│                  评估患儿的腹部情况。                       │
└─────────────────────────────────────────────────────────┘
                          ↓
┌─────────────────────────────────────────────────────────┐
│       用2mL空针抽吸温0.9%Nacl 2mL，从肛门注入3～5mL。        │
└─────────────────────────────────────────────────────────┘
                          ↓
┌─────────────────────────────────────────────────────────┐
│ （1）用液状石蜡涂腹部皮肤，以顺时针方向进行腹部按摩60次（3min）。│
│ （2）用液状石蜡涂肛门周围皮肤，然后进行扩肛运动60次（2min）。   │
└─────────────────────────────────────────────────────────┘
                          ↓
┌─────────────────────────────────────────────────────────┐
│ 用涂液状石蜡的F6吸痰管刺激肛门（插入肛门1～2cm），待患儿有排便动作时将患儿双│
│ 腿贴近腹壁，并轻轻向腹部按压双腿，以增加腹内压，帮助排便。        │
└─────────────────────────────────────────────────────────┘
                          ↓
┌─────────────────────────────────────────────────────────┐
│        观察大便的色、质、量，用湿巾纸擦净患儿臀部，更换尿布。      │
└─────────────────────────────────────────────────────────┘
                          ↓
┌─────────────────────────────────────────────────────────┐
│        整理床单位，安置患儿，取合适体位，处理用物，洗手，记录。    │
└─────────────────────────────────────────────────────────┘
```

4. 评分标准

项目	项目总分	质量要求	标准分
工作准备	15	新生儿室内温度保持在22～24℃，相对湿度保持在55%～65%，环境清洁	5
		护理员着装整齐，洗净双手	5
		用物准备齐全	5
操作前	15	核对医嘱	5
		至床旁PDA扫描患儿手圈，核对患儿信息	5
		评估患儿腹部情况	5
操作中	40	用2mL空针抽吸2mL0.9%的Nacl温溶液，从肛门注入3～5mL	5
		用液状石蜡涂腹部皮肤，以顺时针方向进行腹部按摩60次（3min）	10
		用液状石蜡涂肛门周围皮肤，然后进行扩肛运动60次（2min）	10
		用涂石蜡油的F6吸痰管刺激肛门（插入肛门1～2cm），待患儿有排便动作时将患儿双腿屈曲，大腿贴近腹壁，并轻轻向腹部按压双腿，以增加腹内压，帮助排便	10
		若患儿排便困难，可再注入1～2mL0.9%的Nacl温溶液	5
操作后	10	观察大便的色、质、量	5
		用湿巾纸擦净患儿臀部，更换尿布	5
整理用物	10	整理床单位，安置患儿，取合适体位，处理用物	5
		操作后洗手，记录	5
熟练程度	10	动作轻巧、稳重、准确、齐全	10

5. 注意事项

（1）掌握按摩排便禁忌证：腹部皮肤有损伤，便血等。

（2）操作前清洁腹部皮肤，保持皮肤清洁。

(3)液状石蜡使用适量,避免手与患儿皮肤直接接触,以免引起过度的摩擦、损伤皮肤。

(4)将患儿双腿屈曲,大腿贴近腹壁,并轻轻向腹部按压双腿,起到增加腹内压的作用,协助排便。但需注意双腿皮肤颜色,避免用力过大。

【本节小结】

便秘是新生儿期较常见的症状,是粪便(包括胎粪)在肠道内停留时间过久,以致干结,大便次数减少,排便困难。新生儿便秘大多数是功能性的,极少数有器质性疾病。本节着重介绍了新生儿便秘物理治疗的护理。希望通过本节内容的学习,护理员能够掌握便秘物理治疗的护理技能,健康指导,及时正确地护理患儿,确保患儿安全。

【考点提示】

(1)功能性型便秘的主要原因包括营养不良、脱水、摄入奶过量、摄入奶不足。　　　　( )

(2)按摩腹部时用掌心按摩,四指并拢,以脐为中心由内向外逆时针方向轻柔按摩患儿腹部,每日2次,每次按摩5~10min。　　　　( )

(3)因母乳蛋白质含量高易引起新生儿便秘,所以不建议母乳喂养。　　　　( )

(4)新生儿便秘的主要临床表现为呕吐、腹部膨隆、排便不畅等,胎粪的排出延迟也会增加便秘的程度。　　　　( )

(5)器质性便秘主要病因有胃肠道结构异常,如肛裂、出血、脓肿;胃肠道平滑肌疾病,如硬皮病和皮肌炎、系统性红斑狼疮等。　　　　( )

答案:(1)√　(2)×　(3)×　(4)√　(5)√

第五节　新生儿腹泻

【学习目标】

(1)了解新生儿便秘腹泻的基本定义。

(2)熟悉新生儿腹泻的评估。

(3)了解新生儿腹泻的疾病护理。

【知识要点】

1.定义

(1)感染性腹泻,又称肠炎。由于新生儿免疫功能不成熟,肠道缺乏能中和大肠埃希菌的分泌型IgA,防御感染的功能低下,使新生儿易患感染性腹泻。

(2)非感染性腹泻。除了喂养不当引起的消化不良外,原发性某种酶缺乏,继发肠道感染后所导致的暂时性消化酶缺乏、免疫反应,或免疫缺陷等原因均可导致。

2.评估重点

(1)感染性腹泻和非感染性腹泻。

(2)新生儿腹泻的轻重症和各种腹泻的性状。

3.疾病护理

(1)严格消毒隔离和手卫生。

（2）合理喂养,保证营养的供给,指导家属及时消毒奶具。

（3）严密观察病情变化。

（4）加强皮肤和臀部护理。

一、疾病定义

新生儿腹泻分为感染性腹泻和非感染性腹泻两大类。

1. 感染性腹泻

由于新生儿免疫功能不成熟,肠道缺乏能中和大肠埃希菌的分泌型IgA,防御感染的功能低下,使新生儿易患感染性腹泻。可由细菌（大肠埃希杆菌最常见,其他如鼠伤寒杆菌）、病毒（轮状病毒）、真菌（以白色念珠菌为多,多发生于使用抗生素后继发）及寄生虫引起;感染源可由孕母阴道,或经被污染的乳品、水、乳头、食具等直接进入消化道,也可由其他器官的感染经血行、淋巴组织直接蔓延进入肠道。

2. 非感染性腹泻

除了喂养不当引起的消化不良外,原发性某种酶缺乏,或继发肠道感染后所导致的暂时性消化酶缺乏、免疫反应,或免疫缺陷等原因均可导致出现以腹泻为主的症状。

二、评估要点

1. 感染性腹泻和非感染性腹泻

（1）感染性腹泻主要因病毒或细菌侵犯肠黏膜,在黏膜细胞内复制或侵犯黏膜下层,产生细胞毒素影响细胞功能;产生多肽类肠毒素导致细胞水盐失衡;黏附于细胞表面导致细胞丧失功能。

（2）非感染性腹泻主要因碳水化合物不耐受,常见的有乳糖不耐受、葡萄糖-半乳糖不耐受、继发性双糖不耐受等;蛋白吸收障碍或不耐受,主要包括牛乳蛋白过敏和肠激酶缺乏症等;先天性失氯性腹泻、先天性失钠性腹泻。

2. 新生儿腹泻的轻重症和各种腹泻的性状

（1）感染性腹泻。轻型表现为一般消化道症状,腹泻一天数次至10次左右,可伴有低热、食欲缺乏、呕吐、精神萎靡、轻度腹胀等;可出现轻度脱水和酸中毒。重型病例或急性起重病,全身症状重,可有明显的发热或体温不升、拒食、呕吐、腹胀、少尿、嗜睡、四肢发凉、皮肤发花等,可于短时间内出现脱水、酸中毒及电解质紊乱。

① 致病性大肠埃希菌性肠炎最为多见,起病缓慢,很少发热,大便为蛋花汤样或有较多黏液,偶见血丝,有腥臭味。

② 产毒性大肠埃希菌性肠炎。大便以稀便或稀水样便为主。

③ 侵袭性大肠埃希杆菌肠炎。大便呈痢疾状,有黏液,有时可见肉眼脓血,量少,有腥臭味。

④ 鼠伤寒沙门菌感染性肠炎。常为暴发感染,早产儿发病多于足月儿。潜伏期2~4d。偶有发热,大便可呈黑绿色黏稠便、浅灰色、白色、胶冻样或稀水样等多种变化。腥臭味明显,脱水、酸中毒、腹胀多见。

⑤ 轮状病毒性肠炎。有明显的季节性,北方多集中于10~12月份发病,潜伏期约为48h,起病急,发热明显,常在38℃以上,起病后1d排出水样便,色淡,如蛋花汤样,有明显的酸臭味。重症可并发脱水、电解质失衡和酸中毒。

⑥ 真菌性肠炎。多继发于久治不愈的其他感染性腹泻或长期应用抗生素后,大便呈黄色或绿色稀水样,有时呈豆腐渣样,泡沫和黏液多,镜检可见真菌孢子和菌丝。

（2）碳水化合物不耐受。新生儿出生后即有不同程度腹泻,每天数次至10次,大便呈黄色或青绿色稀糊便,或呈蛋花汤样便,有奶块,泡沫多。伴有腹胀、哭闹,少数有呕吐,重症可发生脱水、酸中毒。

（3）牛奶蛋白过敏。男婴多见,多于出生后2~6周发生,表现为喂牛乳后24~48h出现呕吐、腹胀、腹泻,大便含有大量奶块、少量黏液,严重者大便中有血丝或肠道出血、乳糜泻,可出现脱水、营养障碍、贫血等。一旦去除变应原,腹泻即可迅速缓解。

三、疾病护理

1. 严格消毒隔离

腹泻患儿放于隔离单间病室,防止腹泻感染的传播。严格执行手卫生制度。

2. 保证营养的供给

严格按照医嘱喂养,选用正确的奶制品,逐渐增加浓度和剂量。对于乳糖不耐受患儿应遵医嘱选择无乳糖配方奶。必要时建立静脉通路,预防脱水,纠正脱水。对于中重度脱水患儿,扩容阶段应在30min内完成静脉滴注,以迅速增加血容量,改善循环和肾功能。按照先盐后糖、先浓后淡、先快后慢、见尿补钾的原则。按照规定的速度进行补液输注。指导家属及时消毒奶嘴、奶瓶。

3. 严密观察病情变化

密切观察患儿的面色、皮肤弹性、囟门张力、眼泪及尿量,以判断患儿的脱水状况;观察大小便性状、频率、颜色等;观察呕吐的性质、颜色、频率、量,并严格记录出入量,根据医嘱测量体重。给予心电监护,密切观察心率、呼吸、血氧饱和度的变化。如有异常,须及时通知医生处理。

4. 加强皮肤和臀部护理

预防红臀的发生,对于大便次数多或大便稀薄的新生儿应每小时更换1次尿布,可预防性应用鞣酸软膏或液体敷料等保护皮肤,保持皮肤清洁干燥。尿布包裹不宜太紧,尽量选用透气性强的尿布。

【本节小结】

新生儿腹泻分为感染性腹泻和非感染性腹泻两大类。感染性腹泻由于新生儿免疫功能不成熟,使新生儿易患感染性腹泻。非感染性腹泻除了喂养不当引起的消化不良外,原发性某种酶缺乏,或继发暂时性消化酶缺乏、免疫反应或免疫缺陷等原因,均可导致出现以腹泻为主的症状。本节着重介绍了新生儿腹泻的评估和护理。希望通过本节内容的学习,护理员能够掌握腹泻的评估和护理,及时、正确地护理患儿,确保患儿安全。

【考点提示】

(1)轮状病毒性肠炎有明显的季节性,性状蛋花汤样,有明显的酸臭味。　　　　　　( )

(2)密切观察患儿的面色、皮肤弹性、囟门张力、眼泪以及血压判断患儿的脱水状况。　( )

(3)对于大便次数多或大便稀薄的每3h更换1次尿布。　　　　　　　　　　　　( )

(4)补液原则是先糖后盐、先浓后淡、先快后慢、见尿补钾的原则。　　　　　　　( )

(5)感染性腹泻又称肠炎。由于新生儿免疫功能不成熟,肠道缺乏能中和大肠埃希菌的分泌型IgA,防御感染的功能低下,使新生儿易患感染性腹泻。可由细菌、病毒、真菌引起。　　　( )

答案:(1)× 　(2)× 　(3)√ 　(4)√ 　(5)√

第六节　新生儿尿布皮炎

【学习目标】

(1)了解新生儿尿布皮炎的定义。

(2)熟悉新生儿尿布皮炎评估。

（3）了解新生儿尿布皮炎的疾病护理。

（4）掌握新生儿尿布皮炎的技能要求（新生儿臀部护理）。

【知识要点】

1. 定义

尿布性皮炎是新生儿的常见病及多发病，因臀部皮肤的正常皮肤屏障功能被减弱，尿液和粪便中的刺激物及外界摩擦力所引起的会阴部、臀部尿布包裹处皮肤发生的刺激性、接触性皮炎。

2. 评估重点

新生儿尿布皮炎的分度：

（1）轻度：完整皮肤，有皮疹。

（2）中度：有皮疹，部分皮肤破损。

（3）重度：大面积皮肤破损，非压力性损伤引起的溃疡。

（4）伴有真菌感染：鲜明红色卫星状损伤、脓疱。

3. 疾病护理

（1）轻度尿布皮炎：保持臀部皮肤清洁，清洁后使用护臀膏，做到勤换尿布，同时增加尿布区域暴露。

（2）中/重度尿布皮炎：用氧气吹臀部皮肤，吹完后使用造口粉和皮肤保护膜，对于皮肤破损处可用温水冲洗，清洁后再使用造口粉或者皮肤保护膜。

（3）伴有真菌感染时：涂抹抗真菌软膏，再用造口粉。

4. 新生儿尿布皮炎的技能要求

新生儿臀部护理。

一、疾病定义

尿布性皮炎是新生儿的常见病及多发病，临床常见于臀部皮肤被尿液、粪便浸湿，使皮肤长期处于密闭、潮湿的环境中，导致正常的皮肤屏障功能被减弱，尿液和粪便中的刺激物及外界摩擦力所引起的会阴部、臀部尿布包裹处皮肤发生的刺激性接触性皮炎，严重者可导致皮肤溃烂及表皮剥脱。

二、评估要点

新生儿尿布皮炎的分度

（1）轻度：完整皮肤，有皮疹。

（2）中度：有皮疹，部分皮肤破损。

（3）重度：大面积皮肤破损，非压力性损伤引起的溃疡。

（4）伴有真菌感染：鲜明红色卫星状损伤、脓疱，可能扩展到腹股沟或皮肤褶皱处。

三、疾病护理

1. 轻度尿布皮炎

每次便后用温水清洗患儿臀部皮肤，或使用柔软的不含酒精和洗涤剂的湿巾轻轻擦拭臀部，清洁后使用护臀膏（含鞣酸成分、凡士林成分）均匀地涂一层保护皮肤。使用透气性好、吸水性强的一次性尿布，每1～2h更换1次或按需更换尿布；同时增加尿布区域暴露。

2. 中/重度尿布皮炎

用未经湿化的氧气，流量为5～10L/min，在患儿清洁臀部更换尿布后，在尿布上剪洞，氧气管插入，氧气管距离患儿臀部3～5cm，对着患儿臀部吹10～15min/次，每天3次（以上方法适用于足月儿，早产儿可以使用加温加湿的氧气吹）；不用氧气吹时，使用造口粉均匀涂抹于局部皮肤，扫除多余的造口粉，外喷皮肤保护膜3次，每次喷洒等待干后，可促进有效的物理隔离。对于皮肤破损处可用温水冲洗，清洁后再使用造口粉或者皮肤保护膜外用，方法同上。

3. 伴有真菌感染时

涂抹抗真菌软膏（3次/d），再用造口粉，并提供皮肤隔离防护措施。

4. 严格执行手卫生

四、技能要求

新生儿臀部护理操作参见本篇第十八章第十二节。

【本节小结】

尿布性皮炎是新生儿的常见病及多发病，临床常见于臀部皮肤被尿液、粪便浸湿，使皮肤长期处于密闭、潮湿的环境中，导致正常的皮肤屏障功能被减弱，尿液和粪便中的刺激物及外界摩擦力所引起的会阴部、臀部尿布包裹处皮肤发生刺激性接触性皮炎，严重者可导致皮肤溃烂及表皮剥脱。本节着重介绍了新生儿尿布皮炎的评估和护理。希望通过本节内容的学习，护理员能够掌握尿布皮炎的评估和护理，及时正确地护理患儿，确保患儿安全。

【考点提示】

（1）臀部皮肤大面积皮肤破损，非压力性损伤引起的溃疡，是红臀中度。　　　（　）

（2）中/重度尿布皮炎用未经湿化的氧气，流量为5~10L/min。　　　（　）

（3）重度尿布皮炎是有皮疹，部分皮肤破损。　　　（　）

（4）中/重度红臀不用氧气吹时，可使用造口粉均匀涂抹于局部皮肤，扫除多余的造口粉，可促进有效的物理隔离。　　　（　）

（5）伴有真菌感染时，涂抹抗真菌软膏（3次/天），再用造口粉。　　　（　）

答案：（1）×　（2）√　（3）×　（4）√　（5）√

第七节　新生儿打嗝

【学习目标】

（1）了解新生儿打嗝的定义。

（2）熟悉新生儿打嗝的评估内容。

（3）了解新生儿打嗝的护理。

（4）掌握新生儿打嗝的技能重点（新生儿拍嗝操作）。

【知识要点】

1. 定义

新生儿打嗝，亦称呃逆，是由于膈肌和肋间肌的突然不协调收缩，紧接着咽部关闭，气流突然冲击进入肺部，发出特殊的声响。

2. 评估重点

正确区分新生儿打嗝。

3. 疾病护理

（1）新生儿吃奶过快或吸入冷空气时将宝宝抱起，给予正确拍嗝。

（2）轻微的打嗝，可用指尖在他的唇边或耳边轻轻地挠痒，使其神经放松。

（3）打嗝时闻到不消化的酸腐异味，说明宝宝消化不好，可轻柔按摩其腹部。

（4）嗝声高亢有力而连续，很可能是宝宝受凉了，应及时调节室温，添加衣物。

4. 技能重点

新生儿拍嗝操作。

一、疾病定义

新生儿神经系统发育不成熟，受到刺激后较容易出现打嗝。新生儿打嗝比较常见的原因是喂养不当，常常发生在喝完奶之后，多由于吃奶时哭闹、吃奶过急过快、喂奶时有大量空气进入胃部引起，或由于奶量过多、奶液温度较低、更换奶制品等刺激所导致；其次是由于护理不当，导致腹部受凉等导致。除此之外，一些药物的应用也会诱发打嗝。但也有不少打嗝的新生儿找不到明确的原因。

二、评估要点

新生儿打嗝的区分：

（1）新生儿吃奶过快或吸入冷空气时引起的打嗝。

（2）轻微的打嗝。

（3）新生儿打嗝时闻到不消化的酸腐异味。

（4）嗝声高亢有力而连续。

三、疾病护理

（1）喂养指导，告知家长在喂奶时注意姿势正确，避免在喂奶时"空吸"导致咽下大量空气。

（2）建议可以采取少量多餐的喂奶方式。

（3）注意按时哺乳，避免在新生儿饥饿哭吵剧烈时哺乳。

（4）若为人工喂养，需要注意奶液的温度，避免过凉或过烫。

（5）避免喂奶过急过快，必要时休息片刻后继续喂养。

（6）喂奶后轻轻拍背，帮助新生儿排出胃内空气，或者可以轻柔地顺时针按摩腹部排气，可有效预防打嗝及吐奶。

（7）捂面、压眼眶、惊吓刺激等方式可以提高二氧化碳分压或者刺激迷走神经，因而有可能中止打嗝，但效果并不肯定，不推荐使用。

（8）治疗新生儿打嗝比较快速的方法是将新生儿抱起，轻拍其背，喂点温开水，然后用手刺激新生儿足底（可稍微捏一下，不要太用力）使其啼哭，终止膈肌的突然收缩。等新生儿哭了几声后，打嗝即会自然消失。

（9）如果新生儿只是轻微的打嗝，可用指尖在他的唇边或耳边轻轻地挠痒，唇边的神经比较敏感，挠痒可以使其神经放松，打嗝也就消失了。注意挠痒时指甲不要太长，以免划伤新生儿娇嫩的肌肤。

（10）如果新生儿打嗝时闻到不消化的酸腐异味，说明新生儿消化不好，所以容易引发打嗝。可轻柔按摩其腹部，帮助肠蠕动，有助于消化通气，打嗝自然就会停止。

（11）如果新生儿没有其他疾病而突然打嗝，而且嗝声高亢有力且连续，很可能是新生儿受凉了，需调节室内温度，及时添加衣物。

四、技能重点

新生儿拍嗝操作。

1. 目的

对患儿进行正确的拍嗝,缓解打嗝,让空气顺利排出,保护患儿的颈部。

2. 操作准备

(1)环境准备:新生儿室内温度保持在22~24℃,湿度保持在55%~65%,关闭门窗。

(2)人员准备:护理员服装整洁,洗净双手。

(3)物品准备:餐巾纸或无纺布。

3. 操作流程

评估患儿的打嗝情况。

↓

将患儿抱起,一手托住头部,一手托住背部。

↓

(1)让患儿头部自然地靠在护理人员肩部,肩部垫餐巾纸或无纺布。

(2)一手托住患儿臀部,一手五指并拢,略隆起呈现空心状,由患儿的身体底部慢慢向上拍(见图5-19-7-1)。

↓

观察患儿是否打嗝,是否溢奶,如有溢奶需及时擦拭。

↓

整理床单位,安置患儿,取合适体位,处理用物,洗手,记录。

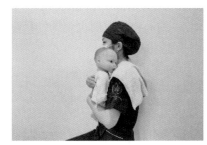

图5-19-7-1　拍嗝姿势

4. 评分标准

项目	项目总分	质量要求	标准分
工作准备	10	新生儿室内温度保持在22~24℃,湿度保持在55%~65%,环境清洁	4
		护理员着装整齐,洗净双手	4
		用物准备齐全	2
操作前	10	评估患儿打嗝情况	10
操作中	40	将患儿慢慢抱起,一手托住头部,一手托住背部	10
		让患儿头部自然地靠在护理人员肩部,肩部垫餐巾纸或无纺布	10
		一手托住患儿臀部,一手五指并拢,略隆起呈现空心状,由患儿的身体底部慢慢向上拍	20
操作后	10	观察患儿是否打嗝,是否溢奶,如有溢奶需及时擦拭	10
整理用物	20	整理床单位,安置患儿,取合适体位,处理用物	10
		操作后洗手,记录	10
熟练程度	10	动作轻巧、稳重、准确、齐全	10

5. 注意事项

(1)将患儿慢慢抱起,一手托住头部,一手托住背部,注意安全。

(2)让患儿头部自然地靠在护理人员肩部,避免患儿颈部用力支撑。

(3)在拍嗝时力度适宜,避免太轻,造成无效拍嗝。避免太重造成呕吐。

(4)拍嗝时有吐奶,应及时停止拍嗝。

【本节小结】

新生儿以腹式呼吸为主,膈肌是新生儿呼吸肌的一部分。当宝宝吃奶过快或吸入冷空气时,都会使自主神经受到刺激,从而使膈肌发生突然收缩,引起迅速吸气并发出"嗝"的声音,当有节律地发出此种声音时,就是所谓的打嗝了。本节着重介绍了新生儿打嗝的不同原因、症状,以及打嗝的护理方法。希望通过本节内容的学习,护理员能够掌握新生儿打嗝的评估和护理方法,及时、正确地护理患儿,避免打嗝的发生,确保患儿安全。

【考点提示】

(1)治疗新生儿打嗝比较快速的方法是将新生儿抱起、轻拍其背、喂点温开水、用手刺激新生儿足底。　　　　　　　　　　　　　　　　　　　　　　　　　　　　　　　　　　　(　　)

(2)平时新生儿没有其他疾病而突然打嗝,嗝声高亢、有力且连续,很可能是颅内压增高。

　　　　　　　　　　　　　　　　　　　　　　　　　　　　　　　　　　　　　　(　　)

(3)新生儿以胸式呼吸为主。　　　　　　　　　　　　　　　　　　　　　　　　(　　)

(4)新生儿打嗝时闻到不消化的酸腐异味,说明新生儿消化不好。　　　　　　　　(　　)

(5)当宝宝吃奶过快或吸入冷空气时都会使自主神经受到刺激,从而使膈肌发生突然收缩,引起迅速吸气并发出"嗝"的声音,当有节律地发出此种声音时,就是所谓的打嗝了。　　　(　　)

答案:(1)√　　(2)×　　(3)×　　(4)√　　(5)√

第八节　新生儿啼哭

【学习目标】

(1)了解新生儿啼哭的基本定义。

(2)熟悉新生儿啼哭的评估。

(3)了解新生儿啼哭的护理。

(4)掌握新生儿啼哭的技能要求:新生儿安抚。

【知识要点】

1. 定义

新生儿啼哭被认为是表达感觉和要求的一种方式,是正常神经行为发育的一部分。

2. 评估重点

生理性啼哭和非生理性啼哭的鉴别;感冒时鼻腔堵塞、尿布皮炎、喂养不当、乳糖不耐受等引起啼哭的不同表现。

3. 疾病护理

(1)密切观察病情,鉴别生理性啼哭和非生理性啼哭。

(2)针对不同原因引起的啼哭给予对症护理。

4. 新生儿啼哭的技能要求

新生儿安抚。

一、疾病定义

新生儿啼哭被认为是表达感觉和要求的一种方式,是正常神经行为发育的一部分。在出生后第1周,啼哭主要集中在傍晚时分,第2周左右开始明显,第6~8周达最高峰,平均每天啼哭时间110~118min,到第12周之后,降低到每天1h,大多数在3~4个月时消失。

二、评估要点

1. 生理性啼哭和非生理性啼哭

(1)生理性啼哭:一般声调不高,程度不剧烈,解除原因后易停止啼哭;高声、长时间、有时身体还摇动得剧烈,啼哭可能与疼痛刺激有关。

(2)非生理性啼哭:哭声为尖声、高调,常为中枢神经系统疾病;哭声低调、嘶哑,常为甲状腺功能减退、声带损伤或喉返神经麻痹;哭声微弱为重症败血症或神经肌肉疾病;气道梗阻所致的吸气性喉鸣只有在婴儿啼哭时听得到;完全失声通常为双侧喉返神经损伤;肠套叠的症状为阵发性剧烈啼哭;嵌顿疝发生,新生儿除剧烈啼哭外还有呕吐、腹胀等症状。

2. 感冒时鼻腔堵塞

新生儿一般用鼻呼吸,鼻塞时只能用口呼吸,因不习惯,出现不安,待哺乳时需要闭口更无法吸气,只能放弃奶头而大声啼哭。

3. 尿布皮炎

皮肤的皱褶处发生褶烂或大小便浸湿的尿布未及时更换引起尿布皮炎,常是新生儿啼哭的原因。

4. 喂养不当

由于喂奶过多或过早添加淀粉类食品,或新生儿咽入空气过多,食物不能完全消化又有较多空气,引起胃部膨胀和呃逆,有时呕吐,而致哭闹。

5. 乳糖不耐受症

乳酸刺激肠壁增加蠕动而引起腹泻。新生儿因腹部不适,常剧烈哭闹。

三、疾病护理

(1)密切观察病情:鉴别生理性啼哭和非生理性啼哭。若是生理性啼哭要给予及时安抚,按要求完善疼痛管理。若是非生理性啼哭,或有明显阳性体征,需及时告知医生,对症处理。

(2)合理喂养:提倡母乳喂养,对于乳糖不耐受、蛋白不耐受的特殊患儿,遵医嘱使用特殊配方奶粉。指导正确的拍嗝姿势,喂完奶后,再把宝宝抱立起来,让宝宝的头部及颈部靠在家长的肩膀轻拍后背。不宜过早添加辅食。

(3)感冒时鼻腔堵塞引起的啼哭,可在喂奶前1~2min用生理盐水滴鼻,冲洗出分泌物后再喂。

(4)尿布皮炎引起的啼哭,要加强臀部护理和皮肤护理,注意保持新生儿皱褶处的干燥,每次大便后应及时用温水清洗臀部,再涂以护臀膏。勤换尿布。

(5)因喂养不当引起的啼哭,喂奶时奶汁充满奶嘴,避免吸入大量空气。

(6)对于乳糖不耐受等原因引起的啼哭,遵医嘱给予特殊配方奶。

四、技能要求

新生儿安抚操作参见本篇第十八章第六节。

【本节小结】

新生儿啼哭被认为是表达感觉和要求的一种方式,是正常神经行为发育的一部分。在生后第1周,啼哭主要集中在傍晚时分,第2周左右开始明显,第6~8周达最高峰,每天平均啼哭时间110~118min,到第12周之后,降低到每天1h,大多数在3~4个月内消失。本节着重介绍了新生儿啼哭的评估和护理。希望通过本节内容的学习,护理员能够掌握啼哭的评估和护理方法,及时、正确地护理患儿,确保患儿安全。

【考点提示】

(1)生理性啼哭,一般声调高,程度不剧烈,解除原因后易继续啼哭。 （ ）

(2)哭声为尖声、高调,常为中枢神经系统疾病。 （ ）

(3)哭声低调、嘶哑,常为甲状腺功能减退、声带损伤或喉返神经麻痹。 （ ）

(4)哭声微弱,通常为双侧喉返神经损伤。 （ ）

(5)感冒时鼻腔堵塞引起的啼哭,可在喂奶前1~2 min用生理盐水滴鼻,冲洗出分泌物后再喂。

（ ）

答案:(1)× (2)√ (3)√ (4)× (5)√

（袁皓）

第二十章　新生儿安全

新生儿病房应为新生儿提供安静、舒适、安全的治疗环境,保障新生儿的健康需求,新生儿病区工作人员应严格遵守各项规章制度规定,保障新生儿住院期间的安全。本章将通过九节内容围绕新生儿的安全展开,如何预防一些综合征的发生,遇到紧急情况如何处理,以及母婴同室的情况下如何做好安全管理。

第一节　手卫生

【学习目标】

(1)了解手卫生的重要性。

(2)掌握洗手的步骤和流程。

【知识要点】

1. 概述

手卫生是洗手、卫生手消毒和外科手消毒的总称。医务人员的手是医院感染传播的重要途径之一,因此医务人员手卫生质量直接关系到医院感染防控措施的效果。保持手卫生是有效预防控制病原体传播,从而降低医院感染发生率的最基本、最简单且行之有效的手段。

2. 目的

手卫生是预防和控制医院感染最重要、最简单、最有效和最经济的措施,同时也是保障患者的安全和护理员进行自我防护最基本的方法。

3. 什么情况下需要洗手

接触宝宝之前要洗手,特别是喂奶前;接触宝宝后要洗手,特别是换尿布后。

【技能要求】

详见第一篇第二章第二节 基本防护。

【本节小结】

护理员手卫生规范是保障新生儿宝宝安全和防止交叉感染的重要措施之一,如不加强手卫生就会直接或间接地导致宝宝感染的发生,所以手卫生规范是医疗机构在医疗活动中管理和规范医务人员手卫生的行动指南。

【考点提示】

(1)最后一步冲净双手是指尖朝上。　　　　　　　　　　　　　　　　　　　　　　　　　（　　）

(2)洗手前需要摘除手部饰物。　　　　　　　　　　　　　　　　　　　　　　　　　　　（　　）

(3)洗手时间至少15s。　　　　　　　　　　　　　　　　　　　　　　　　　　　　　　（　　）

(4)医务人员的手是医院感染传播的重要途径之一。　　　　　　　　　　　　　　　　　　（　　）

（5）护理员手卫生规范是保障新生儿宝宝安全和防止交叉感染的重要措施之一。　　（　　）

答案：（1）×　（2）√　（3）√　（4）√　（5）√

第二节　新生儿保护性隔离

【学习目标】

（1）了解何谓保护性隔离。

（2）了解保护性隔离的重要性。

【知识要点】

1. 概述

保护性隔离是以保护易感人群作为制定措施的主要依据而采取的隔离，也称反向隔离，是对某些免疫特别低下或易感染的患儿，为保护其不再受其他感染所采取的隔离方法。适用于抵抗力低下或极易感染的人群，如严重烧伤、早产儿、白血病、脏器移植及免疫缺陷等人群。

2. 目的

对在院期间的新生儿通过采取保护性隔离措施，从而预防和减少医院感染的发生。

一、新生儿保护性隔离措施

1. 隔离措施

如表5-20-2-1所示。

表5-20-2-1　保护性隔离主要措施

分项	主要措施
病房布局	（1）新生儿病房必须严格区分工作区域和休息区域，工作人员进入病房区域前必须严格洗手、更换工作服和工作鞋，外来人员进入病房必须穿戴隔离衣和鞋套 （2）新生儿病房应设置单独的隔离病室或区域、隔离暖箱等设施，非单间隔离者床间距大于1m
房间环境	（1）空气新鲜，每日通风2次，每次30min （2）室内温度保持在22~24℃，湿度保持在55%~65% （3）非层流房间使用空气净化机定时进行空气消毒 （4）房间所有物表及地面用500mg/L含氯消毒液湿式清洁、消毒 （5）未经消毒处理的物品不可带入隔离病室 （6）每月定期做空气培养、物表环境卫生学监测等
工作人员	（1）体检：每年体检一次，必须持有健康证方可上岗 （2）健康：患呼吸道或其他感染性疾病、皮肤有伤口者暂停工作 （3）卫生：进入病室要求戴帽子、口罩、清洁工作服、拖鞋、修剪指甲；必要时戴手套、穿隔离衣 （4）非本护理单元工作人员禁止入内
手卫生	（1）进入病室、接触新生儿、处置前后均要严格手卫生 （2）使用非手触式水龙头，严格按照"七步法"洗手，洗手时间至少30s；洗净后使用干手纸擦干
新生儿用品	（1）床单、被套、枕套、衣服等用物均需高温高压灭菌后每日更换 （2）所有用物单独存放，沐浴液、眼药水、护臀膏等用物单人单用
床、暖箱	（1）新生儿床单位每日用消毒湿巾或500mg/L含氯消毒液浸泡30min后的毛巾消毒，再用清水擦拭干净 （2）暖箱储水槽每日更换无菌蒸馏水 （3）暖箱每周用紫外线灯照射消毒一次 （4）暖箱空气过滤器定期更换
终末消毒	解除保护性隔离后，病床单元进行严格终末消毒，保持备用状态
基础护理	加强新生儿的基础护理，预防感染
无菌操作	严格执行无菌操作技术及消毒隔离制度

2. 注意事项

(1)护理员必须在医生和护士的指导和管理下从事该项工作,严格区分需要保护性隔离的新生儿。

(2)必须严格执行手卫生及无菌操作技术,杜绝发生院内感染。

(3)新生儿所有用物必须专人专用,避免交叉感染。

【本节小结】

新生儿本身抵抗力差,是医院感染的高危人群,感染来源广,易感因素多,新生儿病情发展快,易爆发流行,病死率高,社会影响大。所以对一些需要保护的新生儿,尤其是早产儿,要进行保护性隔离。

【考点提示】

(1)房间保持空气新鲜,每日通风2次,每次30min。   （   ）

(2)新生儿床单位每日用消毒湿巾或500mg/L含氯消毒液浸泡1h后的毛巾消毒,再用清水擦拭干净。

                                                                 （   ）

(3)室内温度应保持在22~24℃。   （   ）

(4)室内湿度应保持在50%~65%。   （   ）

(5)新生儿都需要保护性隔离。   （   ）

答案:(1)√   (2)×   (3)√   (4)×   (5)×

第三节　新生儿皮肤伤害的预防及处理

【学习目标】

(1)了解新生儿皮肤的特点。

(2)掌握出现新生儿皮肤伤害的正确处理方法。

【知识要点】

新生儿刚出生,皮肤表面有一层胎脂,胎脂看上去黏黏的,是由皮脂腺分泌的皮脂和脱落的表皮细胞形成的,具有保护皮肤、防止感染和保暖的作用,出生后逐渐被皮肤吸收。一般不要特意用水洗去或擦去胎脂,因为那样可能会削弱胎脂对皮肤的保护和保暖功能,还很容易损伤皮肤甚至诱发感染。

一、新生儿头发—止血带综合征

表现为用头发、棉花或类似物压迫肢体后(见图5-20-3-1),指趾或外生殖器疼痛肿胀,因为压迫能造成局部缺血和组织坏死。

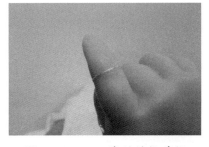

图5-20-3-1　线丝缠绕手指

【技能要求】

1. 预防

（1）反复检查：多留意大人头发是不是掉落在宝宝的袜子、尿不湿或者衣服里。

（2）第一时间检查：如果宝宝突然无故尖声哭闹，要第一时间检查宝宝的指头是否出现缠绕现象。

（3）头发管理：产后脱发恐怕会困扰很多妈妈，都说怀孕的时候要剪短头发，宝妈经验告诉大家，应该在产后把头发适当剪短，防止脱发的同时，也避免头发"骚扰"宝宝。如果舍不得长发，那么在带宝宝的时候也请把头发扎起来，最好再带上宽一点的发带，这样既美观又不易掉发。

（4）剪掉线头：很多家长都有给宝宝反穿袜子的习惯，这是非常提倡的。如果不想反穿，那么一定要将袜子里的小线头都剪干净，衣服袖口等地方也不要放过。

2. 处理流程

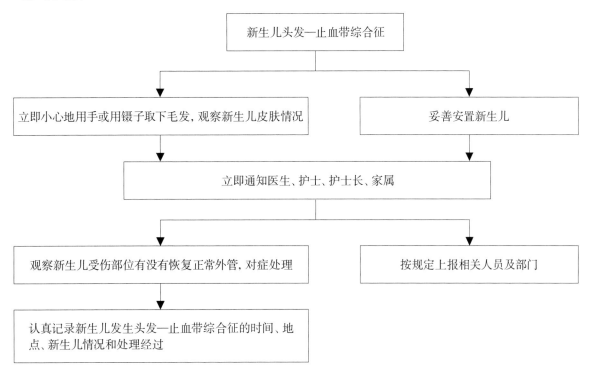

二、新生儿皮肤折痕褶烂

是婴儿尤其是肥胖婴儿身体褶皱处的相对皮肤互相接触摩擦，局部热量不能及时散出，加之汗液及分泌物较多，持久刺激皮肤而引起的一种皮肤症状。常见在腋窝、腹股沟、臀沟、阴囊两侧、大腿之间或会阴部、颈、项的褶皱处。

【技能要求】

1. 预防

（1）确保新生儿使用的衣物、被褥、用具清洁。

（2）护理员的手应彻底清洁后再护理新生儿。

（3）仔细观察新生儿腋窝、颈部、腹股沟等部位。因积汗潮湿、胎脂刺激及相贴皮肤的互相摩擦引起皮肤表面糜烂。

（4）注意新生儿个人卫生，勤换尿布，保持局部清洁。

（5）洗澡后褶缝处用细软纱布将水吸干，涂抹润肤油，以防折痕褶烂发生。

2. 处理流程

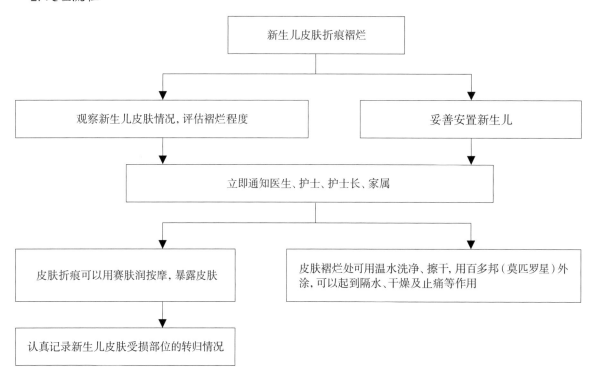

三、新生儿烫伤

烫伤是由无火焰的高温液体,如沸水、热油、钢水、高温固体或烧热的金属、高温蒸汽等所致的人体组织损伤。日常生活中多见的是低热烫伤,是因为皮肤长时间接触高于体温的低热物体而造成的烫伤。除损伤的一般反应外,无论烫伤的深浅或面积的大小,伤后迅速发生的变化均为体液渗出。较小面积的浅度烫伤,体液渗出主要表现为局部组织水肿,经过自身调理,对有效循环血量的影响可不明显;大面积的烫伤,若抢救不及时或不当,自身不能调理而迅速发生体液丧失时,容易发生休克。新生儿体温调节中枢发育不健全,对外界温度的变化很敏感,特别是在寒冷的冬天。所以,常用热水袋帮助取暖,如果保暖方法不当或水温过高,则容易导致新生儿烫伤。

【技能要求】

1. 预防

(1)加强宣教:应对准妈妈和准爸爸进行科学育儿的教育,包括如何进行护理沐浴和喂养等,并要求宣教到每一名可能接触到新生儿的陪护人员;新生儿出院前也要再次进行相关知识的宣教,提高安全护理意识。

(2)指导进行正确护理:教会每一名陪护人员正确进行护理,如保暖时如何添加衣物,如果不够暖应该让宝宝躺在母亲身旁,尽量避免使用暖水袋进行保暖,如果一定要使用,应掌握正确的使用方法,装入暖水袋内的水温应在60~70℃,暖水袋应隔着被子放在距新生儿10cm远处,在使用之前务必将瓶塞拧紧,以免热水流出、烫伤皮肤,并且要经常检查宝宝的体温和局部皮肤的情况。

(3)给宝宝洗澡时,宝宝应该远离热水盆、热水壶等,先调水温后抱宝宝洗澡,一定不要边抱宝宝边拿暖水壶;先用手肘内侧感觉不凉不烫才可抱宝宝洗澡;如果使用盆装水洗,应该先放凉水后放热水,水温在37~42℃,如果使用流动水,一定控制好水温。使用家庭电炉或红外线照射取暖时,光源不要太近,要定时移动光源,家长在旁守候,定时用手触碰照射部位,感知皮肤温度。

2. 处理流程

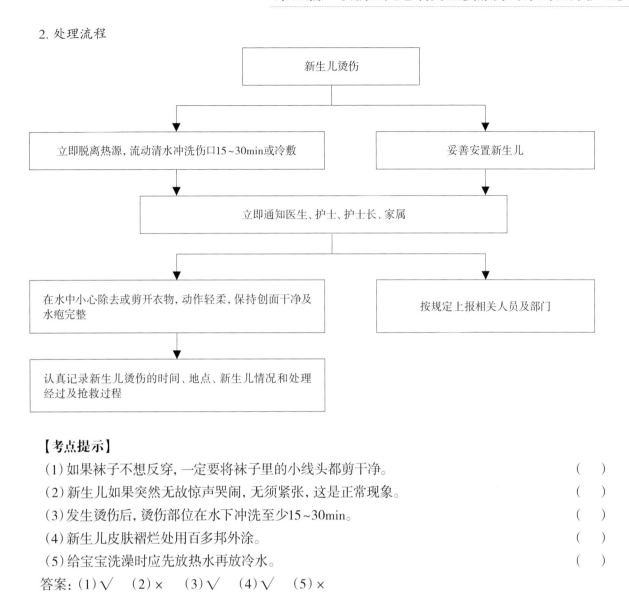

【考点提示】

(1) 如果袜子不想反穿，一定要将袜子里的小线头都剪干净。　　　　　　　　（　）

(2) 新生儿如果突然无故惊声哭闹，无须紧张，这是正常现象。　　　　　　　（　）

(3) 发生烫伤后，烫伤部位在水下冲洗至少15～30min。　　　　　　　　　　（　）

(4) 新生儿皮肤褶烂处用百多邦外涂。　　　　　　　　　　　　　　　　　　（　）

(5) 给宝宝洗澡时应先放热水再放冷水。　　　　　　　　　　　　　　　　　（　）

答案：（1）√　（2）×　（3）√　（4）√　（5）×

第四节　新生儿呛奶的处理及意外窒息的预防

【学习目标】

(1) 了解新生儿呛奶发生窒息的危害性。

(2) 掌握一旦呛奶如何进行下一步的处理。

【知识要点】

　　当新生儿吃奶过程或吐奶后，奶汁误入了气道，叫作"呛奶"。新生儿之所以容易发生呛奶现象，主要是因为其消化道的特殊结构，再加上神经系统的发育不是很完善，容易发生咳嗽等现象，从而使其在吸气的时候，奶汁进入气管后不能马上就咳出，导致气道发生机械性的堵塞而造成窒息、缺氧，情况严重的话还会发生新生儿的窒息、猝死等。多数新生儿在吃奶时如果奶汁流得过急，他（她）会自行调整呼吸和吞咽，吐出奶头，暂停吃奶，有时会伴有轻微的呛咳。

【技能要求】

1. 预防

（1）喂养时机正确：① 不在宝宝哭泣或大笑时喂奶；② 不等宝宝饿极了喂奶，因为此时宝宝吃得急，容易呛。

（2）宝宝吃饱了，不可强行再喂，因为强迫喂奶容易发生意外。

（3）人工喂养时，宝宝不能平躺，应采取斜卧位，奶瓶底应高于奶嘴，让乳液充满奶嘴，防止吸入空气。

（4）控制速度：① 妈妈泌乳过快、奶水过多时，可用手指轻压乳晕，减缓奶水的流出；② 人工喂养的奶嘴口不可太大，倒过来时应成滴而不是成线流出。

2. 处理流程

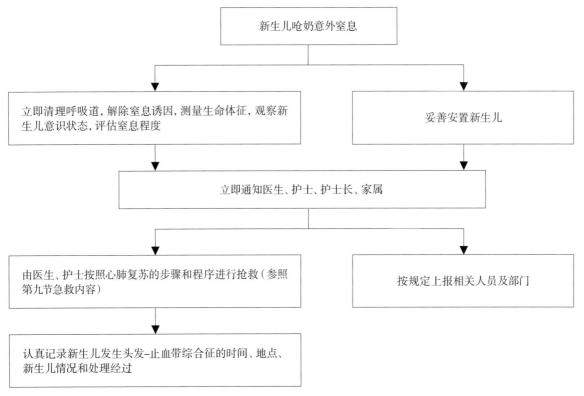

3. 注意事项

（1）大力提倡坐位母乳喂养，宝宝应倾斜在妈妈怀里（上半身成30°～45°）。

（2）一定要边喂奶边观察宝宝的面色表情，妈妈的乳房不可堵住宝宝的口鼻。

（3）若宝宝的嘴角溢出奶汁或口鼻周围变色发青，应立即停止喂奶。

（4）对发生过呛奶的宝宝或者早产儿更应加强观察。

（5）给宝宝拍背后放回床上，床头应抬高15°～30°，右侧卧30min后再平卧，不要俯卧，防止发生窒息。

（6）吐奶后的处理：擦净宝宝面颊，包括耳部、颈下的奶汁，更换干净衣服。

【本节小结】

对常吐奶的宝宝，父母应加强观察，并适当抬高床头，让宝宝侧卧。哺乳或喂奶时都应抬高宝宝头部，喂完奶后，再把宝宝抱立起来，轻拍后背，直到其打嗝后再放回床上。夜间应定时观察宝宝是否吐奶，呼吸与睡姿如何？另外，妈妈在给宝宝喂奶时，应防止奶头堵住宝宝的口、鼻，导致宝宝窒息。

【考点提示】

(1) 如果宝宝不小心呛奶,应立即拔除奶瓶头偏向一侧。　　　　　　　　　　(　)

(2) 人工喂养的奶嘴口不可太大,倒过来时应成滴而不是成线流出。　　　　　(　)

(3) 若宝宝的嘴角溢出奶汁或口鼻周围变色发青,应立即停止喂奶。　　　　　(　)

(4) 给宝宝拍背后放回床上,床头应抬高15°~30°,右侧卧10min后再平卧。　　(　)

(5) 如果宝宝憋气不呼吸或脸色变暗时,呕吐物可能进入气管了。　　　　　　(　)

答案:(1)√　(2)√　(3)√　(4)×　(5)√

第五节　新生儿捂热综合征的预防

【学习目标】

(1) 了解捂热综合征的危害。

(2) 了解如何预防捂热综合征。

【知识要点】

(1) 概述。新生儿捂热综合征是由于过度保暖或捂热过久导致,以缺氧、高热、大汗、脱水、抽搐、昏迷和呼吸循环衰竭为主要表现的一组综合征。常发生在寒冷的冬季,与婴儿神经系统发育不完善、中枢神经调节功能差、体表汗腺功能不成熟及不能挣脱捂热有关。1岁以内的宝宝,特别是新生儿,若不注意科学护理,最易诱发此症。

(2) 新生儿捂热综合征评估:要点是婴儿体温、保暖程度和环境温度。

(3) 疾病的预防及注意事项。

一、疾病定义

由于新生儿体温调节中枢尚未发育完善,不能很好地自我调节体温,致使孩子体温升高,机体处于高热状态,这时候,孩子皮肤上的小血管可出现代偿性扩张,以通过皮肤蒸发也就是出汗和呼吸增快来加速散热,这时孩子体温得不到改善、没有及时补充水分,就会出现高热、大汗淋漓、电解质紊乱、意识障碍、抽搐等,甚至循环、呼吸衰竭等脏器功能衰竭,休克乃至死亡。此病症又称为闷热综合征、捂被综合征、蒙被综合征。

二、评估要点

(1) 体温升高:婴儿体温可以达到39℃甚至是40℃,所以,需要及时测量婴儿的体温。

(2) 出汗减少:早期婴儿有出汗的症状,但随着捂热时间的延长,婴儿的水分得不到补充,汗液就会减少。

(3) 代谢增强:婴儿代谢增强时呼吸、心率增快,处于兴奋的状态。但随着捂热时间的延长,婴儿会表现为嗜睡、面色苍白、四肢厥冷。

(4) 婴儿体温调节功能比较差,对外界环境温度要求比较高,所以应保持合适的室内环境温度。另外,婴儿不能穿得过多,不能包裹太严,否则产生的热量无法向外散发,则会造成捂热综合征,严重时会危及婴儿的生命。

三、疾病护理

1. 预防

(1)给予宝宝适合的温度:环境温度保持在22~24℃,湿度保持在55%~60%。

(2)宝宝房间多通风,改善室内空气。

(3)宝宝衣物要舒适,贴身衣物以纯棉材质为佳,图案简单。

(4)保护好宝宝肚子,晚上睡觉可以用包屁衣。

(5)根据外界温度及时增减衣服,正确判断宝宝的冷热,保证宝宝的舒适与健康。

2. 注意事项

(1)不要给宝宝盖被过厚。

(2)居室内温度不宜过高,或在外出时不要给宝宝包裹得过多、过紧。

(3)估测温度可以摸颈部或背部,四肢冷不代表体温,以温热无汗为宜。

(4)捂得过热,宝宝会大量出汗甚至脱水;吹到冷风时更容易着凉、感冒。

【本节小结】

捂热综合征常发生在寒冷的冬季,与婴儿神经系统发育不完善、中枢神经调节功能差、体表汗腺功能不成熟及不能挣脱捂热有关,其病理因素是脱水和代谢紊乱,所以冬季尽量避免带婴儿外出旅行。如万不得已,外出时切不可将宝宝里三层外三层地包裹,途中更要注意观察婴儿体温、面色、呼吸变化,同时适当补充水分,不要等到出现问题才有所察觉。

【考点提示】

(1)保护好宝宝肚子,晚上睡觉可以用包屁衣。　　　　　　　　　　　　( )

(2)冬季温度较低,给宝宝盖被要严一点、被子要厚一点,以免宝宝着凉。　( )

(3)估测体温可摸宝宝颈部或背部。　　　　　　　　　　　　　　　　　( )

(4)居室内温度不宜过高,或在外出时不要给宝宝包裹得过多、过紧。　　( )

(5)宝宝四肢冷代表体温低,注意保暖。　　　　　　　　　　　　　　　( )

答案:(1)√　(2)×　(3)√　(4)√　(5)×

第六节　婴儿摇晃综合征的预防

【学习目标】

(1)了解摇晃综合征的危害。

(2)了解如何预防摇晃综合征。

【知识要点】

(1)摇晃综合征可能的危害:导致脑损伤、麻痹、脊椎损伤、失明或眼睛受伤、癫痫发作、颅骨或椎体骨折等,甚至会让宝宝有生命危险。

(2)婴儿摇晃综合征的评估要点是婴儿出现的神经系统症状。

(3)疾病的预防及注意事项。

一、疾病定义

虐待性头部创伤(在2009年之前被称为婴儿摇晃症候群)是指一个成年人在3~10s内猛烈地摇晃婴幼儿4~5次,或长时间无数次的快速摇晃婴幼儿,使其颅腔内的脑组织急速地加速或减速。

二、评估要点

如果孩子出现摇晃综合征,轻者烦躁不安、倦怠;重者有运动障碍、呼吸困难、失明、反应迟钝、神情恍惚、惊厥、昏迷。建议及时到医院检查治疗,切记不要久拖不治,这种症状的后遗症包括头痛、头晕、失忆及影响智力,严重者因脑部有大量微丝血管爆裂,引致脑部大量出血,可导致瘫痪甚至死亡。

三、疾病护理

1. 预防

(1)对年轻父母和护理员进行宣教,能有效地防范婴儿摇晃综合征的发生。

(2)让家长及护理员了解婴幼儿颈部及头部发育的特点。

(3)抱新生儿时要注意承托其颈部,防止头部受到强力摇晃。

(4)温和对待孩子,避免和宝宝玩过于激烈的游戏。

(5)避免用力拍打宝宝的背部(也是一种摇晃),建议改为手弓起呈空心状态,并轻轻抚摸。

(6)建议选择有防震功能的婴儿车,外出时给宝宝垫上柔软舒适的婴儿枕头。

2. 注意事项

(1)不要以剧烈摇晃的方式来安抚宝宝。

(2)不要在空中抛接宝宝;不要将宝宝抛到床上。

(3)不要抱着宝宝旋转。

(4)不要让宝宝坐在大人膝盖上往后用力翻躺。

(5)不要过度依赖摇篮,要控制使用的时间与摇晃的程度。

【本节小结】

轻微的摇晃对宝宝没有什么影响,但是剧烈摇晃宝宝常常在没有外部损伤迹象的情况下造成头或脑的损伤。　不管有没有和别的物体发生碰撞,猛烈的摇晃可导致脑内或脑附近出血,脑内神经连接的断裂,还可导致眼内出血和其他(骨头的)伤害。所以在和宝宝玩耍时切忌使劲摇晃宝宝。

【考点提示】

(1)宝宝如果哭吵厉害,可以摇晃宝宝使其安静。　　　　　　　　　　　　　(　　)

(2)如果宝宝哭吵厉害。可以以摇晃的方式逗宝宝开心。　　　　　　　　　　(　　)

(3)宝宝可以长时间躺在摇篮里。　　　　　　　　　　　　　　　　　　　　(　　)

(4)选择有防震功能的婴儿车。　　　　　　　　　　　　　　　　　　　　　(　　)

(5)可以让宝宝坐在大人膝盖上往后用力翻躺。　　　　　　　　　　　　　　(　　)

答案:(1)×　　(2)×　　(3)×　　(4)√　　(5)×

第七节　新生儿跌落和坠落的预防及处理

【学习目标】

(1)了解新生儿跌落和坠落的危害。

（2）如何预防新生儿跌落和坠落。

（3）发生新生儿跌落和坠落后如何做出正确的处理。

【知识要点】

新生儿跌落和坠落是指在医务人员、父母、家庭成员或访客抱着的婴儿掉落或从该人的手、胳膊、膝盖等滑落的情况。新生儿运动能力有限，还不会翻身、爬行，很多家长就忽略了新生儿的安全问题，觉得不会发生跌落和坠落的风险，但危险往往就在身边，有可能人为地造成新生儿的跌落或坠落。

【技能要求】

1. 预防

（1）父母在感到疲倦或困倦时应寻求帮助，所有的父母都应该警惕和新生儿在床上一起入睡或与新生儿同睡的危险。

（2）工作人员应每小时巡视一次，以便让昏昏欲睡的母亲或其他照顾者在其帮助下将新生儿放入摇篮之中。

（3）为婴儿床制作标识牌，以警示婴儿跌倒的风险，以及当母亲困倦或母亲接受止痛药物治疗后，将婴儿放入婴儿床的重要性。

2. 处理流程

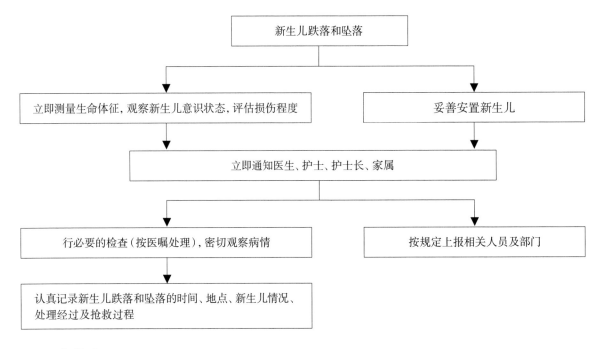

3. 注意事项

（1）洗澡时，因宝宝全身较软，皮肤接触水则较滑，最好家中有两人以上配合，单人操作时还是要注意将宝宝身体靠紧操作者。

（2）睡觉时，最好将宝宝单独放在婴儿床上，离开前一定要立即拉上小床护栏。不要随意放在大床上。即使放在大床上，也要注意大床放置的位置一定要有至少两面是靠墙，将宝宝放置在靠墙一侧，如果条件不允许，必须将宝宝放在大床中间头部向里的位置，同时随手将一枕头放在其外侧，这样较安全。

（3）当乘坐自家小汽车时，最好将宝宝放置于儿童专用座椅，固定好，不要在车上怀抱宝宝，以免在急刹车时发生意外。若乘坐公共交通工具，家长要将宝宝用背带固定在前侧，这样可以较好地保护宝宝。

【本节小结】

新生儿跌落或坠落往往是因为照护者的疏忽,严重的话后果不可设想,但这种事故完全是可以预防的,需要照护者用心看护好宝宝,避免宝宝意外的发生。如果发生跌落或坠落,切忌慌乱,冷静处理,将宝宝的伤害程度降到最低。

【考点提示】

(1)新生儿最好和爸爸妈妈一起同睡一张床。　　　　　　　　　　　　　　　(　　)

(2)如果外出,新生儿最好由妈妈抱着坐车里。　　　　　　　　　　　　　　(　　)

(3)新生儿一旦发生跌落或坠落,首先应观察宝宝意识是否清楚。　　　　　(　　)

(4)拍打宝宝的背部时,手要弓起呈空心状态。　　　　　　　　　　　　　　(　　)

(5)单人给宝宝洗澡时要注意将宝宝身体靠紧护理者。　　　　　　　　　　(　　)

答案:(1)×　(2)×　(3)√　(4)√　(5)√

第八节　母婴同室新生儿安全管理

【学习目标】

为新生儿提供安静、舒适、安全的环境,保证新生儿的健康需求。

【知识要点】

1. 概述

母婴同室是新生儿产出后将和母亲24h安置在同一个房间里。由母亲自己照顾新生儿的保暖、喂养、换尿布等。在产院期间母子一直生活在一起,医疗和其他的操作每天分离不超过1h。这种措施一般适用于正常足月儿及1500g以上的早产儿。安全管理是一切护理工作的基础,护理员应该具备高度的安全管理意识。

2. 目的

母婴同室可以减少病原体传播,减少交叉感染,让宝宝少生病,也让爸爸妈妈提早认识宝宝,了解宝宝的作息规律和性格。

3. 母婴同室新生儿安全管理注意事项

(1)母婴同床可能会使宝宝受到意外伤害,请将宝宝放在婴儿床上单独入睡。

(2)被子盖住脸面睡眠是非常不安全、不卫生的,为了宝宝健康,宝宝睡眠时,被子以盖至肩膀为宜。宝宝喂养过饱容易呕吐,过于饥饿会出现低血糖,请做到合理喂养。当宝宝连续睡眠时间过长时,应叫醒喂奶。

(3)为了避免宝宝吐奶,喂奶时请将婴儿抱起,宝宝吃饱奶后请不要过分晃动。可将宝宝竖起轻拍其背,使胃内空气排出。

(4)宝宝睡眠时,头部应枕一高度适宜的枕头。避免因头部位置低于身体位置而出现食管反流,引起呕吐窒息。

(5)宝宝呕吐时,如果呕吐物不能及时排出,可能会引起窒息。为了避免发生意外,请让宝宝保持侧卧位入睡。

(6)若宝宝的面色、呼吸、睡眠、饮食、大小便等有异,请立即告知医护人员。

(7)为了宝宝的安全,请不要将宝宝单独留在室内,如陪同人员必须离开,请告知当班护理人员。

(8)请不要让非医护人员抱走你的宝宝。医护人员须抱走你的宝宝时,请你确认其与胸牌是否相符,并跟随医护人员同去。

【本节小结】

由于新生儿无语言表达能力,免疫功能缺陷,血脑脊液屏障功能不健全,器官功能发育未完善,随时可能发生病情变化。所以,护理安全是护理工作中常抓不懈的工作重点,护理安全和护理质量密不可分。母婴同室是为了营造温馨、充满童趣的家庭式病房环境,亲情的呼唤与抚摸,可以使宝宝始终在被关爱的氛围中成长。只有消灭了安全管理的质量缺陷,才能为新生儿提供安全满意的优质服务。

【考点提示】

(1)新生儿最好和爸爸妈妈一起同睡一张床。　　　　　　　　　　　　　　(　　)
(2)如果外出,新生儿最好由妈妈抱着坐车。　　　　　　　　　　　　　　(　　)
(3)宝宝吃饱奶后应将宝宝竖起,轻拍其背,使胃内空气排出。　　　　　　(　　)
(4)宝宝入睡时应保持侧卧位。　　　　　　　　　　　　　　　　　　　　(　　)
(5)如果对宝宝的脸色、呼吸、睡眠、饮食、大小便等感觉有异,请立即告知医护人员。(　　)

答案:(1)×　(2)×　(3)√　(4)√　(5)√

第九节　新生儿急救

【学习目标】

(1)了解新生儿发生突发状况时如何处理。
(2)了解新生儿急救的步骤。

【知识要点】

1. 概述

成人和新生儿由于生理结构的不同,实施心肺复苏也有些不同,每个照护新生儿的医护人员和护理员均应参加新生儿心肺复苏项目,掌握新生儿急救的技能及流程,学会如何应对新生儿出现的呼吸问题、休克、异常的心律和心脏骤停等。

2. 目的

保障新生儿的安全,营造温馨、健康、舒服的环境。

【技能要求】

1. 新生儿复苏方案

采用国际公认的ABCDE复苏方案,前三项最重要,其中A是根本,B是关键,评估贯穿于整个过程。

(1)A——清理呼吸道。将新生儿放于硬质台面上,注意保暖,摆好体位,使新生儿头轻微仰伸,立即清理口、咽和鼻腔的分泌物。

(2)B——建立呼吸。触觉刺激,拍打足底或摩擦背部来促进新生儿呼吸。触觉刺激后若出现正常呼吸,心率大于100次/min,肤色红润可观察;若有呼吸困难或持续发绀,应清理气道,监测经皮血氧饱和度,可常压给氧或持续气道正压通气。如新生儿仍有呼吸暂停或抽泣样呼吸,心率小于100次/min,或持续性中心性青紫,应立即进行面罩正压通气。面罩应密闭遮盖口鼻,通气频率40~60次/min(胸外按压频率为30次/min),正压通气下见胸廓起伏、听诊呼吸音正常为宜。经30s有效正压通气后,如有自主呼吸且心率大于100次/min,可逐步减少并停止正压人工通气;如心率小于100次/min,需检查胸廓运动、矫正通气步骤、气管插管正压通气。

(3)C——维持循环。在有效正压通气30s后,若心率小于60次/min,在正压通气的同时需进行胸外按压。此时应气管插管正压通气配合胸外按压,以使通气更有效。胸外按压时给氧浓度增加至100%。按压位置为胸骨下1/3处(两乳头连线中点下方),避开剑突。按压深度为胸廓前后径的1/3,产生可触及脉搏的效果。按压和放松比例为按压时间稍短于放松时间,放松时拇指或其他手指不应离开胸壁(按压部位见图5-20-9-1)。

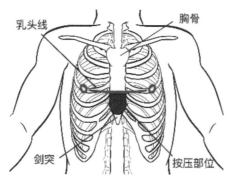

图5-20-9-1 按压部位

按压方法有拇指法和双指法两种。

(1)拇指法(见图5-20-9-2)。双手拇指按压胸骨,根据新生儿体型不同,双拇指重叠或并列,双手环抱胸廓支撑背部。

(2)双指法(见图5-20-9-3)。右手食指和中指2个指尖放在胸骨上按压,左手支撑背部。

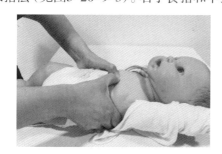

图5-20-9-2 拇指法按压

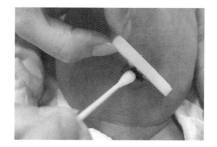

图5-20-9-3 双指法按压

由于通气障碍是新生儿窒息的首要原因,因此胸外按压和正压通气的比例应为3:1,即胸外按压频率为90次/min,每按压3次,正压通气1次,达到每分钟约120个动作,2s内3次胸外按压、1次正压通气。

(4)D——药物。在新生儿窒息复苏时,很少需要用药。新生儿心动过缓通常是肺通气不足或严重缺氧造成的,纠正心动过缓最重要的步骤是充分的正压通气。若45~60s的正压通气和胸外按压后,心率持续小于60次/min,应继续胸外按压,考虑给予肾上腺素,必要时给予生理盐水扩容。

(5)E——评价。评估贯穿新生儿窒息复苏的整个过程。呼吸、心率及皮肤颜色是窒息复苏评估的三大指标,并遵循评估→决策→措施程序,如此循环往复,直到复苏成功。

2.复苏步骤和程序

具体复苏步骤和程序如下:

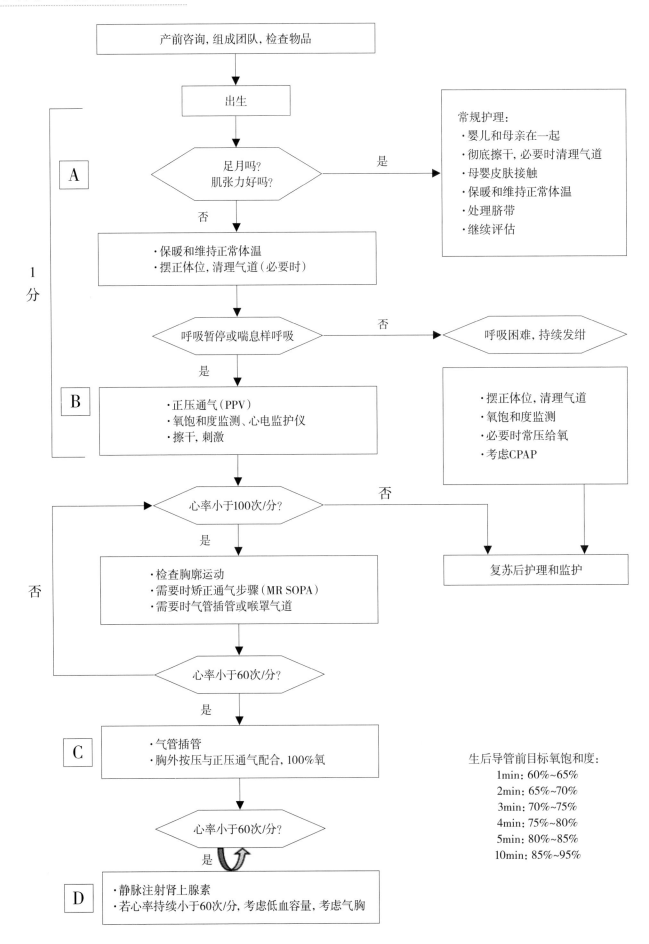

产前咨询, 组成团队, 检查物品

出生

A 足月吗? 肌张力好吗? —— 是 ——

常规护理:
- 婴儿和母亲在一起
- 彻底擦干, 必要时清理气道
- 母婴皮肤接触
- 保暖和维持正常体温
- 处理脐带
- 继续评估

否

1分

- 保暖和维持正常体温
- 摆正体位, 清理气道(必要时)

呼吸暂停或喘息样呼吸 —— 否 —— 呼吸困难, 持续发绀

是

B
- 正压通气(PPV)
- 氧饱和度监测、心电监护仪
- 擦干, 刺激

- 摆正体位, 清理气道
- 氧饱和度监测
- 必要时常压给氧
- 考虑CPAP

心率小于100次/分? —— 否 ——

否

复苏后护理和监护

- 检查胸廓运动
- 需要时矫正通气步骤(MR SOPA)
- 需要时气管插管或喉罩气道

心率小于60次/分?

是

C
- 气管插管
- 胸外按压与正压通气配合, 100%氧

生后导管前目标氧饱和度:
1min: 60%~65%
2min: 65%~70%
3min: 70%~75%
4min: 75%~80%
5min: 80%~85%
10min: 85%~95%

心率小于60次/分?

是

D
- 静脉注射肾上腺素
- 若心率持续小于60次/分, 考虑低血容量, 考虑气胸

【本节小结】

新生儿窒息是导致新生儿死亡、脑瘫和智力障碍的主要原因之一,掌握初级心肺复苏技能能在早期提高抢救的成功率,挽救新生儿的生命。新生儿窒息复苏技能是护理员照护新生儿必备的急救知识和技能。本节着重介绍了新生儿复苏的步骤和流程,和婴幼儿及成人的急救有所不同,希望通过本节内容的学习,护理员能够掌握新生儿急救的初步流程,保证新生儿的安全。

【考点提示】

(1) 新生儿复苏方案中A是根本、B是关键,评估贯穿于整个过程。　　　　( )

(2) 如宝宝有自主呼吸且心率大于100次/分,可逐步减少并停止正压人工通气。( )

(3) 新生儿胸外按压的位置在胸骨下1/3处。　　　　　　　　　　　　　( )

(4) 新生儿外按压和正压通气的比例应为30∶2。　　　　　　　　　　　( )

(5) 建立呼吸是新生儿急救的关键。　　　　　　　　　　　　　　　　　( )

答案: (1)√　　(2)√　　(3)√　　(4)×　　(5)√

(徐柳)

第二十一章　新生儿家庭支持

本章主要介绍新生儿的行为状态，新生儿互动的技巧，与新生儿家属的沟通技巧等内容。这些内容与护理员的日常基础工作密切相关，能及早促进新生儿的行为能力，激发早期智能开发；还能够在一定程度上提升护理员的沟通能力，更好地为患儿家庭提供有针对性的护理服务。

第一节　新生儿互动

【学习目标】

（1）了解新生儿的六种行为状态。

（2）熟悉新生儿的五种原始反射。

（3）具备新生儿启蒙训练的意识，掌握新生儿互动的策略。

【知识要点】

（1）"互动"按照辞典上的解释"互"是交替，相互；"动"是起作用或变化，使感情起变化。新生儿互动，即照护人和新生儿彼此发生作用或变化的过程。

（2）识别新生儿的六种行为状态：安静睡眠、活动睡眠、瞌睡状态、安静觉醒、活动觉醒和哭。

（3）新生儿的五种原始反射：吸吮和吞咽反射、觅食反射、拥抱反射、握持反射和踏步反射。

（4）新生儿的启蒙训练：视觉训练、听力训练、嗅觉与味觉训练、社交能力训练、语言能力训练、运动训练和触觉训练。

（5）日常护理中创造与新生儿互动的机会，应用新生儿互动的策略。

1. 新生儿的六种行为状态

（1）安静睡眠状态（见图5-21-1-1）。新生儿脸部放松，眼闭合着，全身除偶然的惊跳和极轻微的嘴动外没有自然的活动，呼吸是很均匀的。

（2）活动睡眠状态（见图5-21-1-2）。新生儿眼通常是闭合的，但偶然短暂地睁一下，眼睑有时颤动。脸上常显出可笑的表情，如做出怪相、微笑和皱眉。手臂、腿和整个身体偶然有些活动。

（3）瞌睡状态（见图5-21-1-3）。这是觉醒和睡眠之间的过渡阶段，持续时间较短。新生儿表现茫然，目光变得呆滞，反应迟钝。眼半睁半闭，眼睑出现闪动，有时微笑、皱眉或撅嘴唇。

（4）安静觉醒状态（见图5-21-1-4）。新生儿眼睛睁开，不哭不闹，很少活动，很安静。新生儿在这种状态时是很机敏的，喜欢看东西，特别是圆形、有鲜艳颜色的东西，如红球，或有鲜明对比的条纹图片，还喜欢看人脸。当人脸或红球移动时，他们的目光甚至头部会追随。他们还会听声音，如果你在他耳边轻轻地呼叫，他会转过脸来看你。

（5）活动觉醒状态（见图5-21-1-5）。新生儿的活动可能有一定目的性，这是在传递信息，表示他们需要什么。在这种状态时，如果给些不合新生儿意愿的刺激，就可以使他们的活动增强或惊跳。

（6）哭的状态（见图5-21-1-6）。新生儿用哭来表示意愿，表达他们的要求，如饿了、尿布湿了或身体不适等。还有一种没有什么原因的哭闹，一般在睡前，哭一阵就睡着了；也有刚醒时，哭一会儿后进入安静觉醒状态。

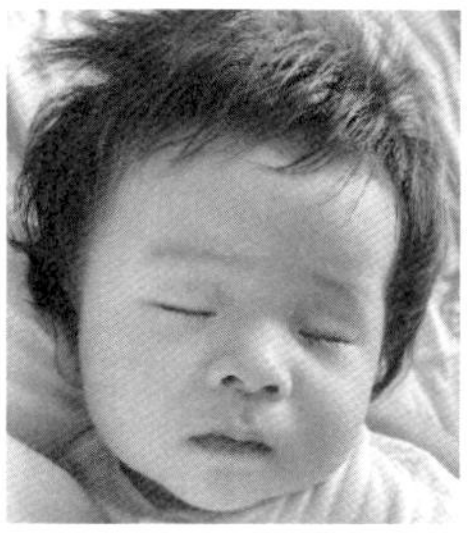

图5-21-1-1　安静睡眠状态

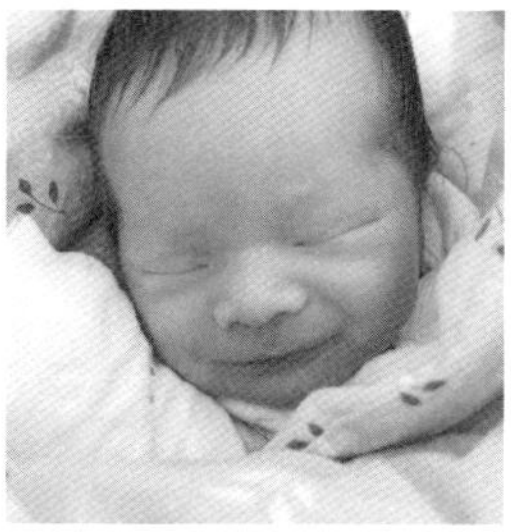

图5-21-1-2　活动睡眠状态

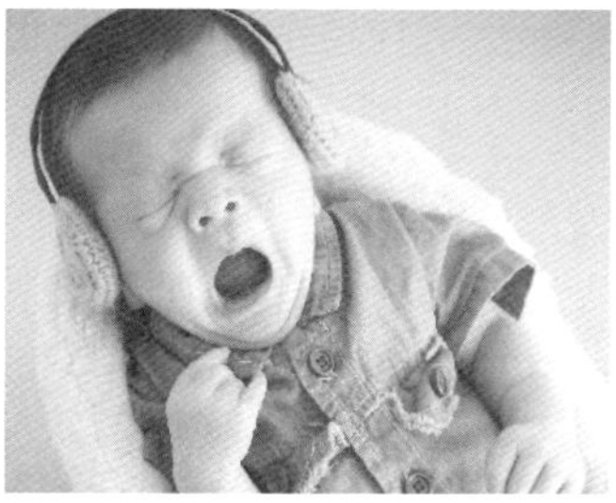

图5-21-1-3　瞌睡状态

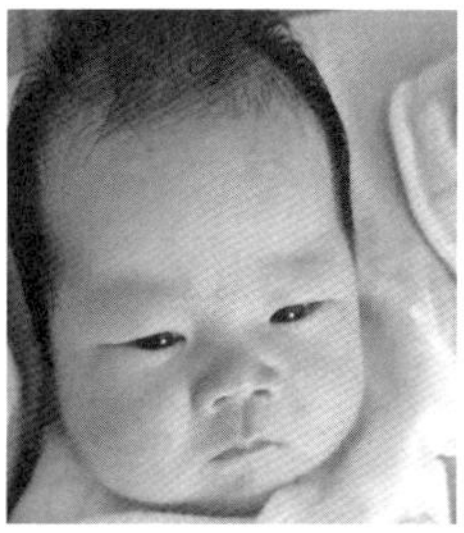

图5-21-1-4　安静觉醒状态

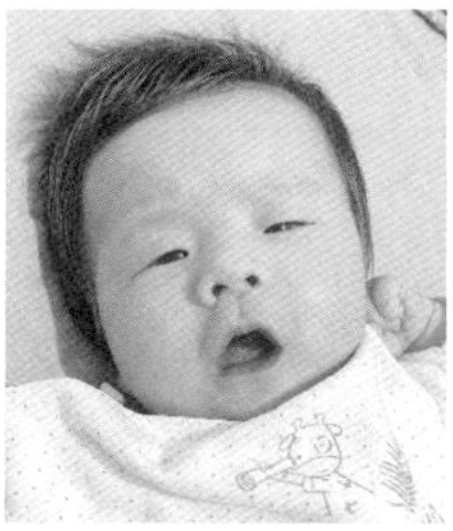

图5-21-1-5　活动觉醒状态

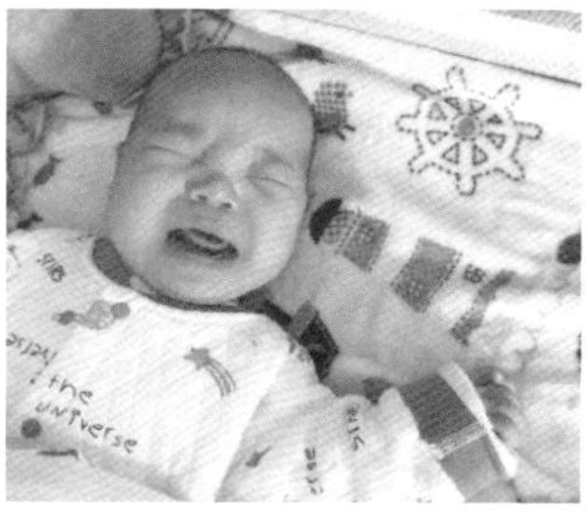

图5-21-1-6　哭的状态

2. 新生儿的五种原始反射

（1）吸吮和吞咽反射（见图5-21-1-7）。把东西放到新生儿口中会吸吮。28~30周的早产儿吸吮弱，无法协调吞咽，至36周后吸吮持续有力，可较好地完成经口喂养。

（2）觅食反射（见图5-21-1-8）。用手指轻轻触一触新生儿的面颊，正常情况下他们会反射性地把头转向被触及的一侧。如果触他们的口唇，他们会噘起小嘴，样子好似小鸟觅食。

（3）拥抱反射（见图5-21-1-9）。仰卧位时轻轻拉起新生儿的双手，使他们的身体慢慢抬高，当肩部略微离开床面时突然松手。这时，正常的新生儿会出现两臂外展、伸直，继而内收并向胸前屈曲类似于拥抱的动作，这是拥抱反射。

（4）握持反射（见图5-21-1-10）。把手指放入新生儿手掌中，他们会立即握住。

（5）踏步反射（见图5-21-1-11）。新生儿被竖着抱起，或把他的脚放在平面上时，会做出迈步的动作。

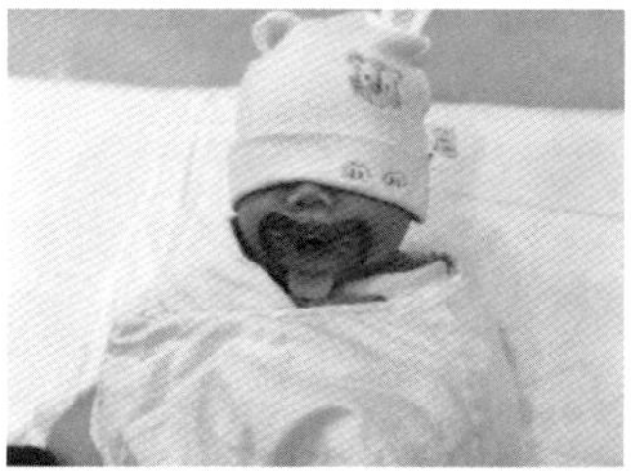

图5-21-1-7　吸吮反射

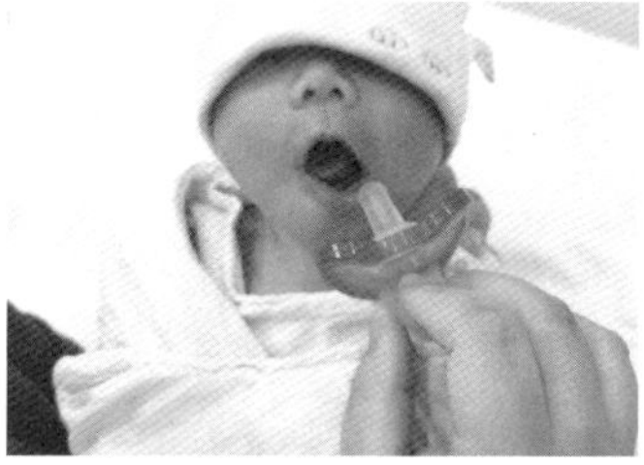

图5-21-1-8　觅食反射

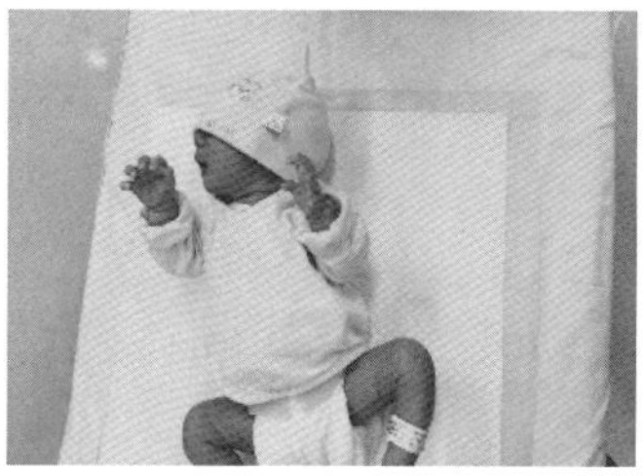

图5-21-1-9　拥抱反射

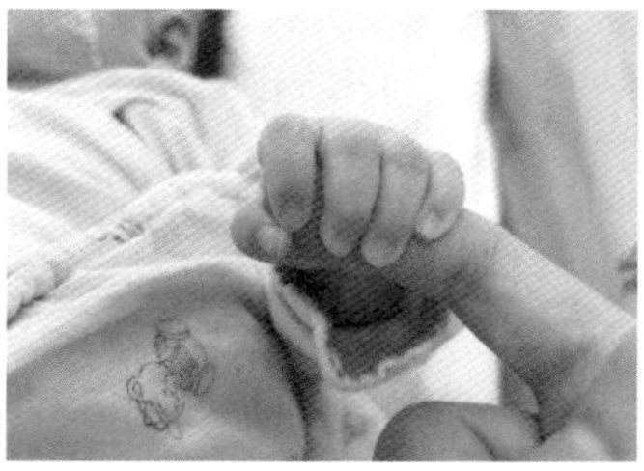

图5-21-1-10　握持反射

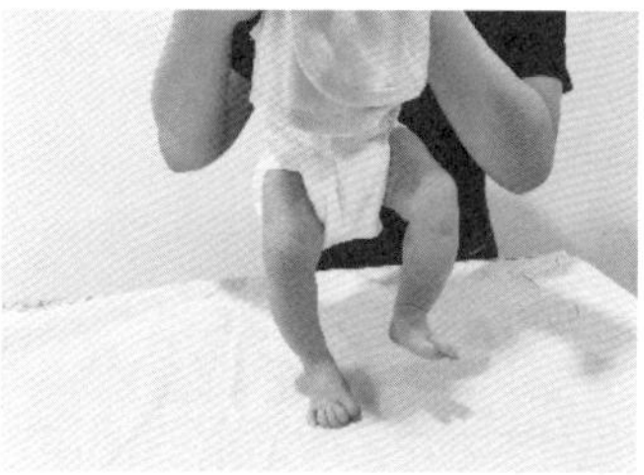

图5-21-1-11　踏步反射

【技能要求】

1. 目的

识别新生儿的六种行为状态,创造新生儿互动的机会,应用新生儿互动的策略。

2. 操作准备

(1)环境准备:新生儿室内温度保持在22~24℃,湿度保持在55%~65%,关闭门窗。

(2)人员准备:护理员服装整齐,洗净双手。

(3)物品准备:红色小球、音乐盒、摇铃、花铃棒等。

3. 操作流程

评估

评估患儿病情是否稳定,评估新生儿的意识状态是否处于安静觉醒状态或者活动觉醒状态。

新生儿互动

(1)视觉训练:拿一个红色小球慢慢移动,看新生儿的眼睛会不会随着小球移动,通过追视训练新生儿的视觉(见图5-21-1-12)。

(2)听力训练:距耳部30cm外打开音乐盒或摇铃,从新生儿出现欢快的反应开始训练,边放音乐边移动,训练到新生儿能用目光寻找声源(见图5-21-1-13)。

(3)嗅觉、味觉训练:闻一闻,嗅一嗅,能够刺激新生儿的嗅觉和味觉器官。

(4)社交能力训练:藏猫猫游戏,训练新生儿和人的交际能力。

(5)语言能力训练:在新生儿面前经常张口、吐舌或做各种表情,使新生儿逐渐尝试模仿或微笑。

(6)运动训练:边活动边配合有节奏的儿歌:上来下去,下去上来,我们打个圈;上来下去,下去上来,我们来锻炼。

(7)触觉训练:经常把小摇铃、花铃棒有意识地塞到新生儿的小手里,帮助他的触觉发育。

整理用物

整理患儿衣被,消毒玩具,洗手。

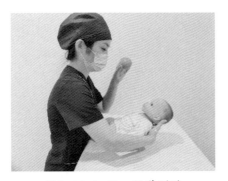

图5-21-1-12　视觉训练

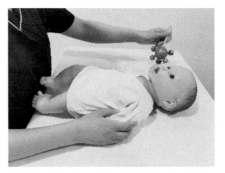

图5-21-1-13　听力训练

4. 评分标准

项目	项目总分	质量要求	标准分
工作准备	15	室内温、湿度适宜,注意保暖	5
		护理人员服装、鞋帽整洁;仪表大方,举止端庄;语言柔和恰当,态度和蔼可亲;洗净双手	5
		用物准备齐全	5
评估	20	评估患儿意识状态是否处于安静觉醒状态或者活动觉醒状态	10
		评估患儿视觉、听觉、感受的能力	5
		评估患儿语言及运动的能力	5
互动策略	35	视觉训练	5
		听力训练	5
		嗅觉、味觉训练	5
		社交能力训练	5
		语言能力训练	5
		运动训练	5
		触觉训练	5
整理用物	20	整理患儿衣被,安置患儿至舒适体位	5
		消毒玩具	10
		洗手	5
熟练程度	10	动作轻柔,注意保暖,操作熟练	10

5. 注意事项

(1)护理员要多创造与新生儿互动的机会。新生儿出生后就具有与人互动的能力,他们会追随大人说话或者微笑着的脸,会用哭叫的方式唤起大人们的注意,以使自己的要求得到满足。护理员应注意激发新生儿与环境的互动,与人的互动,在日常护理中就可以进行,如在洗澡、换尿布、穿衣服时逗他们笑,抚摸他们的皮肤,对他们说话,与他们进行眼神交往,这些都是激发行为和心理发育的有效方法。对于新生儿来说,护理人员的注视、温柔的话语、玩具的响声、一切运动的影像,都能开发他的视觉、听觉,所以千万不要以为把他喂饱、让他睡好就好了。在喂奶后1h内,要抓紧时间让新生儿多看、多听、多玩。

(2)互动过程中碰到新生儿哭闹,平复情绪的处理。护理员可以把手放在哭着的新生儿腹部,或者轻轻握住他的双手,常常可以使他们慢慢平静下来。还可以一边抚摸新生儿的头,一边用缓慢、柔和的语调对他说话,"宝宝乖乖,不哭啦。"用安抚和充满爱意的话语去平复新生儿的情绪。

【本节小结】

新生儿期是孩子成长最迅速的时期,护理员可根据新生儿身体的实际状况,进行各种潜能开发,如视力、听力、嗅觉、味觉、语言能力等训练,使新生儿在与外界环境不断接触中得到发育。本节着重介绍了新生儿互动的策略要点。希望通过本节内容的学习,护理员能够掌握新生儿互动技巧, 新生儿早期智能发育。

【考点提示】

(1)新生儿脸上常显出可笑的表情,如做出怪相、微笑和皱眉,出现在安静睡眠这一状态。   (   )

(2)新生儿表现茫然,目光变得呆滞,反应迟钝。眼半睁半闭,眼睑出现闪动,有时微笑、皱眉或撇嘴唇。出现在瞌睡这一状态。   (   )

(3)把手指放入手掌中,他们会立即握住,这是新生儿的拥抱反射。   (   )

(4)新生儿用哭来表示意愿,表达他们的要求。   (   )

（5）对于新生儿来说，护理人员的注视、温柔的话语、玩具的响声、一切运动的影像，都能开发他（她）的视觉、听觉。 （ ）

答案：（1）× （2）√ （3）× （4）√ （5）√

第二节 沟通技巧

【学习目标】

（1）学习用语言的技巧达到有效的沟通。

（2）掌握倾听的技巧。

（3）掌握同理的反应技巧。

（4）掌握助人的反应技巧。

【知识要点】

（1）沟通指信息发出者经过一定的渠道或途径，将信息发送给接收者，并寻求反馈以最终达到相互理解的过程。沟通是人与人之间发生相互联系最主要的方式，沟通的结果可使交流双方相互影响，达成共识，也可使交流双方建立一定关系，形成友好往来。

（2）护理员与新生儿的沟通主要包含眼神的交流和语言的交流。

（3）护理员与新生儿家属的沟通主要用语言的技巧达到有效的沟通，沟通技巧包含倾听的技巧，同理的反应技巧和助人的反应技巧。

1. 爱的沟通

新生儿的特殊性决定了护理服务是一个爱心工程，护理员与新生儿的沟通就是爱的沟通。护理员要尽可能地把所有的婴儿当作自己的孩子去照料，在新生儿的日常生活照护中进行新生儿视觉、听觉的开发，保持眼神的交流，促进语言中枢发展等。

护理员与新生儿的沟通主要包含眼神的交流和语言的交流。新生儿早期就能认清人的脸，每次当他看着你的时候，都在加深对你的记忆。当新生儿睡醒睁开眼时，护理员可用温柔的眼神轻声问他："宝宝，睡醒了呀，睡得好不好啊？"在日常生活照护中尽可能事无巨细地对新生儿介绍，这是什么，我们正在做什么，为什么要这么做。新生儿即使没法说话，但不代表听不懂，也许他很快会捕捉到与你交流的节奏，通过表情和动作回应你，还会不时地插入几句自己的"咿呀儿语"。每次给新生儿穿衣服，做每一个动作的时候，可以告诉他："阿姨要给你穿漂亮衣服咯，来，你先躺下；要抬下左手哦，好~非常棒，现在要抬右手了，现在穿好了，看这件红色的衣服是不是很漂亮啊，宝宝配合得非常棒呢！"

2. 善用语言的技巧

语言是沟通的工具，是建立良好护患关系的重要载体。护理员要善用语言的技巧达到有效的沟通，尽可能使用美好的语言，避免伤害性语言，讲究与家属沟通的语言技巧。

（1）新生儿家属是新生儿的代言者，是诊疗护理计划及其实施的参与者。刚出生的孩子一旦生病住院，他们都会变得特别脆弱，他们寻找心灵依靠的安全感和救死扶伤医者的呵护。护理员与患儿家属建立关系并进行适时有效的沟通，可以加深新生儿家属积极的情感体验，减弱消极的情感体验，能够指导家属更好地承担起自己的角色功能。

（2）我们在沟通中的一切技巧都离不开语言，语言是思维、情感的外化表现。与新生儿家属的沟通要善用语言的技巧以达到有效的沟通，沟通中要及时给予解释性的语言，安慰性的语言，鼓励性的语言，同时要注意自己的语气、语调和表情。解释、安慰本身不是去帮助他人解决实际问题，只是接纳对方情感。被安慰者得到心理的温情是一种心理需求。我们要设身处地站在患儿家属的立场，理解他们、帮助他们、正确指导他们，沟通时不能掺杂不必要的怜悯，否则会伤害被安慰者的自尊心。鼓励可以增加自信心，拉近人们之间的心理距离。患儿家属在遭遇不幸或苦恼时，心情会变得焦虑、脆弱，甚至会失去对自己和对他人的信心。鼓励可以帮助理清思绪，领悟自己的真实情感，提升战胜困难的能力，增加战胜困难的信心。

3. 倾听的技巧

包括姿势、非语言沟通技巧、简短呼应等。做一个有效的倾听者，应做到以下几点：

（1）准备花时间倾听对方的话，创造倾听环境，向对方发布"我愿意听"的信息。

（2）学习如何在沟通过程中集中注意力，在他人倾诉过程中要做到忘我，用真诚的态度全身心聆听。

（3）沟通姿势。与对方视线平视。无论是坐着，还是站着，都要将自己的身体正面朝向对方，必要时身体可稍前倾，手势不要过多、动作不要过大，以免使对方产生畏惧或厌烦的心理。

（4）单纯地去听。耐心倾听，抛开自己的思想，不附加自己的解释，不要打断对方的谈话，以免说话者思维中断，影响深入交流。

（5）不要急于判断，可做信息的保留，如重复语句、做笔记等。

（6）注意非语言性沟通行为，如目光交流、点头；倾听时，面部表情要自然，要随对方的表情变化而变化。

（7）倾听过程中给予简短呼应，适时、适度地给对方发出反馈，可通过微微点头或轻声应答"嗯""对""哦"等，以显示自己的全神贯注和对对方的关切，以使对方能畅所欲言，切忌抢话打断或心不在焉。

（8）用"心"去体会对方谈话内容，善解其言外之意，以了解对方的主要意思和真实内容。

4. 同理的反应技巧

英国有句谚语"要想知道别人的鞋子合不合脚，穿上别人的鞋子走一英里。"多一些同理心，才能懂得对方的需求，取得事半功倍的效果。缺乏同理心是现实生活里许多人产生心理和情绪障碍的重要原因之一。同理心可以帮助护理员更好地理解患儿家属，帮助他们正确确定自己的情感和思想，从而使护患关系顺利展开。

同理的反应技巧即沟通时善于站在对方的角度和位置来客观地理解对方的内心感受，并且把自己的理解传递给对方以体验对方内心世界的交流方式。同理的反应技巧包括不评判他人、沟通对他人的理解、辅以非语言沟通技巧等。正确的同理心表达，应做到以下几点：

（1）像他人一样看待这个世界，理解对方的处境、观点、感受和行动能力。

（2）从他人的角度去感受、理解其感情，而不是表达自我的情感。

（3）观察和确认他人的情绪状态，接纳对方的各种情绪与情感。

（4）放下自己看待事物的价值观和习惯，开放性地接纳当事人的看法。

（5）表达自己的感受，表达技巧：语言结构、语气等。

同理心的表达句式：将患方在倾诉时表达的信息加以提炼整合，表述如"是啊，作为家属您觉得……，这个我完全能理解，如果我处在同样境地，我也会有像您一样的反应……"辅以非语言沟通技巧，如目光交流、点头。

5. 助人的反应技巧

包括给予患儿家属尊重、理解、接纳、支持、安慰、鼓励、信心、希望和保证等，让家属放心，消除疑

虑,缓解患儿家属的心理压力和不舒适,取得信任。助人的反应技巧应做到以下几点:

(1)不加评判地接受他人,建立有效的协商关系。

(2)给予和接受建设性的批评。

(3)消除不适当的反应。不切题、转移话题、表达不一致意见、打断式谈话。

(4)支持性反应。克服个人的身心障碍,如焦虑、悲伤等,对以往的经历产生新的认识,找出解决问题的新方法,并以积极的态度和合适的方式对待困难。表达积极的情感。

(5)分散注意力。有的人遇到挫折时会采用压抑的方式,他会把所有的不如意压抑在潜意识中自己想办法消化。如果一个人长时间沉浸在低落、不愉快的情绪中,从心理健康角度来讲,是一种不健康的方式。因此要帮助他人摆脱这样一种消极情绪,最好的办法就是设法分散当事人的注意力,将当事人关注的重心转移到有益于当事人调整心态、摆脱苦恼的事物中去。

【本节小结】

沟通主要指人与人之间的信息交流过程,本节着重介绍了沟通技巧的要点。希望通过本节内容的学习,护理员能够掌握倾听的技巧,同理的反应技巧以及助人的反应技巧,提升沟通能力,更好地为患儿家庭提供有针对性的护理服务。

【考点提示】

(1)新生儿早期不能认清人的脸,所以没必要用眼神去和他交流。　　　　　　　( )

(2)解释性的语言,鼓励性的语言,安慰性的语言在沟通中作用不大,没必要多说。( )

(3)人际沟通中,从对方的角度来观察世界,是沟通技巧中的同理心沟通。　　　( )

(4)沟通时要避免分散注意的动作,例如看表、不安心的小动作等。　　　　　　( )

(5)为表示你在倾听,而且是注意地听,可以轻声地说"嗯""是"或点头等,表示你接受对方所述内容,并希望他能继续说下去。　　　　　　　　　　　　　　　　　　　　( )

答案:(1)×　(2)×　(3)×　(4)√　(5)√

(钱葛平)

参考文献

[1] 张玉侠.实用新生儿护理学[M].北京：人民卫生出版社，2015.

[2] 邵肖梅，叶鸿瑁，丘小汕.实用新生儿学[M].5版.北京：人民卫生出版社，2019.

[3] 杨杰，陈超.新生儿保健学[M].北京：人民卫生出版社，2017.

[4] 王爱平，孙永新.医疗护理员培训教程[M].北京：人民卫生出版社，2020.

[5] Jim WT.ChiuNc, Chen MR, et al., Cerebral hemodynamic change and intraventricular hemorrhage in very low birth weight infants with patent ductus arteriosus[J].Ultrasound Med Biol, 2005.31（2）：197~202.

[6] 李小寒，尚少梅.基础护理学[M].6版.北京：人民卫生出版社，2017.

[7] 江载芳，申昆玲，沈颖.诸福棠实用儿科学[M].8版.北京：人民卫生出版社，2015.

[8] 郑珊.实用新生儿外科学[M].北京：人民卫生出版社，2013.

[9] 李小寒，尚少梅.儿科护理学[M].6版.北京：人民卫生出版社，2017.

[10] World Health Organization.Guideline:protecting, promoting and supporting breastfeeding in facilities providing maternity and newborn services[J].Switzerland:WHO Document Production Service, 2017:1~120.

[11] 中华医学会肠外肠内营养学分会儿科学组，中华医学会儿科学分会新生儿学组，中华医学会小儿外科学分会新生儿外科学组，等.中国新生儿营养支持临床应用指南[J].中华小儿外科杂志，2013，34（10）:782~787.

[12] 崔焱，仰曙芬.儿科护理学[M].6版.北京：人民卫生出版社，2017.

[13] Perrett, Peters.Emollients for prevention of atopic dermatitis in infancy[J].Lancet.2020, 395（10228）:923~924.

[14] Armstrong, Rosinski, Fial, et al.Emollients to prevent eczema in high-risk infants:integrative review[J].MCN Am J Matern Child Nurs.2022 , 47（3）:122~129.

[15] Angela Rodgers, Paulene Emsley, Feriel Mahiout, et al.Best practice statement: principles of wound mangement in pediatric patients[J].Wounds UK, 2014, 11:10~11.

[16] 张琳琪，李杨，宋楠，等.婴幼儿尿布性皮炎护理实践专家共识[J].中华护理杂志，2020，55（8）:1~6.

[17] Siegfried EC, Shah PY.Skin care practices in the neonatal nursery a clinical survey[J].J Perinatol, 1999, 19（1）:31~39.

[18] 傅燕娜.新生儿捂热综合征的诊断及治疗[J]，中国儿童保健杂志，2004，12（1）:76~77.

[19] 丁杨，鲁琴.摇晃婴儿综合征争议及研究进展[J].中国法医学杂志，2020，35（1）:69~72.

[20] 葛林明，赵新雷，李超颖，等.摇晃婴儿综合征[J].白求恩医学杂志，2019，17（5）:496~498.

[21] 史晓菲.共同参与式母婴同室护理对产妇心理及新生儿照顾能力的影响[J].黑龙江医药科学，2022，45（2）:69~70.

[22] 张勤建，颜建英.母婴同室安全隐患及管理策略[J].中国计划生育和妇产科，2022，14（4）:12~14, 18.

[23] 白丽萍.母婴同室病房新生儿安全管理[J].实用临床护理学电子杂志，2020，5（33）:148.

[24] 韩彤妍，冯琪，王丹华，等.中国新生儿复苏指南循证依据及推荐建议的解读[J].中华围产医学杂志，2022，25（2）:92~98.

[25] 阎杏杏.母婴互动与早产儿生长发育的相关性研究[D].辽宁：大连医科大学，2017.

[26] 李懿，杨茜，蔡果，等.高智能婴儿互动照料模拟人在母婴分离产妇健康管理中的应用[J].护理学报，2022，29（1）:64~68.

[27] 李雪莹.母亲教养知识、亲子互动质量与婴幼儿社会情绪能力关系的研究[D].上海：上海师范大学，2018.

[28] 王楠.分析肢体语言沟通在小儿内科护理工作中的重要性[J].中国保健营养，2021，31（35）:182.

[29] Yu J, Krik M.Measurement of empathy in nursing research: Systematic review[J].J Adv Nurs, 2008, 64（5）:440~454.

[30] 刘洋.新生儿科医患沟通的研究进展[J].当代护士（中旬刊），2021，28（7）:10~11.

[31] 王光耀，王兴华，马勇，等.提升医学生人文关怀和医患沟通能力的技巧与方法[J].叙事医学，2021，4（3）:175~181.